"十二五"职业教育国家规划教材
经全国职业教育教材审定委员会审定

供高职高专助产专业使用

高级助产学

主　编　李耀军
副主编　王丽君　高　珊
编　委　(按姓氏汉语拼音排序)
高　珊　南阳医学高等专科学校
李耀军　长沙卫生职业学院
齐丽敏　沧州医学高等专科学校
沈颖惠　岳阳职业技术学院
王　容　清远职业技术学院
王　侠　皖西卫生职业学院
王丽君　沧州医学高等专科学校
吴　萍　惠州卫生职业技术学院
扎苏乙拉其其格　锡林郭勒职业学院
张峰琴　运城护理职业学院
张海丽　锡林郭勒职业学院
周　楠　江苏联合职业技术学院淮阴卫生分院

科学出版社
北　京

内 容 简 介

本教材是“十二五”职业教育国家规划教材。全书主要内容包括产科基础知识(女性生殖系统解剖、生理)、生理产科(妊娠生理、妊娠诊断、妊娠期监护与保健、正常分娩、正常产褥期)、病理产科(妊娠期并发症妇女的护理、妊娠合并症、常见胎儿异常、高危妊娠、异常分娩、分娩期并发症、新生儿窒息、异常产褥)等,共15章。教材编写突出工学结合特点,以临床护理活动为导向,全书每章节前设计了“案例”,正文中有考点与知识链接,每章及部分节后有目标检测,实训内容紧接理论知识之后,符合人们学习规律,充分体现教、学、做一体化的理念,同时兼顾毕业考试与职业资格考试的双重需求。

本书可供高等职业院校助产专业、医学相关专业师生及相关工作者使用。

图书在版编目(CIP)数据

高级助产学 / 李耀军主编. —北京:科学出版社,2015.1
“十二五”职业教育国家规划教材
ISBN 978-7-03-042517-1

Ⅰ. 高… Ⅱ. 李… Ⅲ. 助产学-高等职业教育-教材 Ⅳ. R717

中国版本图书馆CIP数据核字(2014)第268450号

责任编辑:张映桥　许贵强 / 责任校对:刘亚琦
责任印制:李　彤 / 封面设计:范璧合

科 学 出 版 社 出版
北京东黄城根北街16号
邮政编码:100717
http://www.sciencep.com

北京虎彩文化传播有限公司 印刷
科学出版社发行　各地新华书店经销
*
2015年1月第　一　版　　开本:787×1092　1/16
2023年8月第六次印刷　　印张:20 1/2
字数:488 000

定价:63.80元

(如有印装质量问题,我社负责调换)

前　　言

党的二十大报告指出:“人民健康是民族昌盛和国家强盛的重要标志。把保障人民健康放在优先发展的战略位置,完善人民健康促进政策。”贯彻落实党的二十大决策部署,积极推动健康事业发展,离不开人才队伍建设。党的二十大报告指出:“培养造就大批德才兼备的高素质人才,是国家和民族长远发展大计。”教材是教学内容的重要载体,是教学的重要依据、培养人才的重要保障。本次教材修订旨在贯彻党的二十大报告精神和党的教育方针,落实立德树人根本任务,坚持为党育人、为国育才。

本书是顺应国家与社会对助产专业人才培养工作提出更高要求、对助产专业专业课教材建设提出要突出实用性和针对性的背景下编写的。本书在编写内容和方法上,有以下特点:全书共15章,系统地讲述了女性生殖系统解剖、女性生殖系统生理、妊娠生理和妊娠期监护与保健等知识,详尽地介绍了正常分娩的临床过程与助产、护理等临床知识,较全面地分析与讲解了妊娠期并发症、高危妊娠的监护、异常分娩、分娩期并发症、异常产褥等临床热点的新理论和新技术;并介绍了助产新进展。在内容上兼顾毕业考试与职业资格考试的双重需求;正文中有考点与知识链接,每章及部分节后有目标检测,以一个完整的学习内容为目标检测单位;实训操作步骤流程化,更清晰明了,便于指导学生操作;实训紧跟理论内容,符合人们学习知识的规律,也充分体现教、学、做一体化的理念,是一本全新的、理论与实践相结合的、具备了科学性、针对性和实践性的高级助产学专业教科书。

本教材编写过程中得到了科学出版社、长沙卫生职业学院、沧州医学高等专科学校、南阳医学高等专科学校、惠州卫生职业技术学院、江苏联合职业技术学院淮阴卫生分院、清远职业技术学院、锡林郭勒职业学院、岳阳职业技术学院、运城护理职业学院的大力支持和帮助,在此谨表诚挚的谢意。

由于编写时间紧迫,编者水平有限,书中难免会有不足之处,敬请读者批评指正,以求改进!

编　者

2023年8月

目　录

第1篇　产科基础知识

第2篇　生理产科

第 3 篇　病理产科

第1篇　产科基础知识

第1章　女性生殖系统解剖

案例 1-1

某孕妇,25岁,孕1产0(G1P0),现妊娠12周,担心自己骨盆狭窄,影响分娩,来医院咨询。

讨论分析：

(1) 请为该孕妇解释骨盆与分娩的关系。

(2) 请说出正常女性骨盆各平面的大小、形状。

(3) 建议该孕妇做哪些检查明确其骨盆类型?

女性生殖系统包括内、外生殖器官及其相关组织与邻近器官,内生殖器官位于骨盆腔内。骨盆保护盆腔内脏,承受并传导重力,构成骨产道,与分娩关系非常密切。

第1节　骨　　盆

骨盆(elvis)是躯干和下肢之间的骨性连接,由骨骼、关节及韧带组合而成,女性内生殖器位于其中,骨盆具有支持躯干和保护盆腔脏器的重要作用,女性骨盆还是胎儿自然娩出时必经的骨性产道,其大小、形状对分娩有直接影响。正常女性骨盆较男性骨盆宽而浅,有利于胎儿娩出。

一、骨盆的组成

(一) 骨盆的骨骼

骨盆由骶骨、尾骨及左右髋骨组成(图1-1)。骶骨由5~6块骶椎融合而成,上缘向前方突出称骶骨岬,骶骨岬为骨盆内测量的重要骨性标志;尾骨由4~5块尾椎组成;髋骨由髂骨、坐骨及耻骨共同融合而成。两侧耻骨降支的前部相连构成耻骨弓,女性骨盆耻骨弓角度为90°~100°。

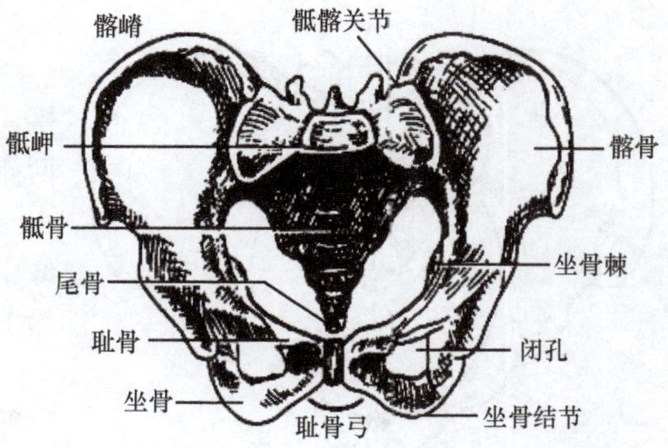

图1-1　正常女性骨盆(前上观)

考点：骨盆的组成；女性骨盆耻骨弓角度

(二) 骨盆的关节

骨盆的关节主要有耻骨联合、骶髂关节和骶尾关节。两耻骨之间由纤维软骨连接,称耻骨联合,位于骨盆的前方。骶髂关节连接骶骨和髂骨,位于骨盆的后方。骶尾关节连接骶骨与尾骨，有一定的活动度，分娩时尾骨后移有利于胎儿娩出。

（三）骨盆的韧带

骨盆各部之间由韧带相互连接，重要的韧带包括骶结节韧带和骶棘韧带。骶结节韧带连接骶骨、尾骨与坐骨结节；骶棘韧带连接骶骨、尾骨与坐骨棘，其宽度称为坐骨切迹宽度，是判断中骨盆是否狭窄的重要指标。妊娠期间由于受到激素变化的影响，各韧带较松弛，骨盆的各个关节略有松动，有利于分娩时胎儿通过骨产道。

二、骨盆的分界

考点：骨盆的分界线

骨盆以耻骨联合上缘、髂耻缘及骶岬上缘的连线为界，分为假骨盆和真骨盆两部分。分界面之上为假骨盆（又称大骨盆），属于腹腔的一部分，其前为腹壁下部，两侧为髂骨翼，其后为第5腰椎。假骨盆与产道无直接关系，但测量其径线可作为了解真骨盆的参考。分界面之下为真骨盆（又称小骨盆），是胎儿娩出的骨性产道，其各径线的大小直接影响胎儿能否顺利通过阴道分娩。真骨盆上、下两口之间围成的腔称为骨盆腔。骨盆腔的前壁为耻骨联合和耻骨支，后壁为骶骨与尾骨，两侧为坐骨、坐骨棘、骶棘韧带。坐骨棘为坐骨后缘中点突出的部分，位于真骨盆中部，经肛门或阴道检查可触及，在分娩过程中是衡量胎先露部下降程度的重要骨性标志。

三、骨盆的重要标志

1. 髂前上棘　髂骨前端上缘的突出部分，是骨盆外测量的重要标志。
2. 髂嵴　髂骨翼上缘肥厚形成的弓形突出，也是骨盆外测量的重要标志。
3. 耻骨弓　两侧耻骨降支的前部相连构成耻骨弓，它们之间的夹角约为90°。
4. 骶岬　第1骶椎向前突出的部分，是骨盆入口平面前后径的重要标志，也是骨盆内测量的重要标志。
5. 坐骨棘　坐骨后缘中点突出的部分，肛诊或阴道检查可触及，是分娩过程中衡量胎儿先露部下降程度的重要标志。
6. 坐骨结节　坐骨上、下支移行下后部，骨质粗糙肥厚，是髋骨最低点，两结节之间的距离能反映出口横径的大小。

四、真骨盆的平面及其径线

考点：骨盆各平面及径线

由于每个平面有特殊的形态和不同的径线，为了便于理解胎儿通过骨产道的过程，常将骨盆分为三个假想的平面。

（一）入口平面

骨盆入口平面即真假骨盆之分界线围成的平面，呈横椭圆形（图1-2）。前为耻骨联合上缘，两侧为髂耻缘，后为骶岬前缘。

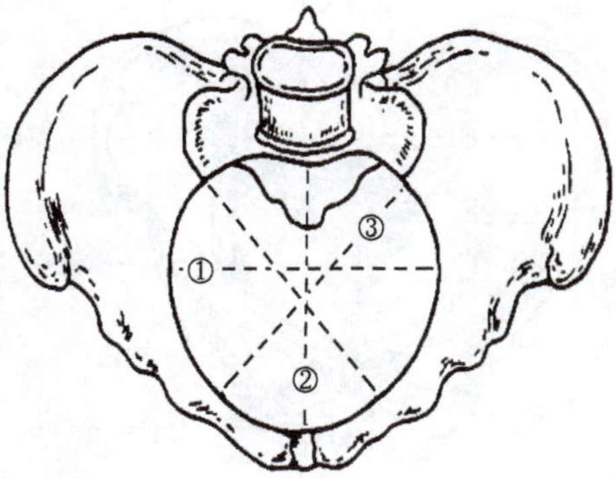

图1-2　骨盆入口平面及径线（前上观）
①横径13cm；②前后径11cm；③左斜径12.75cm

1. 前后径　又称真结合径，为耻骨联合上缘中点至骶岬前缘正中点的距离，平均值为11cm。

2. 横径　与前后径垂直，为左右髂耻缘之间的最大距离，平均值为13cm，此径线为入口平面最长的径线。

3. 斜径　指一侧骶髂关节上缘至对侧髂耻隆突间的距离，左右各一，平均值为12.75cm，枕前位时胎头以斜径入盆。

（二）中骨盆平面

中骨盆平面又称最小平面，为盆腔最窄平面。呈前后径长的椭圆形（图1-3）。前为耻骨联合下缘，后为骶骨下端，两侧为坐骨棘。

1. 前后径 指耻骨联合下缘中点通过两侧坐骨棘连线中点至骶骨下端间的距离，平均值为11.5cm。

2. 横径 又称坐骨棘间径，为两侧坐骨棘之间的距离，平均值为10cm，是胎先露部通过中骨盆的重要径线。

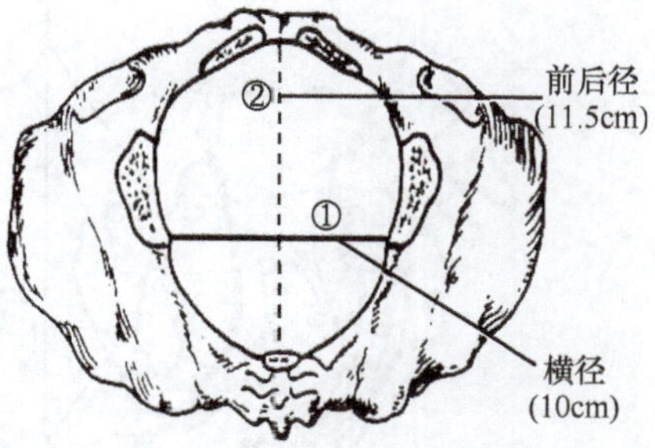

图1-3 中骨盆平面及径线（盆底观）
①横径10cm；②前后径11.5cm

（三）骨盆出口平面

骨盆出口平面由共底边的两个不在同一平面的三角组成。两个三角形共同的底边为坐骨结节间径，前三角平面的顶端为耻骨联合下缘，两侧为耻骨弓；后三角平面的顶端为骶尾关节，两侧为骶结节韧带（图1-4）。

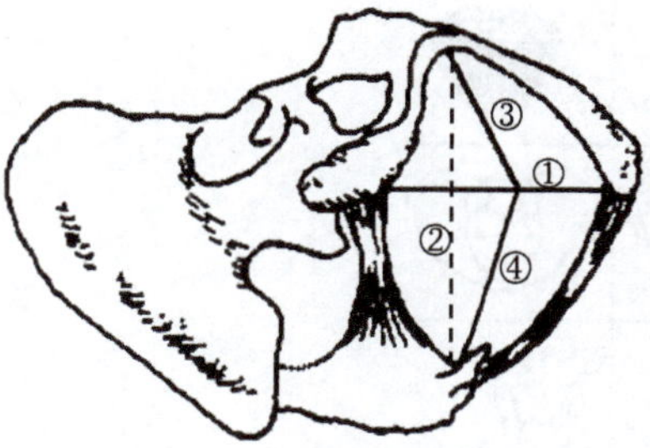

图1-4 骨盆出口平面及径线（盆底观）
①横径8.5～9cm；②前后径11.5cm；③前矢状径6cm；④后矢状径9cm

1. 前后径 耻骨联合下缘至骶尾关节间的距离，平均值为11.5cm。

2. 横径 又称坐骨结节间径，为两坐骨结节内侧缘间的距离，平均值为9cm，是判断胎儿娩出时能否通过骨性产道的重要依据。

3. 前矢状径 为耻骨联合下缘中点至坐骨结节间径中点间的距离，平均值为6cm。

4. 后矢状径 为骶尾关节至坐骨结节间径中点间的距离，平均值为9cm。若出口横径稍短，其与出口后矢状径之和>15cm时，正常大小的胎头可利用后三角区经阴道娩出。

五、骨 盆 轴

临床上将连接骨盆三个平面中心点的假想曲线称骨盆轴。直立时，骨盆轴上段向下稍向后，中段向下，下段向下向前（图1-5）。分娩时，胎儿沿着此轴娩出，故又称产轴，助产时应按产轴方向协助胎儿娩出。

六、骨盆倾斜度

考点：骨盆倾斜度正常值

当妇女直立时，骨盆入口平面与地平面所形成的角度，称为骨盆倾斜度（图1-6），一般为60°。若骨盆倾斜度≥70°称骨盆倾斜度过大，将影响胎头入盆。

七、骨盆的类型

骨盆的大小、形态除种族差异外，还受遗传、营养与性激素的影响，临床以混合型骨盆多见。一般依据骨盆各个平面的形状分为四种基本类型（图1-7）。

（一）女型骨盆

女型骨盆占我国妇女骨盆类型的52%～58.9%，为最常见的女性正常骨盆。骨盆入口呈横椭圆形而较宽大，入口横径较前后径稍长，耻骨弓较宽，坐骨棘间径≥10cm，坐骨切迹较宽，坐骨结节间距宽，骶骨岬不过分前凸，骶骨弧度适当，出口后矢状径较长。女型骨盆最有利于分娩。

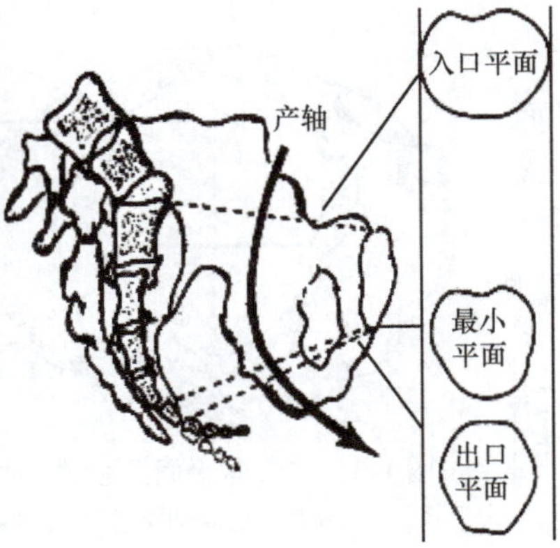

图 1-5　骨盆轴

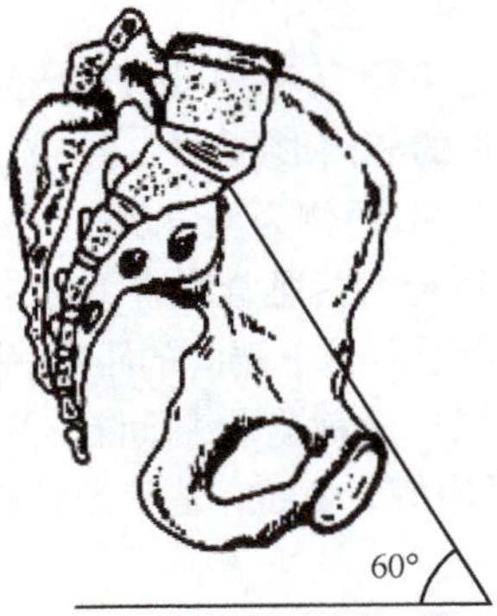

图 1-6　骨盆倾斜度

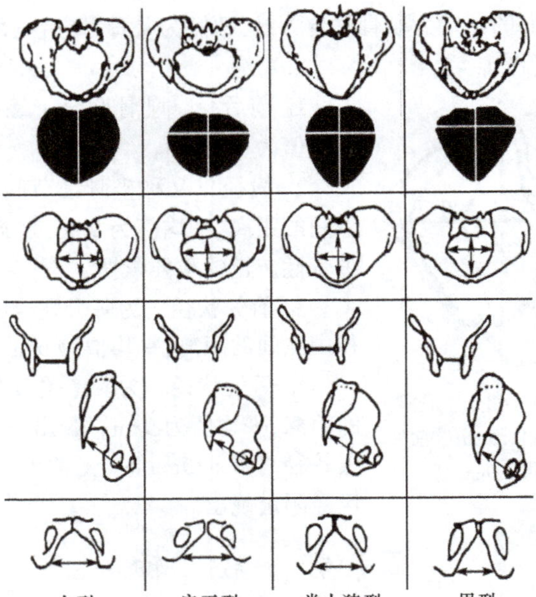

图 1-7　骨盆的类型

（二）扁平型骨盆

扁平型骨盆占我国妇女骨盆类型的 23.2%～29%。骨盆入口前后径短而横径长，呈扁椭圆形。耻骨弓宽，骶骨短，变直向后翘或呈深弧型，失去正常弯度，故骨盆浅。

（三）类人猿型骨盆

类人猿型骨盆占我国妇女骨盆类型的 14.2%～18%。骨盆入口呈长椭圆形，骨盆入口、中骨盆和骨盆出口的横径均较短，前后径稍长，坐骨切迹较宽，两侧壁稍内聚，坐骨棘较突出，耻骨弓较窄，骶骨向后倾斜，故骨盆前部较窄而后部较宽。骶骨往往有 6 节且较直，故较其他型骨盆深。

（四）男型骨盆

男型骨盆占我国妇女骨盆类型的 1%～3.7%。入口处骶岬向前突出，略呈三角形，前后径和横径偏后，两侧壁向内倾斜，坐骨棘突出，坐骨切迹窄呈高弓形，骶骨较直且前倾，出口后矢状径较短，耻骨弓呈锐角，骨盆呈漏斗形，往往造成难产。

第2节　骨　盆　底

骨盆底由多层肌肉和筋膜等软组织组成,封闭骨盆出口,承托盆腔脏器使其保持正常位置,与分娩关系密切。尿道、阴道和直肠穿过骨盆底。骨盆底组织由外向内分3层。

一、外　层

外层由浅层筋膜与肌肉构成。在外生殖器、会阴皮肤及皮下组织的下面有一层会阴浅筋膜,其深面由球海绵体肌、坐骨海绵体肌、会阴浅横肌及肛门外括约肌组成肌肉层,各肌肉的肌腱汇合于阴道外口和肛门之间,形成中心腱(图1-8)。

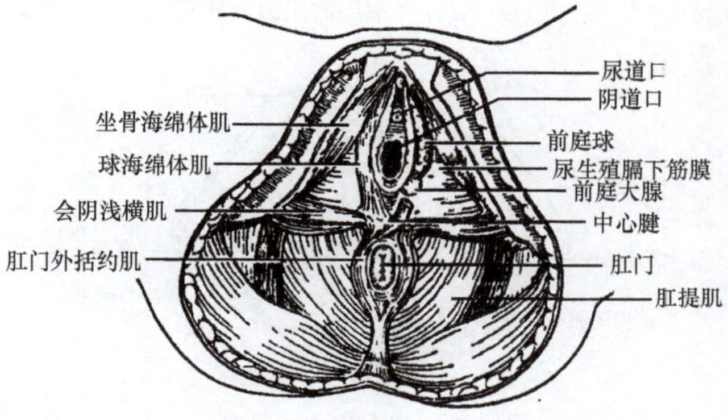

图1-8　骨盆底浅层肌肉

(一) 球海绵体肌

球海绵体肌位于阴道两侧,覆盖前庭球及前庭大腺,向后与肛门外括约肌互相交织。球海绵体肌收缩时能紧缩阴道,又称阴道括约肌。

(二) 坐骨海绵体肌

坐骨海绵体肌从坐骨结节内侧沿坐骨升支内侧与耻骨降支向上,最终止于阴蒂海绵体(阴蒂脚处)。

(三) 会阴浅横肌

会阴浅横肌自两侧坐骨结节内侧面中线汇合于中心腱。

(四) 肛门外括约肌

肛门外括约肌为围绕肛门的环形肌束,前端汇合于中心腱。

二、中　层

中层即泌尿生殖膈,位于盆膈的下前方,覆盖于骨盆出口前三角形平面上,又称三角韧带。由上、下两层坚韧的筋膜及其间一对会阴深横肌和尿道括约肌组成(图1-9)。

三、内　层

内层为骨盆底最内层最坚韧的一层,又称盆膈,由肛提肌及其内、外面各覆一层筋膜所组成,由前向后有尿道、阴道及直肠穿过。肛提肌是位于骨盆底的成对扁肌,向下向内合成漏斗形(图1-10)。每侧肛提肌自前内向后外由耻尾肌、髂尾肌和坐尾肌组成。肛提肌有加强肛门与阴道括约肌及盆底托力的作用。

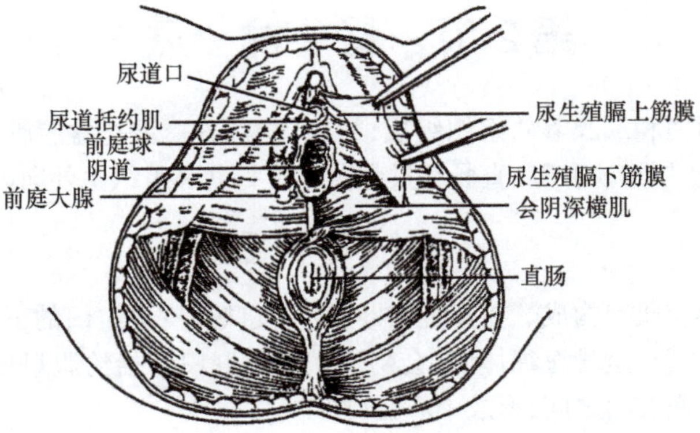

图 1-9 骨盆底中层的肌肉及筋膜

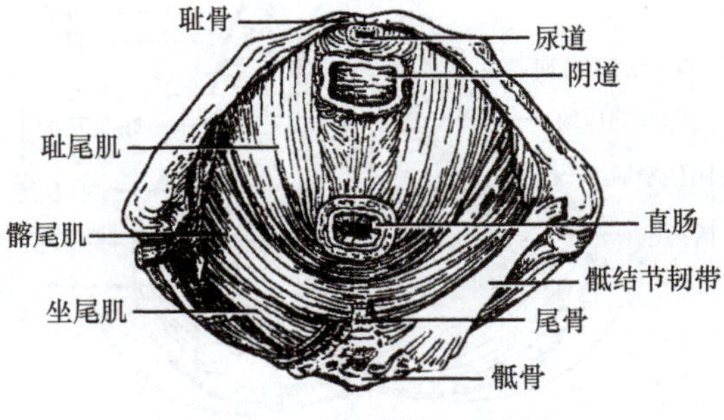

图 1-10 骨盆底内层肌肉

考点：会阴与分娩的关系

广义的会阴指封闭骨盆出口的所有软组织，前为耻骨联合下缘，后为尾骨尖，两侧为耻骨降支、坐骨升支、坐骨结节及骶结节韧带。狭义的会阴是指阴道口与肛门之间的软组织，其表面为皮肤、皮下脂肪、筋膜及部分肛提肌，内层为会阴中心腱，又称会阴体。会阴体由外向内逐渐变窄呈楔状，厚 3～4cm。在妊娠期由于体内激素的影响，会阴组织变软，有利于分娩。胎儿娩出时会阴变薄容易造成裂伤，应注意保护。

第3节 外生殖器

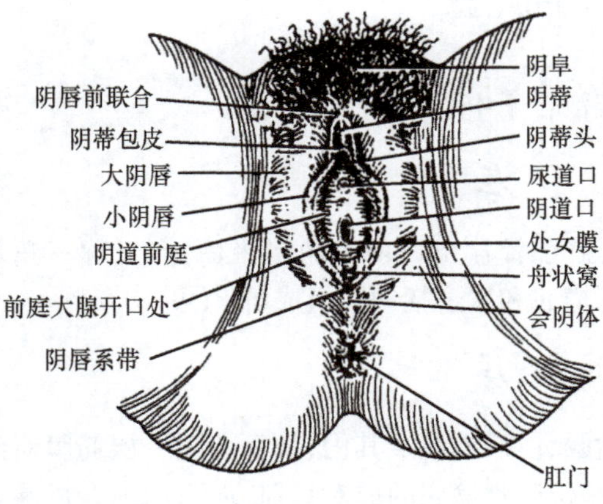

图 1-11 女性外生殖器

女性外生殖器又称外阴，为生殖器官的外露部分，是指两股内侧从耻骨联合至会阴之间的组织，包括阴阜、大阴唇、小阴唇、阴蒂和阴道前庭等（图 1-11）。

一、阴　　阜

阴阜指耻骨联合前面的皮肤隆起，皮下富含脂肪组织。青春期此处开始生长阴毛，分布呈尖端向下的倒三角形，阴毛的密度和色泽存在种族和个体的差异，是女性第二性征标志之一。

二、大 阴 唇

大阴唇为两股内侧的一对纵行隆起的皮肤皱襞，起自阴阜，止于会阴。两侧大阴唇前端为子宫圆韧带终点，后端在会阴体前相融合，分别形成阴唇的前、后联合。大阴唇外侧面为皮肤，内有皮脂腺和汗腺，青春期长出阴毛；内侧面湿润似黏膜。大阴唇皮下为疏松结缔组织和脂肪组织，富含血管、淋巴管和神经，受到骑跨或外伤撞击时易形成血肿。未婚妇女的两侧大阴唇自然合拢，遮盖尿道口及阴道口；经产妇的两侧大阴唇因受分娩影响向两侧分开；绝经后大阴唇萎缩，阴毛变稀少。

三、小 阴 唇

小阴唇为位于大阴唇内侧的一对较薄的皮肤皱襞，表面湿润、光滑无阴毛、色褐，富含神经末梢，对刺激极敏感。两侧小阴唇前端相互融合，分为前后两叶包绕阴蒂，前叶形成阴蒂包皮，后叶形成阴蒂系带。小阴唇后端与大阴唇后端相会合，在正中线形成阴唇系带。

四、阴 蒂

阴蒂位于两小阴唇顶端的联合处，分为三部分，前为阴蒂头，显露于外阴，其直径为6～8mm，富含神经末梢，极敏感；中为阴蒂体；后为两个阴蒂脚。阴蒂具有与男性阴茎相似的海绵体组织，有勃起性。

五、阴 道 前 庭

阴道前庭是指两侧小阴唇围成的菱形区，前为阴蒂，后为阴唇系带。阴道口与阴唇系带之间有一浅窝，称为舟状窝，经产妇此窝消失。阴道前庭内有前庭球、前庭大腺、尿道口、阴道口及处女膜等结构。

（一）前庭球

前庭球又称球海绵体，由具有勃起性的组织构成。前庭球位于前庭两侧，前部与阴蒂相接，后部与前庭大腺相邻，表面为球海绵体肌覆盖。

（二）前庭大腺

前庭大腺又称巴氏腺，位于大阴唇后部，左右各一，如黄豆大小，性兴奋时分泌的黏液起润滑作用，正常情况下不能触及。前庭大腺向内侧开口于前庭后方小阴唇与处女膜之间的沟内，腺管细长，1～2cm。感染时，因腺管口闭塞，可形成前庭大腺脓肿或囊肿。

（三）尿道口

尿道口位于阴蒂头后下方的前庭前部，呈不规则圆形孔。尿道口后壁上有一对尿道旁腺，其分泌物有润滑尿道口的作用，此腺易有细菌潜伏。

（四）阴道口及处女膜

阴道口位于尿道口后方，前庭的后部。其周围覆盖一层较薄的黏膜称处女膜。处女膜的形状、大小及厚薄因人而异。处女膜可因性交或剧烈运动而破裂，分娩时进一步破损，产后仅留有处女膜痕。处女膜中央有一小孔称处女膜孔，经血经此流出。

处女膜的生理结构

处女膜是一块很薄、很纤嫩的结缔组织，呈环形皱襞状。正常的处女膜上都有孔隙称为处女膜孔，可呈环状、半圆状、筛状等（图1-12）。处女膜的黏膜组织内含有丰富的血管、神经末梢等。当处女膜破裂时，女性常会出现阴道少量流血，并伴有疼痛。

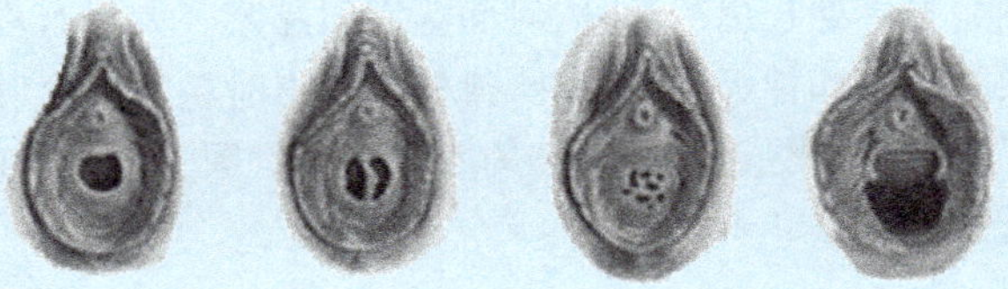

图1-12 处女膜孔形状

链接

第4节 内生殖器

考点：内生殖器的构成

女性内生殖器包括阴道、子宫、输卵管和卵巢(图1-13)。临床上常将卵巢、输卵管称为子宫附件。

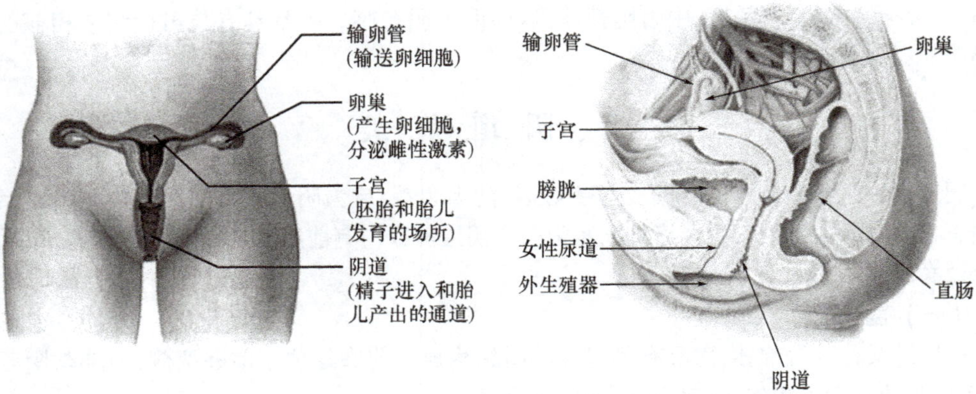

图1-13 女性内生殖器

一、阴 道

阴道为一肌性管道、性交器官，也是女性月经血排出及胎儿娩出的通道。

(一) 位置和形态

考点：阴道后穹隆的临床意义

阴道位于真骨盆下部中央，上宽下窄，前壁长7～9cm，与膀胱和尿道相邻，后壁长10～12cm，与直肠贴近。上端包绕子宫颈，下端开口于阴道前庭后部。阴道环绕子宫颈所形成的凹陷称阴道穹隆，分前、后、左、右穹隆，其中后穹隆最深，与直肠子宫陷凹紧密相邻，与腹腔仅隔很薄的组织，临床上常利用此处进行腹腔穿刺或引流，协助诊治疾病。

(二) 组织结构

阴道为一肌性管道，阴道壁由黏膜层、肌层和纤维层构成，有很多横行皱襞，具有较大伸展性。阴道黏膜呈淡红色，由复层鳞状上皮细胞覆盖，无腺体。阴道壁肌层由两层平滑肌纤维构成，外层纵行，内层环行，肌层的外面为一层纤维组织膜，含大量弹力纤维及少量平滑肌纤维。阴道壁富有静脉丛,故局部损伤易出血或形成血肿。阴道上皮细胞含有大量糖原,在阴道杆菌分解下分解为乳酸,使阴道保持正常酸性环境(pH 3.8～4.4),抑制弱碱性环境下容易繁殖的病原体生长繁殖,称为阴道“自净作用”。阴道上皮细胞受女性激素的影响发生周期性变化,临床上可通过检查阴道脱落上皮细胞了解卵巢功能。

二、子　　宫

子宫为一壁厚、腔小的肌性空腔器官,是精子到达输卵管的通道;具有产生月经,孕育胚胎、胎儿功能,分娩时子宫收缩促使胎儿及附属物娩出。

(一)位置和形态

子宫位于盆腔中央,膀胱与直肠之间。下连阴道,两侧与输卵管相通。正常子宫呈轻度前倾前屈位,位置可随膀胱直肠充盈程度的不同而改变。成人子宫呈前后略扁的倒置梨形,长 7～8cm,宽 4～5cm,厚 2～3cm;容积约 5ml,重 50～70g。子宫分子宫底、子宫体和子宫颈三部分(图 1-14)。

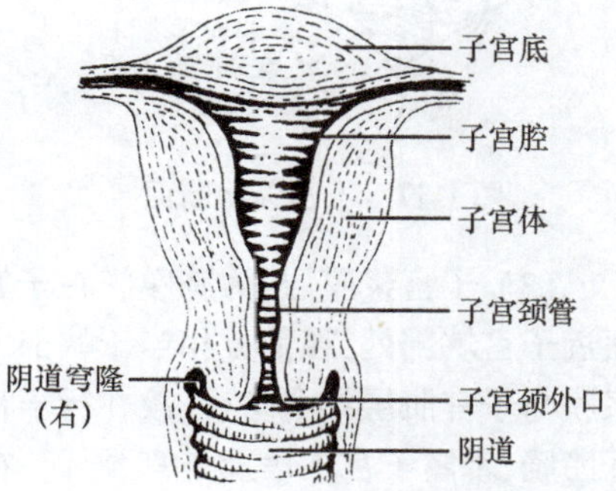

图 1-14　子宫冠状断面

子宫最上部隆突部分为子宫底,两侧为子宫角,中部较宽为子宫体,下部圆柱形较窄部为子宫颈,子宫体与子宫颈比例随年龄发生改变,婴儿期间为 1∶2,青春期间为 1∶1,成年期间为 2∶1,老年期间为 1∶1(图 1-15);子宫颈内腔呈梭形,亦称子宫颈管,成年妇女子宫颈管长 2.5～3cm,子宫颈管下端接阴道,开口称子宫颈外口,位于坐骨棘水平稍上方。未产妇的子宫颈外口呈圆形,经产妇的子宫颈外口因受分娩影响呈横裂状(图 1-16)。

考点:子宫颈外口的形状

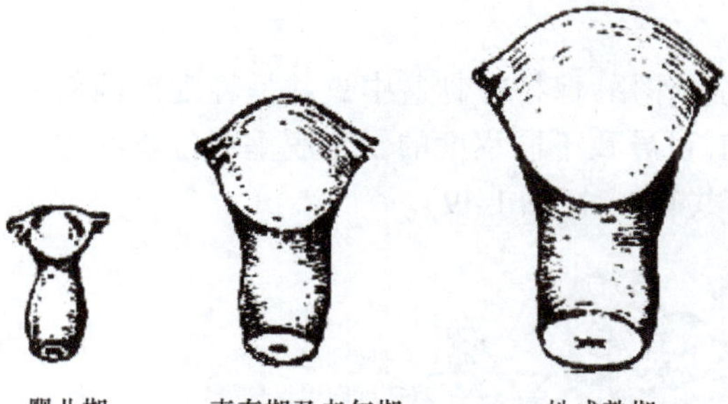

图 1-15　子宫体与子宫颈比例

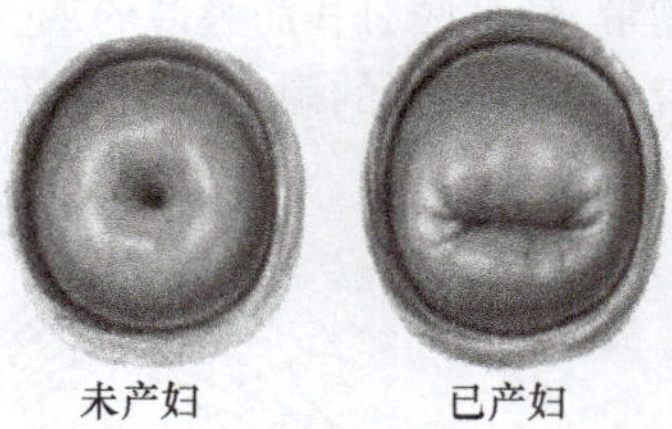

图 1-16　子宫颈外口

子宫体和子宫颈之间形成的最狭窄部分称子宫峡部,在非妊娠期长约 1cm,妊娠期子宫峡部逐渐伸展变长,妊娠末期拉长至 7～10cm,形成子宫下段。子宫峡部的上端较狭窄,称解剖学内口,下端因黏膜在此处由子宫腔内膜移行为子宫颈黏膜,称组织学内口(图 1-17)。子宫颈下端伸入阴道内的部分称宫颈阴道部;在阴道以上的部分称宫颈阴道上部。

考点:子宫峡部的变化

(二)组织结构

1. 子宫体　子宫体壁由三层组织构成,自内向外依次为黏膜层(子宫内膜)、肌层和浆膜层。

(1) 黏膜层:又分为功能层和基底层,靠近子宫腔 2/3 称功能层,靠近肌层 1/3 称基底层。从青春期开始受性激素影响,功能层发生周期性变化,剥脱产生月经,基底层无周期性变化,起再生修复作用。

考点:子宫内膜的结构及变化

(2) 肌层:由平滑肌束及弹力纤维所组成,子宫肌层较厚,非妊娠时厚约0.8cm。肌束纵横交错呈编织状排列,共分3层:外层多纵行,内层环行,中层交叉网状排列(图1-18)。子宫肌束收缩可压迫贯穿其间的血管,起止血作用。

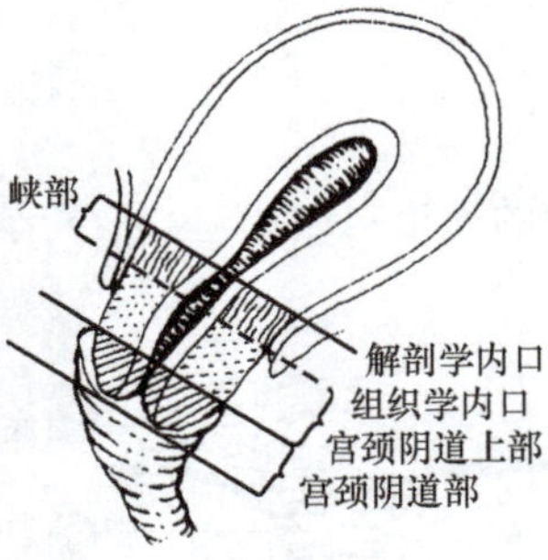

图1-17 子宫矢状断面

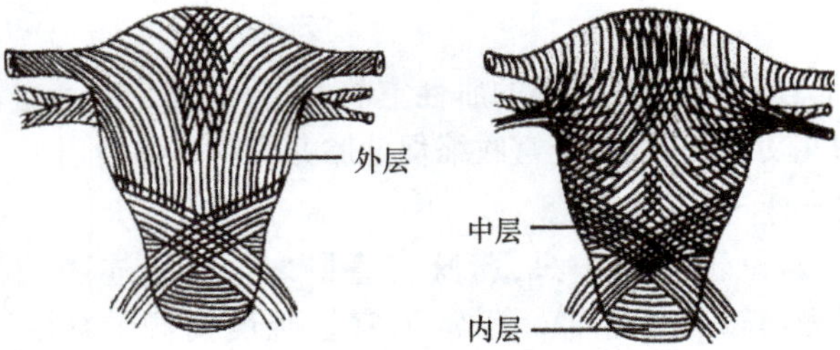

图1-18 子宫肌层肌束排列

(3) 子宫浆膜层:为脏腹膜在子宫体底部及子宫体前后的连续,与肌层紧贴。在子宫前面近子宫峡部处,在前方相当于峡部下界处向前反折覆盖膀胱,形成膀胱子宫陷凹,由于此处浆膜与子宫肌层结合疏松,故在行子宫下段剖宫产术及子宫切除手术时,常在此切开腹膜,推开膀胱,暴露子宫下段及子宫颈部。在子宫后面,腹膜沿子宫壁向下,至子宫颈后方及阴道后穹隆折向直肠,形成直肠子宫陷凹(亦称道格拉斯陷凹),此处为腹腔最低部分。

2. 子宫颈 主要由结缔组织构成,含平滑肌纤维、弹力纤维及少量的血管。子宫颈宽1.5~2.5cm,硬度如软骨。子宫颈管黏膜为单层高柱状上皮,黏膜内含有较多腺体能分泌碱性黏液,堵塞子宫颈管,称宫颈管黏液栓,对防止病原体感染可起到重要作用。子宫颈管黏膜受性激素影响也发生周期性变化。子宫颈阴道部为复层鳞状上皮覆盖,表面光滑。在子宫颈外口鳞状上皮与柱状上皮交界处是子宫颈癌的好发部位。

(三) 子宫韧带

子宫依靠韧带、骨盆底肌和筋膜的支托作用,保持在骨盆中央并呈轻度前倾前屈位。若子宫韧带、骨盆底肌和筋膜薄弱或受损伤,可导致不同程度的子宫脱垂或位置异常。其中子宫韧带对子宫位置的固定作用尤其重要,共有4对(图1-19)。

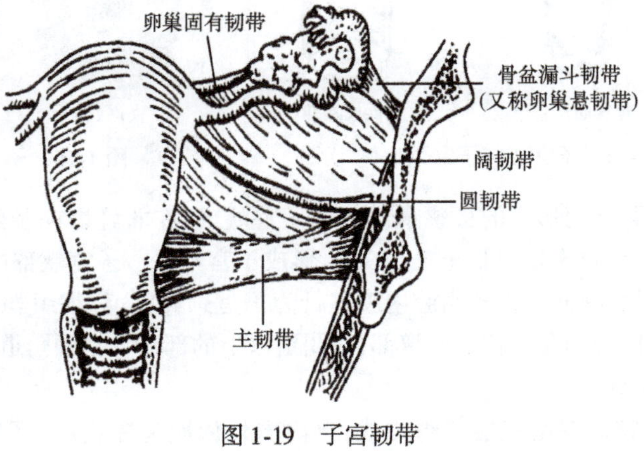

图1-19 子宫韧带

考点:子宫韧带的作用

1. 圆韧带 为一对近圆形的肌纤维束,有腹膜覆盖。由结缔组织与平滑肌组成,起自子宫双角的前面、输卵管近端的下方,在子宫阔韧带前叶的覆盖下向前向外走行至两侧骨盆壁,再穿过腹股沟管终止于大阴唇前端,圆韧带主要作用是维持子宫前倾。

2. 阔韧带　为一对双层腹膜皱襞，分为前后两叶，呈翼状，由覆盖在子宫前后壁的腹膜自子宫侧缘向两侧延伸至盆壁而成，卵巢内侧与宫角之间的阔韧带稍增厚称卵巢固有韧带或卵巢韧带，外1/3部移行为骨盆漏斗韧带或称卵巢悬韧带，卵巢动静脉由此穿行。卵巢与阔韧带后叶相接处称卵巢系膜。子宫体两侧的阔韧带中有丰富的血管、神经、淋巴管及大量疏松结缔组织称宫旁组织。子宫动、静脉和输尿管均从阔韧带基底部穿过。阔韧带主要作用是维持子宫于盆腔正中位。

3. 主韧带　亦称宫颈横韧带，为一对坚韧平滑肌与结缔组织纤维束，位于阔韧带下部，从子宫颈两旁横行至骨盆侧壁。子宫主韧带主要作用是固定子宫颈位置，是维持子宫正常位置最重要韧带。

4. 宫骶韧带　为一对短厚有力的筋膜组织，由结缔组织与平滑肌组成，外有腹膜遮盖。自子宫颈后面的上侧方（相当于组织学内口水平处）往两侧绕过直肠到达第2、3骶椎前面。此韧带将子宫颈向后向上牵引，主要作用是间接维持子宫前倾。

三、输　卵　管

输卵管为一对细长而弯曲的肌性管道，是卵子受精的场所，也是向子宫腔运送受精卵的管道。

（一）位置和形态

输卵管位于子宫底的两侧，内侧与子宫角相连，其管腔与子宫腔相通，外端游离于盆腔，全长8～14cm。自内向外可分为4部分（图1-20）。①间质部：长约1cm，狭窄而短，为通入子宫壁内的部分，周围肌层较厚，血供丰富。②峡部：长2～3cm，管腔较狭窄，周围肌层最薄弱，临床上常选择此处作为输卵管结扎术的结扎部位。③壶腹部：长5～8cm，管腔较宽大，是正常情况下卵子受精部位，也是临床上发生输卵管妊娠最常见的部位。④伞部：长1～1.5cm，为输卵管的末端，开口于腹腔，游离端呈漏斗状，具有“拾卵”功能。

考点：输卵管分部及特点

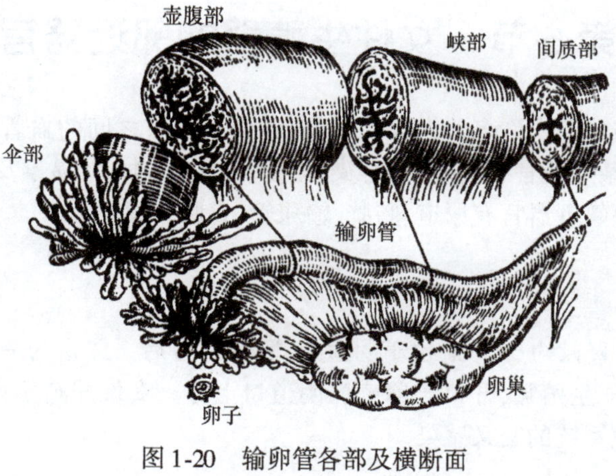

图1-20　输卵管各部及横断面

（二）组织结构

输卵管壁由3层构成：外层为浆膜层，属腹膜的一部分；中层为内环外纵两层平滑肌，可产生节律性收缩，促使输卵管由远端向近端蠕动；内层为黏膜层，由单层高柱状上皮覆盖，此上皮有纤毛，具有摆动功能，保证卵子或受精卵在输卵管内定向运行。输卵管肌肉的收缩、上皮细胞的形态和分泌及纤毛摆动均受性激素影响，呈周期性变化。

四、卵　　巢

卵巢是女性的性腺器官,主要产生卵子和分泌性激素(雌激素、孕激素及少量雄激素),是保持女性特征的重要器官。

(一) 位置和形态

卵巢位于输卵管的后下方,左右各一。内侧以卵巢固有韧带与子宫连接,外侧以骨盆漏斗韧带连于骨盆壁。卵巢的大小和形状随年龄而有差异。青春期前卵巢表面光滑,排卵后逐渐变得凹凸不平;成年妇女的卵巢表面呈灰白色,扁椭圆形,大小约4cm×3cm×1cm,重5～6g;妇女绝经后卵巢萎缩,变小变硬。

(二) 组织结构

卵巢表面无腹膜,由单层立方上皮(生发上皮)覆盖;上皮的深层为一层致密纤维组织称卵巢白膜;再往内为卵巢实质,由皮质与髓质两部分构成,外层皮质内有数以万计的始基卵泡,中央髓质内无卵泡,有疏松结缔组织及丰富的神经、血管、淋巴管(图1-21)。

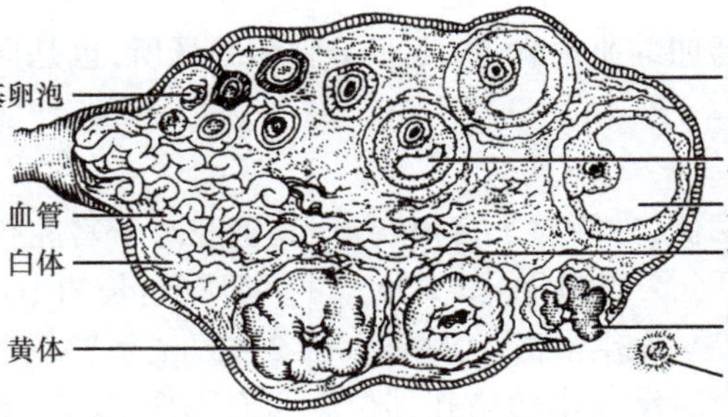

图1-21　卵巢的构造(切面)

第5节　女性生殖器的邻近器官

女性生殖器官与盆腔内许多器官互相邻接,各邻近器官之间的血管、淋巴及神经均有密切联系,因此当其中某一器官有病变(如感染、创伤、肿瘤等)时,常易累及周围器官。

女性生殖器主要邻近器官有尿道、膀胱、输尿管、直肠和阑尾。

一、尿　　道

尿道长4～5cm,直径约0.6cm,位于阴道前,耻骨联合后。尿道为一肌性管道,从膀胱三角尖端开始,穿过泌尿生殖膈,开口于前庭区阴道口上方。女性尿道短而直,靠近阴道口,易引起泌尿系统和生殖系统的交叉感染。

二、膀　　胱

膀胱位于耻骨联合之后、子宫之前,其大小及形态随充盈程度而变化。膀胱与子宫颈及阴道前壁相邻,其间组织较疏松,膀胱充盈可以影响子宫位置及子宫收缩功能,在产程中影响胎先露下降,同时也增加妇科手术误伤膀胱的机会,故妇科检查及妇科手术前必须排空膀胱。

三、输 尿 管

女性输尿管长约30cm，粗细不一，最细部分的内径仅3～4mm，最粗可达7～8mm。输尿管为一对肌性圆索状长管，起自肾盂，开口于膀胱，其下段在进入膀胱之前，输尿管在子宫颈内口水平，子宫颈旁开2cm处，穿过子宫动脉的下方并与之交叉（图1-22），在妇科手术中行子宫切除结扎子宫动脉时，应防止误伤输尿管。

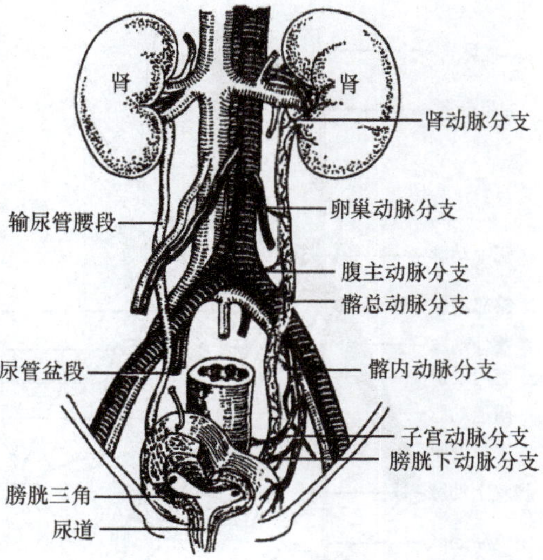

图1-22 输尿管及其血液供应

四、直 肠

直肠位于盆腔后部，前为子宫及阴道，后为骶骨，上与乙状结肠相接，下与肛管相连。在其周围有肛门内、外括约肌及肛提肌。在分娩处理及妇科手术时均应避免损伤直肠和肛管。

五、阑 尾

阑尾通常位于右髂窝内，长7～9cm，根部开口于盲肠游离端的后内侧壁，其远端游离。阑尾的位置、长短及粗细变化较大，有的下端可达右侧输卵管及卵巢部位，妊娠期阑尾位置又可随妊娠月份增加而逐渐向上外方移位。妇女患阑尾炎时有可能累及子宫附件，应注意鉴别诊断。

第6节 女性生殖系统的血管、淋巴及神经

一、血 管

（一）动脉

女性内外生殖器官的血液供应，主要来自卵巢动脉、子宫动脉、阴道动脉及阴部内动脉。各部位的静脉均与同名动脉伴行，但在数量上较动脉多，并在相应器官及其周围互相吻合形成静脉丛，故盆腔感染易于蔓延（图1-23）。

1. 卵巢动脉　自腹主动脉分出（左侧可来自左肾动脉）。在腹膜后沿腰大肌前下行至骨盆腔，跨过输尿管与髂总动脉下段，经骨盆漏斗韧带向内横行，再经卵巢系膜进入卵巢门。卵巢动脉在输尿管系膜进入卵巢前分出若干支供应输卵管，其末稍在子宫角附近与子宫动脉上行的卵巢支相吻合。

2. 子宫动脉　为髂内动脉前干分支，在腹膜后沿骨盆侧壁向下向前行走，继而转向内侧，穿行于阔韧带基底部的宫旁组织内，在子宫外侧（相当于子宫峡部水平）约2cm处横跨输尿管达子宫颈外侧缘，之后分为上、下两支：①上支较粗称宫体支，沿子宫侧缘迂曲上行，至宫角处又分为宫底支（分布于子宫底部）、卵巢支（与卵巢动脉末梢吻合）及输卵管支（分布于输卵管）；②下支较细小称宫颈-阴道支，分布于子宫颈及阴道上段。

3. 阴道动脉　为髂内动脉前干分支。阴道动脉与子宫动脉阴道支和阴部内动脉分支相吻合。阴道上段由子宫动脉宫颈-阴道支供应，中段由阴道动脉供应，下段主要由阴部内动脉

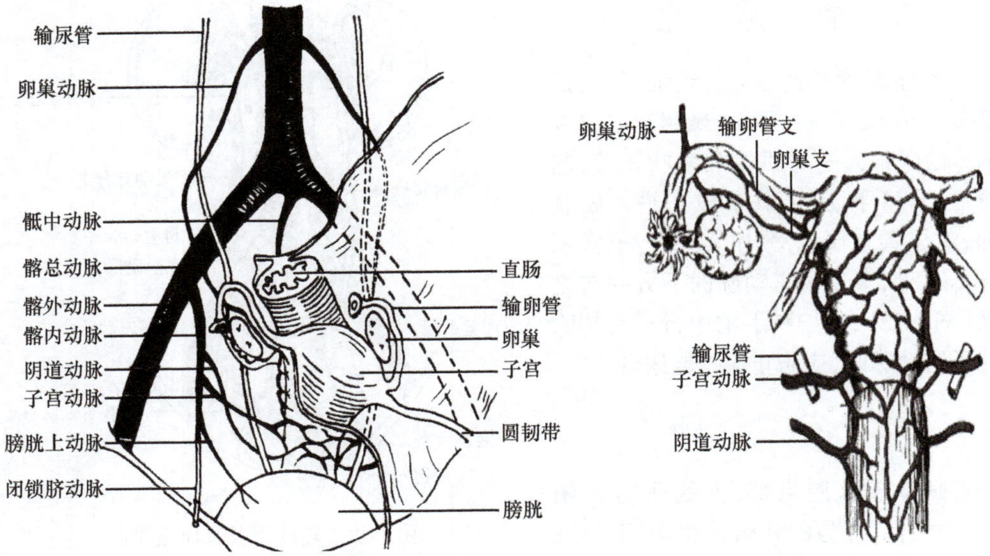

图 1-23 女性生殖系统的血管

和痔中动脉供应。

4. 阴部内动脉 为髂内动脉前干终支，经坐骨大孔的梨状肌下孔穿出骨盆腔，绕过坐骨棘背面，再经坐骨小孔到达会阴及肛门，并分出 4 支：①痔下动脉，供应直肠下段及肛门部；②会阴动脉，分布于会阴浅部；③阴唇动脉，分布于大、小阴唇；④阴蒂动脉，分布于阴蒂及前庭球。

（二）静脉

盆腔静脉均与同名动脉伴行，并在相应器官及其周围形成静脉丛，且互相吻合，故盆腔静脉感染容易蔓延。卵巢静脉出卵巢门后形成静脉丛，与同名动脉伴行，右侧汇入下腔静脉，左侧汇入左肾静脉，故左侧盆腔静脉曲张较多见。

二、淋　　巴

女性生殖器官具有丰富的淋巴管及淋巴结，淋巴结一般伴随相应的血管排列，其数目、大小和位置均不恒定。淋巴液先汇集进入沿髂动脉分布的各淋巴结，再注入沿腹主动脉周围分布的腰淋巴结，最后汇入第 2 腰椎前方的乳糜池。淋巴主要分为外生殖器淋巴与盆腔淋巴两大组。

（一）外生殖器淋巴

1. 腹股沟浅淋巴结 分上下两组，上组沿腹股沟韧带排列，收纳外生殖器、会阴、阴道下段及肛门部的淋巴；下组位于大隐静脉末端周围，收纳会阴及下肢的淋巴。其输出管除了少部分汇入髂外淋巴结外，大部分汇入腹股沟深淋巴结。

2. 腹股沟深淋巴结 位于股管内、股静脉内侧，收纳阴蒂、股静脉区及腹股沟浅淋巴，汇入闭孔、髂内等淋巴结。

（二）盆腔淋巴

盆腔淋巴分为 3 组：髂淋巴结组由髂内、髂外及髂总淋巴结组成；腰淋巴结组位于腹主动脉旁；骶前淋巴结组位于骶骨前面与直肠之间。

阴道下段淋巴引流主要入腹股沟淋巴结。阴道上段淋巴引流基本与子宫颈引流相同,除了小部分入髂外淋巴结外,大部分汇入闭孔淋巴结与髂内淋巴结,并经宫底韧带入骶前淋巴结。子宫底、子宫体、卵巢、输卵管淋巴均汇入腰淋巴结。子宫体两侧淋巴沿圆韧带汇入腹股沟浅淋巴结。当外、内生殖器官发生感染或癌变时,往往沿各部回流的淋巴管扩散,造成相应淋巴结肿大。

三、神　　经

(一) 外生殖器的神经支配

外阴部主要由阴部神经支配(图 1-24)。阴部神经由第Ⅱ、Ⅲ、Ⅳ骶神经分支组成,含感觉神经纤维和运动神经纤维,与阴部内动脉取相同途径,在坐骨结节内侧下方分成会阴神经、阴蒂背神经及肛门神经(又称痔下神经)3 支,分布于会阴、阴唇、阴蒂及肛门周围。

(二) 内生殖器的神经支配

内生殖器主要由交感神经与副交感神经所支配(图 1-25)。交感神经纤维自腹主动脉前神经丛分出,进入盆腔后分为两部分:①卵巢神经丛,分布于卵巢和输卵管;②骶前神经丛,大部分在子宫颈旁形成骨盆神经丛,分布于子宫体、子宫颈、膀胱上部等。骨盆神经丛中有来自第Ⅱ、Ⅲ、Ⅳ骶神经的副交感神经纤维,并含有向心传导的感觉神经纤维。子宫平滑肌有自律活动,完全切除其神经后仍能有节律性收缩,还能完成分娩活动。临床上可见下半身截瘫的产妇仍能自然分娩。

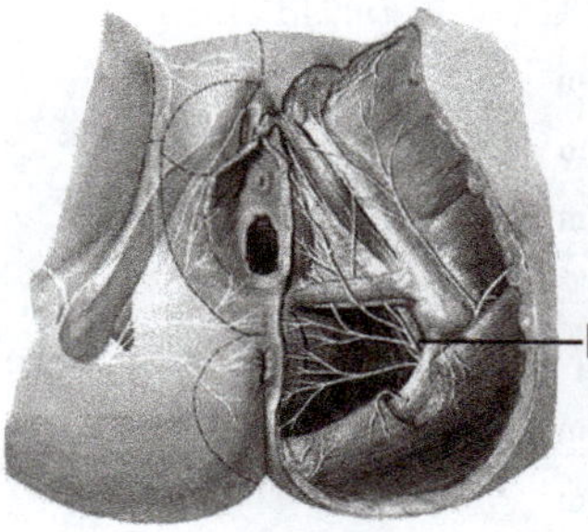

图 1-24　外生殖器的神经分布

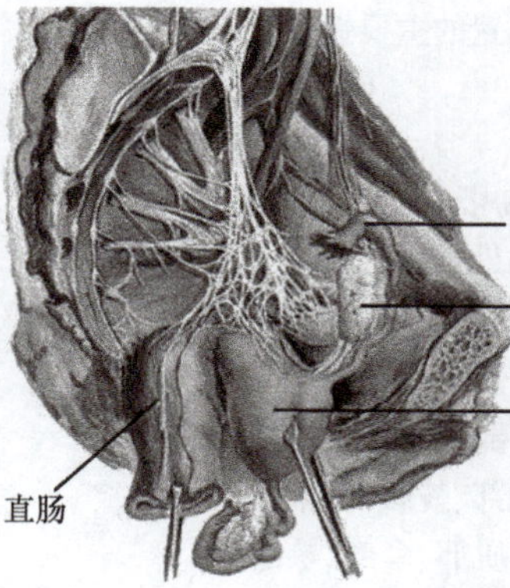

图 1-25　内生殖器的神经分布

目 标 检 测

【A_1 型题】

1. 关于骨盆的组成,下列说法正确的是
   A. 两块耻骨,一块尾骨,一块骶骨
   B. 两块坐骨,一块尾骨,一块骶骨
   C. 两块髋骨,一块尾骨,一块骶骨
   D. 两块髂骨,一块尾骨,一块骶骨
   E. 两块耻骨,两块坐骨,一块尾骨
2. 骨盆最小的平面是
   A. 入口平面　　B. 中骨盆平面
   C. 出口平面　　D. 真假骨盆的界面
   E. 骨盆出口平面的前三角平面
3. 如骨盆出口平面的横径稍短,但后矢状径与横径之和大于(　　)时,正常足月大小的胎头可通过骨盆后三角区经阴道娩出
   A. 14cm　　B. 15cm
   C. 16cm　　D. 17cm
   E. 9cm
4. 女性耻骨弓的角度是
   A. 40°~50°　　B. 60°~70°
   C. 70°~80°　　D. 90°~100°

E. 100°~120°

5. 大小骨盆的分界线应是
   A. 耻骨联合下缘,髂耻缘及骶岬上缘的连线
   B. 耻骨联合上缘,髂耻缘与骶岬上缘的连线
   C. 耻骨联合下缘,髂耻缘与骶岬下缘的连线
   D. 耻骨联合上缘,髂耻缘及骶岬部的连线
   E. 耻骨联合上缘,髂耻缘及骶岬下缘的连线
6. 关于成年妇女子宫的形态,下列哪项是错误的
   A. 重约50g
   B. 长7~8cm,宽4~5cm
   C. 厚2~3cm
   D. 子宫腔的容积约为10ml
   E. 子宫腔呈上宽下窄的三角形
7. 做全子宫及单侧附件切除术时切断下列哪项最不易损伤输尿管
   A. 骨盆漏斗韧带
   B. 卵巢固有韧带
   C. 子宫骶骨韧带
   D. 子宫动脉
   E. 主韧带
8. 固定子宫颈位置的重要韧带是
   A. 主韧带　　B. 阔韧带
   C. 圆韧带　　D. 宫骶韧带
   E. 卵巢固有韧带
9. 输卵管由内向外依次分为
   A. 峡部、间质部、壶腹部、伞部
   B. 壶腹部、峡部、间质部、伞部
   C. 峡部、壶腹部、间质部、伞部
   D. 间质部、峡部、壶腹部、伞部
   E. 壶腹部、间质部、伞部、峡部

【A_2 型题】

10. 患者,27岁,停经56日,行人工流产术,术中穿破阴道前壁,最可能伤及的邻近器官是
    A. 膀胱和尿道　　B. 阑尾
    C. 直肠　　D. 输尿管
    E. 乙状结肠
11. 一少女骑自行车不慎摔到,伤及外阴部位,如出现外阴血肿,最易发生的部位是
    A. 阴蒂　　B. 尿道口
    C. 大阴唇　　D. 阴阜
    E. 阴道前庭
12. 某妇女,29岁,于3年前经阴道自然分娩一健康男婴,现进行妇科查体,其子宫颈正常,则形状应该是
    A. 圆形　　B. 横椭圆形
    C. 横裂状　　D. 纵椭圆形
    E. 梯形

【A_3 型题】

(13~15题共用题干)

现给某健康女性进行产科检查,测量其骨盆形态各径线均正常。

13. 其骨盆入口平面前后径值约为
    A. 11cm　　B. 12cm
    C. 13cm　　D. 14cm
    E. 15cm
14. 其中骨盆平面前后径值约为
    A. 11cm　　B. 11.5cm
    C. 12cm　　D. 12.5cm
    E. 13cm
15. 其中骨盆平面横径约为
    A. 9cm　　B. 9.5cm
    C. 10cm　　D. 10.5cm
    E. 11cm

(吴　萍)

实训一　女性生殖系统解剖

【实训目的】

(1) 能结合骨盆形态,熟练叙述骨盆的结构特点及分界组成。

(2) 能简述骨盆底的结构及会阴与分娩的关系。

(3) 能辨认外生殖器的大体解剖结构。

(4) 能阐述女性内生殖器的解剖结构和功能。

(5) 能说出内生殖器与邻近器官的关系。

【实训组织】

（1）教师对照女性生殖器官模型先进行讲解。

（2）教师讲解后，课件投影需要掌握的知识点。

（3）学生分组，4～6 人一小组，每小组在教学模型上识别女性生殖器官解剖结构。教师巡回指导、答疑。

（4）评价。教师抽查提问，学生回答。组内、组间同学判断答案正误，然后教师总结。

【实训准备】

1. 准备用物　骨盆模型，骨盆底模型，女性内、外生殖器模型，女性内生殖器与邻近器官模型。

2. 环境准备　妇产科实训室，安静、整洁、明亮。

【操作程序】

素质要求 → 着装统一，穿护士服、戴护士帽，认真仔细观看教师示教和进行操作练习，禁止室内喧哗。具有认真勤奋的学习态度，严谨求实的实训操作作风

↓

准备用物

↓

环境准备

↓

骨盆与盆底结构 →
辨认：在模型上辨认并在图上指出骨盆的骨骼组成（实训图 1-1）
辨认：在模型上辨认并在图上指出骨盆关节（实训图 1-1）、骨盆韧带（实训图 1-2）
辨认：在模型上辨认并在图上指出骨盆的骨性标志（实训图 1-3）
辨认：在模型上辨认并在图上指出骨盆的分界（实训图 1-3）
辨认：在模型上辨认并在图上指出骨盆三个平面组成及径线（实训图 1-4～实训图 1-6）
辨认：在模型上辨认并在图上指出骨盆底肌层（实训图 1-7）

↓

外生殖器 →
辨认：在模型上辨认并在图上指出阴阜、大阴唇、小阴唇、阴蒂、阴道前庭的位置（实训图 1-8）
了解外生殖器的解剖结构特点和功能

↓

内生殖器 →
辨认：在模型上辨认并在图上指出阴道、子宫、输卵管、卵巢的位置（实训图 1-9）
了解内生殖器的解剖结构特点和功能

↓

内生殖器的邻近器官 →
辨认：在模型上辨认并在图上指出尿道、膀胱、输尿管、直肠、阑尾的位置（实训图 1-10）
了解内生殖器各邻近器官的解剖结构特点和功能

↓

操作后处理 → 整理用物，将实训模型放回原处

【实训评价】

1. 自我评价　学生分组，4～6 人一小组，每小组在教学模型上识别女性生殖器官解剖结构。小组内学生相互提问，评价能否在教学模具上准确识别女性生殖器官解剖结构，并结合模型说出女性内生殖器的解剖特点和功能。

2. 同学互评　小组之间相互提问，评价学习效果。

3. 教师评价　抽测每小组的学生提问，并记录成绩。

【注意事项】　爱护模型，接触模具时动作轻柔，防止教学模具损害。

【思考题】

(1) 画出骨盆三个平面的近似图。

(2) 画出内生殖器官的简易平面图,并标出各部分的名称。

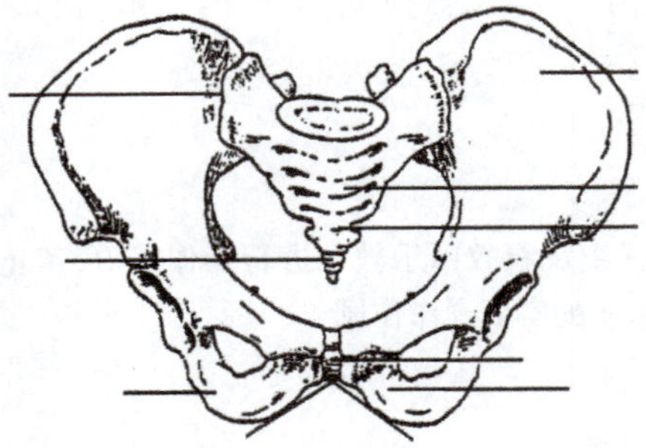

实训图 1-1 女性骨盆的组成

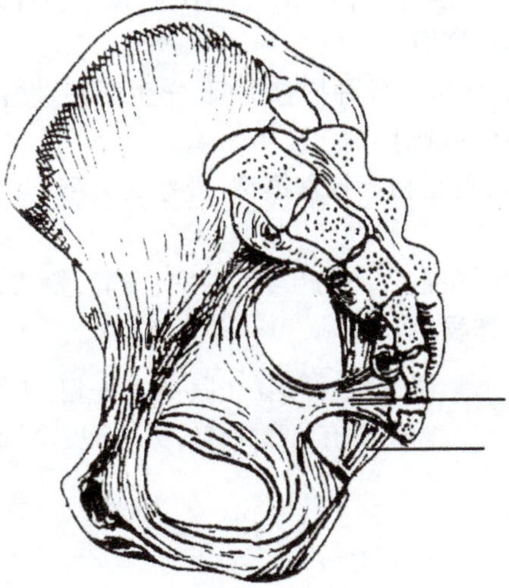

实训图 1-2 骨盆的韧带

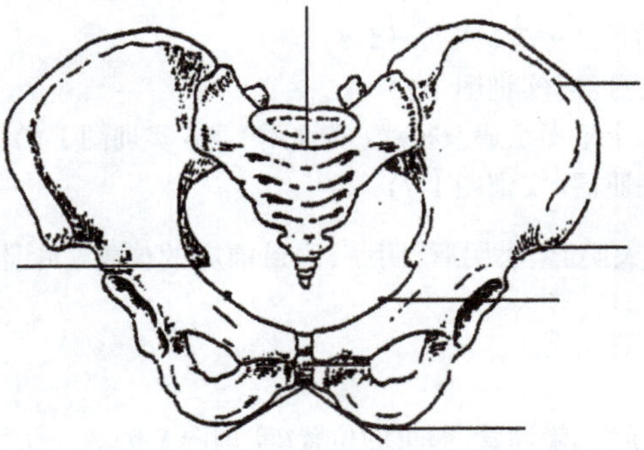

实训图 1-3 骨盆的骨性标志

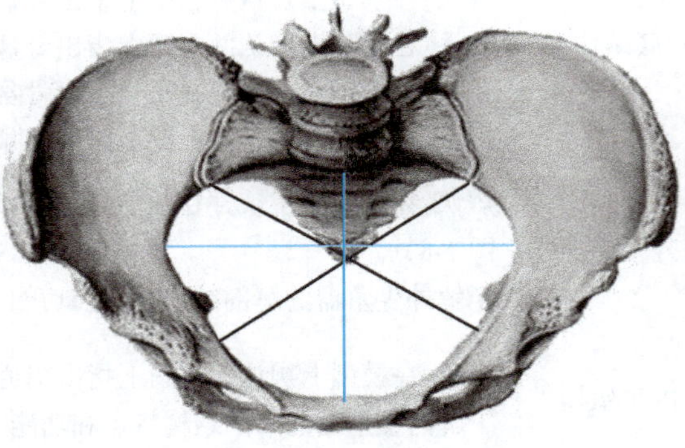

实训图 1-4 入口平面的径线

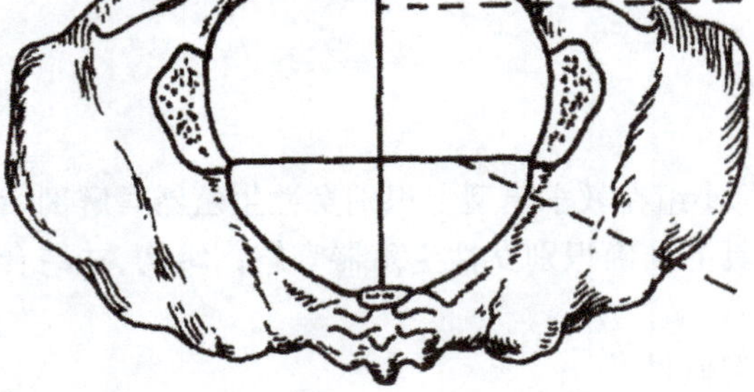

实训图 1-5 中骨盆平面的径线

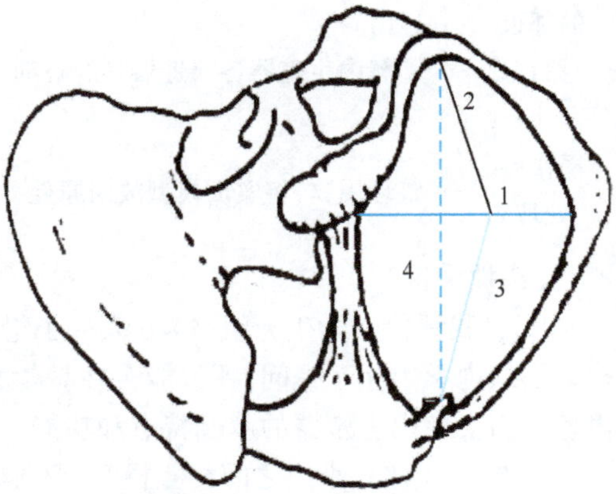

实训图 1-6 出口平面的径线

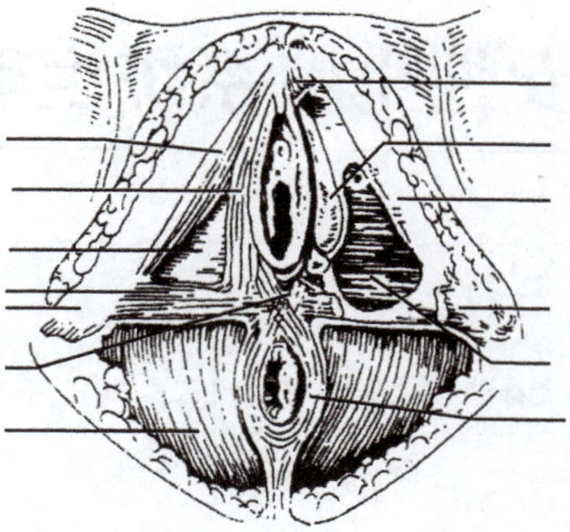

实训图 1-7　女性骨盆底肌层

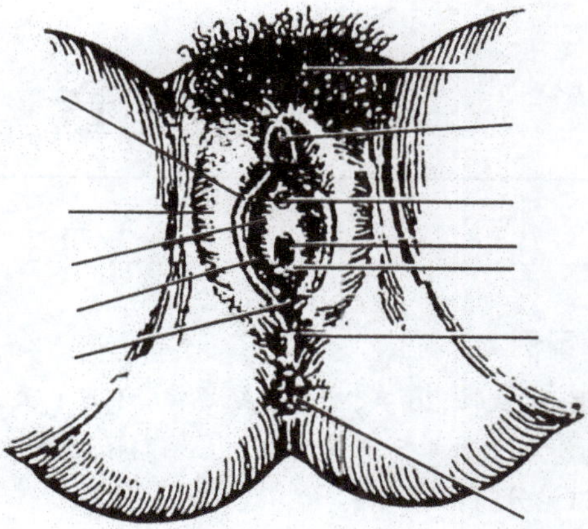

实训图 1-8　女性外生殖器

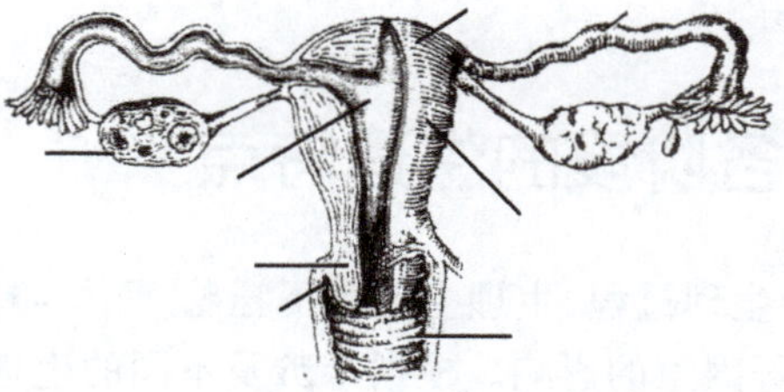

实训图 1-9　女性内生殖器

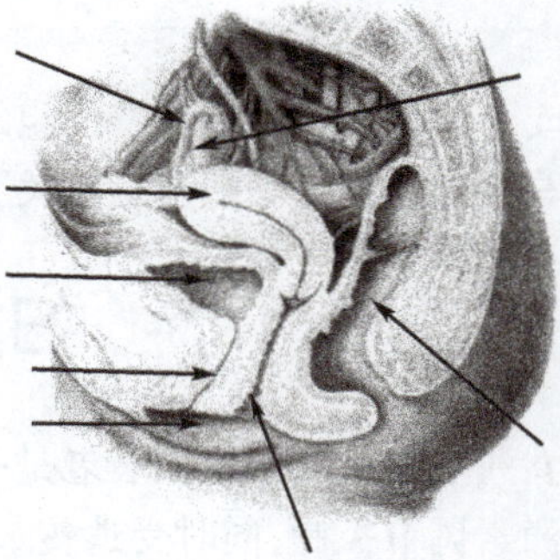

实训图 1-10　女性内生殖器的邻近器官

（吴　萍）

第2章　女性生殖系统生理

案例2-1

患者，女性，26岁，平时月经规律，31日1次，每次持续3～4日。末次月经是2013年12月2日，她于12月4日来咨询关于月经期保健知识。

讨论分析：

(1) 该女士处于生命阶段的哪一时期？

(2) 她的子宫内膜正处于月经周期的哪一期？有什么特点？

(3) 请问向她宣教月经期保健知识有哪些？

妇女一生各时期都有独特的组织学、解剖学变化及生理特点。女性生殖系统的功能、生理变化与其他系统的功能息息相关，且相互影响。

第1节　妇女一生各阶段的生理特点

妇女一生从胎儿形成到衰老是一个渐进的生理过程，生理主要受下丘脑-垂体-卵巢轴所分泌的激素调节控制，同时受遗传、环境、营养等因素的影响。根据年龄及不同的生理特点，分为胎儿期、新生儿期、儿童期、青春期、性成熟期、围绝经期和老年期7个阶段。

一、胎　儿　期

个体诞生前在母体内发育的阶段（又称胎内期）。在这期内，个体从微小的受精卵长成约长50cm，重3000～3500g的新生儿，共经历266日（从末次月经算起为280日）。受精卵是从来源于父系和母系的各23条染色体组成的新个体（合成23对），其中1对性染色体决定胎儿性别。8周前称为胚胎，胚胎发育到4周左右，形成原始生殖嵴，8周末初具人形，称之为胎儿。母亲的营养、疾病、情绪及服用某些药物等能够影响胎儿的发展。

二、新 生 儿 期

出生后28日内称新生儿期。女婴由于在胎儿期受母体性腺及胎盘所分泌性激素的影响，出生时子宫及乳房均有一定程度的发育，出生后脱离母体，其体内雌激素水平迅速下降，可引起少量阴道流血，乳房略隆起并有少许乳汁分泌，以上现象均属生理现象，短期内能自然消退。

三、儿　童　期

从出生满4周至12岁左右称儿童期。8岁前为儿童早期，此期下丘脑-垂体-卵巢轴功能处于抑制状态，生殖器呈幼稚型，阴道狭长，上皮薄，酸性低，易感染。8岁后为儿童后期，此期卵巢开始发育，在性激素的作用下，女性特征逐渐显现，乳房开始发育，皮下脂肪开始在胸部、肩部、髋部及外阴部堆积，子宫、输卵管及卵巢下降入盆腔内。

四、青 春 期

从月经初潮到生殖器官发育成熟的阶段称为青春期。世界卫生组织(WHO)规定青春期年龄为10~19岁。月经初潮是女性进入青春期的重要标志。此期内身体生长发育迅速,卵巢功能逐步成熟,女性第一性征进一步发育成熟,并出现音调变高、乳房发育、胸部、肩部、髋部皮下脂肪增多、阴毛及腋毛生长等女性第二性征的变化。初潮后1~2年内月经周期常不规则,常为无排卵月经。此期少女开始出现性别意识,对异性产生好奇,心理、情绪发生较大变化,容易激动,智力发生明显变化,想象力和判断力明显增强。

考点:青春期的特点

五、性 成 熟 期

性成熟期又称生育期,一般从18岁开始,持续约30年。卵巢生殖功能与内分泌功能在此期最旺盛,卵巢功能成熟,具有周期性排卵和行经,生殖器官各部及乳房发育成熟,在卵巢性激素作用下也发生周期性变化。

六、绝经过渡期

绝经过渡期指卵巢功能从旺盛状态开始衰退直至最后一次月经的时期。一般始于40岁左右,历时短则1~2年,长则10~20年。此期卵巢功能逐渐减退,生殖器官逐渐萎缩直至生育能力丧失。月经永久性停止称绝经。从卵巢功能开始衰退直至绝经后1年内的时期称为"围绝经期"。此期妇女由于雌激素水平降低,垂体功能亢进,分泌过多的促性腺激素,引起自主神经功能紊乱,出现比较明显的血管舒缩障碍和精神神经症状,如出现潮热、出汗、失眠、心悸、情绪不稳定、注意力难于集中等现象,称为绝经综合征。

考点:围绝经期定义

七、绝 经 后 期

绝经后期指绝经后的生命时期。身体各组织器官出现明显的退行性变化,衰老现象逐渐明显,此期妇女卵巢功能衰竭,生殖器官萎缩。卵巢雌激素分泌功能停止,卵巢间质开始分泌雄激素,雄激素在外周组织转化为雌酮,成为绝经后期女性血循环中的主要雌激素。此期妇女由于雌激素水平低,易发生老年性阴道炎及骨质疏松。衰老过程的个体差异很大,与一般健康水平有关,不同时代、不同地区的人,衰老进度也不同。

第2节 卵巢的周期性变化及内分泌功能

一、卵巢的功能

卵巢是女性重要的内分泌器官,主要功能是产生卵子、排卵和分泌性激素,以保持女性的正常生理状态及功能。从青春期开始至绝经前,卵巢在形态和功能上发生周期性变化(妊娠除外),称为卵巢周期。

二、卵巢的周期性变化

卵巢的周期性变化表现为卵泡的发育与成熟、排卵、黄体形成及退化。

(一)卵泡的发育与成熟

新生儿出生时,卵巢内大约有200万个原始卵泡(图2-1),但绝大多数卵泡发育到一定程度即自行退化,称为卵泡闭锁,女性一生中仅有400~500个卵泡发育成熟。妇女每个月经周期中一般仅有一个卵泡发育为成熟卵泡(也称格拉夫卵泡),此时卵泡体积显著增大,直径可达15～20mm,卵泡液急骤增加,卵泡腔增大,其结构从外到内依次为卵泡外膜、卵泡内膜、颗粒细胞、卵泡腔、卵丘、放射冠和透明带,通过B型超声清晰可见(图2-2)。

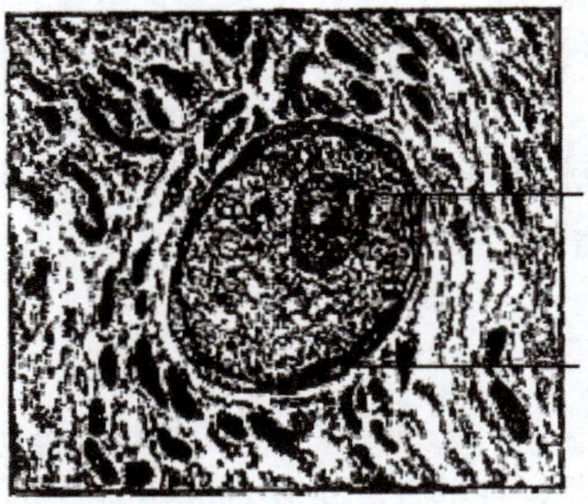

图2-1 原始卵泡

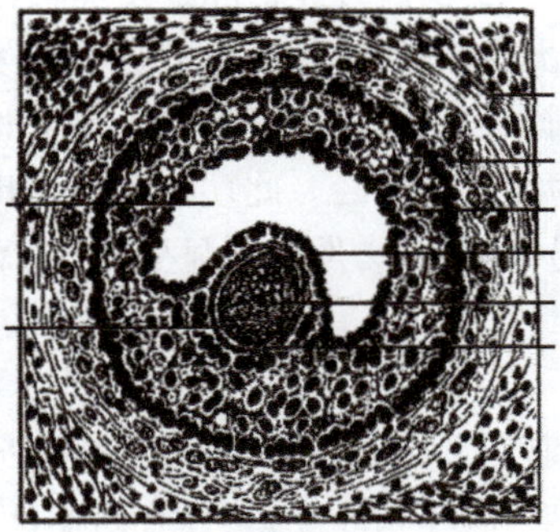

图2-2 发育成熟的卵泡

(二) 排卵

随着卵泡的发育成熟,卵泡逐渐向卵巢表面突出,当接近卵巢表面时,卵泡液内蛋白溶酶活性被激活,溶解卵泡壁隆起的尖端部分,形成排卵孔,卵泡中的卵子及卵泡液流至腹腔,称为排卵。排卵时随卵细胞同时排出的有放射冠、透明带及少量卵丘内的颗粒细胞。排卵时间一般发生在下次月经来潮前14日左右,卵子可由一侧卵巢连续排出,亦可由两侧卵巢轮流排出。排卵前后是女性最容易受孕的时间。排卵期大多数妇女无明显不适,少数人可感到一侧下腹部酸胀,极少数人可出现少量阴道流血(称为排卵期出血),2～3日后自行停止。

考点: 排卵的时间

(三) 黄体形成及退化

排卵后残留的卵泡壁塌陷,卵泡壁中的卵泡颗粒细胞和卵泡内膜细胞向内侵入,周围由卵泡外膜包围,共同形成黄体。排卵后第7～8日,黄体体积和功能均达高峰,直径1～2cm,色黄。卵子若未受精,黄体在排卵后第9～10日开始退化,正常黄体寿命平均为14日;黄体功能衰退后月经来潮,卵巢中新的卵泡开始发育;前一周期的黄体经过8～10周后,细胞变性被吸收,组织纤维化,外观色白,称为白体。卵子若受精,黄体则在人绒毛膜促性腺激素的作用下增大,转变为妊娠黄体,在体内维持至妊娠3个月末退化。

考点: 黄体的平均寿命

三、卵巢分泌的激素及其生理作用

(一) 卵巢分泌的激素

卵巢主要分泌雌激素、孕激素和少量雄激素,均为甾体激素。卵巢激素分泌呈周期性变化(图2-3)。

1. 雌激素 主要有雌二醇、雌酮及雌三醇。雌二醇在女性体内的生物活性最强,雌酮次之。在一个月经周期中,雌激素的分泌量呈现两个高峰期。卵泡分泌雌激素量从月经周期第7日开始迅速增加,在排卵前1日达第1个分泌高峰。排卵后1～2日,卵泡液中雌激素释放至腹腔,血循环中的雌激素出现短暂下降,此后黄体发育分泌雌激素,促使血循环中雌激素又逐渐上升,在排卵后第7～8日,黄体发育成熟,血循环中的雌激素达第2个高峰,此峰值低于第1个高峰。黄体于排卵后第9～10日开始萎缩退化,雌激素水平急剧下降,在月经来潮前期达最低水平。雌激素在肝脏中分解,随尿液排出,临床上通过测定血或尿中雌激素的浓度可以了解卵巢功能。

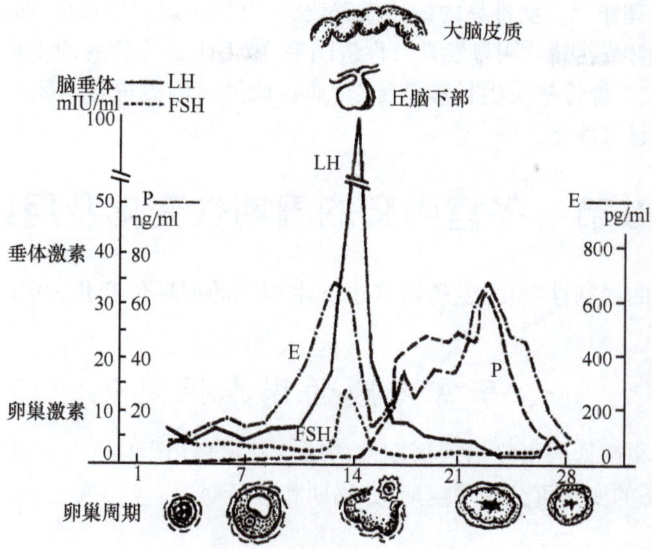

图 2-3　卵巢激素周期性变化

2. 孕激素　以孕酮和 17-α 羟孕酮为主。卵泡期早期不合成孕酮，黄体形成后，开始分泌孕激素，排卵后第 7～8 日（月经周期的第 21～22 日）黄体分泌孕激素的功能达最高峰，此后逐渐下降，月经来潮时孕激素浓度降至卵泡期水平。

3. 雄激素　主要为睾酮和雄烯二酮，大部分由肾上腺分泌，小部分由卵巢产生。来自卵巢的雄激素由卵泡膜及卵巢间质合成。排卵前血循环中雄激素水平升高，可促进非优势卵泡闭锁，同时提高性欲。

（二）卵巢性激素的生理作用

1. 雌激素与孕激素的生理作用　雌激素与孕激素主要作用于子宫内膜、子宫平滑肌收缩、输卵管蠕动、子宫颈黏液变化、阴道上皮细胞角化脱落及水钠代谢等方面，既有协同作用，又有拮抗作用（表 2-1）。

考点：雌激素、孕激素的生理作用

表 2-1　雌激素与孕激素的生理作用

	雌激素	孕激素
子宫颈	使子宫颈口松弛、扩张；黏液分泌增加，稀薄；涂片出现典型羊齿植物叶状结晶	使子宫颈口闭合，黏液分泌量减少，黏稠；涂片中结晶消失，代之以椭圆体
子宫内膜	促进子宫内膜的再生修复变厚	在增生的基础上转为分泌期
子宫肌层	促进发育，使肌层增厚；收缩力增强，提高对缩宫素的敏感性	降低子宫平滑肌的兴奋性，使肌纤维松弛，降低对缩宫素的敏感性
卵泡发育	促进卵泡发育	
输卵管	促进输卵管节律性收缩	抑制输卵管节律性收缩
阴道上皮	使阴道上皮细胞增生、角化	加快阴道上皮细胞脱落
乳腺	乳头、乳晕着色，乳腺腺管增生	促进乳腺腺泡发育
其他	促进第二性征发育；促进水、钠潴留；促进骨中钙、磷沉积	有升温作用，排卵后使基础体温升高 0.3～0.5℃；促进水、钠排出
	对下丘脑、脑垂体有正、负反馈作用	对下丘脑、脑垂体有负反馈作用

2. 雄激素的生理作用　女性体内的雄激素较少，有促进蛋白质合成、肌肉生长，刺激骨髓红细胞增生和促使阴蒂、阴唇、阴阜发育及促进阴毛、腋毛生长等重要的生理功能。在性成熟期前，雄激素能促进长骨骨基质生长和钙保留，而性成熟后则促进骨骺闭合，使其生长停止。雄激素过多时可引起男性化。

第3节　子宫内膜的周期性变化及月经

随着卵巢激素的周期性变化，生殖器官也发生相应的周期性变化，其中以子宫内膜的周期性变化最显著。

一、子宫内膜的周期性变化

子宫内膜受卵巢激素的影响出现周期性的脱落和出血（图 2-4）。正常的月经周期约 28 日，根据其组织形态的变化可分为增生期、分泌期和月经期。

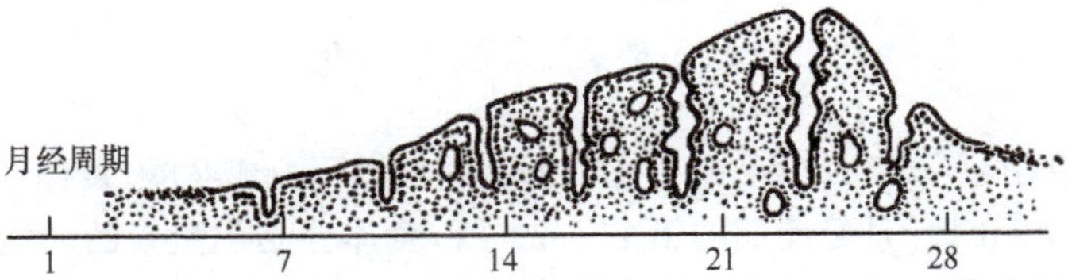

图 2-4　子宫内膜周期性变化

（一）增生期

月经周期第 5～14 日。增生期是卵泡发育至成熟的阶段，此阶段在雌激素作用下，子宫内膜腺体、间质细胞呈增殖状态，又可分早、中、晚三期。

1. 早期　月经周期第 5～7 日。此期内膜较薄（仅 1～2mm）；腺上皮细胞呈立方形或低柱状；间质较致密，细胞呈星形，间质中的小动脉管较直、壁薄。

2. 中期　月经周期第 8～10 日。此期内膜增厚；腺上皮细胞增生活跃，细胞呈柱状且有分裂象，腺体数目增多；螺旋小动脉管壁变厚；间质水肿明显。

3. 晚期　月经周期第 11～14 日。此期内膜继续增厚（3～5mm），略呈波浪形；腺体弯曲变长；上皮细胞增殖为假复层上皮；间质细胞相互结合成网状；螺旋小动脉管腔增大；组织水肿明显。

（二）分泌期

月经周期第 15～28 日。分泌期是排卵至黄体发育成熟的阶段，由于雌激素、孕激素的作用，子宫内膜进一步增厚，血液供应充足，腺体分泌旺盛，间质水肿加重，血管弯曲呈螺旋状。此期子宫内膜松软，营养丰富，有利于孕卵的着床发育。整个分泌期又可分早、中、晚三期。

1. 早期　月经周期第 15～19 日。此期子宫内膜腺体长且屈曲明显。

2. 中期　月经周期第 20～23 日。此期内膜继续增厚，腺体增大，腺体内的分泌上皮细胞分泌糖原，为受精卵着床提供营养。

3. 晚期　月经周期第 24～28 日。此期子宫内膜增厚达 10mm，呈海绵状，间质疏松、水肿明显，为月经来潮前期。

考点：子宫内膜的周期性变化

（三）月经期

月经周期第 1～4 日。月经期是子宫内膜功能层组织脱落期，此时由于体内雌激素、孕激素水平降低，内膜螺旋小动脉开始节痉挛、收缩，血管远端的组织缺血、缺氧，继而发生缺血性局灶性坏死，坏死的内膜剥落并与血液混合排出体外，形成经血，称为月经来潮。

二、月　经

（一）月经的基本概念

1. 月经　是女性生殖功能成熟的标志之一，是指伴随卵巢周期性排卵而出现的子宫内膜周期性脱落及出血。正常月经是女性内生殖器发育正常和功能健全的表现。

考点：月经的基本概念

2. 月经初潮　女性第一次月经来潮，称为初潮。初潮年龄多在13～14岁，可早至11～12岁。

3. 月经周期　开始于月经来潮，相邻两次月经来潮的间隔时间，称为一个月经周期。月经周期一般具有规律性，但间隔时间因人而异，一般为21～35日，平均28日。

4. 经期及月经量　每次月经持续的时间称为月经期，简称经期，一般为2～8日，多数为4～6日。一次月经的总失血量称为经量，正常为20～60ml，超过80ml称为月经过多。

（二）月经血的特征

一般呈暗红色不凝固，月经血中除血液外，还含有子宫内膜脱落的碎片、子宫颈黏液及阴道上皮细胞等，出血多时可出现血凝块。经血量一般在经期第2～3日最多。月经是妇女的一种正常生理现象，多数妇女在月经期无明显症状，少数妇女由于经期盆腔充血及前列腺素的作用可出现乳房发胀、头痛失眠、心慌、下腹胀痛和情绪不安等症状。这种情况一般不影响工作，也不必治疗，月经期过后症状会自然消失。

考点：正常月经血的特点

月经血不凝的机制

月经血不凝的主要原因是由于纤维蛋白在纤溶酶的作用下裂解为流动的分解产物。同时内膜组织还含有其他活化酶，能破坏许多凝血因子，也妨碍了血液的凝固。月经血不凝不仅局限于子宫腔内，子宫颈黏液也含有纤维蛋白溶解酶，因而经血不凝是由于凝血及血栓溶解两个系统同时作用的结果。

链接

第4节　生殖器官其他部位的周期性变化

一、阴道黏膜的周期性变化

排卵前，受到雌激素作用，阴道黏膜上皮增生，表层细胞角化。排卵后，在孕激素作用下，阴道黏膜上皮大量脱落，直至月经来潮。阴道上段的黏膜随月经周期的变化而呈周期性改变最为明显，故临床上常通过阴道上1/3段侧壁脱落细胞检查来判断体内雌激素浓度和有无排卵。

二、宫颈黏液的周期性变化

宫颈黏膜腺细胞分泌物形成宫颈黏液，宫颈内膜腺细胞的分泌活动受雌激素、孕激素的影响，宫颈黏液的量和性状随月经周期而变化。月经来潮后，体内的雌激素水平较低，宫颈黏液的分泌量较少；随着体内雌激素水平的不断增高，宫颈黏液分泌量也不断增加，至排卵前子宫颈分泌的黏液量达高峰，黏液稀薄透明似蛋清样，拉丝度可长达10cm以上，有利于精子通行而受孕，此期黏液涂片干燥后镜下可见羊齿植物叶状结晶；排卵后由于孕激素影响，黏液分

考点：宫颈黏液的周期性变化

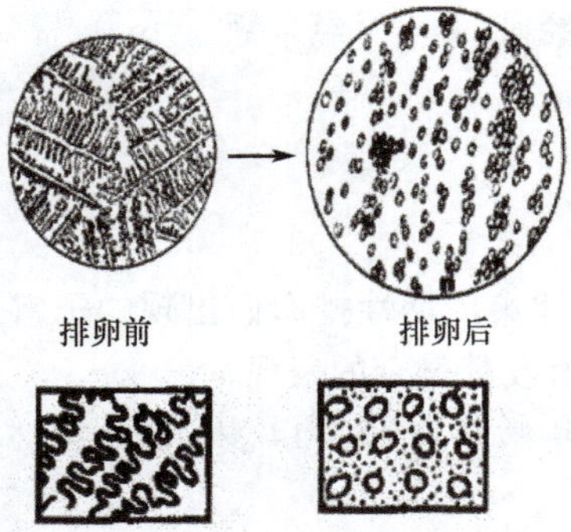

图 2-5　子宫颈黏液干燥后镜下图

泌逐渐减少，变得混浊、黏稠，拉丝度差，易断裂；于月经周期第22日左右羊齿植物叶状结晶完全消失，黏液涂片干燥后镜下可见排列成行的椭圆体（图 2-5）。临床上通过宫颈黏液涂片检查可了解卵巢功能状态。

三、输卵管的周期性变化

在雌激素、孕激素的作用下，输卵管形态和功能也呈周期性变化。雌激素可以促进输卵管发育及输卵管肌层的节律性收缩，孕激素则减少输卵管的收缩频率并抑制输卵管黏膜上皮纤毛细胞的生长，降低分泌细胞分泌黏液的功能。

第5节　月经周期的调节

女性月经周期调节是个复杂、有序的生理调节过程。下丘脑、垂体与卵巢受中枢神经系统的控制，相互调节和影响，形成完整而协调的神经内分泌调节系统，称为下丘脑-垂体-卵巢轴（HPOA）。

下丘脑通过分泌促性腺激素释放激素（GnRH）调节垂体促性腺激素的分泌，促性腺激素促进卵巢分泌性激素；卵巢分泌的性激素对下丘脑-垂体又有反馈调节作用。

一、下丘脑-垂体-卵巢轴的相互关系

（一）下丘脑生殖调节激素

下丘脑是下丘脑-垂体-卵巢轴（图 2-6）的启动中心，调节月经的主要激素称促性腺激素释放激素（GnRH），包括卵泡刺激素释放激素（FSH-RH）和黄体生成素释放激素（LH-RH）。促性腺激素释放激素有调节垂体合成和释放黄体生成素（LH）、卵泡刺激素（FSH）的作用。同时，GnRH 的分泌受垂体促性腺激素和卵巢性激素的反馈调节，包括正反馈（促进）和负反馈（抑制作用）。另外，下丘脑还通过抑制作用调节垂体的生乳激素的分泌和释放。

（二）腺垂体生殖激素

1. 促性腺激素　包括卵泡刺激素和黄体生成素。卵泡刺激素是卵泡发育必需的激素。

促性腺激素主要生理作用是：①直接促进窦前卵泡及窦状卵泡的生长发育。②促进雌二醇的合成与分泌。③调节优势卵泡的选择和非优势卵泡的闭锁。④在卵泡晚期与雌激素协同，诱导颗粒细胞生成 LH 受体，为排卵及黄素化做准备。黄体生成激素的主要生理作用是：①在卵泡期刺激卵泡膜细胞合成雄激素。②排卵前促使卵母细胞进一步成熟及排卵。③在黄体期维持黄体功能，促进孕激素、雌激素合成与分泌。

2. 催乳素（prolactin，PRL）　是由腺垂体催乳细胞分泌的多肽激素，具有促进乳汁合成的功能。

（三）卵巢性激素的反馈调节

1. 雌激素　在卵泡期早期，一定水平的雌激素负反馈作用于下丘脑，抑制 GnRH 释放，并降低垂体对 GnRH 的反应性。在卵泡期的晚期，雌激素达到阈值水平并维持 48 小时以上，即可刺激 LH 分泌达到高峰起正反馈作用。在黄体期，雌激素与孕激素协同对下丘脑起负反馈作用。

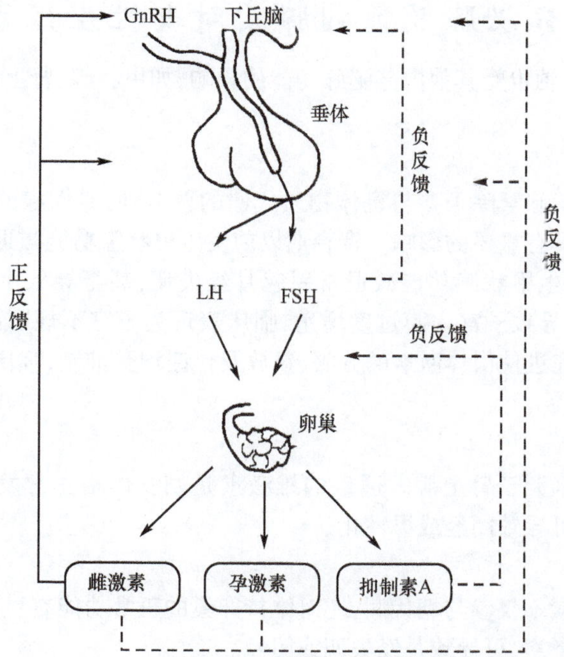

图 2-6 下丘脑-垂体-卵巢轴之间的相互关系示意图

2. 孕激素 低水平的孕激素可使促性腺激素分泌增多。反之,高水平的孕激素对促性腺激素的分泌产生抑制作用。

二、月经周期的调节机制

(一) 卵泡期

月经周期的长短取决于卵泡发育的速度和质量,即卵泡期的长短。在前次月经周期的卵巢黄体萎缩后,雌激素、孕激素水平降至最低,解除了对下丘脑和垂体的抑制作用,下丘脑又开始分泌 GnRH,使垂体 FSH 分泌增加,促使卵泡发育,并分泌雌激素,子宫内膜发生增生期变化,随着雌激素分泌的逐渐增多,其对下丘脑的负反馈作用增加,抑制下丘脑分泌 GnRH 使垂体 FSH 分泌减少。随着卵泡逐渐发育成熟,雌激素分泌达到高峰,对下丘脑产生正反馈作用,促使垂体释放大量 LH,形成 LH 高峰,FSH 同时形成一个较低峰值,大量的 LH 和一定量的 FSH 协同作用,使成熟卵泡排卵。

(二) 黄体期

排卵后血中 LH 和 FSH 急剧下降,在少量的 LH 和 FSH 作用下,黄体形成并逐渐发育成熟。黄体主要分泌孕激素和雌激素,使子宫内膜从增殖期发展至分泌期,排卵后第 7 ~8 日孕激素浓度达到高峰,雌激素浓度亦同时达到另一峰值。在大量孕激素和雌激素共同的作用下,垂体分泌的 LH 和 FSH 相应减少,黄体开始萎缩,雌激素、孕激素量也减少。子宫内膜失去性激素的支持,发生坏死、脱落,从而月经来潮。黄体萎缩后,血中雌激素、孕激素和抑制素水平降至最低点,FSH、LH 分泌增多,继而卵泡发育。如此周而复始,形成月经周期。

总之,月经周期的调节依赖于下丘脑-垂体-卵巢轴之间的相互作用、相互制约,并受大脑皮质神经中枢的调节与控制。因此,大脑皮质、下丘脑、垂体和卵巢之间任何一个环节发生障碍,都会引起卵巢功能的紊乱,导致月经失调。

三、其他内分泌腺及前列腺素对女性生殖系统的影响

下丘脑-垂体-卵巢轴也受其他内分泌腺功能的影响，如甲状腺、肾上腺及胰腺的功能异常均可导致月经失调。

（一）甲状腺

甲状腺分泌的甲状腺素除了参与机体物质代谢的调节外，对性腺的发育成熟、正常月经的维持和生殖功能也具有重要的影响。青春期以前发生甲状腺功能减退可致机体发育障碍、青春期延迟，青春期发生甲状腺功能减退常引起月经失调，甚至导致生殖功能减退或不育。甲状腺素分泌过多，可导致子宫内膜过度增殖，临床表现为子宫不规则出血、月经频发、经血过多。甲状腺素功能亢进使甾体激素的分泌、释放及代谢均受抑制，临床表现为月经稀发、经血减少或闭经。

（二）肾上腺

女性雄激素主要来源于肾上腺。适量的雄激素是妇女体格正常发育的保证，雄激素过多，卵巢功能受抑制，可导致闭经或男性化。

（三）胰腺

胰腺分泌的胰岛素不仅参与糖代谢，还对维持卵巢的正常功能有重要影响。胰岛素过多促使卵巢产生过多雄激素，可导致月经失调或闭经。

（四）前列腺素

在女性生殖系统中，卵巢、子宫内膜及经血中均分布有前列腺素（PG）。前列腺素的作用机制比较复杂，主要表现为：①PG 能诱发下丘脑-垂体释放 GnRH、LH。②PG 可以促进卵泡发育、卵巢分泌激素、诱发排卵，参与黄体维持与溶解过程，对月经产生造成影响。③PG 对子宫肌既有收缩作用，又有松弛作用，可以导致痛经发生。④PG 还通过影响输卵管的活动来调节卵子运输。⑤PG 可以促进黄体溶解，增强宫缩，妨碍受孕和受精卵的着床，导致胚胎早期死亡，并促使胚胎从子宫内排除。⑥妊娠子宫尤其近分娩期子宫对 PG 极为敏感，提示 PG 可能参与分娩的发动。

目标检测

【A_1 型题】

1. 一般排卵发生在月经来潮前
   A. 7 日左右　B. 14 日左右
   C. 16 日左右　D. 18 日左右
   E. 22 日左右
2. 卵子排出后如未受精，黄体开始萎缩是在排卵后哪天
   A. 5～6 日　B. 9～10 日
   C. 11～12 日　D. 13～14 日
   E. 28～32 日
3. 月经周期为 28 日的妇女，排卵日应为月经来潮前的第几日
   A. 10 日　B. 14 日
   C. 18 日　D. 15 日
   E. 19 日
4. 关于雌激素、孕激素的周期性变化，下列哪项正确
   A. 雌激素有一个高峰
   B. 孕激素有两个高峰
   C. 孕激素在排卵前 2 日出现一陡直高峰
   D. 雌激素有两个高峰
   E. 雌激素第二高峰峰值比第一高峰峰值高
5. 能使子宫内膜产生分泌期改变的是
   A. 雌激素　B. 孕激素
   C. 雄激素　D. 生乳素
   E. 促性腺激素
6. 排卵后使基础体温升高 0.3～0.5℃的激素是
   A. 促卵泡素　B. 雌激素
   C. 孕激素　D. 雄激素
   E. 肾上激素

【A_2 型题】

7. 患者，女性，50岁，6个月前开始月经紊乱，并且出现潮热潮红症状，情绪易于激动，那么，她可能处在生命中的哪期
A. 青春期　B. 生育期
C. 性成熟期　D. 围绝经期
E. 老年期

8. 患者，女性，27岁，子宫颈黏液分泌减少，而且变得稠厚，此种变化受哪种激素影响
A. HCG　B. 生乳素
C. 雌激素　D. 孕激素
E. 雄激素

9. 患者，女性，25岁，月经周期为32日，其排卵日应在月经的第几日
A. 第10日　B. 第12日
C. 第15日　D. 第18日
E. 第21日

10. 患者，女性，14岁，半年前月经来潮后，月经周期不规律，经量多少不定，现属于
A. 青春期　B. 性成熟期
C. 围绝经期　D. 老年期
E. 生育期

11. 患者，女性，月经周期29日，有排卵，月经规律，于月经周期的第25日行刮宫术，检查子宫内膜应属于
A. 月经期　B. 增生期
C. 分泌期　D. 月经前期
E. 月经期

12. 患者，女性，月经规则，13岁开始来月经，月经周期26日，经期5日，排卵时间一般在月经周期的
A. 第5日　B. 第12日
C. 第14日　D. 第16日
E. 第19日

【A_3 型题】

（13～15题共用题干）

某妇女，46岁，月经周期不规则，18～22日1次，持续10～15日干净，经量多，每月需用2包卫生巾。

13. 考虑该妇女处于生命中的哪个时期
A. 青春期　B. 性成熟期
C. 围绝经期　D. 绝经期
E. 老年期

14. 此期卵巢功能有何变化
A. 卵巢内卵泡自然耗竭
B. 卵巢进一步萎缩
C. 卵巢内卵泡数明显减少，易发生卵泡发育不全
D. 卵巢功能逐渐衰退，生殖器官开始萎缩衰退
E. 卵巢功能成熟并分泌性激素

15. 卵巢功能的改变与下列哪种激素关系密切
A. 促性腺激素释放激素
B. 孕激素
C. 雌激素
D. 催乳激素
E. HCG

（吴　萍）

第2篇　生理产科

第3章　妊娠生理

案例 3-1

某孕妇，妊娠32周，妊娠期进展顺利，常规进行产前检查。既往月经周期正常规律。

讨论分析：

(1) 该孕妇胎儿目前发育情况怎样？

(2) 该孕妇妊娠期有哪些生理变化？应如何给孕妇进行指导？

妊娠是指胚胎和胎儿在母体内生长发育的过程。妊娠始于成熟卵子受精，终止于胎儿及其附属物自母体排出。临床上常以末次月经的第1日作为妊娠的开始，妊娠全程为280日，每4周为1个妊娠月，共10个妊娠月或40个孕周。从卵子受精时起至胎儿及附属物娩出，全程为266日。

第1节　受精、受精卵的植入与发育

一、受　　精

成熟的卵子与已获能的精子相结合的过程称为受精。已受精的卵子称为受精卵(又称孕卵)。

(一) 卵子的排出及输送

成熟的卵子排出后，被输卵管伞部“捕获”而进入输卵管壶腹部与峡部相接处等待受精，15～18小时内受精效果最好。若未受精，卵子于24小时后开始变性、退化、消失。

(二) 精子的运行及获能

性交后，正常男性射出的精液中有数亿个精子进入阴道，但仅少数精子依靠自身活动及尾部摆动，经子宫颈管进入子宫腔。当精子进入子宫腔时，子宫内膜白细胞产生的α、β淀粉酶，解除精子顶体酶上的“去获能因子”，使精子具有受精能力，称精子获能。此时精子在数量、形态结构、生化反应等方面都发生了巨大的变化，最后仅有几十个至200个已获能精子到达输卵管壶腹部与峡部相接处。

(三) 受精过程

精子与卵子相遇后，释放透明酸酶和神经胺酶，溶解卵子外周的放射冠、透明带，称顶体反应。借助酶的作用，精子穿过放射冠、透明带，穿入卵子(图3-1)，这是受精过程的开始。当一个精子进入卵子后，透明带结构即发生透明带反应，阻止其他精子穿入。获能后的精子头部穿入卵子后，尾部留在卵细胞外，头部变圆膨大，形成精原核；次级卵母细胞完成减数第二次分裂后，其细胞核形成卵原核，精原核与卵原核融合，形成一个新细胞，此过程称为受精。

已受精的卵细胞称为受精卵或孕卵，含44条常染色体和2条性染色体。受精过程一般发生在排卵后12小时内，整个受精过程约需24小时。

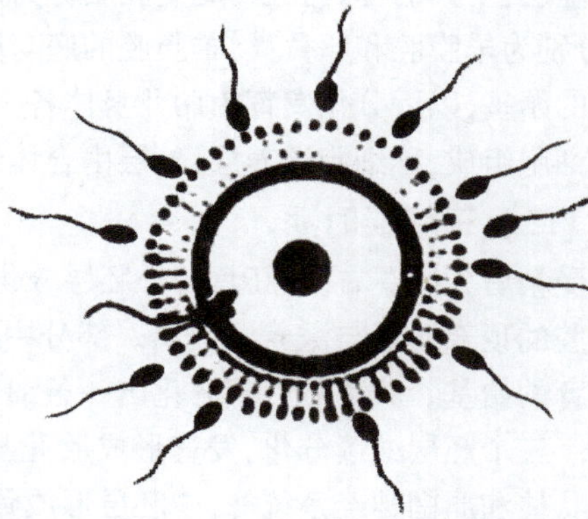

图3-1　受精

二、受精卵的植入

（一）受精卵的发育、输送

受精卵的发育与输送是同时进行的。卵子受精后24小时，受精卵在输卵管黏膜纤毛的运动和管壁的蠕动作用下，逐渐向子宫腔方向移动，在运行过程中进行有丝分裂，受精后72小时，孕卵到达输卵管子宫端时已分裂成一个由12～16个细胞组成的实心细胞团，形状如桑椹，称桑椹胚或早期囊胚。早期囊胚在受精后第3～4日进入子宫腔。受精后第5～6日透明带消失，形成晚期囊胚。

（二）受精卵的着床

晚期囊胚侵入子宫内膜的过程，称受精卵着床（又称植入）。着床多于受精后第6～8日开始，于受精后第11～12日完成（图3-2）。着床部位多在子宫体的前壁或后壁，后壁最常见，若在子宫体腔以外着床称为异位妊娠。

考点：植入开始及结束时间

着床必须具备以下4个条件：①透明带消失；②囊胚发育与子宫内膜发育同步进行并能相互协调；③囊胚细胞分化出合体滋养细胞；④孕妇体内有足够的孕激素。

晚期囊胚植入后逐渐发育成胚胎、胎儿及胎儿附属物。

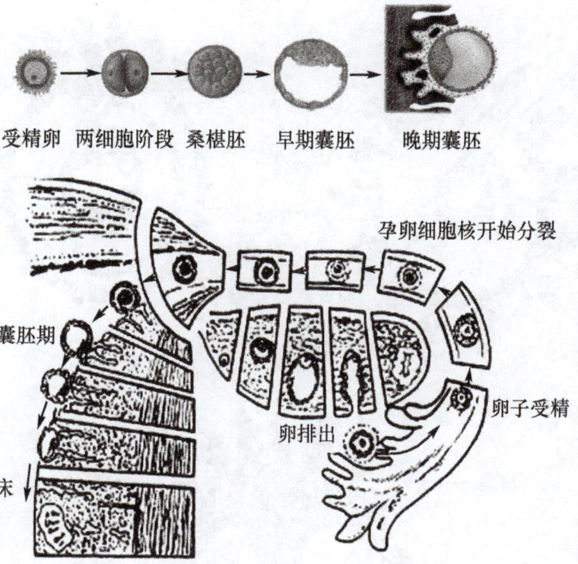

图3-2　受精卵的发育与植入

三、胚胎的发育

（一）两胚层时期

早期囊胚进入子宫腔后，外周细胞分裂较快形成囊壁，称为滋养层，内部细胞分裂较慢形成内细胞团。晚期囊胚植入子宫内膜后，内细胞团继续分裂，发育分成两层，靠近滋养层的称为外胚层，中央的称内胚层，此期胚胎称为两胚层时期。内、外胚层的细胞继续分裂形成两个腔，分别为羊膜腔和卵黄囊，羊膜腔的底与卵黄囊的顶紧密相接呈盘状，称胚盘。胚盘是胚胎发育的始基，以后分化发育为胎儿身体各个部分。同时，滋养层也发育分成两层：内层由郎格汉斯细胞组成，称细胞滋养层；外层由合体细胞组成，称合体滋养层。

（二）三胚层时期

受精后3周左右，由胚盘的外胚层分化出中胚层。此时胚盘变厚隆起，前端发育较快，使羊膜腔的顶部逐渐与滋养层分离。部分中胚层细胞在胚盘尾端与滋养层相连，称体带，为脐带发育的始基。卵黄囊后部分化出一条细长管状物伸入体带，称尿囊。此期胚胎称为三胚层时期。三个胚层继续分化，发育形成胎儿身体各个器官。外胚层形成皮肤、毛发、指甲、眼睛的晶状体和周围神经系统等；中胚层形成骨骼、肌肉和循环系统、生殖系统、泌尿系统等；内胚层形成膀胱、阴道及前庭、消化系统、呼吸系统的上皮和腺体等。此后，羊膜腔不断扩大，囊胚腔消失，胚胎借脐带悬浮于羊膜腔中（图3-3）。

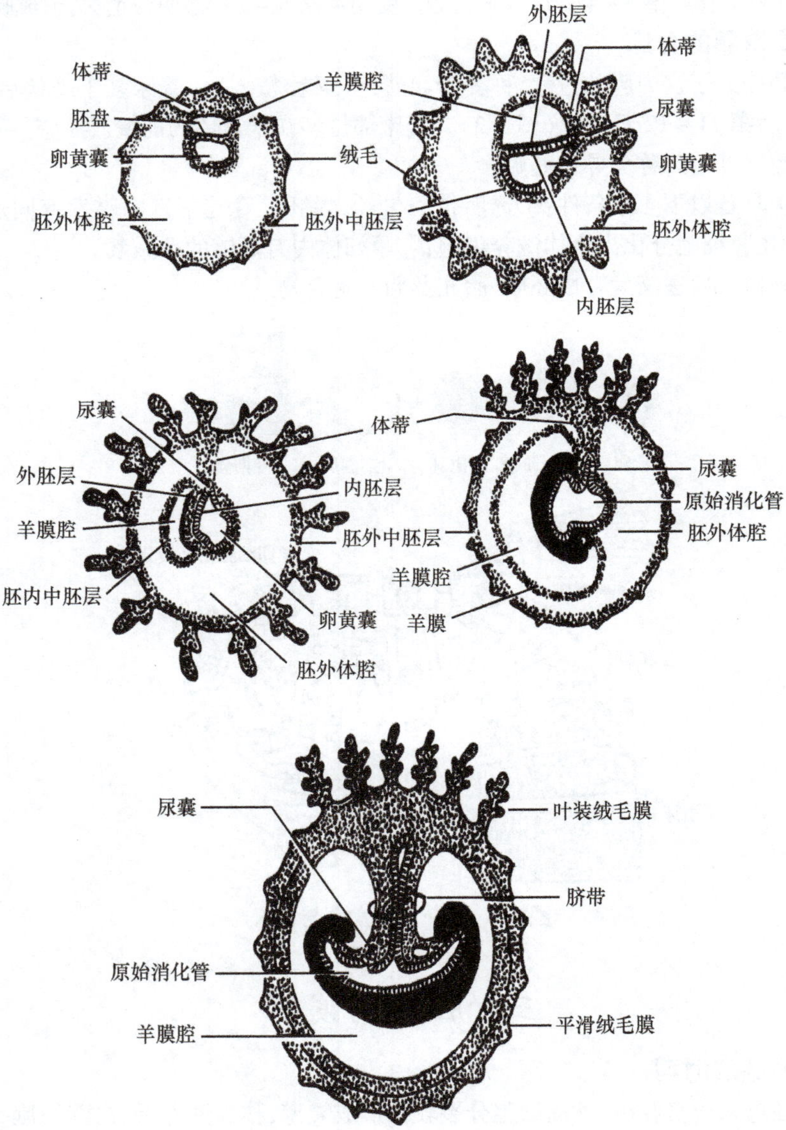

图3-3 胚胎的发育

第2节　胎儿附属物的形成与功能

胎儿附属物指在胎儿发育过程中形成的除了胎儿之外的组织，包括胎盘、胎膜、脐带和羊水（图3-4），是胎儿和母体之间相互联系不可缺少的。

一、胎　　盘

胎盘由底蜕膜、叶状绒毛膜和羊膜构成，是母体与胎儿间进行物质交换的重要器官。

（一）胎盘的构成

1. 蜕膜　囊胚植入后，在孕酮作用下子宫内膜迅速增厚，变得肥厚、柔软、血管充盈，腺体增生增大且分泌功能旺盛，此时的子宫内膜称蜕膜。根据囊胚与蜕膜的位置关系，分底蜕膜、包蜕膜和真蜕膜三部分（图3-5）。

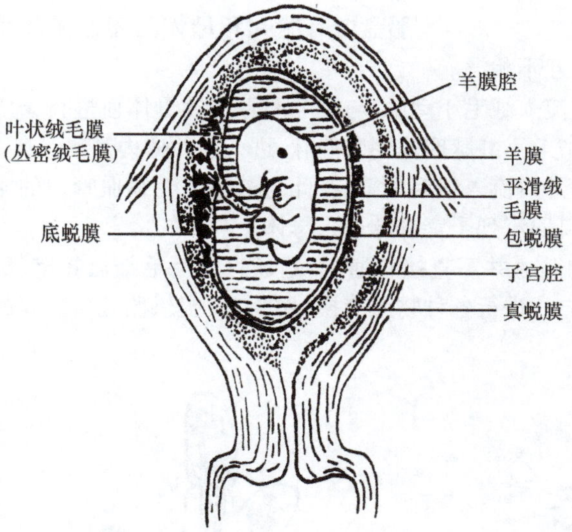

图3-4　胎儿附属物

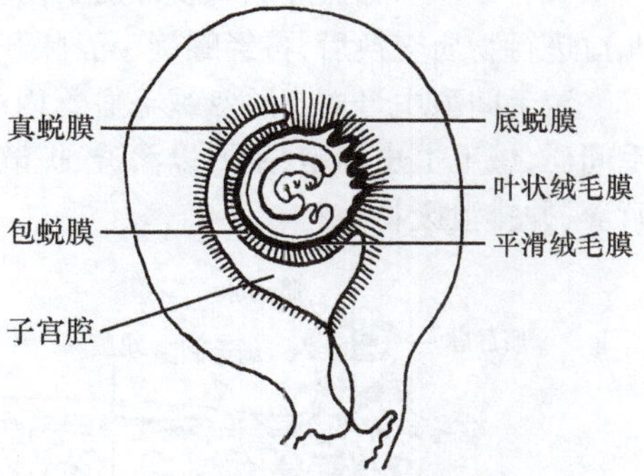

图3-5　蜕膜

考点：蜕膜的形成与分类

（1）底蜕膜：囊胚植入处的蜕膜，介于子宫壁及受精卵之间，以后发育成胎盘的母体部分，分娩时底蜕膜与子宫壁分离，胎盘随即剥离娩出。

（2）包蜕膜：为覆盖在受精卵外面的蜕膜，随着孕卵的发育逐渐向子宫腔凸出，约在妊娠12周，包蜕膜与真蜕膜逐渐融合，形成胎膜的一部分。

（3）真蜕膜：又称壁蜕膜，是除孕卵着床部位外，覆盖在子宫腔的蜕膜。约妊娠16周时，包蜕膜与真蜕膜融合，构成胎膜的外层，子宫腔因此消失。

2. 绒毛膜　囊胚植入后，滋养层表面生出许多毛状小突起，由它再分出若干小支而成为绒毛，这时滋养层即成为绒毛膜。与底蜕膜接触的绒毛膜，因血液供应丰富，绒毛呈树枝样反复分支，称为叶状绒毛膜（又称丛密绒毛膜），是构成胎盘的主要部分。叶状绒毛膜的少数绒毛似树根样深深扎入蜕膜中，称为固定绒毛；大部分末端游离，称游离绒毛；绒毛彼此之间存在间隙称为绒毛间隙，其间充满母血，绒毛浸在母血中。与包蜕膜接触的绒毛膜，因缺乏血液供应，绒毛逐渐退化而变光滑，称平滑绒毛膜（又称滑泽绒毛膜），是构成胎膜的一部分。

3. 羊膜　是由羊膜囊壁发育而成的半透明薄膜。随着胚胎的发育，逐渐向外扩展，使羊膜和平滑绒毛膜紧贴，与蜕膜共同组成了胎膜。部分羊膜位于胎盘最内层，构成胎盘的胎儿面，与覆盖在胎盘胎儿面及脐带表面的羊膜层相连，形成羊膜腔。羊膜光滑，无血管、神经及淋巴，具有一定的弹性，厚0.05mm。

考点：胎盘的构成

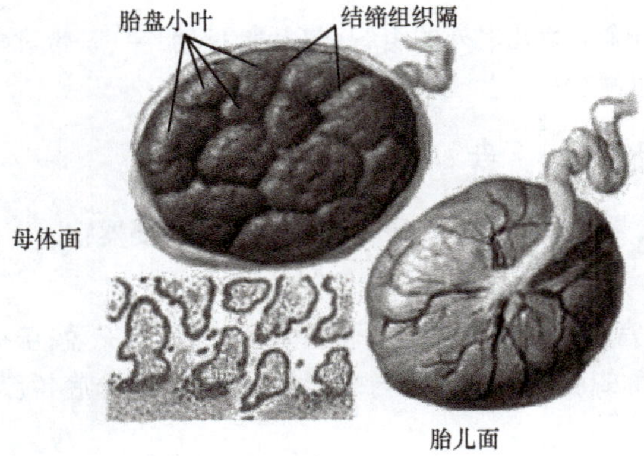

图3-6　足月胎盘

（二）胎盘的结构

叶状绒毛膜、底蜕膜、羊膜共同构成胎盘。胎盘于妊娠6～7周时开始形成，妊娠12周末基本形成。足月妊娠的胎盘呈圆盘状，中间厚，边缘薄，质柔软，直径16～20cm，厚1～3cm，重450～650g。胎盘分母体面和胎儿面，母体面与子宫壁紧贴，暗红色，表面粗糙，由18～20个胎盘小叶构成；胎儿面覆盖羊膜，呈灰白色，表面光滑，脐带附着于中央或偏侧（图3-6）。

（三）胎盘的血液循环

胎盘内有胎儿和母体两套血循环系统，两者的血液在各自的封闭管道内循环，互不相混。

（1）胎儿的静脉血经脐动脉及其分支流入绒毛小动脉，与绒毛间隙内的母体血进行物质交换后，成为动脉血，再经绒毛毛细血管、绒毛小静脉回流到脐静脉，进入胎儿体内。

（2）母体动脉血经底蜕膜螺旋小动脉开口流入绒毛间隙，在此与绒毛内毛细血管中的胎儿血进行物质交换后，再经螺旋小静脉开口回流到子宫静脉进入母体。

绒毛间隙中母血与胎盘绒毛血管内的胎血并不直接相通，而是通过绒毛毛细血管壁、绒毛间质、绒毛上皮细胞，主要以渗透、扩散方式进行各种物质交换（图3-7），提供胎儿所需要的营养，并排泄废物。

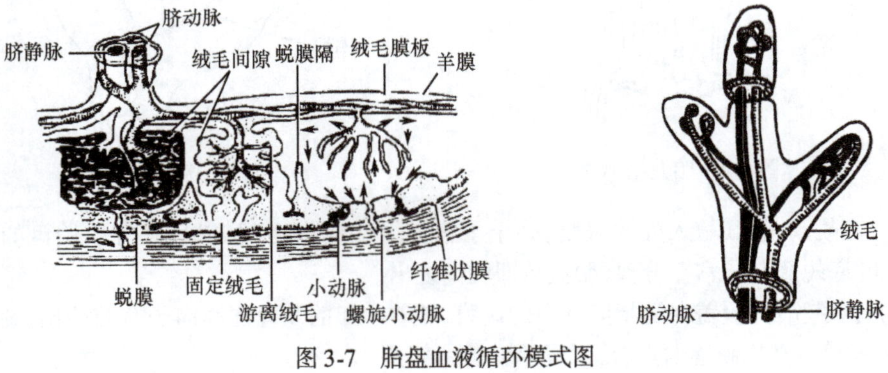

图3-7　胎盘血液循环模式图

（四）胎盘的功能

考点：胎盘的功能

1. 气体交换　由于胎儿血氧分压（PO_2）明显比母血PO_2低，胎儿血二氧化碳分压（PCO_2）明显比母血PCO_2高，胎儿与母体间O_2及CO_2以简单扩散方式进行交换，替代了胎儿呼吸系统的功能。

2. 供给营养　胎儿生长发育所需要的葡萄糖以易化扩散方式通过胎盘；氨基酸、钙、铁、碘、磷、水溶性维生素等以主动运输方式通过胎盘；游离氨基酸、水、钾、钠、镁和维生素A、D、E、K等以简单扩散方式通过胎盘。同时胎盘能产生多种酶，能把分子较大、结构复杂、不能直接通过胎盘的物质分解为简单的物质供给胎儿，替代了胎儿消化系统的功能。

3. 排泄作用　胎儿代谢产物，如尿素、尿酸、肌酐、肌酸等，经胎盘进入母血循环，由母体排出，替代了胎儿泌尿系统的功能。

4. 防御功能　由于母血中免疫抗体IgG可以通过胎盘，使胎儿从母体获得被动免疫力，但胎盘的屏障作用极为有限，病毒、小分子的药物可通过胎盘，对胎儿造成影响甚至引起胎儿畸形。弓形虫、衣原体、螺旋体、某些细菌虽不能通过胎盘屏障，但可在胎盘部位形成病灶，破坏绒毛结构后进入胎体感染胎儿。

5. 免疫功能　胚胎与胎儿对母体而言是同种半异体移植物，但并不发生排斥反应，实验证明，妊娠滋养细胞中可检测出免疫抑制因子，使胎儿、胎盘不被母体排斥。

6. 内分泌功能　又称分泌功能，胎盘具有活跃的合成激素和酶的能力，合成的激素包括蛋白激素及甾体激素两类。

（1）蛋白类激素有：①绒毛膜促性腺激素（HCG）。由合体滋养细胞产生，受精后10日左右可从孕妇血中或尿中测出，是诊断早孕最敏感的方法。妊娠8～10周时血中浓度达高峰，为50～100kU/L，持续1～2周后迅速下降，妊娠中、晚期血清浓度仅为高峰时的10%，维持至分娩，约于产后2周内消失。其主要功能是维持月经黄体寿命、使月经黄体增大成为妊娠黄体、增加甾体激素的分泌以维持妊娠。②人胎盘生乳素（HPL）。由合体滋养细胞产生，妊娠5～6周可在孕妇血中测出，随妊娠进展分泌量渐增，至妊娠34～36周达高峰，并维持到分娩，产后迅速下降，产后7小时测不出。其主要功能是促进蛋白质合成、促进胎儿生长、促进孕妇乳腺腺泡发育，并与绒毛膜促性腺激素协同维持妊娠。

（2）甾体类激素：①雌激素。妊娠早期由妊娠黄体产生，妊娠8～10周后，由胎盘、胎儿肝脏及肾上腺产生。妊娠32周达高峰，维持到分娩。孕妇尿中有多种雌激素，以雌三醇为主，临床上常通过测定孕妇血或尿中雌三醇的量，了解胎盘功能。②孕激素。妊娠早期由妊娠黄体产生，妊娠10周后，主要由胎盘合体滋养细胞产生。妊娠32周达高峰，分娩前突然下降。其主要功能是与雌激素共同维持妊娠，共同参与妊娠期母体各系统的生理变化。

二、胎　　膜

胎膜由真蜕膜、包蜕膜、平滑绒毛膜和羊膜构成。完整的胎膜可防止细菌进入子宫腔，避免宫内感染，对胎儿起到一定保护作用。若胎膜早破则容易引起宫内感染。胎膜含有多种酶活性，与甾体激素代谢关系密切，同时胎膜对羊水交换、分娩发动都有一定的作用。

三、脐　　带

脐带外层为羊膜，内有一条脐静脉、两条脐动脉，脐血管周围有含水量丰富的胶样组织，称华通胶，有保护血管的作用。足月胎儿的脐带长30～100cm，平均约55cm。脐带连接于胎儿脐部与胎盘之间，是胎儿循环的重要通道，脐带受压、缠绕或打结，使脐血流受阻，可致胎儿缺氧，甚至死亡。

考点：脐带大血管的组成

四、羊　　水

羊膜腔中的液体称为羊水。早期羊水主要是母体血浆的漏出液，中、晚期羊水的主要来源为胎儿的尿液。羊水通过胎膜、胎儿不断循环更新。足月妊娠羊水量约为800ml，羊水呈弱碱性，pH 7.2，比重1.008，略显混浊，羊水内含毳毛、上皮细胞、胎脂、激素、酶等物质。

羊水功能主要表现在：①保护胎儿的作用，使胎儿在羊水中有一定的活动度，防止胎儿粘连；②缓冲作用，防止胎儿损伤，避免胎儿直接压迫脐带，减轻胎动给母体带来的不适感；③有利于维持胎儿体液平衡，保持羊膜腔内恒温；④分娩中帮助扩张子宫颈口，润滑产道作用；⑤临床上通过羊水检测，可预测胎儿性别及某些先天性疾病、遗传性疾病。

考点：正常足月妊娠羊水的量、性状及功能

第3节 胎儿发育及其生理特点

一、胎儿各阶段发育特征

妊娠期前8周称为胚胎,是主要器官分化形成阶段,在此期若受病毒等感染或受某些药物、放射性物质等影响,易导致胎儿畸形。妊娠第9周起称为胎儿,是各器官进一步发育成熟阶段。以孕龄单位(妊娠4周为一孕龄单位)描述胚胎、胎儿各阶段发育特征如下。

4周末:可辨认胚盘与体蒂。

8周末:胚胎初具人形,能分辨口、鼻、眼、耳等器官,头大,约占整个胎体一半。早期心脏已形成,B型超声检查可见心脏搏动。

12周末:胎儿身长约9cm,体重约20g。四肢可活动,胎儿外生殖器已发育,部分可辨别性别。

16周末:胎儿身长约16cm,体重约110g。头发长出,皮肤颜色深红、菲薄,无皮下脂肪。胎儿已开始出现呼吸运动。胎儿骨骼进一步发育,部分孕妇可自感胎动。外生殖器可辨认性别。

20周末:胎儿身长约25cm,体重约320g。胎儿皮肤颜色暗红,出现胎脂,全身覆盖毳毛,开始出现吞咽、排尿功能。检查孕妇腹部可听到胎心音。

24周末:胎儿身长约30cm,体重约630g。各器官都已开始发育,眉毛及眼睫毛长出,皮下脂肪开始沉积,皮肤仍呈皱缩状。

28周末:胎儿身长约35cm,体重约1000g。皮肤皮下脂肪少,面部皱纹多。有呼吸运动,但由于肺泡表面活性物质较少,出生后容易出现呼吸窘迫综合征,生活能力低下,加强护理可能存活。

考点:妊娠8周末、16周末、20周末、28周末、40周末胎儿发育特征

32周末:胎儿身长约40cm,体重约1700g。皮肤颜色深红,面部毳毛已脱落,出生后生活能力尚可,注意护理可存活。

36周末:胎儿身长约45cm,体重约2500g。皮下脂肪较多,面部皱褶消失,指(趾)甲已达指(趾)端。出生后能啼哭及吸吮,生活能力良好,基本能存活。

40周末:胎儿发育成熟,身长约50cm,体重约3400g。皮肤颜色粉红,皮下脂肪多,外观体型丰满。指(趾)甲已超过指(趾)端,足底皮肤已有比较清晰纹理。男性睾丸已降至阴囊内,女性大小阴唇发育良好。出生后哭声响亮,四肢活动好,吸吮能力强,存活能力较强。

胎儿身长计算公式

临床上常通过胎儿身长判断妊娠月数:

计算公式:妊娠20周前 胎儿身长(cm)=妊娠月数的平方

妊娠20周后 胎儿身长(cm)=妊娠月数×5

链接

二、胎儿生理特点

(一)循环系统

胎儿的营养供给和代谢产物排出,都需经胎盘、脐带血管由母体完成。

1. 解剖学特点

(1)一条脐静脉:内含来自胎盘的含氧量较高、营养较丰富的血液,经脐静脉流入胎体。

生后脐静脉闭锁为肝圆韧带。

(2) 两条脐动脉:内含来自胎儿的含氧量较低的混合血,经脐动脉流入胎盘,与母血进行物质交换。生后脐动脉闭锁,与相连的闭锁的腹下动脉成为腹下韧带。

(3) 动脉导管:位于肺动脉及主动脉弓之间,胎儿娩出后2~3个月闭锁为动脉韧带。

(4) 卵圆孔:位于左、右心房之间,出生后因左心房压力增高开始关闭,多在胎儿娩出后6个月完全关闭。

2. 血液循环特点

(1) 母血经胎盘、脐静脉进入胎儿后分三支:一支直接流入肝;一支与门静脉汇合流入肝,肝静脉血经肝静脉流入下腔静脉;另一支经静脉导管直接流入下腔静脉。可见进入右心房的下腔静脉血是混合血,既有来自脐静脉含氧量较高的血,又有来自胎儿身体下半部器官回流的含氧量较低的静脉血。

(2) 卵圆孔开口正对下腔静脉入口,经下腔静脉进入右心房的血液,绝大部分经卵圆孔流入左心房,再流向左心室。而经上腔静脉进入右心房的血液,流向右心室,进入肺动脉。由于肺不扩张,肺循环阻力较大,导致仅约10%肺动脉血液经肺静脉进入左心房,流向左心室,继而进入主动脉;另外约90%肺动脉血是经动脉导管流入主动脉,主动脉血流向全身后,经腹下动脉再经脐动脉进入胎盘,与母血进行交换。由此可见,胎儿体内流动的是动、静脉混合血,而无纯动脉血。

(二) 血液系统

1. 红细胞生成　妊娠3周内,红细胞的生成主要来自卵黄囊,妊娠10周左右,红细胞生成的主要器官是胎儿肝脏,以后胎儿骨髓、脾逐渐有造血功能。妊娠32周后的胎儿的红细胞数约为$6.0\times10^{12}/L$。妊娠40周时90%红细胞由骨髓产生。

2. 血红蛋白生成　血红蛋白包括原始血红蛋白、胎儿血红蛋白和成人血红蛋白。在妊娠前半期均为胎儿血红蛋白,从妊娠16周开始,成人血红蛋白逐渐增多,到临产时,胎儿血红蛋白仅占25%。

3. 白细胞生成　妊娠8周后,胎儿血循环开始出现粒细胞,妊娠12周胎儿胸腺、脾产生淋巴细胞,是体内抗体的主要来源。妊娠足月时白细胞计数高达$(15\sim20)\times10^{9}/L$。

(三) 呼吸系统

胎儿时期,由于胎肺不扩张,母儿之间利用胎盘进行气体交换。若胎儿呼吸道、肺循环及呼吸肌的发育正常,在中枢神经支配下能产生一系列协调活动。妊娠11周,B型超声下可见胎儿胸壁运动,妊娠16周,可见能使羊水进出呼吸道的呼吸运动,频率为30~70次/分。当胎儿缺氧窘迫时,可见大喘息样呼吸运动。

(四) 消化系统

1. 胃肠道　妊娠12周时胎儿小肠已可蠕动;妊娠16周胃肠功能基本建立,胎儿能吞咽羊水,吸收水、氨基酸、葡萄糖及其他可溶性营养物质,但胎儿胃肠对脂肪吸收能力差。

2. 肝脏　胎儿肝内由于缺乏多种酶,不能结合因红细胞破坏产生的大量游离胆红素,有少部分胆红素在肝内结合,经胆道排入小肠,氧化成胆绿素,胆绿素的降解产物导致胎粪呈墨绿色。

(五) 泌尿系统

妊娠11~14周时,胎儿肾已有排尿功能,妊娠14周时,胎儿膀胱内已有尿液,同时能排出尿液,成为妊娠中、晚期羊水的重要来源。

(六) 内分泌系统

胎儿甲状腺于妊娠6周开始发育,为胎儿最早发育的内分泌腺,妊娠12周能合成甲状腺激素。孕妇缺碘可影响胎儿甲状腺的发育，导致呆小症（克汀病）。胎儿肾上腺发育良好，能产生大量甾体激素，与胎儿肝脏、胎盘、母体共同完成雌三醇的合成。妊娠12周胎儿胰腺分泌胰岛素。

（七）生殖系统及性腺分化发育

1. 男性胎儿　睾丸约在妊娠第9周开始分化发育，睾丸间质细胞分泌睾酮，促使中肾管（午非管）发育，支持细胞分泌副中肾管抑制物质，促使副中肾管（苗勒管）退化。中肾管是男性内生殖器的始基。

2. 女性胎儿　卵巢在妊娠11～12周开始分化发育，因为缺乏睾酮及副中肾管抑制物质，所以中肾管退化，副中肾管发育。副中肾管是女性内生殖器的始基。

第4节　影响胚胎及胎儿发育的外界因素

一、物理因素影响

（一）放射线

放射线能诱发基因突变，导致染色体异常。发育中的胚胎及胎儿（尤其是妊娠最初3个月内）对放射线极为敏感，可引起发育畸形，甚至死亡。孕妇应尽可能避免X线等放射线的照射，目前产科放射检查已被B型超声代替。

（二）噪声、振动、温度

噪声可造成孕妇内分泌失调、精神紧张，从而导致胎儿发育异常，同时，频繁的强噪声刺激胎儿耳神经可造成新生儿耳聋或运动病；振动对孕妇的血液循环系统、呼吸系统、消化系统、神经系统等有影响，可能导致流产或低体重儿；妊娠期长时间热水浴（水温>40℃），可引起流产或胎儿畸形。

二、化学因素影响

（一）化工物质

妊娠期妇女接触铅、汞、砷、锂、镍、硒等均可能导致胎儿畸形。铅可引起胎儿发育迟缓、流产、早产、死亡、智力低下等；汞对胎儿神经系统有损害，可导致新生儿脑损害、痴呆、共济失调等；砷可导致胎儿流产、死胎等；锂可导致新生儿心脏畸形；镍可导致死胎、新生儿出生缺陷等；硒可导致胎儿流产、脚畸形等。

（二）化学农药

多种农药都可导致胎儿畸形和有导致基因突变倾向。有机磷可导致流产、肢体畸形等；有机汞可导致流产、脑损害等。因此妇女在妊娠期、哺乳期都应避免接触农药。

三、妊娠期营养

妊娠期妇女营养不足，直接影响胎儿大脑的发育，可引起不同程度的胎儿畸形，如妊娠期缺叶酸、锌、碘等物质，可引起以损害胎儿中枢神经系统为主的先天畸形，导致新生儿先天智力低下。

四、妊娠期感染

母体感染的常见病原体有风疹病毒、巨细胞病毒、单纯疱疹病毒、弓形虫等，这些病原体可通过母血、胎盘、产道等途径感染胎儿，导致胎儿发育缺陷、发育迟缓甚至死亡。急性感染时孕妇出现高热、脱水、缺氧、酸中毒、毒血症、DIC等，可导致流产、早产、死胎等。

（一）风疹病毒

风疹病毒感染是引起胎儿先天缺陷的常见原因之一。孕妇妊娠期前6周内感染风疹病毒，可引起新生儿先天性心脏病、白内障；妊娠6～10周感染，可引起新生儿耳聋。因此，妊娠早期一旦确诊风疹病毒感染，应建议终止妊娠，妊娠中、晚期感染者，产前诊断排除胎儿畸形后方可继续妊娠。

（二）巨细胞病毒

妊娠期感染巨细胞病毒，可引起流产、早产、死胎等。新生儿主要表现有低体重、肝脾大、黄疸、小头畸形、脉络膜视网膜炎、视神经萎缩、血小板减少、紫癜、运动障碍及智力低下和其他精神发育异常等症状。因此，凡妊娠期确诊为巨细胞病毒原发感染，特别是妊娠早期，应终止妊娠，若复发或再感染者，对胎儿影响较小，可以考虑继续妊娠。

（三）单纯疱疹病毒

妊娠期感染单纯疱疹病毒，可引起胎儿各种先天畸形及全身先天性疱疹，主要引起眼结膜、口唇、鼻黏膜、生殖器官感染和疱疹。妊娠20周内感染容易导致胎儿流产，妊娠20周后感染可导致早产、低体重儿、小头、小耳、脉络膜视网膜炎、大脑半球萎缩、智力障碍等。新生儿感染常出现皮肤疱疹、黏膜疱疹、眼结膜炎、肝脾大、颅内压增高、心力衰竭、肾衰竭等，死亡率高，幸存者会终身残疾。妊娠早期孕妇生殖器疱疹，应建议终止妊娠，分娩期孕妇生殖器急性疱疹，应行剖宫产。

（四）弓形虫

弓形虫感染胎儿后，常寄生于胎儿脑细胞及发育不成熟的幼稚细胞内并繁衍，损害胎儿大脑细胞生长发育。妊娠3个月内孕妇感染弓形虫，可造成胎儿流产、发育缺陷、死胎或新生儿智力发育障碍；妊娠中期，可造成胎儿流产、死胎等或新生儿脑、眼畸形；妊娠晚期感染，可造成新生儿先天性弓形虫病，表现为脉络膜视网膜炎、脑积水、脑部钙化、智力低下、听力障碍等。因此，妊娠早期一旦确诊弓形虫感染，应建议终止妊娠，妊娠后期感染应积极治疗、随访，必要时终止妊娠。

五、孕妇情绪

胎儿神经系统、感觉器官在出生前已日趋完善，能对母体内外各种刺激产生反应。孕妇心情愉快，可增加子宫胎盘血供，促进胎儿生长发育；孕妇精神紧张、恐惧、愤怒、悲哀等，可使体内产生的肾上腺皮质激素增加，阻碍胎儿生长发育，甚至导致胎儿畸形，如唇裂、腭裂等，同时也可影响胎儿神经系统的发育。因此，保持孕妇身心健康是促进胎儿生长发育不可忽视的因素。

六、妊娠期用药

许多药物都可通过胎盘对胎儿造成不良影响，导致胎儿畸形、胎儿生长发育迟缓、智力低下等。妊娠早期用药主要导致胎儿畸形或胎儿死亡，因此妊娠期用药（尤其在妊娠早期）应十分谨慎。

“海豹儿”事件

1954年西德生产了一种治疗早孕反应的特效药，商品名“反应停”，此药受到当时西方许多妇女的欢迎，孕妇们纷纷服用“反应停”应对各种早孕反应。1959～1963年，在西德、美国、荷兰和日本等国，服用“反应停”妇女，生出了12 000多名上下肢和面部畸形、形状如海豹一样的婴儿，引起了全世界震惊。

链接

七、孕妇不良嗜好

(一) 吸烟

孕妇主动吸烟或被动吸烟时,体内的血氧含量降低,胎盘血中的氧含量也随之减少,而造成胎儿供氧不足及减少胎儿呼吸运动,导致胎儿发育迟缓,甚至流产、早产、死胎、死产、畸形等。

(二) 饮酒

孕妇饮酒可能会导致新生儿酒精综合征,表现为发育迟缓、反应迟钝、智力障碍,以及胎儿面部、四肢和心脏等器官发育畸形。

(三) 吸毒

孕妇吸毒,可通过胎盘而供给胎儿,使"胎儿吸毒",新生儿离开母体后,出现戒断综合征,表现为呼吸快,高声哭叫,激惹不安,四肢出现扑翼样震颤,呕吐,腹泻等,死亡率高,需积极治疗。

第5节 妊娠期母体的变化

为了适应胚胎、胎儿的不断生长发育,在妊娠期孕妇体内各系统发生一系列解剖和生理变化,了解妊娠期母体的变化,做好妊娠期健康教育和心理疏导,有利于帮助孕妇安全顺利地渡过整个妊娠期。

一、妊娠期母体的生理变化

(一) 生殖系统

1. 子宫

(1) 子宫体:逐渐增大,妊娠12周后,增大的子宫超出盆腔。足月妊娠子宫增大至35cm×25cm×22cm,子宫腔容积由非妊娠时5ml增大至5000ml,重量约1100g,子宫的增大主要是子宫肌细胞肥大,细胞质内富含具有收缩功能的肌动蛋白和肌球蛋白,为临产后子宫收缩提供物质基础。妊娠晚期由于盆腔左侧乙状结肠占据,子宫呈不同程度的右旋,故孕妇左侧卧位有助于改善胎盘血供。

考点:妊娠期子宫的变化

(2) 子宫峡部:非妊娠时子宫峡部长1cm,随着妊娠月份的增加,子宫峡部逐渐伸展拉长变薄,临产时伸展至7~10cm,成为产道的一部分,称为子宫下段。

(3) 子宫颈:妊娠早期子宫颈充血肥大,呈紫蓝色,质地变软。子宫颈管内膜腺体肥大增生,子宫颈黏液增多、黏稠,形成黏液栓,富含免疫球蛋白及细胞因子,阻止病原体侵入子宫腔。

2. 输卵管　妊娠期输卵管伸长,黏膜呈蜕膜样变。

3. 卵巢　体积略增大,停止排卵。受孕后,排卵侧卵巢的妊娠黄体在妊娠早期产生雌激素和孕激素,起到维持妊娠的作用。在妊娠10~12周后妊娠黄体开始萎缩,妊娠黄体的功能由胎盘替代。

4. 外阴、阴道　外阴皮肤色素沉着,组织松软,皮肤增厚。阴道黏膜变软,充血水肿呈紫蓝色,皱襞增多,伸展性增大,阴道脱落细胞及分泌物增多。阴道上皮细胞内糖原增多,使阴道pH降低,不利于致病菌生长。

(二) 乳房

受雌激素、孕激素、胎盘生乳素、催乳素等的影响,乳腺增生,乳房增大,乳头乳晕色素沉着,乳晕外围的皮脂腺肥大形成散在的结节状隆起,称蒙氏结节。妊娠晚期少数孕妇挤压乳房时可挤出少量稀薄黄色乳汁,称为初乳。

(三) 血液循环系统

1. 血容量 妊娠6~8周血容量开始增加,至妊娠32~34周达高峰,增加40%~45%。血容量增加时血浆增加超过红细胞增加,血液稀释,孕妇出现生理性贫血。

考点:妊娠期血容量的变化

2. 血液成分

(1) 红细胞:妊娠期骨髓造血增加,网织红细胞轻度增多。为适应红细胞的增加和胎儿生长发育的需要,孕妇应注意铁的补充。

(2) 白细胞:于妊娠7~8周开始增加,妊娠30周达高峰,主要是中性粒细胞增加,产后6日左右恢复正常。

(3) 凝血因子:妊娠期因纤维蛋白原、球蛋白含量增高及多种凝血因子增加,血液处于高凝状态。血小板数变化不明显,红细胞的沉降率加快,血浆蛋白减少,主要是白蛋白减少。

3. 心脏 妊娠后期由于增大的子宫使膈肌升高,导致孕妇心脏向上、向左、向前移位,大血管扭曲,部分孕妇心尖区可闻及Ⅰ~Ⅱ级柔和吹风样收缩期杂音。心率每分钟增加10~15次。心排出量自妊娠10周开始增加,妊娠32~34周达高峰,临产后,尤其在第二产程,心排出量显著增加。

4. 血压 妊娠早期及中期血压偏低,妊娠晚期血压轻度升高。收缩压一般无变化,舒张压轻度降低,脉压略增大。随着妊娠月份的增加,增大的子宫压迫下腔静脉使血液回流受阻,致使下肢、外阴及直肠静脉压升高,静脉壁扩张,孕妇易发生下肢、外阴静脉曲张和痔。妊娠晚期,孕妇长时间处于仰卧位姿势,可引起回心血量减少,心输出量降低,使血压下降,称为仰卧位低血压综合征。

考点:仰卧位低血压综合征

(四) 消化系统

妊娠早期多数孕妇出现恶心、呕吐、食欲缺乏等现象。妊娠中、晚期,胃肠蠕动减弱,易发生胃部烧灼感、饱胀感,便秘等。因胆道平滑肌松弛,胆囊排空时间延长,易诱发胆石症。妊娠期受大量雌激素影响,齿龈肥厚,易充血、水肿、增生,刷牙时牙龈易出血,牙齿易松动、患龋齿。妊娠期增大的子宫可使胃肠管向上及两侧移位,这些部位发生病变时,体征常与非孕妇有差异,如妊娠期阑尾炎时疼痛位置上移偏高。

(五) 泌尿系统

肾血流量随孕周逐渐增多,肾负担加重,尿量增加,尿比重略降低.受体位影响夜尿量多于日尿量。妊娠早、晚期因膀胱受压出现尿频。肾小球滤过率较妊娠前增加50%,肾小管对葡萄糖再吸收能力不相应增加,可出现餐后生理性糖尿。妊娠期雌激素、孕激素作用使肾盂及输尿管蠕动减慢,尿流缓慢,引起肾盂及输尿管扩张,易引起肾盂肾炎,右侧多见。

(六) 呼吸系统

妊娠期胸廓向两侧扩展,胸廓横径加宽,通气量增加,但肺活量变化不大。子宫增大后孕妇以胸式呼吸为主,呼吸较深大,次数变化不大。受雌激素影响,上呼吸道(鼻、咽、气管)黏膜增厚,充血水肿,局部抵抗力下降,易发生上呼吸道感染。

(七) 内分泌系统

妊娠期无卵泡发育成熟及排卵。脑垂体、肾上腺、甲状腺等腺体均有不同程度的增大,但无功能异常的表现。

(八) 皮肤

脑垂体分泌促黑素细胞激素增加,使黑色素增加,且妊娠期雌激素增加,导致孕妇面部、乳头、乳晕、外阴、腹白线等处出现色素沉着。孕妇颜面部蝶状褐色斑,即妊娠黄褐斑,在产后可逐渐自行消退。由于妊娠子宫不断增大，腹壁皮肤弹力纤维因过度伸展断裂，出现紫红色或淡红色的不规则裂纹，称妊娠纹。经产妇妊娠纹呈银白色，持久不消退。

（九）骨骼关节及韧带

妊娠期骨质一般无变化。骨盆关节与韧带松弛，孕妇可出现腰骶部及肢体轻微疼痛不适，有的孕妇可因耻骨联合松弛、分离导致明显疼痛、活动受限，产后消失。妊娠晚期，由于子宫增大，孕妇身体重心前移，为了保持身体平衡，腰部向前挺，头、肩部后仰，形成典型的孕妇姿势。

（十）其他

考点：妊娠期孕妇体重的变化

基础代谢率在妊娠早期稍降低，妊娠中期后略增加。蛋白质、糖、脂肪、矿物质、维生素等物质代谢增加。妊娠 12 周前体重无明显变化，以后平均每周增加 350～500g，至妊娠足月体重平均增加 12.5kg。妊娠晚期体重增加明显，每周体重增加不应超过 0.5kg。

二、妊娠期母体的心理社会变化

妊娠期是妇女一生中极其重要的阶段，孕妇及家庭成员的心理社会状况会随着妊娠的进展而发生变化。了解这些心理社会变化有助于护理人员在孕妇心理调适过程中发挥积极作用，促进产后亲子关系的建立和母亲角色的完善。

（一）妊娠期母体的心理社会反应

妊娠早期孕妇会产生惊讶或震惊的反应。在最初获知妊娠时，会出现矛盾心理。由于妊娠早期身体变化不大，故孕妇对已经妊娠的事实仍无法肯定，会将注意力放在观察身体的变化上，如乳房的改变、体重的增加等。随着妊娠进展，尤其在胎动出现后，孕妇真正感受到“孩子”的存在，开始接受妊娠的事实，孕妇显得较为内向、被动，注意力集中于自己和胎儿身上。妊娠晚期子宫明显增大，孕妇行动不便，社交活动减少。随着预产期的临近，孕妇开始担心能否顺利分娩、胎儿有无畸形，部分孕妇担心婴儿的性别能否为家人接受。

（二）妊娠期母体的心理调节

美国学者鲁宾（1984）认为，孕妇必须完成的 4 项心理发展任务是：确保自己及胎儿能安全顺利地度过整个孕产期；促使家庭重要成员接受新生儿及对母亲角色的认可；情绪上与胎儿连成一体；学习为孩子而奉献。

目标检测

【A_1 型题】

1. 孕妇血容量增加达到高峰是
   A. 妊娠 16～20 周　B. 妊娠 20～24 周
   C. 妊娠 24～28 周　D. 妊娠 28～32 周
   E. 妊娠 32～34 周
2. 胎盘的组成是
   A. 羊膜、平滑绒毛膜、底蜕膜
   B. 羊膜、平滑绒毛膜、真蜕膜
   C. 羊膜、叶状绒毛膜、底蜕膜
   D. 羊膜、叶状绒毛膜、真蜕膜
   E. 羊膜、平滑绒毛膜、包蜕膜
3. 脐带中的动脉有
   A. 1 条　B. 2 条
   C. 3 条　D. 4 条
   E. 5 条
4. 受精卵着床约在受精后
   A. 第 3 日　B. 第 4 日
   C. 第 6～8 日　D. 第 2～3 日
   E. 第 5～6 日

【A_2 型题】

5. 某孕妇，于 2013 年 11 月 1 日来月经，持续 5 日干净，近几日感恶心、乏力不适，于 2014 年 1 月 5 日来院就诊，诊断为早孕，她咨询护士，应从哪天开始计算妊娠的周数

A. 末次月经的第1日
B. 末次月经的最后1日
C. 末次月经的第14日
D. 下次月经前14日
E. 精子与卵子结合之时

6. 某孕妇,妊娠2个月,护士对其进行健康宣教,关于胎儿发育,叙述正确的是
A. 妊娠8周末初具人形
B. 妊娠10周前称胚胎
C. 妊娠10周后称胎儿
D. 妊娠10周末胎儿外生殖器已发育
E. 妊娠16周胎儿内脏器官已发育齐全

7. 某孕妇,妊娠3个月,因中耳炎前来就诊,不敢用药,询问用药对胎儿有无影响,护士解释胎盘的功能不正确的是
A. 气体交换功能,可替代胎儿肺的功能
B. 供给胎儿营养物质
C. 内分泌功能
D. 防御功能,可保护胎儿免受各种侵害
E. 排泄胎儿代谢产物

8. 某产妇,分娩一女婴,身长35cm,体重1000g,皮下脂肪少,指甲、头发已长出,胎儿娩出后能啼哭、吞咽,但生活能力较差。估计其娩出时孕周为
A. 妊娠8周末　　B. 妊娠16周末
C. 妊娠28周末　　D. 妊娠32周末
E. 妊娠36周末

9. 某孕妇,妊娠38周,遵医嘱来院行产前检查,行B超检查发现羊水过少。咨询护士,正常足月妊娠羊水量应为
A. 300ml　　B. 1300ml
C. 500ml　　D. 1500ml
E. 800ml

10. 某孕妇,现妊娠30周,长时间仰卧后,出现血压下降表现,主要原因是
A. 脉率增快　　B. 脉压增大
C. 脉压减少　　D. 回心血量增加
E. 回心血量减少

11. 某孕妇,妊娠7个月,其腹中胎儿发育特征是
A. 胚胎初具人形,早期心脏已形成
B. 胎儿各器官都已开始发育,皮下脂肪开始沉积
C. 出生后能啼哭、会吞咽,皮下脂肪沉积不多,生活能力低下,加强护理可能存活
D. 出生后哭声响亮,四肢活动好,吸吮能力强,存活能力较强
E. 外生殖器已发育,部分可辨认性别

【A_3 型题】

(12、13题共用题干)

某孕妇,现妊娠24周,因胎儿患21-三体综合征行引产术,娩出一女婴。

12. 位于胎盘母面的蜕膜是
A. 底蜕膜　　B. 真蜕膜
C. 叶状绒毛膜　　D. 壁蜕膜
E. 包蜕膜

13. 此女婴的特征,下述哪项正确
A. 胚胎初具人形,早期心脏已形成
B. 胎儿各器官都已开始发育,皮下脂肪开始沉积
C. 出生后能啼哭、会吞咽,但生活能力低下,加强护理可能存活
D. 出生后哭声响亮,四肢活动好,吸吮能力强,存活能力较强
E. 外生殖器已发育,部分可辨认性别

(14、15题共用题干)

某孕妇,现妊娠32周,产前检查一直正常,今日来医院行常规产前检查。

14. 关于她的胎儿特征,下述哪项正确
A. 胚胎初具人形,早期心脏已形成
B. 胎儿各器官都已开始发育,皮下脂肪开始沉积
C. 出生后能啼哭、会吞咽,但生活能力低下,加强护理可能存活
D. 出生后哭声响亮,四肢活动好,吸吮能力强,存活能力较强
E. 胎儿面部毳毛已脱落,出现趾甲,生活力尚可,此时出生,注意护理可以存活

15. 其血容量比未妊娠时约增加
A. 15%　　B. 45%
C. 55%　　D. 75%
E. 95%

(吴　萍)

第4章　妊娠诊断

案例 4-1

某女士，26 岁，已婚。平素月经规则，月经周期为 28 日。现停经 42 日，出现轻度恶心、呕吐，无腹痛，无阴道流血。

讨论分析：

(1) 该女士可能的状况是什么？

(2) 如何进行诊断？

根据妊娠不同时期的特点，临床将妊娠全过程分为 3 个时期：妊娠 13 周末以前称早期妊娠；第 14～27 周末称中期妊娠；第 28 周及其后称晚期妊娠。

第 1 节　早期妊娠诊断

一、病史及症状

（一）停经

> 考点：早期妊娠的临床表现

生育年龄已婚妇女，平时月经周期规则，一旦月经过期 10 日或以上，应疑为妊娠。若停经已达 8 周，妊娠的可能性更大。虽然停经是妊娠最早与最重要的症状，但停经不一定就是妊娠，环境、精神刺激及营养因素均可能影响月经来潮，应予以鉴别。哺乳期妇女月经虽未恢复，仍可能再次妊娠。

（二）早孕反应

约半数妇女于停经 6 周左右出现头晕、乏力、嗜睡、流涎、喜食酸物、食欲缺乏或厌恶油腻、恶心、晨起呕吐等症状，称早孕反应。恶心、晨起呕吐可能与体内 HCG 增多、胃酸分泌减少及胃排空时间延长有关。早孕反应多于妊娠 12 周左右自行消失。

（三）尿频

于妊娠早期出现尿频，系增大的前倾子宫在盆腔内压迫膀胱所致。约在妊娠 12 周以后，当子宫体进入腹腔不再压迫膀胱时，尿频症状自然消失。

二、体　　征

（一）乳房的变化

自妊娠 8 周起，受雌激素及孕激素的影响，乳腺腺泡及乳腺小叶增生发育，使乳房逐渐增大。孕妇自觉乳房轻度胀痛及乳头疼痛，初孕妇较明显。哺乳期妇女一旦受孕，乳汁分泌明显减少。检查见乳头及乳晕着色，乳晕周围有蒙氏结节显现。

（二）生殖器官的变化

> 考点：黑加征

于妊娠 6～8 周行阴道窥器检查，可见阴道壁及子宫颈充血，呈紫蓝色。双合诊检查发现子宫颈变软，子宫峡部极软，感觉子宫颈与子宫体似不相连，称黑加征（hegar sign）。随妊娠进展，子宫体增大变软，最初是子宫前后径变宽略饱满，于妊娠5～6周子宫体呈球形，至妊娠8周子宫体约为非妊娠子宫体的2倍，妊娠12周时约为非妊娠子宫体的3倍，此时子宫底超出骨盆腔，可在耻骨联合上方触及。

三、辅助检查

（一）妊娠试验

一般受精后7日，孕妇血液中即可检测出HCG。孕妇尿液含有HCG，用放射免疫法检测HCG-β亚型，可早期诊断妊娠，当HCG-β亚型的值>6μg/ml为阳性。临床也常用试纸法检测，若为阳性，在白色显示区上下呈现两条红色线，表明受检者尿中HCG阳性，可协助诊断早期妊娠。但妊娠试验阳性时，仍需结合临床表现及体征综合分析，诊断早期妊娠。

考点：诊断早期妊娠的常用方法和确诊方法

（二）超声检查

1. B型超声检查　是检查早期妊娠快速准确的方法。在增大的子宫轮廓中，见到来自羊膜囊的圆形光环，妊娠环内为液性暗区（羊水）。最早在妊娠5周时见到妊娠环，若在妊娠环内见到有节律的胎心搏动和胎动，可确诊为早期妊娠、活胎。临床上有经腹部B超和经阴道B超两种检查方法，其中经阴道B超检查较经腹部B超检查可提早1周左右诊断早孕。

2. 超声多普勒检查　在增大的子宫区内，用超声多普勒仪能听到有节律的、单一高调的胎心音，胎心率多为110～160次/分，可确诊为早期妊娠且为活胎。此外，还可听到脐带血流杂音。

（三）子宫颈黏液检查

子宫颈黏液量少质稠，涂片干燥后光镜下见到排列成行的椭圆体、不见羊齿植物叶状结晶，则早期妊娠的可能性大。

（四）基础体温测定

双相型体温的妇女，高温相持续18日不见下降，早期妊娠的可能性大。高温相持续3周以上，早孕的可能性更大。基础体温曲线能反映黄体功能，但不能反映胚胎情况。

（五）黄体酮试验

利用体内孕激素水平突然下降能引起子宫出血的原理，对月经过期可疑早孕的妇女，每日肌内注射黄体酮注射液20mg，连用3～5日，停药后2～7日内出现阴道流血，可以排除妊娠。若停药后超过7日仍未出现阴道流血，则早期妊娠的可能性很大。

第2节　中晚期妊娠诊断

一、病史与症状

有早期妊娠的经过，并逐渐感到腹部增大和自觉胎动。

二、体　　征

（一）子宫增大

子宫随妊娠进展逐渐增大。检查腹部时，根据手测子宫底高度（图4-1）及尺测耻上子宫长度（表4-1），可以判断妊娠周数。

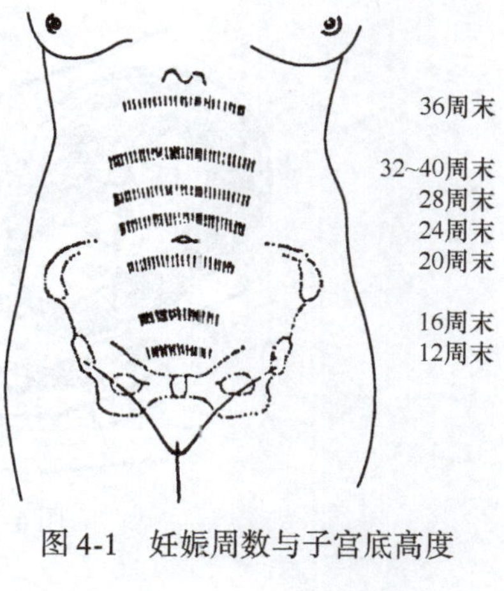

图4-1　妊娠周数与子宫底高度

（二）胎动

考点：胎动正常值

胎儿在子宫内冲击子宫壁的活动称胎动。胎动是胎儿情况良好的表现。多数孕妇于妊娠18～20周开始自觉胎动。胎动每小时3～5次。妊娠周数越多，胎动越活跃，但至妊娠末期胎动渐减少。检查腹部时可扪到胎动，也可用听诊器听到胎动音。腹壁薄且松弛的经产妇，甚至可在腹壁上看到胎动。

考点：不同妊娠周数宫底高度

表4-1　不同妊娠周数的子宫底高度和子宫长度

妊娠周数	妊娠月份	手测子宫底高度	尺测耻上子宫底高度
满12周	3个月末	耻骨联合上2～3cm	
满16周	4个月末	脐耻之间	
满20周	5个月末	脐下一横指	18(15.3～21.4)cm
满24周	6个月末	脐上一横指	24(22.0～25.1)cm
满28周	7个月末	脐上三横指	26(22.4～29.0)cm
满32周	8个月末	脐与剑突之间	29(25.3～32.0)cm
满36周	9个月末	剑突下两横指	32(29.8～34.5)cm
满40周	10个月末	脐与剑突之间或略高	33(30.0～35.3)cm

（三）胎心音

考点：胎心正常值

于妊娠18～20周用听诊器经孕妇腹壁能听到胎心音。胎心音呈双音，第一音和第二音很接近，似钟表"滴答"声，速度较快，每分钟110～160次。妊娠24周以前，胎心音多在脐下正中或稍偏左或稍偏右听到。妊娠24周以后，胎心音多在胎背所在侧听得最清楚。听到胎心音即可确诊妊娠且为活胎。听到胎心音需与子宫杂音、腹主动脉音、胎动音及脐带杂音相鉴别。

（四）胎体

妊娠周数越多，胎体触得越清楚。妊娠20周以后，经腹壁可触到子宫内的胎体。妊娠24周以后，触诊时已能区分胎头、胎背、胎臀和胎儿肢体。胎头圆而硬，有浮球感，也称浮沉胎动感，用手指经腹壁或经阴道轻触胎体某一部分，特别是胎头，得到：胎儿浮动又回弹的感觉（图4-2）；胎背宽而平坦；胎臀宽而软，形状略不规则；胎儿肢体小且有不规则活动。

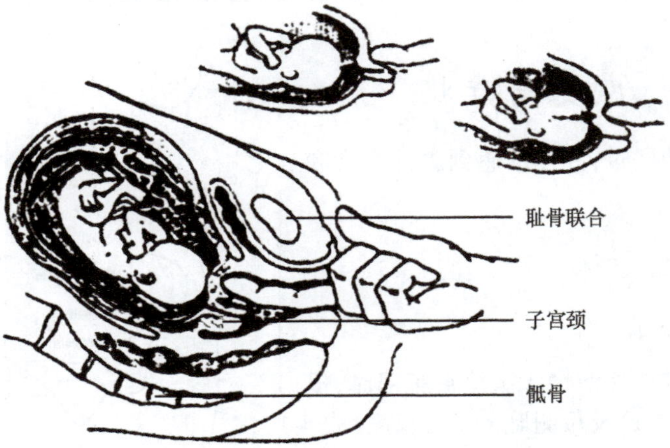

图4-2　经阴道检查浮沉胎动感

三、辅助检查

(一) 超声检查

腹部检查不能确定的胎产式、胎先露、胎方位或胎心未听清者可采用超声检查确定。B型超声显像法可以显示胎儿数目、胎产式、胎先露、胎方位、有无胎心搏动及胎盘位置,同时能测量胎头多条径线,并可观察胎儿有无体表畸形。超声多普勒法能探及胎心音、胎动音、脐带血流音及胎盘血流音。

(二) 胎儿心电图

目前国内常用间接法检测胎儿心电图,常于妊娠12周以后检测即能显示较规律的图形,于妊娠20周后的成功率更高。

第3节　胎产式、胎先露、胎方位

妊娠28周以前,由于羊水较多、胎体较小,胎儿在子宫内的活动范围大,胎儿的位置和姿势容易改变。妊娠32周以后,胎儿生长迅速、羊水相对减少,胎儿与子宫壁贴近,胎儿的位置和姿势相对恒定。

由于胎儿在子宫内的位置和姿势不同,有不同的胎产式、胎先露及胎方位。胎儿位置与母体骨盆的关系,对分娩经过影响极大,故在妊娠后期直至临产前,尽早确定胎儿在子宫内的位置非常必要,以便及时将异常胎位纠正为正常胎位。

一、胎儿姿势

胎儿在子宫内的姿势(简称胎势)。正常情况下为:胎头俯屈,颏部贴近胸壁,脊柱略前弯,四肢屈曲交叉于胸腹前,其体积及体表面积均明显缩小,整个胎体成为头端小、臀端大的椭圆体,以适应妊娠晚期椭圆形子宫腔的形状。

二、胎产式

胎体纵轴与母体纵轴的关系称胎产式。两纵轴平行者称纵产式,占足月妊娠分娩总数的99.75%;两纵轴垂直者称横产式,仅占足月妊娠分娩总数的0.25%。两纵轴交叉呈锐角者称斜产式,属暂时性胎产式,在分娩过程中多数可转为纵产式,偶尔转成横产式(图4-3)。

考点: 胎产式定义

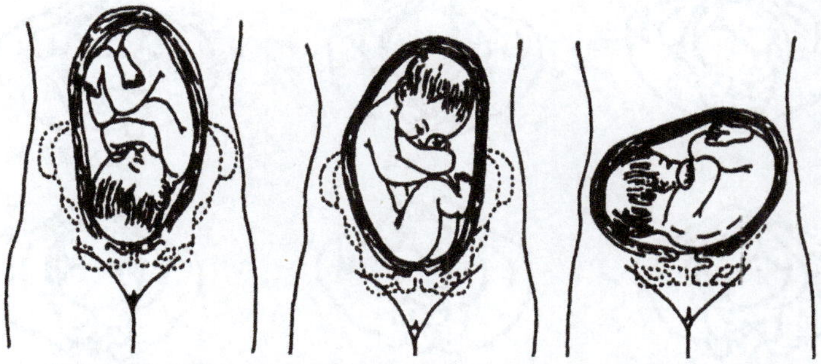

纵产式—头先露　　纵产式—臀先露　　横产式—肩先露

图4-3　胎产式示意图

三、胎先露

最先进入骨盆入口的胎儿部分称为胎先露。纵产式有头先露(图4-4)和臀先露(图4-5);

考点：胎先露的定义

横产式为肩先露。头先露因胎头屈伸程度不同又分为枕先露、前囟先露、额先露及面先露。臀先露分为混合臀先露、单臀先露、单足先露和双足先露。偶见头先露和臀先露与胎手或胎足同时入盆，称为复合先露。

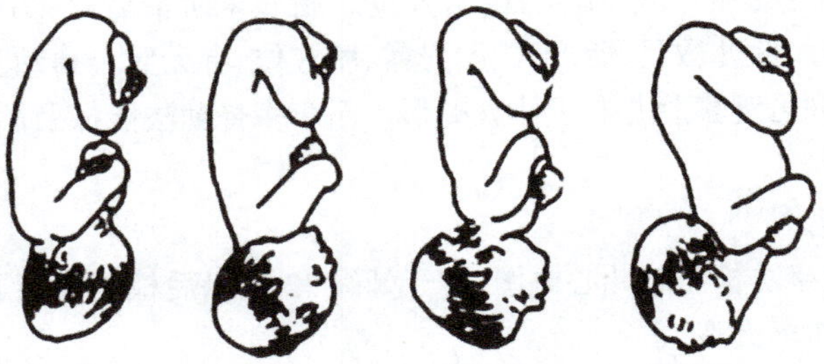

图 4-4　头先露

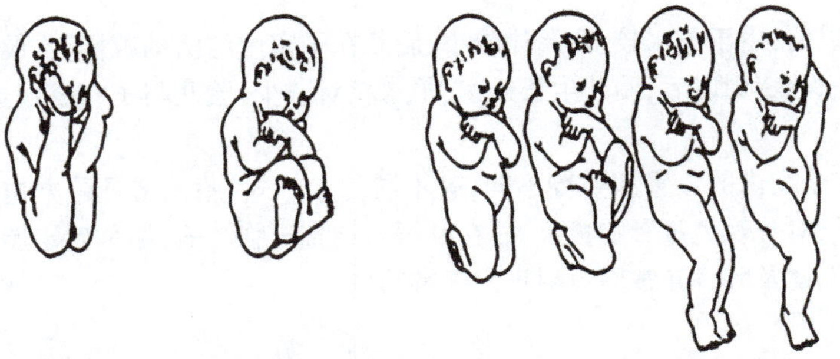

图 4-5　臀先露

四、胎　方　位

考点：胎方位的定义及辨认

胎儿先露部的指示点与母体骨盆的关系称胎方位(简称胎位)。人为地将母体骨盆腔分为左前、右前、左后、右后、左横及右横六个部分。枕先露以枕骨(O)、面先露以颏骨(M)、臀先露以骶骨(S)、肩先露以肩胛骨(Sc)为指示点。根据胎先露的指示点与母体骨盆左、右、前、横、后的关系而有不同的胎位(图 4-6)。

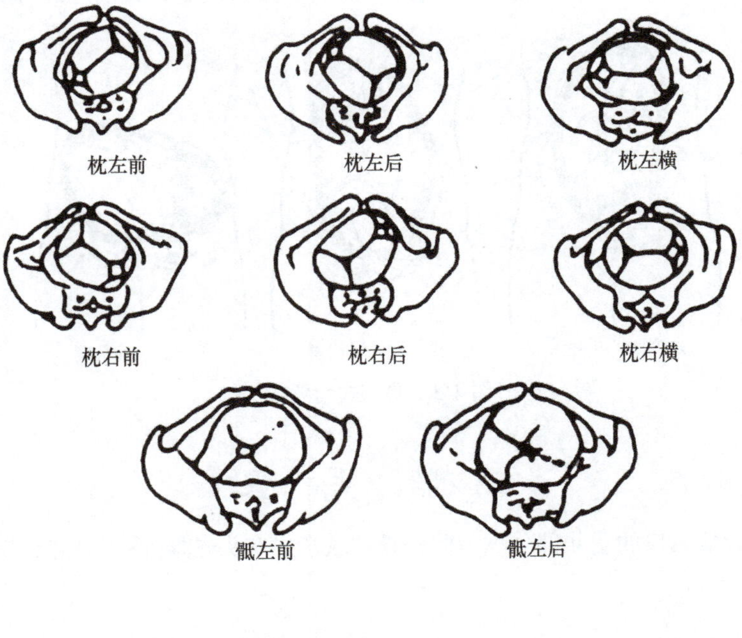

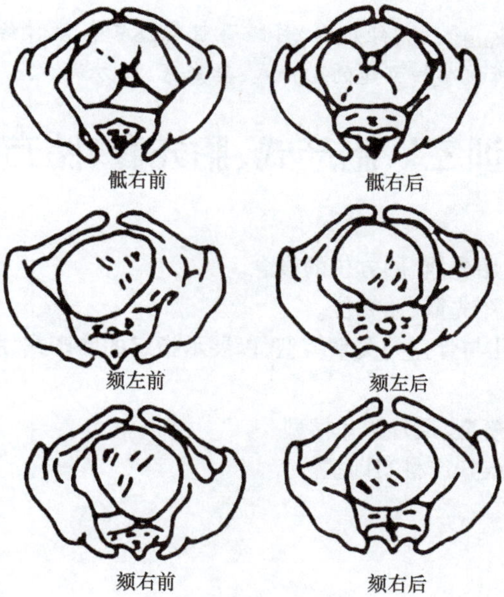

图 4-6　胎方位示意图

目标检测

【A_1 型题】

1. 早孕最早出现及最重要的症状是
   A. 停经
   B. 恶心、呕吐
   C. 尿频
   D. 腹痛
   E. 乳房胀痛
2. 下述可确诊早孕的依据是
   A. 停经
   B. 恶心、呕吐
   C. 乳房增大
   D. 尿频
   E. B 超测到妊娠环
3. 正常胎心率是
   A. 80～100 次/分
   B. 100～120 次/分
   C. 110～160 次/分
   D. 140～180 次/分
   E. 160～200 次/分

【A_2 型题】

4. 某妇女，26 岁，已婚，停经 52 天，近 1 周出现晨起呕吐。妇查：子宫颈着色，子宫如 50 日妊娠大小，软，双附件正常。为了诊断，下述不能选的辅助检查是
   A. 尿妊娠试验
   B. X 线摄片
   C. 基础体温测定
   D. 黄体酮肌内注射
   E. B 超检查
5. 某女士，末次月经日期记不清，来医院检查时子宫底在脐上一横指，胎心音正常。估计妊娠周数为
   A. 16 周末
   B. 20 周末
   C. 24 周末
   D. 28 周末
   E. 32 周末

（周　楠）

情境

某女士,26岁,已婚。平素月经规则,月经周期为28日。现停经32周,无腹痛,无阴道流血。常规产检,请分析该孕妇可能的胎产式、胎先露、胎方位。

实训二 胎产式、胎先露、胎方位

【实训目的】

(1) 能说出胎产式、胎先露、胎方位的概念。

(2) 能辨认胎产式、胎先露、胎方位。

(3) 能正确摆放胎儿与骨盆的关系模型,以展示指定的胎产式、胎先露、胎方位。

【实训准备】

1. 物品准备 骨盆模型、足月胎儿模型

2. 环境准备 医院或妇产科实训室。

【操作程序】

素质要求
↓
准备用物
↓
环境准备 → 安静整洁
↓
胎产式 → 胎产式概念:胎体纵轴与母体纵轴的关系
辨认横产式、纵产式、斜产式(实训图2-1)
模拟各种胎产式
↓
胎先露 → 胎先露概念:最先进入骨盆入口的胎儿部分
辨认胎先露:纵产式有头先露和臀先露;横产式为肩先露(实训图2-2、图2-3)
模拟各种胎先露
↓
胎方位 → 辨认先露指示点:枕先露以枕骨(O)、面先露以颏骨(M)、臀先露以骶骨(S)、肩先露以肩胛骨(Sc)(实训图2-4)
辨认骨盆方位:左前、右前、左后、右后、左横及右横(实训图2-5)
胎方位概念:胎先露指示点与母体骨盆左、右、前、后、横的关系组合产生不同的胎位
辨认不同的胎方位(实训图2-6~实训图2-8)
根据要求模拟指定的胎方位
↓
操作后处理 → 整理用物

【实训评价】

1. 自我评价 能否准确说出胎产式、胎先露、胎方位的概念,能否正确模拟各种胎方位?

2. 同学互评 所实施的操作是否正确?模拟的胎方位是否准确?模拟过程是否需要他人提示?

3. 教师评价 学生实施的操作优缺点有哪些?能否根据提示自行揣摩胎方位?

【注意事项】

(1) 爱护模型。

(2) 操作过程顺利。

【思考题】

除上述胎方位外,还有其他的胎方位吗?

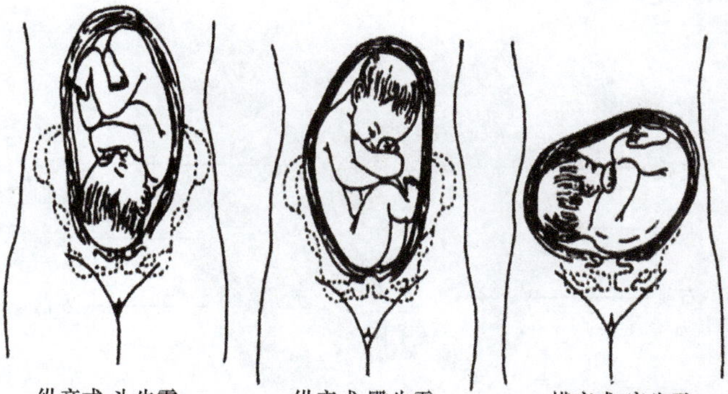

实训图 2-1 胎产式

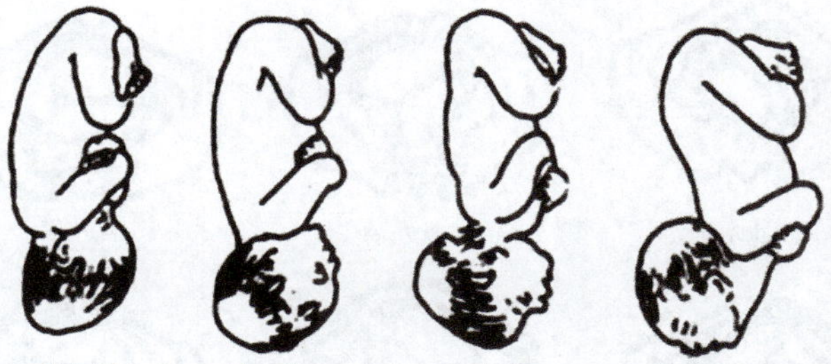

实训图 2-2 头先露

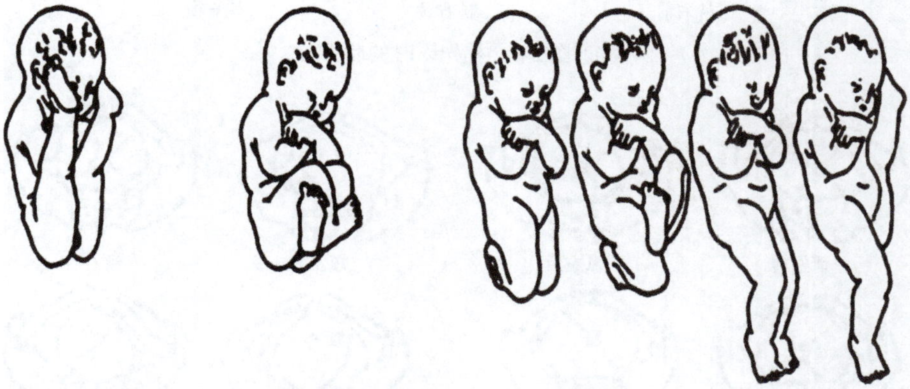

实训图 2-3 臀先露

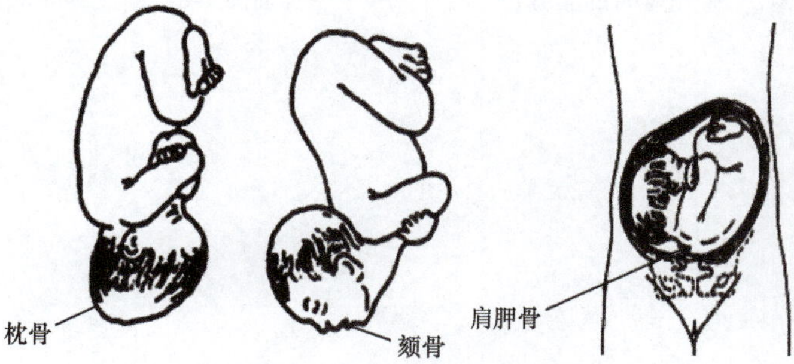

实训图 2-4 胎先露指示点

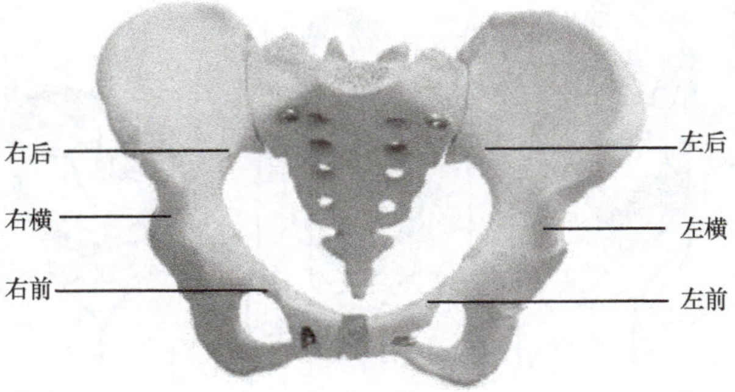

实训图 2-5　骨盆方位

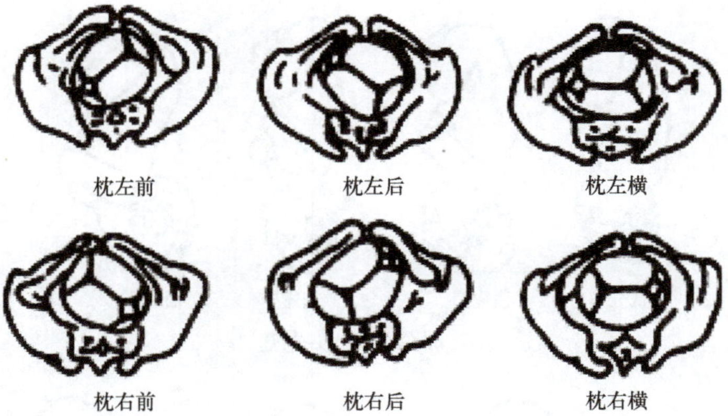

实训图 2-6　枕先露时的胎方位

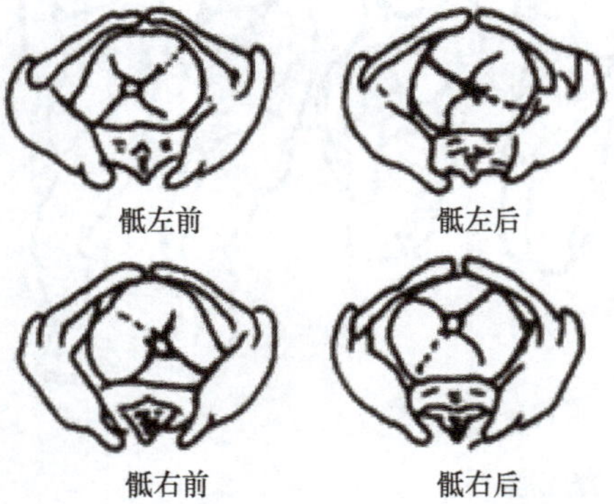

实训图 2-7　臀先露时的胎方位

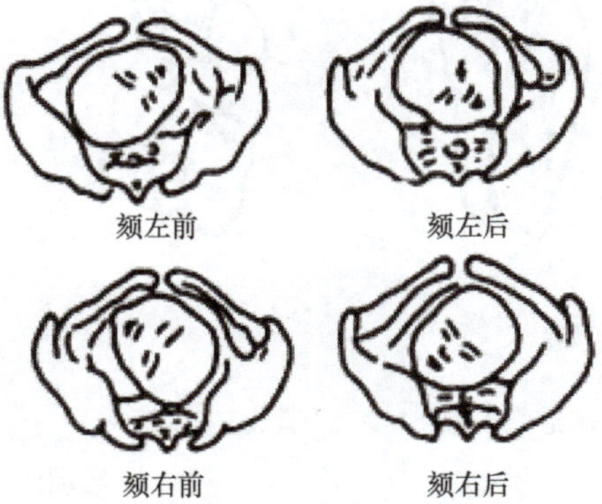

实训图 2-8　面先露时的胎方位

（周　楠）

第5章　妊娠期监护与保健

第1节　孕妇的监护

案例 5-1

小王为当班助产士，一位30岁孕妇来医院就诊，医生确诊"宫内妊娠7周"，该孕妇前来找小王检查，小王应如何对该孕妇进行妊娠期监护？

一、产前检查

（一）产前检查的目的

通过产前检查，估计孕妇的妊娠期和胎龄，明确孕妇和胎儿的健康状况，及早发现并治疗妊娠并发症，及时纠正胎位异常，及早发现胎儿发育异常，正确进行健康教育和咨询，能提高产科质量，减少出生缺陷。规范和系统的产前检查是确保母儿健康与安全的关键环节。

（二）产前检查的时间

一般首次产前检查应在妊娠6～8周检查为重，妊娠20～36周每四周检查一次，或妊娠20～28周每4周检查一次，妊娠28～36周每两周检查一次，妊娠36周以后每周检查一次，凡属高危妊娠者，应酌情增加产前检查次数。

考点：产前检查的时间

围生医学

围生医学（perinatology）又称围产医学，是研究在围生期内加强对围生儿及孕产妇卫生保健，也是研究胎儿生理、病理及新生儿和孕产妇疾病的诊断和防治的一门科学。国际上对围生期的规定有4种：①围生期Ⅰ：从妊娠满28周（胎儿体重≥1000g或身长35cm）至产后1周；②围生期Ⅱ：从妊娠满20周（胎儿体重≥500g或身长25cm）至产后4周；③围生期Ⅲ：从妊娠满28周至产后4周；④围生期Ⅳ：从胚胎形成至产后1周。我国目前采用围生期Ⅰ来计算围生儿死亡率，而临床上围生期死亡率是衡量产科和新生儿科质量的重要指标。

链接

（三）首次产前检查

1. 病史

（1）年龄：年龄过小容易发生难产；35岁以上的高龄初产妇容易并发妊娠期高血压疾病、产力异常等，应予以重视。

（2）职业：接触过放射线或有害、有毒物质的孕妇，应检测血常规和肝功能等。

（3）本次妊娠过程：了解本次妊娠早孕反应出现的时间、严重程度，有无病毒感染史及用药史，胎动开始的时间，有无阴道流血、头痛、眼花、心悸、气短、下肢水肿等症状，饮食、睡眠及大小便情况。

(4) 月经史:询问月经初潮的年龄、月经周期和月经持续时间。月经周期延长者,预产期需相应推迟。

(5) 既往孕产史:了解孕妇既往孕产史及其分娩方式,有无流产、早产、难产、死产、产后出血史,了解出生时新生儿情况。

(6) 既往史和手术史:重点了解妊娠前有无高血压、心脏病、肝肾疾病、血液病、糖尿病、结核病等,注意其发病时间和治疗情况。了解孕妇做过何种手术、手术名称及术后康复情况。

(7) 家族史:询问家族中有无高血压、糖尿病、病毒性肝炎、双胎妊娠及其他遗传性疾病。对有遗传性疾病者可以进行绒毛活检、羊水染色体核型分析,以减少遗传病儿的出生率。

(8) 丈夫健康情况:着重询问有无烟酒嗜好及有无遗传性疾病等。

(9) 心理、社会状况

1) 妊娠早期:重点了解孕妇对妊娠的态度是积极的还是消极的,有哪些影响因素。孕妇对妊娠的接受程度可以从以下几个方面来评估:孕妇遵循产前指导的能力;能否主动地或在鼓励下谈论妊娠的不适、感受和困惑;妊娠过程中与家人和丈夫的关系等。

2) 妊娠中、晚期:评估孕妇对妊娠有无不良的情绪反应,对即将为人母和分娩有无焦虑和恐惧心理。孕妇在妊娠中、晚期强烈意识到自己将拥有一个孩子,同时,妊娠晚期子宫明显增大,使孕妇在体力上负担加重,行动不便,甚至出现下肢痉挛、失眠及腰背痛等症状,且日趋加重,大多数孕妇都急切盼望分娩日期的到来。随着预产期的到来,孕妇常因婴儿将要出生而感到兴奋,但又因分娩将产生的痛苦而焦虑,担心能否顺利分娩、分娩过程中母子安危、胎儿有无畸形,也有的孕妇担心新生儿的性别能否为家人接受等。

评估孕妇的支持系统,家庭经济状况、居住环境、宗教信仰及家庭成员对孕妇的关心、重视程度等,尤其是丈夫对此次妊娠的态度。

考点:预产期的推算方法

2. 推算预产期　根据平时月经情况和末次月经(last menstrualperiod, LMP)的日期,推算预产期(expected date of confinement, EDC)。计算方法为:按末次月经第1日算起,月份减3或加9,日数加7。若孕妇只知农历日期,应先换算成公历,再推算预产期。实际分娩日期与推算的预产期可能相差1~2周。若孕妇记不清末次月经的日期,则可根据早孕反应开始出现时间、胎动开始时间、手测子宫底高度、尺测子宫长度及B超所测胎头双顶径值、早孕时B超检查结果推算预产期。

3. 全身检查　观察孕妇发育、营养、精神状态、身高及步态。身材矮小者(145cm以下)常伴有骨盆狭窄。测量血压和体重,检查心肺功能、乳房发育情况、脊柱及下肢有无畸形、生殖系统情况。

4. 产科检查　包括腹部检查、骨盆测量、阴道检查、肛门指诊检查及绘制妊娠图。检查前应先告知孕妇检查的目的、步骤,检查时动作尽可能轻柔,以取得合作。检查者若为男医生,则应有女护士陪同,注意保护孕妇隐私。

(1) 腹部检查:孕妇排尿后仰卧于检查床上,头部稍抬高,暴露腹部,双腿略屈曲分开,使腹肌放松。检查者站在孕妇的右侧。

1) 视诊:观察腹部形状及大小、有无妊娠纹、手术瘢痕和水肿。对腹部过大、子宫底过高者,应考虑双胎妊娠、羊水过多、巨大胎儿的可能;对腹部过小、子宫底过低者,应考虑孕周推算错误、胎儿生长受限等;腹部两侧向外膨出伴子宫底位置较低者,应考虑可能是肩先露;若孕妇腹部向前突出(尖腹,多见于初产妇)或向下悬垂(悬垂腹,多见于经产妇)应考虑有骨盆狭窄的可能。

2) 触诊:注意腹壁肌紧张度,注意羊水量的多少及子宫肌的敏感度。先用软尺测量子宫的长度及腹围。子宫的长度(宫高)是指从耻骨联合上缘到子宫底的距离,腹围是指平脐绕腹一周的数值。之后用四步触诊法(four maneuvers of leopold)检查子宫大小、胎产式、胎先露、胎方位及先露部是否衔接(图 5-1)。

考点:腹部四步触诊的方法

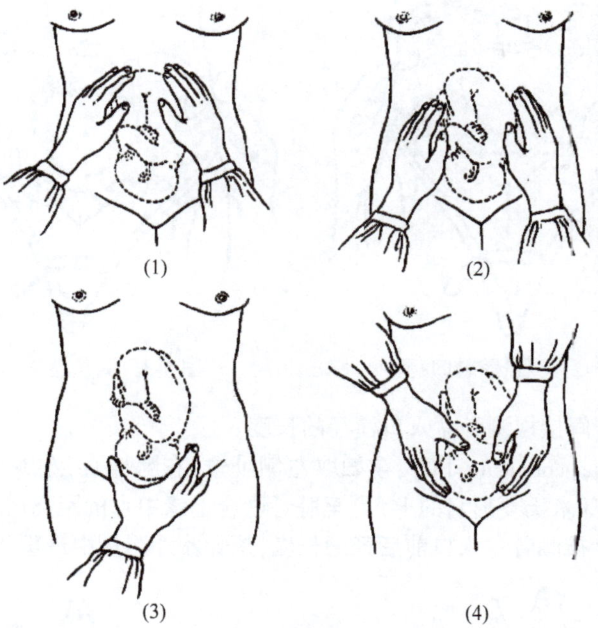

图 5-1　胎位检查的四步触诊法

第一步:检查者站在孕妇右侧,面向孕妇头端,双手置于子宫底部,了解子宫外形并摸清子宫底高度,根据子宫底高度估计胎儿大小与妊娠周数是否相符。然后以双手指腹相对交替轻推,判断子宫底部的胎儿部分,如为胎头,则圆而硬且有浮球感;如为胎臀,则软而宽且形状略不规则。

第二步:检查者两手分别置于腹部左右两侧,一手固定,另一手轻轻向对侧深按检查,两手交替,分辨胎背及胎儿四肢。触及平坦饱满部分为胎背,并判定胎背向前、侧方或向后;触及可变形的高低不平部分为胎儿的肢体,有时可以感觉到胎儿肢体的活动。

第三步:检查者右手置于耻骨联合上方,拇指与其余四指分开,握住胎先露部,进一步查清先露是胎头或胎臀,并左右轻轻推动以确定是否衔接。若胎先露部仍可以左右移动,表示尚未衔接入盆;若胎先露部不能被推动,则已衔接。

第四步:检查者面向孕妇足端,左右手分别置于胎先露部的两侧,沿骨盆入口方向向下深按,进一步核实胎先露部的判断是否正确,并确定先露部入盆的程度。当胎先露是胎头或胎臀难以确定时,可进行肛诊以协助判断。

3)听诊:胎心音在靠近胎背侧上方的孕妇腹壁听诊最清楚。妊娠 7 个月后,枕先露时,胎心音在脐下方偏右或偏左侧听诊;臀先露时,胎心音在脐上方偏右或偏左侧听诊;肩先露时,胎心音在靠近脐部下方听诊最清楚。

考点:胎心听诊位置

(2)骨盆测量:通过测量骨盆了解骨产道情况,以判断胎儿能否经阴道分娩。骨盆测量分为骨盆外测量和骨盆内测量两种。

1)骨盆外测量(external pelvimetry):能间接判断骨盆的大小及其形状,常测量下列径线。

髂棘间径(interspinal diameter,IS):孕妇取伸腿仰卧位,测量两侧髂前上棘外缘间的距离,正常值为 23 ~ 26cm(图 5-2)。

考点:骨盆外测量的径线及正常值

髂嵴间径(intercristal diameter,IC):孕妇取伸腿仰卧位,测量两侧髂嵴外缘最宽的距离,正常值为25~28cm(图5-3)。

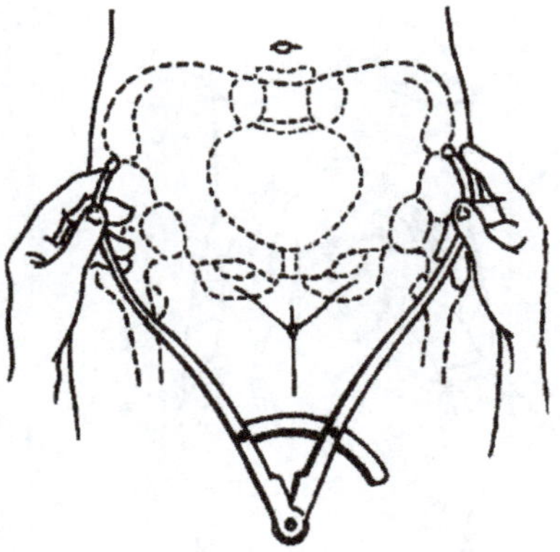

图5-2 测量髂棘间径

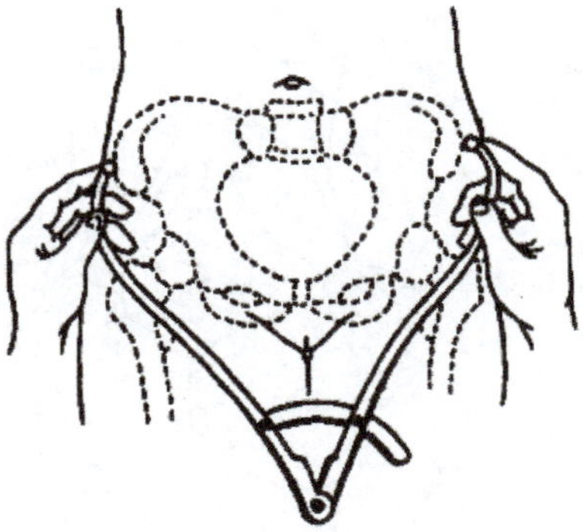

图5-3 测量髂嵴间径

以上两条径线可间接推测骨盆入口横径的长度。

骶耻外径(external conjugate,EC):孕妇取左侧卧位,右腿伸直,左腿屈曲,测量第5腰椎棘突下(相当于腰骶部米氏菱形窝的上角)至耻骨联合上缘中点的距离(图5-4),正常值18~20cm。此径线可间接推测骨盆入口前后径的长度,是骨盆外测量中最重要的径线。

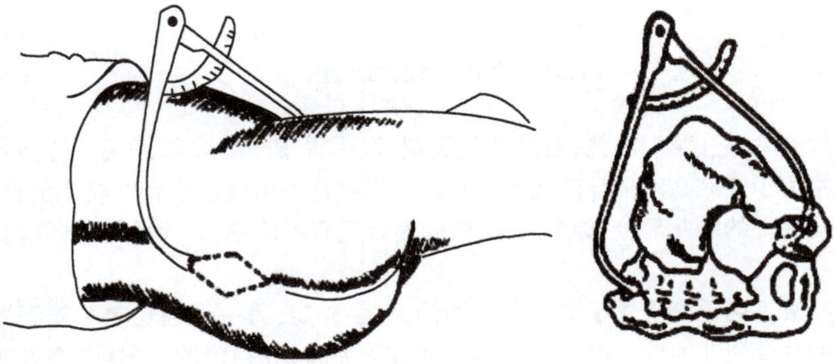

(1) (2)

图5-4 测量骶耻外径

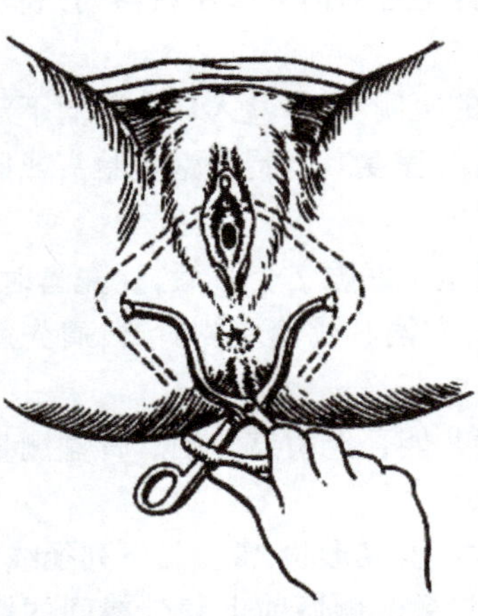

图5-5 测量坐骨结节间径

坐骨结节间径(intertuberal diameter,IT)或称出口横径(transverse outlet,TO):孕妇取仰卧位,两腿向腹部屈曲,双手抱膝。测量两侧坐骨结节内侧缘之间的距离(图5-5),正常值为8.5~9.5cm,平均值9cm。若出口横径<8cm,应测量出口后矢状径。

出口后矢状径(posterior sagittal diameter of outlet):为坐骨结节间径中点至骶骨尖端的长度。正常值为8~9cm,出口横径与出口后矢状径之和>15cm,一般足月胎儿可以娩出。

耻骨弓角度(angle of pubic arch):用两拇指尖斜着对拢,放置在耻骨联合下缘,左右两拇指平放在耻骨降支的上面,测量两拇指之间的角度即为耻骨弓角度,正常为90°,小于80°为异常。

2）骨盆内测量(internal pelvimetry)：适用于骨盆外测量有狭窄者，一般于妊娠 24～36 周进行。测量时，孕妇取膀胱截石位，外阴消毒，检查者需戴无菌手套并涂以润滑剂。常测径线有以下 3 种。

骶耻内径：也称对角径(diagonal conjugate，DC)，自耻骨联合下缘至骶岬上缘中点的距离。检查者一手示指、中指伸入阴道，用中指尖触骶岬上缘中点，示指上缘紧贴耻骨联合下缘，并标记示指与耻骨联合下缘的接触点。中指尖至此接触点的距离，即为对角径(图 5-6)，正常值为 12.5～13cm，此值减去 1.5～2cm，为产科真结合径(骨盆入口前后径)的值。如触不到骶岬，说明此径线大于 12.5cm。

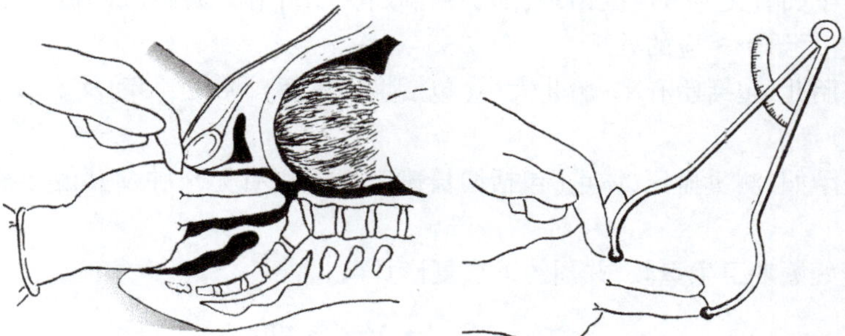

(1)　　(2)

图 5-6　测量对角径

坐骨棘间径(biischial diameter)：测量两侧坐骨棘之间的距离，正常值为 10cm。检查者一手的示指、中指伸入阴道内，分别触及两侧坐骨棘，估计两坐骨棘之间的距离(图 5-7)。坐骨棘间径是骨盆最小平面的横径，胎儿能否顺利通过此径线，对产程评价有重要意义。

坐骨切迹(incisura ischiadica)：宽度为坐骨棘与骶骨下部间的距离，即骶棘韧带的宽度(图 5-8)。检查者将伸入阴道内的示指、中指并排置于韧带上，如能容下 3 横指(5～5.5cm)为正常，否则为中骨盆狭窄。

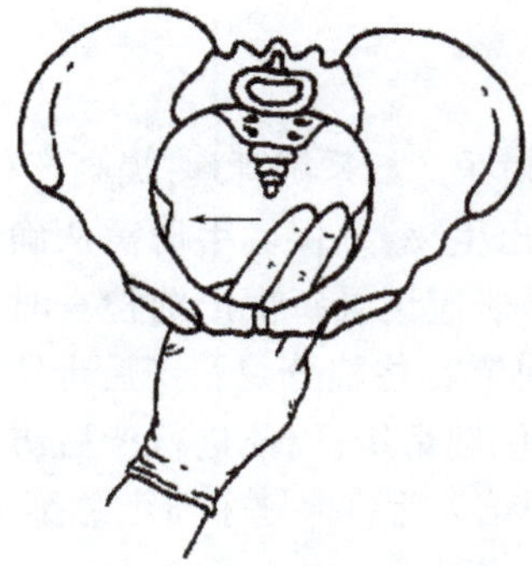

图 5-7　测量坐骨棘间径

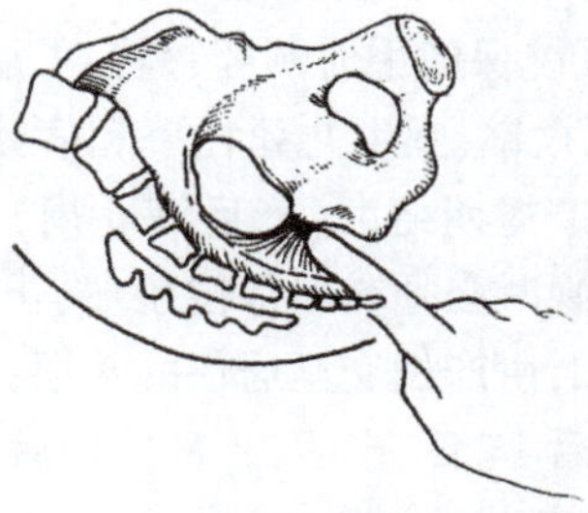

图 5-8　测量坐骨切迹宽度

考点：骨盆内测量的径线及正常值

(3) 阴道检查：确诊早孕时即应行阴道检查，了解阴道、子宫、附件有无异常。妊娠最后一个月及临产后，应避免不必要的阴道检查，如确实需要，则需严格消毒，以防感染。

(4) 肛门指诊检查：可了解胎先露、胎方位、宫口扩张及胎先露下降程度、骶骨弯曲度、坐骨棘间径、坐骨切迹宽度及骶尾关节活动度等。

(5) 绘制妊娠图：将各项检查结果如血压、体重、子宫底高度、腹围、胎位、胎心率等填于妊娠图中，绘制成曲线图，观察其动态变化，及早发现并处理孕妇或胎儿的异常情况。

5. 辅助检查 行必要的实验室检查,如血常规、尿常规、肝功能、肾功能、血糖、子宫颈细胞学检查、阴道分泌物等。此外,应根据具体情况行下列检查:①若出现妊娠合并症,可予心电图、乙型肝炎抗原抗体及血液化学、电解质测定等;②对有异常妊娠史者或高龄孕妇应行唐氏筛查、血甲胎蛋白(AFP)等测定;③对胎心听不清、胎位摸不清者应予B超检查。

(四) 复诊产前检查

每次复诊是为了了解前次产前检查后有无不适,判断孕妇和胎儿的健康情况,以便及时发现异常情况,及时处理。

(1) 询问孕妇有无异常情况出现,如头痛、眼花、水肿、阴道流血、阴道分泌物异常、胎动变化等,经检查后给予相应的处理。

(2) 检查胎儿,包括胎心率、胎儿大小(包括生长速度)、胎位、胎动及羊水量,必要时行B超检查。

(3) 检查孕妇,测量血压、体重(包括增长速度),检查有无水肿及其他异常,复查有无尿蛋白。

(4) 进行妊娠期卫生宣教,并预约下次复诊日期。

二、孕妇的管理

我国已普遍实行孕产妇系统保健的三级管理,推广使用孕产妇系统保健手册,着重对高危妊娠进行筛查、监护和管理,以达到降低孕产妇及围生儿患病率、提高母儿生活质量的目标。

(一) 实行孕产妇系统保健的三级管理

对孕产妇开展系统管理,目的是使医疗与预防紧密结合,加强产科工作的系统性,以保证产科工作质量,并使有限的人力、物力发挥更大的社会和经济效益。如今,在我国城市开展医院三级分工(市、区、街道)和妇幼保健机构三级分工(市、区、基层卫生院),在农村也开展了三级分工(县医院和县妇幼保健站、乡卫生院、村妇幼保健人员),实行孕产妇划片分级分工,并健全相互间挂钩、转诊等制度,及早发现高危孕妇并转至上级医院进行监护处理。

(二) 使用孕产妇系统保健手册

建立孕产妇系统保健手册制度,是为了加强对孕产妇系统管理,提高产科防治质量,降低“三率”(孕产妇死亡率、围生儿死亡率和病残儿出生率)。保健手册需从确诊早孕时开始建册,系统管理直至产褥期结束(产后满6周)。手册应记录每次产前检查时的结果及处理情况,在医院住院分娩时必须交出保健手册,出院时需将住院分娩及产后母婴情况填写完整后将手册交还给产妇,由产妇交至居住的基层医疗保健组织,以便进行产后访视(共3次,时间是出院3日内、产后14日、产后28日),产后访视结束后将保健手册汇总至县、区妇幼保健所进行详细的统计分析。

(三) 对高危妊娠进行筛查、监护和管理

通过系统的产前检查,尽早筛查出具有高危因素的孕妇,及早给予诊治,以不断提高高危妊娠管理的“三率”(高危妊娠检出率、高危妊娠随诊率、高危妊娠住院分娩率),这是降低孕产妇死亡率、围生儿死亡率和病残儿出生率的重要手段。二、三级医疗保健机构妇产科均应设立高危门诊和高危病房,以便对高危妊娠孕妇进行监护和必要的处理。助产人员应配合医师进行相应检查处理和护理等工作。

高危因素评估

重点评估孕妇是否存在下列高危因素：年龄<18 岁或>35 岁；残疾；遗传性疾病史；既往流产、异位妊娠、早产、死产、死胎、难产、畸胎史；妊娠合并症，如心脏病、肝脏病、肾脏病、高血压、糖尿病等；妊娠并发症，如妊娠期高血压疾病、前置胎盘、胎盘早剥、羊水异常、胎儿生长受限、过期妊娠、母儿血型不符等。

链接

第 2 节　胎儿健康评估

案例 5-2

某孕妇，38 岁，宫内妊娠 35 周，有先天性心脏病史，妊娠以来，家属与孕妇均很焦虑，担心胎儿安危状况。作为助产士应该如何评估胎儿的健康状况？

高危孕妇应于妊娠 32～34 周开始评估胎儿健康状况，合并严重并发症的孕妇应于妊娠 26～28 周开始监测。

一、胎儿宫内情况的监护

胎儿宫内情况的监护，包括确定是否为高危儿和胎儿宫内情况的监护。

（一）确定是否为高危儿

高危儿包括：①孕龄<37 周或≥42 周；②出生体重<2500g；③大于孕龄儿；④出生后 1 分钟 Apgar 评分≤3 分；⑤产时感染；⑥高危产妇的新生儿；⑦手术产儿；⑧新生儿的兄姐有新生儿期死亡。

（二）胎儿宫内情况的监护

1. 妊娠早期　行妇科检查确定子宫大小及是否与孕周相符。B 超检查最早在妊娠第 5 周可见到妊娠囊；妊娠 6 周时，可见到胚芽和原始心管搏动。超声多普勒法最早在妊娠第 7 周能探测到胎心音。

2. 妊娠中期　借助手测子宫底高度或尺测子宫长度和腹围，判断胎儿大小及其是否与孕周相符；胎头双顶径（biparietal diameter，BPD）从妊娠 22 周起每周增加 0.22cm。于妊娠 20 周、24 周、28 周行产前检查，监测胎心率。

3. 妊娠晚期

（1）定期产前检查：手测子宫底高度或尺测子宫长度和腹围，胎动计数，胎心监测。B 型超声检查不仅能测得胎头双顶径，且能判定胎位及胎盘位置、胎盘成熟度。

（2）胎动计数：胎动监测是评价胎儿宫内情况最简便有效的方法之一。随着孕周增加，胎动逐渐增强，至妊娠足月时，胎动又因羊水量减少和空间减小而逐渐减少。若胎动计数>30 次/12 小时为正常，<10 次/12 小时提示胎儿缺氧。胎动可通过孕妇自测胎动或 B 超检查监测。

考点：胎动计数的正常值

(3) 羊膜镜检查:正常见羊水呈透明淡青色或乳白色及胎发、漂浮胎脂片。胎儿宫内缺氧时,羊水混有胎粪,呈黄色、黄绿色甚至深绿色。

(4) 胎儿影像学监测及血流动力学监测

1) 胎儿影像学监测:B 型超声是目前使用最广泛的胎儿影像学监护仪器,可以观察胎儿大小(包括胎头双顶径、腹围、股骨长)、胎动及羊水情况;可以进行胎儿畸形筛查,发现胎儿泌尿系统、消化系统和胎儿体表畸形。其中胎儿心脏超声是目前最先进的超声仪器。

2) 血流动力学监测:彩色多普勒超声检查能监测胎儿脐动脉和大脑中动脉血流。脐动脉血流常用指标有 S/D(收缩期最大血流速度/舒张末期血流速度)、PI(搏动指数)、RI(阻力指数),随妊娠期增加,这些指标值应下降。尤其在舒张末期脐动脉无血流时,提示胎儿将在 1 周内死亡。

(5) 胎儿电子监护:在临床广泛应用,孕妇可于 34 周开始行胎儿电子监护。胎儿电子监护能够连续观察和记录胎心率(fetal heart rate,FHR)的动态变化,也可了解胎心与胎动及宫缩之间的关系,评估胎儿宫内安危情况。

1) 监测胎心率

胎心率基线(FHR-baseline,BFHR):是指在无胎动和无子宫收缩影响时,10 分钟以上的胎心率平均值。正常变异的胎心率基线由交感神经和副交感神经共同调节。胎心率基线包括每分钟心搏次数(beat-per minute,bpm)及 FHR 变异(FHR variability)。正常 FHR 为 110～160 次/分;FHR>160 次/分或 <110 次/分,历时 10 分钟,称为心动过速(tachycardia)或心动过缓(bradycardia)。FHR 变异是指 FHR 有小的周期性波动。胎心率基线摆动包括胎心率的摆动幅度(变异振幅)和摆动频率(变异频率)。摆动幅度是指胎心率上下摆动波的高度,振幅变动范围正常为 6～25 次/分。摆动频率是指 1 分钟内波动的次数,正常值≥6 次。基线波动活跃则摆动频率增高,基线平直则摆动频率降低或消失。基线摆动表示胎儿有一定的储备能力,是胎儿健康的表现。FHR 基线变平直即变异消失,提示胎儿储备能力丧失(图 5-9)。

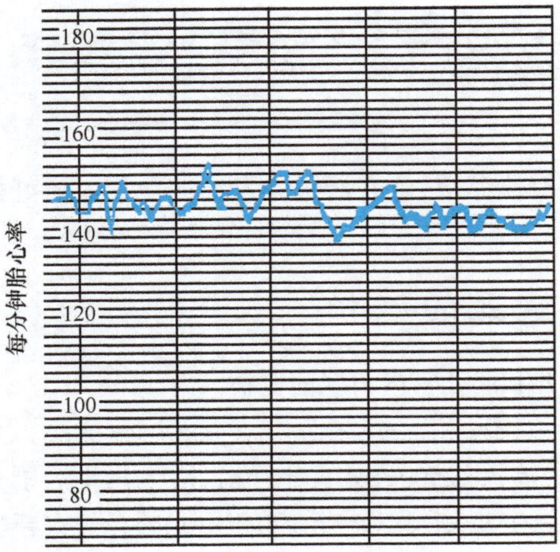

图 5-9 胎心率基线及摆动

胎心率一过性变化:是指受胎动、宫缩、触诊及声响等刺激,胎心率发生暂时性加快或减慢,持续数 10 秒之后又能恢复到基线水平,是判断胎儿安危的重要指标。

加速(acceleration):指宫缩时胎心率基线暂时增加 15 次/分以上,持续时间>15 秒,是胎儿良好的表现。散发的、短暂的胎心率加速是无害的,可能是胎儿躯干局部或脐静脉暂时受压所致,但脐静脉持续受压则发展为减速。

减速(deceleration):是指伴随宫缩出现的暂时性胎心率减慢,分以下 3 种。

考点:胎心率一过性变化的类型及意义

早期减速(early deceleration,ED):特点是 FHR 曲线下降几乎与宫缩曲线上升同时开始,FHR 曲线最低点与宫缩曲线高峰相一致,即波谷对波峰,下降幅度<50 次/分,持续时间短,恢复快(图 5-10),子宫收缩后迅速恢复正常。一般发生在第一产程后期,是宫缩时胎头受压,脑血流量短暂性减少所致,不因孕妇体位变动或吸氧而改变,临床意义不大。

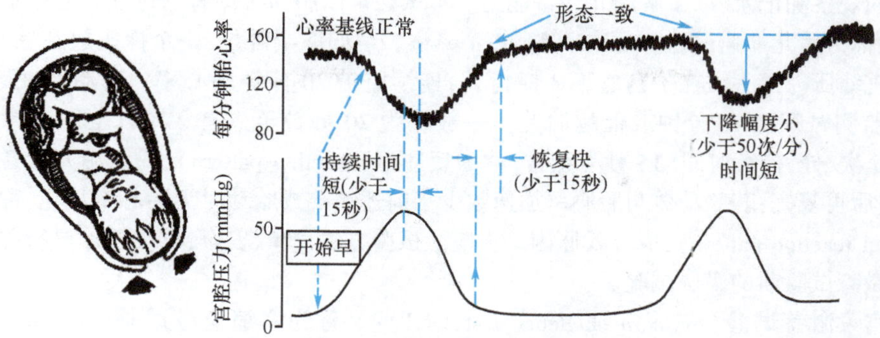

图 5-10 胎心率早期减速

变异减速(variable deceleration,VD):特点是胎心率减速与宫缩无固定关系,下降迅速且下降幅度大(>70 次/分),持续时间长短不一,恢复迅速(图 5-11)。一般认为变异减速是宫缩时脐带受压迷走神经兴奋所致。

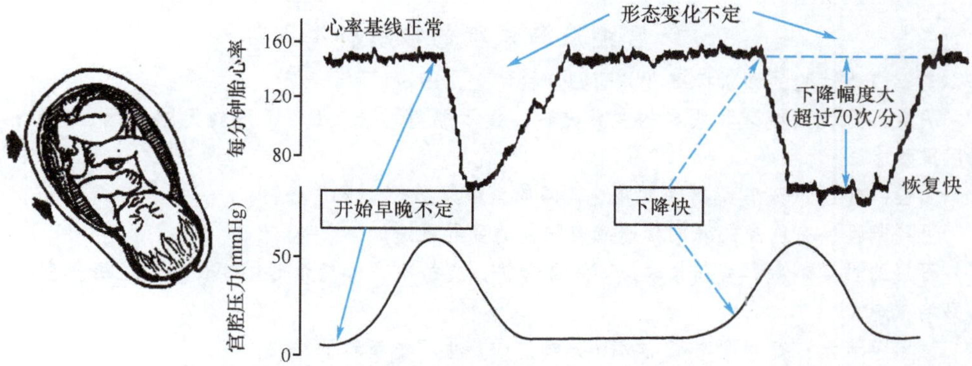

图 5-11 胎心率变异减速

晚期减速(late deceleration,LD):特点是在宫缩高峰后开始出现胎心率减速,即胎心波谷落后于宫缩波峰,时间差多在 30 ~ 60 秒,下降幅度<50 次/分,胎心率下降缓慢,持续时间长,恢复所需时间较长(图 5-12)。晚期减速一般认为是胎盘功能不良、胎儿缺氧的表现。

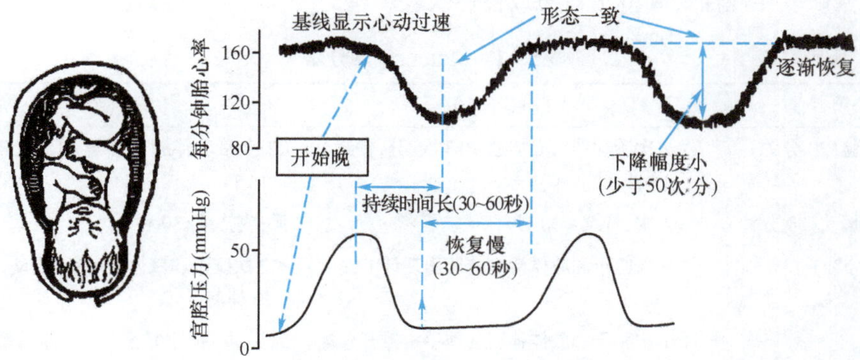

图 5-12 胎心率晚期减速

2) 预测胎儿宫内储备能力

无应激试验(non-stress test,NST):是指在无宫缩、无外界负荷刺激下,对胎儿进行胎心率宫缩图的观察和记录，以了解胎儿储备能力。本试验是以胎动时伴有一过性胎心率加快为基础，故又称为胎儿加速试验（fetal acceleration test）。孕妇取半卧位，一个探头放在胎心音区，另一个宫缩压力探头放在子宫底下3横指处，连续监护20分钟胎心率。若胎儿在睡眠中，可延长监测时间至40分钟或催醒胎儿。一般认为20分钟至少有2次以上胎动伴胎心率加速>15次/分，持续时间>15秒为正常，称为反应型（reaction pattern），提示胎儿储备能力良好，一周后再复查；若胎动数与胎心率加速数少于前述情况或胎动时无胎心率加速，称为无反应型（non reaction pattern），应寻找原因。无应激试验方法简单、安全，可在门诊进行并可作为缩宫素激惹试验前的筛选试验。

考点：胎儿宫内储备能力的预测方法

缩宫素激惹试验（oxytocin challenge test，OCT）：又称为宫缩应激试验（contraction stress test，CST），其原理为诱发宫缩，并用胎儿监护仪记录胎心率变化，了解胎盘在宫缩时一过性缺氧的负荷变化，测定胎儿的储备能力。有两种方法可以诱导宫缩产生：静脉滴注缩宫素；乳头刺激法，透过衣服摩擦乳头2分钟直至产生宫缩。临床常以缩宫素静脉滴注诱导宫缩，达到20分钟内有3次宫缩，观察宫缩时有无晚期减速发生，如20分钟内有3次宫缩，每次宫缩后均有晚期减速发生，为试验阳性，提示胎盘功能减退。

宫缩应激试验的诊断标准

宫缩应激试验的诊断标准（美国妇产科协会，1999）

阴性：无晚期减速和明显的变异减速，提示胎盘功能良好，1周内无胎儿死亡危险，1周后重复本试验。

阳性：超过50%宫缩有晚期减速，即使宫缩频率<3次/10分钟。

可疑阳性：有间隙的晚期减速或有明显的变异减速。

可疑的过度刺激：宫缩频率>1次/2分钟，或每次宫缩持续时间>90秒，且每次宫缩胎心率均减速。

试验不满意：宫缩频率<3次/10分钟，或产生不能解释的结果。

链接

胎儿生物物理监测：1980年，Manning利用胎儿电子监护仪和B型超声联合检测胎儿宫内缺氧和胎儿酸中毒情况。综合监测比任何单独监测更准确。Manning评分法（表5-1）满分为10分，10～8分无急或慢性缺氧，8～6分可能有急或慢性缺氧，6～4分有急或慢性缺氧，4～2分有急性缺氧伴慢性缺氧，0分有急或慢性缺氧。

表5-1 Manning评分法

项目	2分（正常）	0分（异常）
无应激实验（20分钟）	≥2次胎动伴胎心加速≥15次/分，持续≥15秒	<2次胎动伴胎心加速<15次/分，持续<15秒
胎儿呼吸运动（30分钟）	≥1次，持续≥30秒	无；或持续<30秒
胎动（30分钟）	≥3次躯干和肢体活动连续出现计1次	≤2次躯干和肢体活动；无活动，或肢体完全伸展
肌张力	≥1次躯干和肢体伸展复屈手指摊开合拢	无活动；肢体完全伸展；伸展缓慢，部分复屈
羊水量	羊水暗区垂直直径≥2cm	无；或最大暗区垂直直径<2cm

二、胎盘功能检查

通过胎盘功能检查可以间接了解胎儿宫内健康状况。

（一）胎动

胎动与胎盘功能状态关系密切，胎盘功能减退时，胎动<10 次/12 小时。

（二）24 小时孕妇尿雌三醇测定

雌三醇是由母体的胆固醇通过胎盘、胎儿肾上腺和肝脏共同合成。可用于评估胎儿胎盘单位功能。24 小时尿 E_3>15mg 为正常值，10～15mg 为警戒值，<10mg 为危险值。

（三）孕妇尿雌激素/肌酐（E/C）的测定

E/C>15 为正常值，10～15 为警戒值，<10 为危险值。有条件者还可测血清游离雌三醇值，正常足月妊娠时临界值为 40nmol/L，低于此值提示胎盘功能减退。

（四）测定孕妇血清人胎盘生乳素

足月妊娠血清人胎盘生乳素（human placental lactogen，HPL）值为 4～11mg/L。若该值于足月妊娠时<4mg/L，或突然降低 50%，提示胎盘功能减退。

（五）缩宫素激惹试验

NST 试验无反应型需行 OCT，OCT 阳性提示胎盘功能减退。

（六）阴道脱落细胞检查

舟状细胞成堆、无表层细胞、嗜伊红细胞指数（eosinophilic index，EI）<10%、致密核少者，提示胎盘功能良好；舟状细胞极少或消失、有外底层细胞出现、EI>10%、致密核多者，提示胎盘功能减退。

此外，胎儿电子监护仪与 B 超联合行胎儿生物物理监测，也能了解胎盘功能。

三、胎儿成熟度检查

（一）核实孕周

详细询问末次月经日期、月经周期、早孕反应、胎动时间、第一次妇科检查子宫大小的记录等有助于准确核实孕周。

（二）估计胎儿体重

测量子宫底高度、腹围，估计胎儿体重（g），胎儿体重＝子宫底高度（cm）×腹围（cm）+200；也可利用 B 超测量胎儿某些径线来估计胎儿体重（表 5-2），如 BPD>8.5cm，提示胎儿成熟。

表 5-2 中晚期妊娠参数与孕周的关系

孕周	双顶径（cm）	股骨长（cm）	头围（cm）	腹围（cm）
12	2.0	0.8	7.1	5.6
13	2.3	1.1	8.4	6.9
14	2.7	1.5	9.8	8.1
15	3.0	1.8	11.1	9.3
16	3.3	2.1	12.4	10.5
17	3.7	2.4	13.7	11.7
18	4.0	2.7	15.0	12.9
19	4.3	3.0	16.3	14.1
20	4.6	3.3	17.5	15.2

续表

孕周	双顶径(cm)	股骨长(cm)	头围(cm)	腹围(cm)
21	5.0	3.6	18.7	16.4
22	5.3	3.9	19.9	17.5
23	5.6	4.2	21.0	18.6
24	5.8	4.4	22.1	19.7
25	6.1	4.7	23.1	20.8
26	6.4	4.9	24.2	21.9
27	6.7	5.2	25.2	22.9
28	7.0	5.4	26.2	24.0
29	7.2	5.6	27.1	25.0
30	7.5	5.8	28.0	26.0
31	7.7	6.1	28.9	27.0
32	7.9	6.3	29.7	28.0
33	8.2	6.5	30.4	29.0
34	8.4	6.6	31.2	30.0
35	8.6	6.8	31.8	30.9
36	8.8	7.0	32.5	31.8
37	9.0	7.2	33.1	32.7
38	9.1	7.3	33.6	33.6
39	9.3	7.5	34.1	34.5
40	9.5	7.6	34.5	35.4

（三）羊水检测

测定胎儿成熟度(fetal maturity)的方法还可通过经腹壁羊膜腔穿刺抽取羊水，进行下列项目检测。

1. 羊水卵磷脂/鞘磷脂(lecithin/sphingomyelin，L/S)　该值>2，提示胎儿肺成熟。能测出羊水磷脂酰甘油，提示胎儿肺成熟。L/S 更可靠。

2. 羊水泡沫试验(foam stability test)或振荡试验　是一种快速而简便测定羊水中表面活性物质的试验。若两管液面均有完整的泡沫环，提示胎儿肺成熟。

3. 羊水肌酐值　该值≥176.8μmol/L(2mg%)，提示胎儿肾成熟。

4. 羊水胆红素类物质　用ΔOD_{450}测该值<0.02，提示胎儿肝成熟。

5. 羊水淀粉酶值　碘显色法测该值≥450U/L，提示胎儿唾液腺成熟。

6. 羊水含脂肪细胞出现率　该值达20%，提示胎儿皮肤成熟。

（四）胎盘成熟度检查

根据胎盘基底层、绒毛膜板及胎盘实质的图像变化，将胎盘成熟度分为0～3级(表5-3)，以此间接判断胎儿成熟度。

表 5-3　胎盘成熟度声像分级

级别	绒毛膜板	胎盘实质	胎盘基底层
0 级	界限清楚，呈平滑线条	分布均匀的点状回声	无回声增强
1 级	稍向胎盘组织凹入呈断续或轻微波浪起伏	出现散在的点状强回声	无回声增强
2 级	出现切迹并延伸入胎盘实质，尚未达基底层	回声不均匀，点状强回声增多	出现短线条状强回声
3 级	切迹深入基底层，形成不规则的环状即胎盘小叶	回声不均匀，强回声增多增大，并有声影	大而融合的回声增强区能产生声影

四、胎儿先天畸形及其遗传性疾病的宫内诊断

（一）胎儿遗传学检查

可在妊娠早期取绒毛，或妊娠 16～20 周抽取羊水，也可取孕妇外周血分离胎儿细胞行遗传学检查，了解染色体数目与结构改变。

（二）B 型超声检查

妊娠 18～20 周行 B 型超声检查，筛查无脑儿、脊柱裂、脑积水等畸形。

（三）测定羊水中酶、甲胎蛋白

测羊水中某些酶，诊断代谢缺陷疾病；测羊水中甲胎蛋白（AFP），诊断胎儿开放性神经管缺陷。

（四）羊膜腔内胎儿造影

协助诊断胎儿体表畸形及泌尿系统、消化系统畸形。

第 3 节　妊娠期保健

案例 5-3

某孕妇，26 岁，停经 6 周，医生诊断“早孕”，在首次产前检查时向助产士小王咨询妊娠期保健知识，小王应如何指导？

一、妊娠期常见症状的护理

（一）早期妊娠的常见问题及护理

1. 恶心、呕吐　属于早孕反应，在此期间应避免空腹，孕妇可以少量多餐，多吃清淡易消化的食物，避免油炸、难以消化或有特殊气味的食物，给予精神鼓励和支持，以缓解症状。若停经 12 周以后继续呕吐，甚至影响到孕妇的营养时，应考虑妊娠剧吐的可能，需到医院就诊，必要时住院治疗，纠正酸碱失衡及水、电解质紊乱等。

2. 尿频　常发生在妊娠 6 周至 12 周，因增大的子宫压迫膀胱所致，属于生理现象，如无任何感染征象，不需特殊处理。嘱孕妇不要刻意憋尿，有尿意及时排空即可。

3. 白带增多　于妊娠初 3 个月和末 3 个月明显，是妊娠期正常生理变化。但应排除滴虫、假丝酵母菌、淋菌、衣原体等感染。指导孕妇保持外阴部清洁，每日清洗会阴部，但严禁阴

道冲洗。穿透气性好的棉质内裤,经常更换。分泌物过多的孕妇,可用卫生护垫,并经常更换,增加舒适感。

(二)妊娠中、晚期常见问题及护理

考点:妊娠期常见问题的护理

1. 下肢水肿 孕妇在妊娠中、晚期易发生踝部、小腿下半部轻度水肿,经休息后水肿减轻或消失者,属正常。如有下肢明显凹陷性水肿或经休息后不消退者,应及时诊治,警惕妊娠期高血压疾病的发生。嘱孕妇左侧卧位,解除右旋增大的子宫对下腔静脉的压迫。下肢稍抬高,避免长时间站或坐,以免加重水肿的发生。如站立时间长,可两侧下肢轮流休息,以利血液回流。适当限制食盐的摄入,但不必限制水分。

2. 痔及下肢、外阴静脉曲张 痔及静脉曲张可在妊娠期间首次出现。应避免长时间站立、下蹲,指导孕妇穿弹力袜,避免穿妨碍血液回流的紧身衣裤,多吃新鲜蔬菜和少吃辛辣食物,睡觉或休息时采取左侧卧位,下肢稍抬高,以促进血液回流,缓解症状。会阴部有静脉曲张者,可于臀下垫枕,抬高髋部休息。

3. 便秘 在妊娠期间常见。嘱孕妇养成每日定时排便的良好习惯,多吃新鲜蔬菜、水果等含纤维素多的食物,增加每日饮水量,每日进行适当的活动。未经医生允许慎用大便软化剂或轻泻剂。

4. 腰背痛 指导孕妇穿平跟鞋,保持上身直立,不可长时间弯腰。可经常按摩、轻揉腰背部。必要时卧床休息(硬床垫),局部热敷及服止痛药物,疼痛严重者,应查找原因,并对因治疗。产后6~8周,腰背痛可自然消失。

5. 下肢痉挛 指导孕妇饮食中增加钙的摄入,避免腿部受凉或疲劳,伸腿时避免脚趾尖伸向前方,走路时脚跟先着地。若发生下肢肌肉痉挛,可采取局部按摩或热敷,直至痉挛消失。必要时遵医嘱口服钙剂。

6. 失眠 每天坚持户外活动,如散步。睡前用温开水洗脚,梳子梳头,喝热牛奶等方式均有助于入眠。

7. 贫血 妊娠中、晚期应增加含铁食物的摄入,如动物肝脏、瘦肉、蛋黄、豆类等。因病情需要须补充铁剂时,应选用温开水或水果汁送服,避免与茶、咖啡、牛奶等同时服用,以利于铁的吸收,且应在餐后20分钟服用,以减轻对胃肠道的刺激。向孕妇解释服用铁剂后大便可能会变黑,或可能导致便秘或轻度腹泻,不必担心。

8. 仰卧位低血压综合征 嘱孕妇侧卧位后症状可自然消失,不必紧张。

9. 假丝酵母菌性阴道炎 有约25%近足月孕妇,在阴道分泌物中可培养出假丝酵母菌。少数孕妇可出现阴道分泌物增多,外阴瘙痒伴疼痛和红肿,应遵医嘱给予阴道局部用药,如克霉唑栓剂等。

二、孕妇心理护理

随着妊娠月份的增加,子宫逐渐增大,孕妇体形也随之改变,加上妊娠纹的出现等,会使孕妇产生焦虑和紧张的心理。应告诉孕妇这些属于正常的生理现象,产后可逐渐恢复,同时也可给孕妇提供专业咨询、心理卫生指导等服务。鼓励孕妇说出内心存在的疑虑和想法,并耐心解释所提出的问题,告知孕妇分娩的先兆症状及分娩全过程,使孕妇树立信心,解除焦虑、紧张心理,轻松、愉快地度过妊娠期。

三、妊娠期营养

母体是婴儿成长的环境,孕妇的营养状况直接或间接地影响自身和胎儿的健康。妊娠期间必须增加营养的摄入以满足自身及胎儿的双重需要。

妊娠期间，孕妇进食过多或过少均会影响胎儿发育，并导致并发症的发生。若营养摄入过多，易导致胎儿过大而难产；若营养摄入过少，会导致胎儿体重过轻，骨骼发育差，早产和死产的概率增加。事实上，无论孕妇是体重过重或体重过轻，子痫的发生率均增加，可见营养摄入对孕妇和胎儿的影响很大。

（一）制定合理的饮食计划

帮助孕妇制定合理的饮食计划，以满足自身和胎儿的双重需要，并为分娩和哺乳作准备。根据中国营养学会制定的“中国居民膳食营养素参考摄入量”，建议孕妇参考以下摄入标准。

1. 热量　妊娠早期热量的需要量增加不多，每日约需增加209kJ（相当于每日增加50g主食）。妊娠中、晚期，热量需要量增多，每日需增加836～1672 kJ（相当于每日增加100g主食或主食50g加227g牛奶）。需注意，热量增加不必太高，以免胎儿过大，增加难产的机会，尤其是妊娠晚期孕妇活动减少，更应注意营养增加应适度。安排食谱时，应考虑三大营养素所占比例，一般以糖类摄入量占热量的60%～65%，脂肪占20%～25%，蛋白质占15%为宜。

2. 蛋白质　足月胎儿体内含蛋白质400～500g，加上胎盘及孕妇子宫、乳房等组织增长的需要，孕妇约需蛋白质900g。蛋白质需通过饮食获得，若蛋白质摄入不足，不仅影响胎儿体格生长、发育，而且影响胎儿的大脑发育，同时可使孕妇贫血、妊娠期高血压疾病的发生率增加。中国营养学会建议，孕妇从妊娠中期开始每日应增加蛋白质15g，晚期以每日增加25g为宜，且以优质蛋白为佳。

3. 矿物质

（1）铁：孕妇的食物中，若铁的含量不足，易致缺铁性贫血。我国建议孕妇每日铁的摄入量为28 mg（正常成年女性为15mg）。动物肝脏、血、瘦肉、蛋黄、豆类、贝类及各种绿叶菜均为含铁多的食物。一般植物性食物的铁吸收率较低，动物性食物的铁吸收率高。铁在酸性环境中易于吸收，因此，孕妇在补充铁剂时最好用水果汁送服。

（2）钙和磷：妊娠后期母体必须吸收和保留钙200mg、磷100mg，才能保证胎儿生长发育的需要。因许多因素可影响钙的吸收，如蔬菜中含草酸多、谷类食物中含植酸盐多，均可与钙结合而减少钙的吸收、利用。而我国饮食结构以植物性食物为主，故建议孕妇妊娠16周起每日摄入钙1000mg，于妊娠晚期增至1500mg，同时注意补充维生素D。牛奶中含钙、磷较多，其他如肉类、豆类、海产品等。

（3）碘：妊娠期母体和胎儿的新陈代谢率较高，甲状腺功能旺盛，碘的需要量增加。若孕妇膳食中碘的供给量不足，可发生单纯性甲状腺肿。正常成年女子每日需碘150μg，孕妇则需再增加25μg。若孕妇严重缺碘，则可致婴儿罹患克汀病。

（4）锌：参与蛋白质的积累，对胎儿生长发育很重要。妊娠期摄入不足可导致胎儿生长受限、流产、先天畸形、胎死宫内等。推荐孕妇每日从饮食中补锌20mg。

4. 维生素　妊娠期间孕妇对维生素的需要量增加，加之维生素是维持生命和生长所需的有机物，通常无法由身体合成，而是少量地存在特定的食物中，故妊娠期应增加维生素的摄入。

（1）维生素A与胡萝卜素：有助于胎儿正常生长发育，预防孕妇阴道上皮角化、皮肤过分干燥和乳头皲裂。妊娠期间应适当增加维生素A供给量，但不能过量，以免影响胎儿骨骼的发育。我国暂定维生素A的供给标准为孕妇1000μg，比非孕妇女多200μg，胡萝卜素6mg。肝脏、蛋黄、肾脏等均为胡萝卜素丰富的食品。

（2）维生素C：胎儿生长发育需要大量的维生素C，它对胎儿骨及牙齿的正常发育、造血系统的健全和机体抵抗力等都有促进作用。若维生素C缺乏，胎儿及孕妇均易发生贫血及坏血病，易造成流产及早产，缺乏维生素C能使胎膜形成不良，易发生胎膜早破。我国建议孕妇膳食中维生素C的供给标准为每日80mg，维生素C广泛存在于新鲜蔬菜和水果中。建议口服维生素C 200mg，每日三次。

(3) 维生素B：包括维生素B_1、维生素B_2、尼克酸、维生素B_6、维生素B_{12}等，是可以促进细胞呼吸、葡萄糖氧化及能量代谢等作用的辅酶，广泛存在于谷类、动物肝脏、干果、绿叶菜、牛奶、肉、鱼、家禽和黄豆中。

(4) 维生素D：能促进钙和磷的吸收，它对胎儿骨、牙齿的形成极为重要。我国建议孕妇维生素D供给量为每日10μg。应多晒太阳，并应补充一些富含维生素D的食品或制剂，如牛奶、蛋黄、肝脏等。

(二) 监测体重增长

定期测量体重，监测体重增长情况。

(三) 饮食应符合均衡、自然的原则

采用正确的烹饪方法，避免破坏营养素。选择易消化、无刺激性的食物，避免烟、酒、浓咖啡、浓茶及辛辣食品。

(四) 饮食宜重质不重量

即尽量摄取高蛋白、高维生素、富含微量元素、适宜脂肪及糖类、低盐的饮食。

四、妊娠期合理用药

妊娠前3个月，是胚胎、胎儿各器官形成和发育的重要时期。很多药物可通过胎盘而进入胚胎、胎儿内，影响胚胎发育、导致畸形或流产。抗生素类药物如链霉素可影响第八对脑神经，引起神经性耳聋；磺胺类药物对胎儿期影响虽不大，但等胎儿娩出后则胆红素容易渗入血脑屏障，有诱发核黄疸的可能；抗糖尿病药物有导致畸形的作用等。因此妊娠期用药要慎重，若病情需要应在医师的指导下合理用药，必须服用的药物仍应按时服用，以免对母婴不利。

(一) 孕妇用药的基本原则

必须有明确用药指征，避免不必要的用药；必须在医生的指导下用药；尽量用一种药物治疗，避免联合用药治疗；尽量用疗效肯定的药物治疗，避免用对胎儿可能有不良影响的新药治疗；尽量用小剂量药物治疗，避免用大剂量药物治疗。若病情需要，在妊娠早期确实需要应用对胚胎、胎儿有害的、可能导致畸形的药物，应该先终止妊娠再用药。

(二) 药物对胎儿的危害等级

美国食品和药物管理局根据药物对胎儿的危害性分为A、B、C、D和X5个级别。在妊娠前12周，一般不用C、D、X级药物。

A级：经临床对照研究，无法证实药物在妊娠早期与中、晚期对胎儿有危害作用，对胎儿伤害可能性最小，是无致畸性的药物。如适量维生素。

B级：经动物实验研究，未见对胎儿有危害。无临床对照实验，未得到有害证据。可以在医师观察下使用。如青霉素、红霉素、地高辛、胰岛素等。

C级：动物实验表明，对胎儿有不良影响。由于没有临床对照实验，只能在充分权衡药物对孕妇的益处、胎儿潜在利益和对胎儿危害情况下，谨慎使用。如庆大霉素、异丙嗪、异烟肼等。

D级：有足够证据证明对胎儿有危害性。只有在孕妇有生命威胁或患严重疾病，而其他药物又无效的情况下考虑使用。如硫酸链霉素、盐酸四环素等。

X级：各种实验证实会导致胎儿异常。在妊娠期间禁止使用。如甲氨蝶呤、己烯雌酚等。

孕妇常用药物对胎儿的影响（表 5-4）

表 5-4　孕妇用药对胎儿的影响

药名	给药时期	不良影响
甲氨蝶呤	妊娠早期	无脑儿，脑积水，腭裂，流产
环磷酰胺	妊娠早期	四肢及鼻畸形，腭裂，耳缺如
己烯雌酚	妊娠期	女胎青春期患阴道腺病，男胎女性化，睾丸发育不全
雄激素	妊娠早期	女胎男性化
丙硫氧嘧啶	妊娠期	成骨迟缓，智力低下，甲状腺肿
肾上腺皮质激素	妊娠早期	腭裂，无脑儿，并指畸形，死胎，成骨迟缓
苯巴比妥	妊娠期	四肢畸形，肝、脑缺如
华法林	妊娠早期	小头畸形，大脑发育不良，先天性失明
链霉素	妊娠期	耳聋

链　接

五、妊娠期健康指导

（一）对妊娠早期妇女做到“三早”

考点：妊娠期妇女的健康教育

“三早”即早期发现、早期检查、早期确诊。告诉月经有规律并且有性生活史的育龄妇女，一旦月经过期 10 日以上，应该到医疗单位做早孕检查。确诊早孕后到有关部门进行登记，建立围生期保健手册。

（二）异常症状的判断

孕妇若出现下列异常表现应立即到医院就诊，如阴道出血、腹痛、头痛、眼花、胸闷、气急、心悸、胎动计数突然减少、液体突然从阴道流出、撞伤、车祸等。

（三）营养指导

（1）帮助孕妇制定合理的饮食计划，日常饮食注意符合均衡、自然的原则，尽量摄取高蛋白、高维生素、高矿物质、适量富含纤维素的食品，适量的脂肪及糖类等，建议低盐饮食。选择易消化、无刺激性的食物，采用正确的方法，避免破坏营养。避免烟、酒、浓咖啡、浓茶、油炸及辛辣食品。

（2）定期测量孕妇体重，监测体重增长情况，以体重正常增长且无不适感为度。

（四）衣着与卫生

孕妇的衣着要宽松舒适，寒暖适宜，以免影响母体血液循环及胎儿活动导致胎位异常和胎儿生长发育迟缓；宜选择棉质、透气、吸水性好的内衣，并经常更换；宜穿轻便舒适的平跟鞋，避免穿高跟鞋，以免引起身体失衡及腰背痛。要注意口腔卫生，用软毛牙刷；应经常洗澡、勤换衣服、避免盆浴，以防污水进入阴道引起感染；保持外阴部清洁，在无感染的情况下，每日可以用温开水清洗外阴以避免分泌物刺激，严禁做阴道冲洗或灌洗，以防感染。妊娠早期妇女应尽量少去公共场所，尤其是疾病流行季节。不宜养宠物，如狗、兔、猫等家禽，以防止弓形虫及病毒感染。

（五）性生活指导

妊娠早期应尽量避免性生活，以免因兴奋和机械性刺激引起盆腔充血、导致子宫收缩引起流产，同时还可避免细菌带入阴道引起感染。妊娠32周后应避免性生活，以防胎膜早破、早产、胎盘早剥及感染。

（六）避免接触有害物质

妊娠早期少接触放射线、铅、汞、有机磷农药等，禁止吸烟和饮酒，以防胎儿畸形。

（七）休息与活动

孕妇居住环境应舒适安静，卧室内干净整洁，空气清新。每天保证8小时的睡眠时间。坚持户外散步，多晒太阳。妊娠早期活动量不要太大，尽量避免性生活及长途旅行，以免引起流产。妊娠中期最佳睡姿为左侧卧位，可适当活动，但不要过度劳累。妊娠28周后应适当减少活动量或减轻工作量，避免长期站立或过于紧张的工作及夜班和重体力劳动。

（八）乳房护理

妊娠24周以后，每日用温开水擦洗乳头直至分娩，并在乳头上涂油脂，以免产后哺乳时发生皲裂。乳头过于平坦或内陷者，应在妊娠后期用手指向外旋转牵拉矫正，15～20次/日，避免产后新生儿吸吮困难。妊娠期乳房增大，上衣不宜过紧，宜选择合适的乳罩防止乳房下垂（图5-13）。

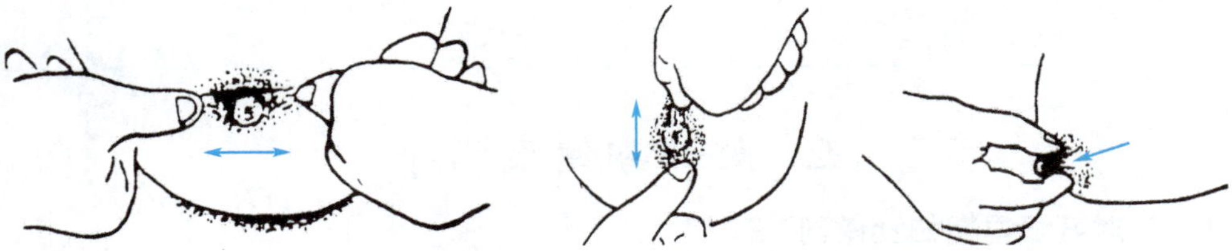

图5-13　乳房护理

（九）妊娠期自我监护

胎心变化与胎动是孕妇自我监护胎儿宫内情况的一种重要手段。

1. 监测胎心音　自孕妇妊娠20周开始，教会家庭成员听胎心音、并做记录，不仅能了解胎儿宫内情况，且能促进孕妇和家庭成员之间的亲情关系。

考点：胎动计数的方法

2. 胎动计数　指导孕妇从妊娠28周开始至临产，每天早、中、晚三个时段各数1小时的胎动，3小时胎动数相加乘4即为12小时胎动数。正常每小时3～5次，12小时胎动数在30次或以上，反映胎儿的情况良好，凡12小时内胎动数累计少于10次，或次数和幅度变化逐日下降>50%而不能恢复者，均视为子宫胎盘功能减退，胎儿宫内缺氧，应及时就诊。

（十）胎教指导

胎教是有计划、有目的地为胎儿的生长发育实施最佳措施，也是母亲与胎儿之间一种愉快的互动方式。妊娠中期是胎教的最佳时期，胎儿的听力、视力开始迅速发育，并能对外界施加的压力、动作、声音等做出相应的反应，尤其对母体的血液流动声、心音、肠蠕动声等更为熟悉。若我们借助胎儿神经系统飞速发展的阶段，给予胎儿各感觉器官适时、适量的良性刺激，就能促使其发育得更好，为出生后早期教育的延续奠定良好的基础。主要有两种胎教方法。

1. 音响胎教　包括音乐胎教和语言胎教。

2. 运动胎教　主要是触觉与动作协调训练。

（十一）拉玛泽呼吸法训练指导

指导孕妇根据孕期或者所处产程时期选择不同的呼吸法（表5-5）。

表 5-5 拉玛泽呼吸法训练指导

时期	呼吸运动类型	方法	口令或步骤
妊娠期	廓清式呼吸	1. 坐、躺皆可 2. 眼睛注视一个焦点 3. 全身完全放松 4. 鼻子吸气到腹部(吸到不能再吸) 5. 用吹蜡烛的方式吐气(吐到不能再吐	1. 将手轻轻放在下腹部 2. 吸气时,将手指轻轻从腹部外围往上做环行按抚 3. 呼气时,将手指轻轻从腹部中心往下做环行按抚
	缩紧与放松运动	1. 紧缩左臂、握拳、伸直、抬高、放下左臂、放松 2. 把紧缩的左臂想象成子宫收缩,要做到除了子宫之外的其余部分放松	1. 廓清式呼吸、紧缩左臂、放松、廓清式呼吸 2. 紧缩左臂、紧缩右臂、紧缩右腿、紧缩左腿、紧缩右臂右腿、紧缩左臂左腿、紧缩右臂左腿、紧缩左臂右腿
潜伏期	胸式呼吸	1. 完全放松 2. 眼睛注视一个焦点 3. 由鼻孔吸气,嘴巴吐气,腹部保持放松。节奏为:吸、二、三、四、呼、二、三、四(重复 6～9 次) 4. 每分钟 6～9 次吸气及吐气,每次呼吸速度平稳,吸入及呼出量保持均匀 5. 每天练 5 次,每次以 60 秒为计	1. 收缩开始 2. 廓清式呼吸 3. 吸、二、三、四、呼、二、三、四(重复 6～9 次) 4. 廓清式呼吸 5. 收缩结束
加速期	浅而慢加速呼吸	1. 完全放松 2. 眼睛注视一个焦点 3. 由鼻孔吸气,由口吐气 4. 随子宫收缩之增强而加速呼吸,随子宫收缩减慢而减缓呼吸 5. 每天至少练 5 次,每次 1 分钟	1. 收缩开始 2. 廓清式呼吸 3. 吸、二、三、四、呼、二、三、四 吸、二、三、呼、二、三 吸、二、呼、二 吸、呼、吸、呼、吸、呼 吸、二、呼、二 吸、二、三、呼、二、三 吸、二、三、四、呼、二、三、四 4. 廓清式呼吸 5. 收缩结束
减速期	浅的呼吸	1. 完全放松 2. 眼睛注视一个焦点 3. 微张开嘴巴吸吐(发出"嘻嘻嘻"的声音) 4. 保持高位呼吸,在喉咙处发声 5. 呼吸速度依子宫收缩强度调整 6. 吸及吐的气,一样量,以免换气过渡 7. 连续 4～6 个快速吸吐再大力吐气,重复至收缩结束	1. 收缩开始 2. 廓清式呼吸 3. 嘻、嘻、嘻、嘻、嘘 嘻、嘻、嘻、嘻、嘘(为浅呼吸,停留在喉部) 4. 廓清式呼吸 5. 收缩结束

续表

时期	呼吸运动类型	方法	口令或步骤
第二产程	闭气运动	1. 平躺地板上，两脚抬高放椅子上或沙发上，臂部尽量移到椅子边缘，两膝屈曲，两腿分开，手握住椅子的脚 2. 大口吸气后憋气，往下用力 3. 头略抬起向肚脐看，下巴向前缩 4. 尽可能憋气20～30秒，吐气后马上再憋气用力直到收缩结束 5. 预产期前3天每天练习	1. 收缩开始 2. 廓清式呼吸 3. 吸气、憋气、用力(从1数到10)吸气、憋气、用力(从1数到10) 4. 廓清式呼吸 5. 收缩结束
	哈气运动	1. 嘴巴张开，做喘息式的急促呼吸 2. 全身放松	练习时闭气运动和哈气运动要穿插进行
	吹蜡烛运动	以吹蜡烛方式快速呼吸	不要用力——吹蜡烛

(十二) 分娩准备指导

考点：妊娠期健康指导

指导孕妇及家庭成员于妊娠后期准备好新生儿及产妇所需生活用品，新生儿衣物宜宽大便于穿、脱。产妇应备妊娠期所有的检查化验单、母子保健手册、干净内衣、卫生纸等。同时还可采用讲座、看录像等形式向孕妇宣传母乳喂养的好处，示教如何给新生儿洗澡、换尿布等。指导临近预产期的孕妇学会识别先兆临产，如出现阴道血性分泌物或规律宫缩(间歇5～6分钟，持续30秒)则为临产，应尽快到医院就诊。如阴道突然有大量液体流出，嘱孕妇侧卧，抬高臀部，并自测胎动，由家属迅速打电话或送往医院，以防脐带脱垂危及胎儿生命。

目 标 检 测

【A_1 型题】

1. 妊娠30周，骶左前位，胎心音的听诊部位应在
   A. 脐下左侧　B. 脐下右侧
   C. 脐上右侧　D. 脐上左侧
   E. 脐周
2. 关于四步触诊法哪项错误
   A. 前三步，检查者均面向孕妇头部
   B. 第四步，面向孕妇足部
   C. 第二步，触诊主要分辨胎背四肢在哪一侧
   D. 第三步，主要检查先露大小
   E. 第四步，主要了解先露部入盆程度
3. 孕妇末次月经为2013年5月8日，预产期是
   A. 2014年2月16日
   B. 2014年4月15日
   C. 2014年2月15日
   D. 2014年5月15日
   E. 2014年3月18日
4. 某孕妇，妊娠3个月，目前无任何不适，曾于6周前检查一次，请问她下一次应该什么时候检查
   A. 妊娠18周　B. 妊娠16周
   C. 妊娠20周　D. 妊娠14周
   E. 妊娠24周

【A_2 型题】

5. 患者，女，23岁，初孕妇。产科检查：子宫底位于脐上3横指，估计妊娠时间为
   A. 12周末　B. 16周末
   C. 24周末　D. 28周末
   E. 32周末
6. 患者，女，末次月经日期记不清，来医院检查时子宫底在脐上1横指，胎心音正常。估计妊娠为
   A. 16周末　B. 20周末
   C. 24周末　D. 28周末
   E. 32周末
7. 患者，女，29岁。尿HCG阳性，超声检查：宫内

妊娠6周，对其妊娠期健康指导正确的是

A. 妊娠初期8周内谨慎用药

B. 妊娠28周后每天数胎动1次

C. 妊娠12～28周避免性生活

D. 胎心率在160～180次/分

E. 妊娠30周后开始进行乳房护理

8. 初孕妇，26岁，妊娠41周，临产，胎心率170次/分。宫缩压力试验频繁出现晚期减速，护士给予吸氧并指导其取哪种体位

A. 左侧卧位

B. 头低足高位

C. 胎头的对侧卧位

D. 平卧位

E. 半卧位

【A_3型题】

（9～12题共用题干）

某孕妇，28岁，末次月经2013年2月20日，现妊娠38周。四步触诊法检查结果为：子宫底是圆而硬有浮球感的胎儿部位，耻骨联合的上方为软而宽、形态不规则胎儿部分，胎背位于母体腹部右侧。骨盆外测量：髂棘间径27cm，髂嵴间径27cm，骶耻外径17cm，出口后矢状径9cm，坐骨结节间径9cm。

9. 该孕妇的预产期是

A. 2013年9月29日

B. 2013年11月27日

C. 2013年10月5日

D. 2013年12月5日

E. 2013年11月23日

10. 胎方位是

A. 枕左前　　B. 枕右前

C. 骶左前　　D. 骶右前

E. 肩右前

11. 胎心音听诊最清楚的部位应是

A. 脐右下方　　B. 脐右上方

C. 脐左下方　　D. 脐左上方

E. 脐周

12. 哪条径线低于正常值

A. 髂棘间径

B. 髂嵴间径

C. 骶耻外径

D. 出口后矢状径

E. 坐骨结节间径

（王　容）

情境

某孕妇，26岁，宫内妊娠28周，前来找助产士小王为其做产前检查，请问小王应如何为该孕妇做产前腹部检查？

实训三　妊娠期腹部检查

【实训目的】

（1）能熟练测量宫高和腹围、初步估算胎儿的体重与孕周是否相符。

（2）会用四步触诊法评估胎儿大小、胎产式、胎先露及胎方位，初步判断头盆关系。

（3）能正确使用听诊器、木质听筒和多普勒胎心听诊仪听取胎心音。

（4）能对腹部检查结果进行初步分析。

【实训准备】

1. 物品准备　检查床、孕妇模型人、木质胎心听筒、多普勒胎心仪、秒表、皮尺、医用超声耦合剂、孕产妇保健手册、笔。

2. 环境准备　医院或妇产科实训室。

【操作程序】

素质要求 → 衣帽整洁、举止端庄、语言恰当、态度和蔼

↓

准备用物 → 检查床、孕妇模型人、木质胎心听筒、多普勒胎心仪、秒表、皮尺、医用超声耦合剂、孕产妇保健手册、笔

↓

环境准备 → 整洁，安静，室温和光线适宜，屏风遮挡，注意保护孕妇隐私

↓

产妇准备 →
携用物至孕妇床前，核对孕妇床号及姓名，检查者站于孕妇右侧
向孕妇讲解四步触诊法及听胎心音的目的、意义及操作步骤
让孕妇排空膀胱后仰卧于检查床上，助其暴露腹部、双腿略屈曲分开，放松腹肌

↓

视诊 → 观察腹部大小、形状，有无妊娠纹、手术瘢痕及水肿，并注意有无悬垂腹

↓

触诊 →
测宫高（实训图 3-1）
测腹围（实训图 3-2）
四步触诊第一步（实训图 3-3）：
检查者面向孕妇头端，双手置于子宫底部，了解子宫外形并测得子宫底高度，估计胎儿大小与妊娠周数是否相符。然后以双手指腹相对轻推，判断子宫底部的胎儿部分。若为胎头则硬而圆，且有浮球感，若为胎臀则软而宽，且形状略不规则
四步触诊第二步：
检查者面向孕妇头端，双手分别置于孕妇腹部左右侧，一手固定，另一手轻轻深按检查，两手交替，仔细分辨胎背及胎儿四肢的位置。平坦饱满者为胎背，可变形的高低不平部分为胎儿四肢，有时感到胎儿肢体活动，更易判断
四步触诊第三步：
检查者面向孕妇头端，右手拇指与其余四指分开，置于耻骨联合上方握住胎儿先露部，进一步查清是否已经衔接。若仍浮动，表示尚未入盆，若已衔接，则先露部不能被推动
四步触诊第四步：
检查者面向孕妇足端，左右手分别置于胎先露部的两侧，向骨盆入口方向向下深按，再次核对胎先露部的诊断是否正确，并确定胎先露部入盆的程度

↓

听诊 →
听诊胎心音（实训图 3-4，实训图 3-5）
可在胎儿背部侧的母体腹壁上，清楚地听到胎心音。头先露时在脐下两侧，臀先露时在脐上两侧，横位者则在靠近脐部下方听得最清楚
听胎心以判断胎儿正常，正常为 110～160 次/分

↓

操作后处理 →
整理用物
记录检查结果
预约下次检查时间

【实训评价】

1. 自我评价　孕妇在整个过程中是否出现子宫收缩及其他不适？各步检查的手法正确。能说出每步触诊所检查的内容。操作过程中进行有效的沟通，充分体现人文精神。

2. 同学互评　所实施的操作是否正确？是否正确判断胎方位？是否正确听诊胎心？

3. 教师评价　学生实施的操作优缺点有哪些？宫高、腹围是否测量准确？胎方位判断是否正确？胎心音听诊部位是否正确？

【注意事项】

(1) 检查前孕妇要排空膀胱。

(2) 使用软尺测量宫高和腹围时，松紧要适宜。

(3) 检查者手要温暖，力度适当，不宜过重或过轻，并询问孕妇有无不适。

(4) 胎心音听诊时环境应保持安静，注意胎心音的速率及有无脐带杂音。

【思考题】

(1) 产前检查的时间和内容。

(2) 正常胎心率是多少？

(3) 如何鉴别胎心音与脐带杂音、腹主动脉音、子宫杂音？

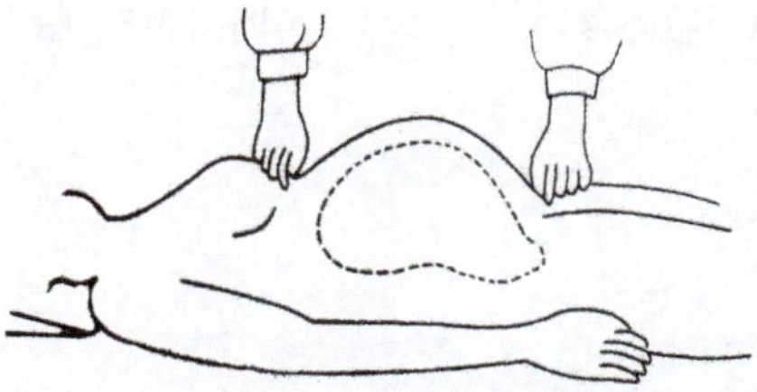

实训图 3-1 尺测子宫底高度

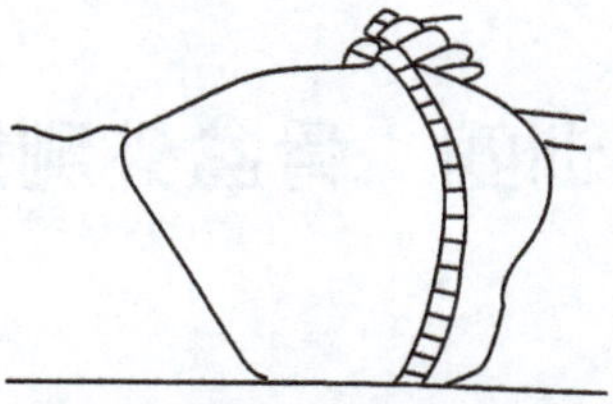

实训图 3-2 测量腹围

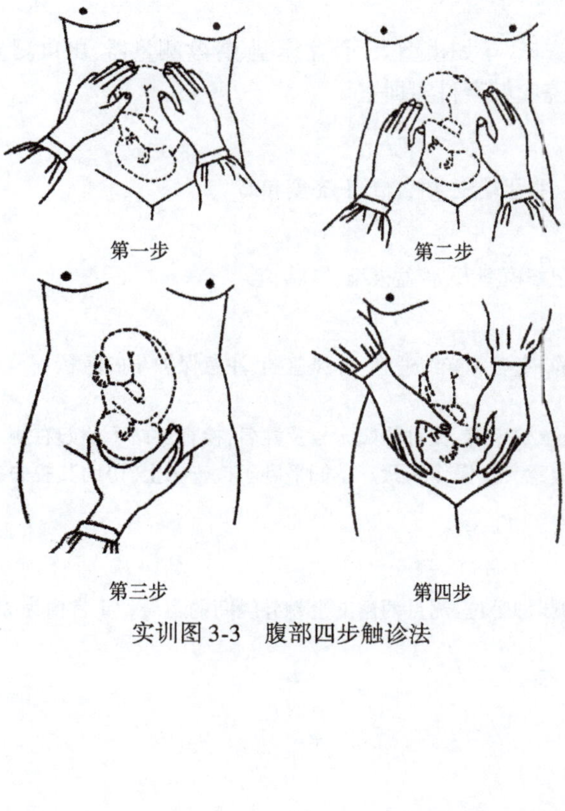

第一步 第二步

第三步 第四步

实训图 3-3 腹部四步触诊法

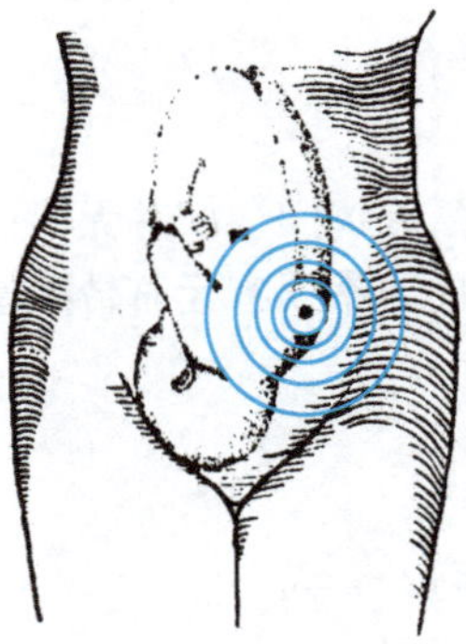
实训图 3-4　胎心传导

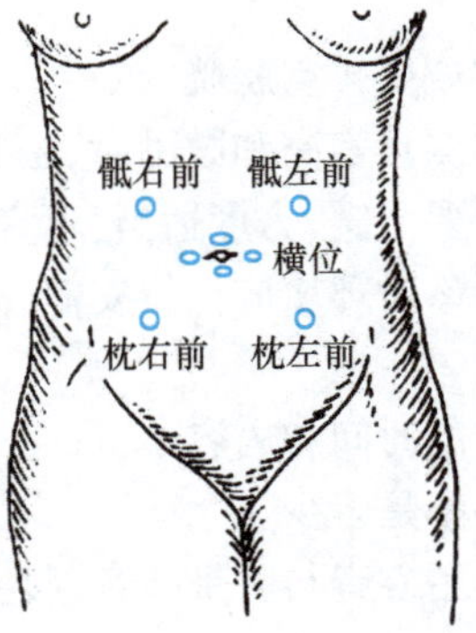

实训图 3-5　胎心听诊的部位

（王　容）

情境

某孕妇，26 岁，宫内妊娠 28 周，前来找助产士小王为其做产前检查，请问小王应如何为该孕妇做产前腹部检查？

实训四　骨盆外测量

【实训目的】

（1）能熟练进行骨盆外测量。

（2）能叙述骨盆外测量的主要径线及正常值。

【实训准备】

1. 物品准备　检查床、孕妇模型人、骨盆模型、骨盆测量器、出口测量器、屏风、笔。
2. 环境准备　医院或妇产科实训室。

【操作程序】

素质要求 → 衣帽整洁、举止端庄、语言恰当、态度和蔼

↓

准备用物 → 检查床、孕妇模型人、骨盆模型、屏风、笔

↓

环境准备 → 整洁，安静，室温和光线适宜，屏风遮挡，注意保护孕妇隐私

↓

产妇准备 → 携用物至孕妇床前，核对孕妇床号及姓名，检查者站于孕妇右侧。向孕妇讲解骨盆外测量的目的、意义及操作步骤。孕妇平卧于检查床上，协助其脱去裤子，注意保暖

↓

测量髂棘间径（IS）（实训图 4-1） → 孕妇取伸腿仰卧位，测量两髂前上棘外缘间的距离。正常值为 23～26cm

↓	
测量髂嵴间径(IC)(实训图 4-2) →	孕妇取伸腿仰卧位,测量两髂嵴外缘间最宽的距离。正常值为 25 ~ 28cm。以上两径线可以间接推算骨盆入口横径的长度
↓	
测量骶耻外径(EC)(实训图 4-3) →	协助孕妇取左侧卧位,右腿伸直,左腿屈曲。测量第 5 腰椎棘突下至耻骨联合上缘中点的距离。正常值为 18 ~ 20cm。第 5 腰椎棘突下,相当于米氏菱形窝的上角,或相当于髂嵴后连线中点下 1.5cm。此径线可以间接推测骨盆入口前后径的长度,是骨盆外测量中最重要的径线
↓	
测量出口横径(TO)(实训图 4-4) →	协助孕妇取仰卧位,两腿弯曲,双手抱双膝,测量两坐骨结节内侧缘的距离,正常值为 8.5 ~ 9.5cm。也可用检查者的拳头测量,若其间能容纳成人的手拳,则一般大于 8.5cm,即属正常
↓	
测量耻骨弓角度(实训图 4-5) →	用两手拇指尖斜着对拢,放置在耻骨联合下缘,左右两拇指平放在耻骨降支上面,测量两拇指间的角度即为耻骨弓角度,正常值为 90°,小于 80°则为异常。此角度可以反映骨盆出口横径的宽度
操作后处理	整理用物,记录检查结果,健康宣教,预约下次检查时间

【实训评价】

1. 自我评价　各骨性标志是否定位准确?测量方法是否准确?读数是否正确?孕妇是否满意检查过程?

2. 同学互评　所实施的操作是否正确?是否正确测量各径线?是否正确读数?

3. 教师评价　学生实施的操作优缺点有哪些?是否正确指导、协助孕妇摆放体位?各径线测量方法是否准确?读数方法是否正确?是否与孕妇良好沟通?

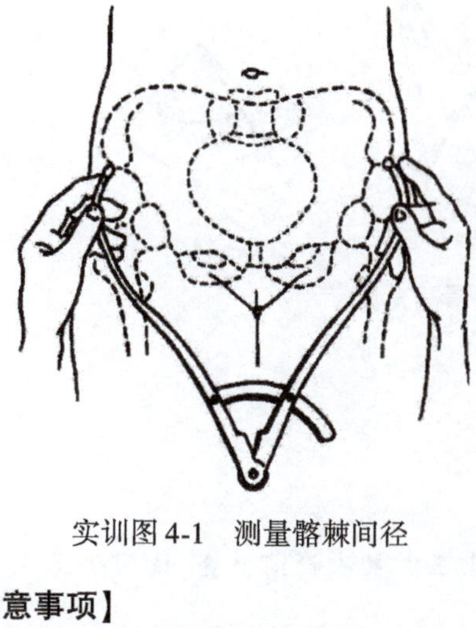

实训图 4-1　测量髂棘间径

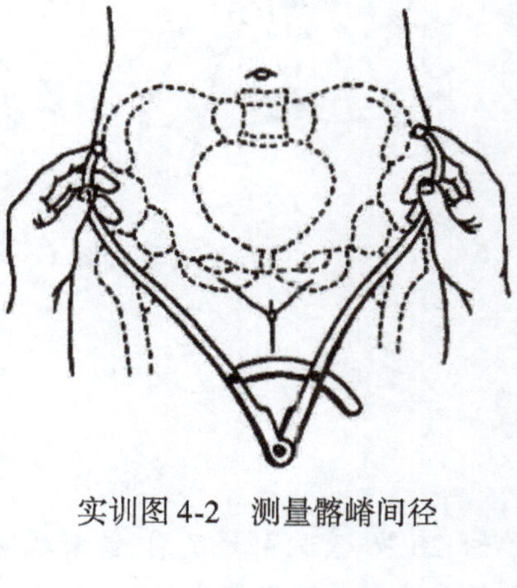

实训图 4-2　测量髂嵴间径

【注意事项】

(1) 检查前应核对骨盆测量器是否完好。

(2) 应指导与协助孕妇采取正确体位。

(3) 持器姿势应正确,各径线取点正确、规范。

【思考题】

(1) 骨盆外测量的径线是哪几条?正常值分别是多少?

(2) 影响骨盆外测量准确性的因素有哪些?应如何避免?

（3）骨盆外测量的意义是什么？

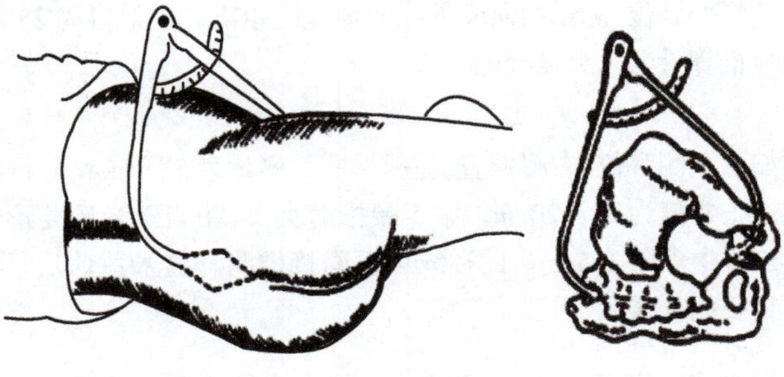

(1) (2)

实训图 4-3 测量骶耻外径

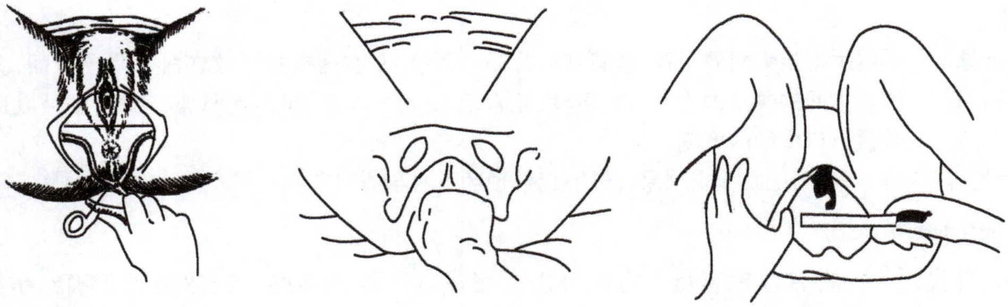

用测量器测量 用拳头测量 用尺子测量

实训图 4-4 测量坐骨结节间径

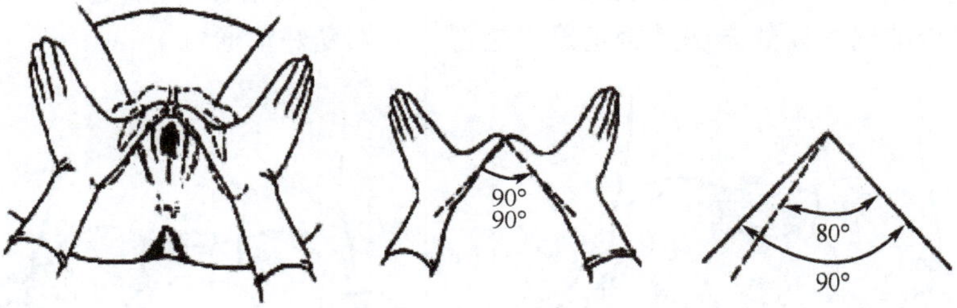

(1) (2) (3)

实训图 4-5 测量耻骨弓角度

（王 容）

情境

某孕妇，26 岁，宫内妊娠 7 周，前来找助产士小王做初次产前检查，请问小王应如何填写该孕妇的孕产妇系统保健手册？

实训五 填写孕产妇系统保健手册

【实训目的】

（1）能准确为初次行产前检查的孕妇填写孕产妇系统保健手册。

（2）学会绘制并分析妊娠图。

（3）能准确推算预产期。

（4）能对初次行产前检查的孕妇进行健康宣教。

【实训准备】

1. 物品准备　孕产妇系统保健手册、笔。

2. 环境准备　医院或妇产科实训室。

【操作程序】

素质要求 → 衣帽整洁、举止端庄、语言恰当、态度和蔼
↓
准备用物 → 孕产妇系统保健手册、笔
↓
环境准备 → 整洁，安静，室温和光线适宜
↓
填写封面 → 询问并填写姓名、年龄、职业等项目
↓
采集病史 → 采集病史后，填写孕妇的一般资料、既往史、家族史、月经史、婚育史、本次妊娠经过、预产期等内容
↓
推算预产期→ 根据末次月经日期推算预产期，并填写
↓
填写体查结果 → 给孕妇行体格检查、妇科检查等，并填写结果
↓
填写常规辅助检查结果→ 填写常规辅助检查如血常规、尿常规、大便常规、地中海贫血筛查、心电图等的结果
↓
填写高危评分结果 → 做好孕妇高危因素的评分并填写结果，有高危因素的孕妇填写高危处理情况
↓
绘制妊娠图→ 在产科腹部检查和骨盆测量的基础上，填写检查结果并绘制妊娠图（实训图5-1）
↓
其他记录 → 做好妊娠期特殊处理记录
↓
健康宣教 → 进行健康宣教，教会孕妇自数胎动的方法、产前检查的时间等并记录
↓
操作后处理→ 整理用物

【实训评价】

1. 自我评价　病史采集、体格检查是否准确？各项内容是否记录准确、无遗漏？是否与孕妇沟通良好？字迹是否工整？

2. 同学互评　初次产前检查的各项内容是否填写完整、准确？

3. 教师评价　学生实施的操作优缺点有哪些？病史采集的方法、体格检查的操作是否正确？是否与孕妇良好沟通？字迹是否清晰、工整？

【注意事项】

（1）结果记录要真实、准确。

（2）病史采集要完整、真实。

【思考题】

（1）预产期如何推算？如果末次月经不清楚，应如何推算预产期？

（2）应告知孕妇下一次何时来产前检查，这段时间会有哪些不适，如何应对？

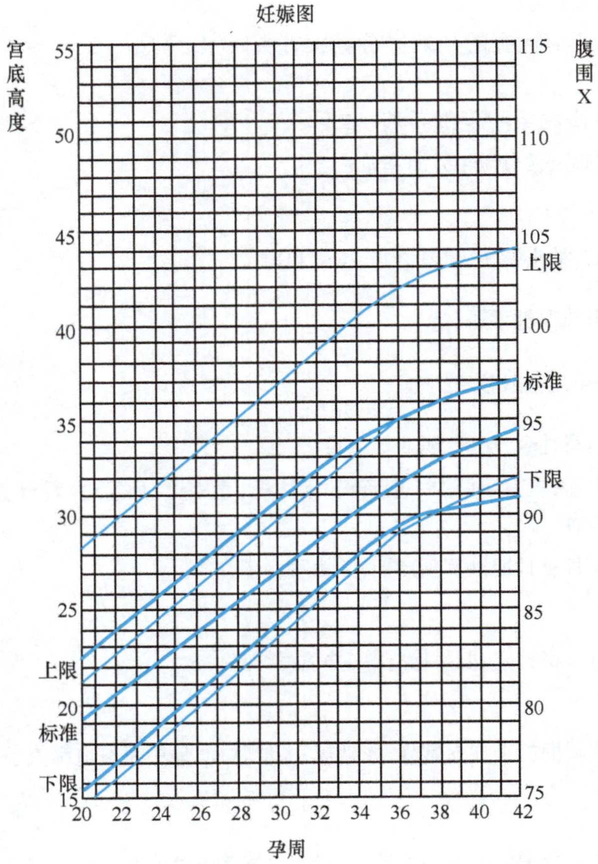

实训图 5-1　妊娠图

（王　容）

情境

孕妇,38 岁,妊娠 35 周,有先天性心脏病史,妊娠以来,家属与孕妇均很焦虑,担心胎儿安危状况。作为助产士应该如何使用胎儿电子监护仪监护胎儿的健康状况?

实训六　胎儿电子监护仪的使用

【实训目的】

(1) 能独立使用胎儿电子监护仪进行胎心监护。

(2) 能准确说出胎心率基线变异的临床意义,能分析预测胎儿宫内储备能力的各种试验及试验结果的临床意义。

【实训准备】

1. 物品准备　检查床、孕妇模型人、治疗车、胎儿电子监护仪、耦合剂、血压计、卫生纸。

2. 环境准备　医院或妇产科实训室。

【操作程序】

素质要求 → 衣帽整洁、举止端庄、语言恰当、态度和蔼
↓
准备用物 → 检查床、孕妇模型人、治疗车、胎儿电子监护仪、耦合剂、血压计、卫生纸
↓
环境准备 → 整洁,安静,室温和光线适宜,屏风遮挡,注意保护孕妇隐私
↓
产妇准备 → 携用物至孕妇床前,核对孕妇床号及姓名,检查者站于孕妇右侧。向孕妇解释胎心监护仪检查的目的、意义及操作步骤。让孕妇取半卧位或左侧卧位,助其暴露腹部
↓
寻找胎心最清晰位置 → 四步触诊法确定胎方位,根据胎方位找出胎心最清晰之处
↓
固定探头 → 将胎心探头涂耦合剂后,放在孕妇腹壁胎心听诊最清楚的位置,腹带固定。将子宫收缩压力探头置于子宫底下3横指处,并用另一条腹带固定
↓
胎心监护20分钟 → 连接好监护仪后,教会孕妇使用胎动描记按钮。监护过程中,注意观察通过扬声器传出的胎心跳动的频率
↓
初看胎心监护图形 → 初看胎心监护描记的图形。若20分钟内无胎动,可轻轻推动孕妇腹壁,再延长监测20分钟
↓
结束监测 → 监测结束后,关闭胎儿电子监护仪。擦去孕妇腹部耦合剂,协助孕妇整理衣裤。撕下胎心监护记录纸。在记录纸上注明孕妇的姓名、妊娠周数、监测日期及时间
↓
告知结果 → 分析胎心监护图形,评分,告知孕妇结果
↓
健康宣教 → 进行健康宣教,教会孕妇自数胎动的方法及注意事项
↓
操作后处理 → 整理床单位及用物,分类归放原处

【实训评价】

1. 自我评价　胎方位判断是否正确?胎心监护仪的探头放置是否正确?胎心监护的曲线描记是否连续、清晰?

2. 同学互评　胎心监护仪的探头放置是否正确?胎心监护的曲线描记是否连续、清晰?

3. 教师评价　学生实施的操作优缺点有哪些?胎方位判断是否正确?胎心监护仪的监护与处理是否正确?与孕妇沟通是否良好?孕妇是否满意检查过程?

【注意事项】

(1) 固定胎心多普勒探头和宫缩压力探头的腹带松紧要适中,过松影响子宫收缩压力曲线,过紧造成孕妇不适。

(2) 监测环境要相对安静,孕妇情绪平静。

(3) 孕妇不能取过久的平卧位,以免发生仰卧位低血压综合征,监测过程中可以变换体位。

【思考题】

(1) 何谓早期减速、晚期减速、变异减速及其临床意义?

(2) NST及OCT的临床意义是什么?

(3) 请分析如下的胎心监护曲线图。

(王　容)

情境

某初孕妇,26岁,宫内妊娠28周,前来找助产士小王咨询如何能够减轻分娩疼痛,小王决定先教会产妇拉玛泽呼吸法。请问小王应如何指导该孕妇?

实训七 妊娠期腹部检查

【实训目的】

(1) 能说出拉玛泽呼吸法的作用及步骤。

(2) 能熟练指导孕妇应用拉玛泽呼吸法。

(3) 能跟孕妇良好沟通,并理解、关怀孕妇。

【实训准备】

1. 物品准备　椅子、垫子。
2. 环境准备　医院或妇产科实训室。

【操作程序】

素质要求 → 衣帽整洁、举止端庄、语言恰当、态度和蔼

↓

准备用物 → 孕妇模型人、椅子、垫子

↓

环境准备 → 整洁,安静,室温和光线适宜,屏风遮挡,注意保护孕妇隐私

↓

产妇准备 → 向孕妇解释拉玛泽呼吸法的好处、意义

↓

指导孕妇练习廓清式呼吸 →

坐或躺
↓
眼睛注视一个焦点
↓
全身完全放松。将手轻轻放在下腹部
↓
鼻子吸气到腹部(吸到不能再吸)。吸气时,将手指轻轻从腹部外围往上做环行按抚
↓
用吹蜡烛的方式吐气(吐到不能再吐)。呼气时,将手指轻轻从腹部中心往下做环行按抚

↓

缩紧与放松运动 →

1. 廓清式呼吸
↓
紧缩左臂:紧缩左臂→握拳→伸直→抬高→放下左臂(要点:把紧缩的左臂想象成子宫收缩,要做到除了子宫之外的其余部分放松)
↓
放松
↓
廓清式呼吸

2. 依次将紧缩左臂换为紧缩右臂、紧缩右腿、紧缩左腿、紧缩右臂右腿、紧缩左臂左腿、紧缩右臂左腿、紧缩左臂右腿,重复上述步骤

↓

↓

胸式呼吸 → 1. 完全放松
2. 眼睛注视一个焦点
3. 由鼻孔吸气,嘴巴吐气,腹部保持放松。节奏为:吸、二、三、四、呼、二、三、四(重复6~9次)
4. 每分钟6~9次吸气及吐气,每次呼吸速度平稳,吸入及呼出量保持均匀

↓

浅而慢加速呼吸 → 1. 完全放松
2. 眼睛注视一个焦点
3. 由鼻孔吸气,由口吐气
节奏为:吸、二、三、四、呼、二、三、四
吸、二、三、呼、二、三
吸、二、呼、二
吸、呼、吸、呼、吸、呼
吸、二、呼、二
吸、二、三、呼、二、三
吸、二、三、四、呼、二、三、四
4. 随子宫收缩之增强而加速呼吸,随子宫收缩减慢而减缓呼吸

↓

浅的呼吸 → 1. 完全放松
2. 眼睛注视一个焦点
3. 微张开嘴巴吸吐(发出"嘻嘻嘻"的声音)。保持高位呼吸,在喉咙处发声
节奏为:嘻、嘻、嘻、嘻、嘘
嘻、嘻、嘻、嘻、嘘(为浅呼吸,停留在喉部)
呼吸速度依子宫收缩强度调整。吸及吐的气量一样,以免换气过度
4. 连续4~6个快速吸吐再大力吐气,重复至收缩结束

↓

闭气运动 → 1. 平躺地板上,两脚抬高放椅子上或沙发上,臂部尽量移到椅子边缘,两膝屈曲,两腿分开,手握住椅子的脚
2. 大口吸气后憋气,往下用力(从1数到10)。同时头略抬起向肚脐看,下巴向前缩
3. 尽可能憋气20~30秒,吐气后马上再憋气用力直到收缩结束

↓

哈气运动 → 1. 嘴巴张开,像喘息式的急促呼吸
2. 全身放松

↓

吹蜡烛运动 → 以吹蜡烛方式快速呼吸

↓

指导孕妇根据产程时期不同选择呼吸方法 → 第一产程潜伏期:胸式呼吸;活跃期的加速期:浅而慢加速呼吸;减速期:浅的呼吸;第二产程:闭气运动、哈气运动、吹蜡烛运动

↓

操作后处理 → 整理用物

【实训评价】

1. 自我评价　各种呼吸方法是否正确?是否熟练?

2. 同学互评　各种呼吸方法是否正确?指导孕妇时讲解是否清晰?

3. 教师评价　学生实施的操作优缺点有哪些?各种呼吸方法是否正确?讲解是否清晰?与孕妇沟通是否自如?是否关爱孕妇?

【注意事项】

(1) 呼吸节律均匀、节奏正确。

(2) 不同时期应选择采取不同的呼吸方式。

【思考题】

(1) 拉玛泽呼吸法镇痛的原理是什么?

(2) 运用拉玛泽呼吸法能使分娩完全不痛吗?

(王　容)

第6章 正常分娩

第1节 影响分娩的四因素

案例 6-1

某女士，26 岁，已婚。平素月经规则，月经周期为 28 日。现停经 40 周，一日前出现阴道少量流血，不规则下腹痛，3 小时前出现阴道流水，急诊入院。

讨论分析：

(1) 该女士可能的状况是什么？

(2) 哪些因素会影响该女士接下来的分娩过程？

妊娠满 28 周(196 日)及以后，胎儿及其附属物自临产发动到全部从母体娩出的过程，称分娩(delivery)。妊娠满 28 周至不满 37 足周(196 ~ 258 日)间分娩称早产(preterm delivery)；妊娠满 37 周至不满 42 足周(259 ~ 293 日)间分娩称足月产(term delivery)；妊娠满 42 周及其后(294 日及以上)分娩称过期产(postterm delivery)。

考点：影响分娩的因素

影响分娩的四因素是产力、产道、胎儿及产妇的精神心理因素。若各因素均正常并能互相适应，胎儿能顺利通过产道，为正常分娩。

一、产　　力

将胎儿及其附属物从子宫内逼出的力量称产力。产力包括子宫收缩力(简称宫缩)、腹肌及膈肌收缩力(统称腹压)和肛提肌收缩力。

(一) 子宫收缩力

子宫收缩力是临产后的主要产力，贯穿于整个分娩过程。临产后的宫缩能迫使子宫颈管变短变直至消失、宫口扩张、胎先露下降和胎盘及胎膜娩出。临产后的正常宫缩特点有：

1. 节律性　宫缩的节律性是临产的重要标志。正常宫缩是子宫体部不随意的、有规律的阵发性收缩并伴有疼痛，故有“阵痛”之称。每次阵缩总是由弱渐强(进行期)，维持一定时间(极期)，随后由强渐弱(退行期)，直至消失进入间歇期(图 6-1)。间歇期子宫肌松弛。阵缩如此反复出现，直至分娩全过程结束。临产开始时，宫缩持续约 30 秒，间歇期 5 ~ 6 分钟。随着产程进展，宫缩持续时间逐渐延长，间歇期逐渐缩短，当宫口开全(10cm)之后，宫缩持续时间可长达 60 秒，间歇期可缩短至 1 ~ 2 分钟。

考点：子宫收缩力的特点

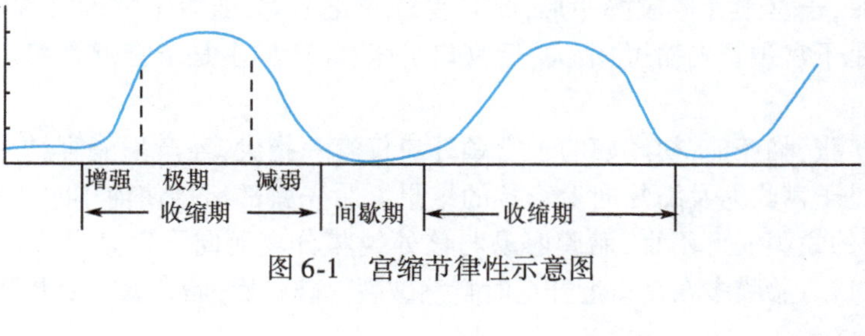

图 6-1　宫缩节律性示意图

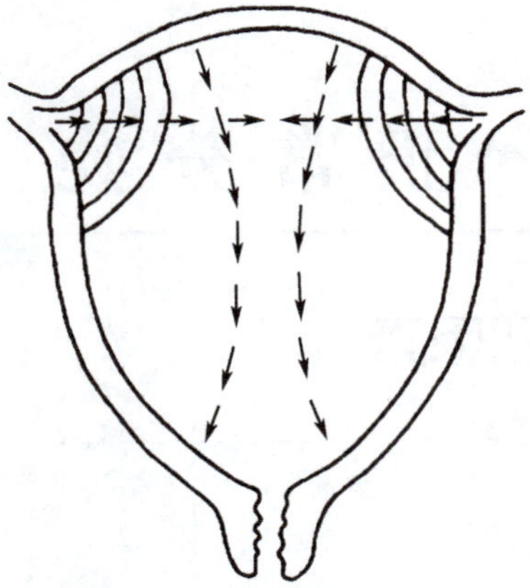

图 6-2 宫缩对称性和极性

2. 对称性和极性　正常宫缩起自两侧子宫角部，以微波形式迅速向子宫底部中线集中，左右对称，然后向子宫下段扩散，此为子宫收缩的对称性；宫缩以子宫底部最强最持久，向下则逐渐减弱，子宫底部收缩力的强度几乎是下段的 2 倍，此为子宫收缩的极性(图 6-2)。

3. 缩复作用　每当宫缩时，子宫体部肌纤维缩短变宽，间歇期肌纤维松弛，但不能完全恢复到原来的长度，经过反复收缩，肌纤维越来越短，这种现象称为缩复作用。

(二) 腹肌和膈肌收缩力

腹肌及膈肌收缩力(腹压)是第二产程时娩出胎儿的重要辅助力量。当宫口开全后，胎先露部已降至阴道。宫缩时，前羊水囊或胎先露部压迫骨盆底组织及直肠，反射性地引起排便动作，产妇主动屏气，向下用力，腹肌及膈肌强有力的收缩使腹内压增高，促使胎儿娩出。腹压在第二产程，特别是第二产程末期配合宫缩时运用最有效，否则容易使产妇疲劳和造成宫颈水肿，致使产程延长。腹压在第三产程还可促使已剥离的胎盘娩出。

(三) 肛提肌收缩力

肛提肌收缩力有协助胎先露部在骨盆腔进行内旋转的作用。当胎头枕部露于耻骨弓下时，能协助胎头仰伸及娩出。胎儿娩出后，胎盘降至阴道时，肛提肌收缩力有助于胎盘娩出。

二、产　　道

产道是胎儿娩出的通道，分为骨产道与软产道两部分。

(一) 骨产道

骨产道指真骨盆(见第 1 章)。

(二) 软产道

软产道是由子宫下段、子宫颈、阴道及骨盆底软组织构成的弯曲管道。

1. 子宫下段形成　子宫下段(图 6-3)由非妊娠时长约 1cm 的子宫峡部逐渐拉长伸展形成。子宫峡部于妊娠 12 周后逐渐扩展成为子宫腔的一部分，至妊娠末期逐渐被拉长形成子宫下段。临产后，规律宫缩进一步使子宫下段拉长达 7 ~ 10cm，肌壁变薄成为软产道的一部分。由于子宫肌纤维的缩复作用，子宫上段肌壁越来越厚，子宫下段肌壁被牵拉越来越薄。由于子宫上下段肌壁厚薄不同，在两者间的子宫内面有一环状隆起，称生理缩复环。正常情况下，此环自腹部不易见到。

2. 子宫颈的变化

考点：宫颈变化的特点

(1) 子宫颈管消失：临产前，宫颈管长 2 ~ 3cm，初产妇较经产妇稍长。临产后的规律宫缩牵拉子宫颈内口的子宫肌纤维及周围韧带，加之胎先露部前羊水囊呈楔状，致使子宫颈内口向上向外扩张，子宫颈管形成漏斗形，此时宫口变化不太，随后子宫颈管逐渐缩短直至消失。初产妇多是子宫颈管先缩短、消失，后宫口扩张；经产妇多是子宫颈管缩短、消失与宫口扩张同时进行。

(2) 宫口扩张：临产前，初产妇的子宫颈外口仅容一指尖，经产妇能容纳一指。临产后，宫口扩张主要是子宫收缩及缩复向上牵拉的结果。胎先露部衔接使前羊水于宫缩时不能回流，且子宫下段的蜕膜发育不良，胎膜容易与该处蜕膜分离而向子宫颈管突出，形成前羊水囊，协助扩张宫口。胎膜多在宫口近开全时自然破裂。破膜后，胎先露部直接压迫子宫颈，扩

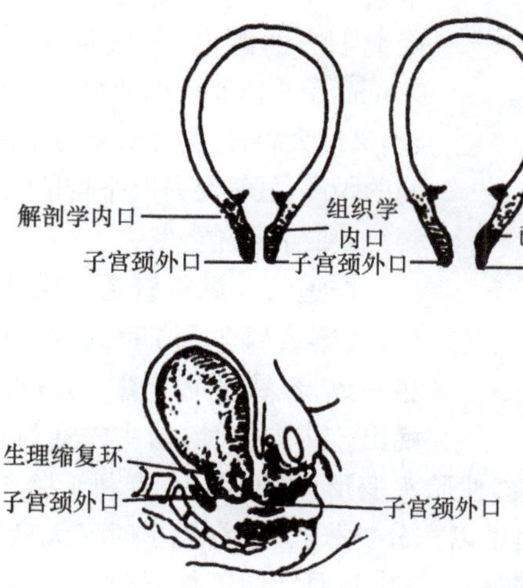

图6-3 子宫下段的形成过程

张宫口的作用更明显。产程不断进展，当宫口开全时，足月胎头方能通过。

3. 骨盆底、阴道及会阴的变化 前羊水囊及胎先露部先将阴道上部撑开，破膜后胎先露部下降直接压迫骨盆底，使软产道下段形成一个向前弯的长筒，前壁短后壁长，阴道外口开向前上方，阴道黏膜皱襞展平使腔道加宽。肛提肌向下及向两侧扩展，肌束分开，肌纤维拉长，使5cm厚的会阴体变成2~4mm，以利胎儿通过。妊娠期，阴道及骨盆底的结缔组织和肌纤维增生肥大，血管变粗，血运丰富，肌纤维弹力增大，临产后，会阴体能承受一定压力，但分娩时若保护会阴不当，也易造成裂伤。

三、胎 儿

胎儿能否顺利通过产道，除产力和产道因素外，还与胎儿大小、胎位及有无畸形密切相关。

（一）胎儿大小

在分娩过程中，胎儿大小是决定分娩难易的重要因素之一。胎头是胎体的最大部分，也是胎儿通过产道最困难的部分。胎儿过大致胎头径线大时，虽骨盆大小正常，也可引起相对性头盆不称造成难产。

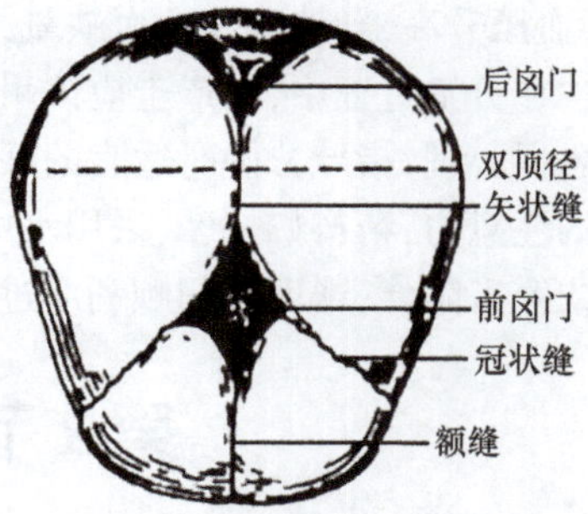

图6-4 胎头颅骨、颅缝、囟门

1. 胎头颅骨 由顶骨、额骨、颞骨各两块及枕骨一块构成。两块颅骨之间的缝隙称颅缝。两顶骨间为矢状缝，顶骨与额骨间为冠状缝，枕骨与顶骨间为人字缝，颞骨与顶骨间为颞缝，两额骨间为额缝。两颅缝交界空隙较大处称囟门，位于胎头前方菱形囟门称前囟（大囟门），位于胎头后方三角形囟门称后囟（小囟门）（图6-4）。颅缝与囟门均有软组织覆盖，使骨板有一定活动余地，胎头有一定可塑性。在分娩过程中，通过颅缝轻度重叠使头颅变形、头颅体积缩小，有利于胎头娩出。

考点：胎头径线、判断胎方位的标志

2. 胎头径线 主要有4个（图6-5）。①双顶径（BPD）：为两顶骨隆突间的距离，是胎头最大横径，妊娠足月时平均值约为9.3cm，临床常用B型超声检测此值判断胎儿大小。②枕额径：为鼻根至枕骨隆突的距离，妊娠足月时平均值约为11.3cm，胎头常以此径衔接。③枕

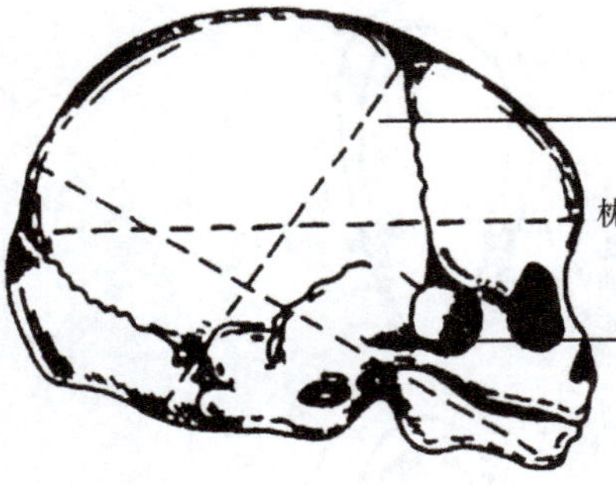

图 6-5 胎头径线

下前囟径：又称小斜径，为前囟中央至枕骨隆突下方的距离，妊娠足月时平均值约为 9.5cm，胎头俯屈后以此径通过产道。④枕颏径：又称大斜径，为颏骨下方中央至后囟顶部间的距离，妊娠足月时平均值约为 13.3cm。

（二）胎位

产道为一纵行管道。胎产式为纵产式（头先露或臀先露）时，胎体纵轴与骨盆轴相一致，容易通过产道。头先露较臀先露易娩出。头先露时，胎头先通过产道，能充分扩张产道，且在分娩过程中颅骨能稍微重叠，使胎头变形、周径变小，有利于胎头娩出。臀先露时，胎臀先娩出，较胎头周径小且软，阴道难以充分扩张，当胎头娩出时又无变形机会，使胎头娩出困难。肩先露时，胎体纵轴与骨盆轴垂直，妊娠足月活胎不能通过产道，对母儿威胁极大。矢状缝和囟门是确定胎位的重要标志。临产前后，应触清矢状缝及前后囟，以明确胎位，有助于决定分娩方式。

（三）胎儿畸形

胎儿畸形指胎儿某一部分发育异常，如脑积水、连体儿等，由于胎头或胎体过大，通过产道时常发生困难。

四、精神心理因素

分娩虽是生理现象，但分娩对于产妇又是一种持久而强烈的应激源。分娩应激既可以产生生理上的应激，也可以产生精神心理上的应激。产妇精神心理因素能影响机体内部的平衡、适应力和健康。产妇对分娩的害怕和恐惧致使其临产后情绪紧张，常常处于焦虑、不安和恐惧的精神心理状态。产妇的这种情绪改变会使机体产生一系列变化，如心率加快、呼吸急促、肺内气体交换不足等，致使子宫缺氧及收缩乏力、宫口扩张缓慢、胎先露部下降受阻、产程延长、产妇体力消耗过多；同时也促使产妇神经内分泌发生变化，交感神经兴奋，释放儿茶酚胺，血压升高，导致胎儿缺血缺氧，出现胎儿窘迫。

在分娩过程中，助产士应该耐心安慰产妇，讲解分娩是生理过程，尽可能消除产妇的焦虑和恐惧心理，指导分娩时适宜的呼吸方法和躯体放松的技术、播放产妇喜爱的音乐等转移产妇的注意力，帮产妇按摩、采用水中分娩等减轻分娩疼痛，开展家庭式产房陪伴分娩，允许丈夫或家人陪伴，帮助产妇顺利度过分娩全过程。

第 2 节 枕先露的分娩机制

分娩机制（mechanism of labor）是指胎儿先露部为了适应骨盆各平面的不同形态，被动地进行一系列适应性转动，以其最小径线通过产道的全过程。临床上枕先露占 95.55%～97.55%，其中又以枕左前位最多见，现以枕左前位的分娩机制为例说明。

（一）衔接

胎头双顶径进入骨盆入口平面，胎头颅骨最低点接近或达到坐骨棘水平，称衔接（图 6-6）。胎头以半俯屈状态进入骨盆入口，由于枕额径大于骨盆入口前后径，胎头以枕额径衔接，矢状缝落在骨盆入口右斜径上，胎头枕骨在骨盆左前方。经产妇多在分娩开始后胎头衔接，初产妇多在预产期前 1～2 周内胎头衔接。若初产妇已临产而胎头仍未衔接，应警惕有头盆不称。

考点：衔接的定义及时间

（二）下降

胎头沿骨盆轴前进的动作称下降。下降动作贯穿于分娩全过程，与其他动作相伴随。下降动作呈间歇性，宫缩时胎头下降，间歇时胎头又稍退缩。促使胎头下降的因素有：①宫缩时通过羊水传导，压力经胎轴传至胎头；②宫缩时子宫底直接压迫胎臀；③胎体伸直伸长；④腹肌收缩使腹压增加。初产妇因宫口扩张缓慢和软组织阻力大，其胎头下降速度较经产妇慢。胎头下降程度为临床上判断产程进展的重要标志。胎头在下降过程中，受骨盆底的阻力影响发生俯屈、内旋转、仰伸、复位及外旋转等动作。

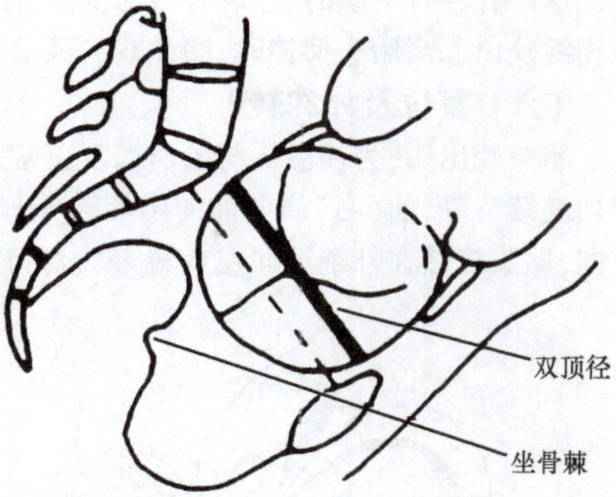

图6-6 胎头衔接

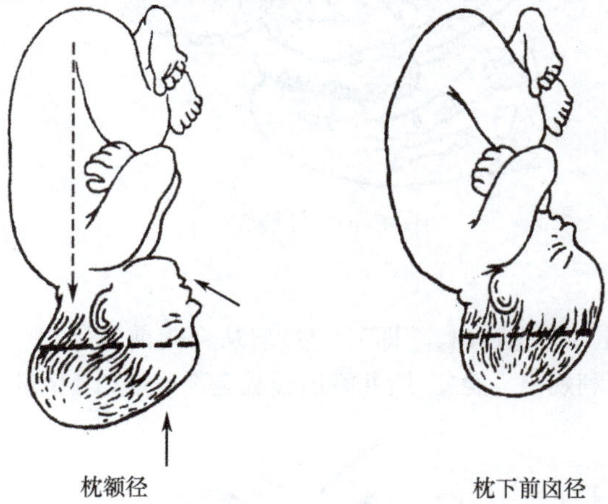

图6-7 胎头俯屈

（三）俯屈

当胎头以枕额径进入骨盆腔后，继续下降至骨盆底时，原来处于半俯屈的胎头枕部遇肛提肌阻力，借杠杆作用进一步俯屈，使下颏接近胸部，变胎头衔接时的枕额周径（平均34.8cm）为枕下前囟周径（平均32.6cm）（图6-7），以最小径线适应产道，有利于胎头继续下降。

考点：俯屈的作用

（四）内旋转

胎头到达中骨盆，为适应中骨盆前后径大于横径的特点，胎头枕部首先受到盆底阻力，由肛提肌的收缩力将胎头的枕部推向阻力较小的前方，胎头枕部向前向中旋转45°（图6-8），使其矢状缝与中骨盆及骨盆出口前后径相一致，枕骨位于耻骨弓下，但胎肩仍保持原来位置，内旋转一般在第一产程末完成，如果不能完成内旋转动作，胎头无法娩出，造成难产。

考点：内旋转方向

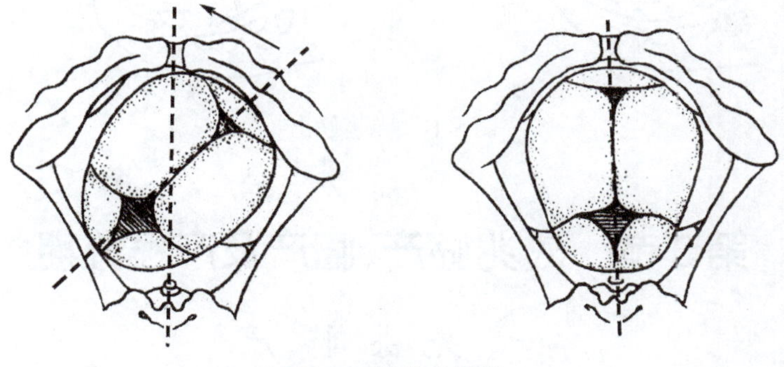
图6-8 胎头内旋转

（五）仰伸

当完全俯屈的胎头下降达阴道外口时，宫缩和腹压继续迫使胎头下降，而肛提肌收缩力又将胎头向前推进。两者的共同作用使胎头沿骨盆轴下段向下向前的方向转向前，胎头枕骨下部达耻骨联合下缘时，以耻骨弓为支点，使胎头逐渐仰伸，胎头的顶、额、鼻、口、颏由会阴前缘相继娩出。当胎头仰伸时，胎儿双肩径沿左斜径进入骨盆入口（图 6-9）。

（六）复位及外旋转

胎头娩出后，为使胎头与胎肩恢复正常关系，胎头枕部向左旋转 45°称为复位。胎肩在盆腔内继续下降，前（右）肩向前向中旋转 45°时，胎儿双肩径转成与骨盆出口前后径相一致的方向，胎头枕部在外继续向左旋转 45°，保持胎头与胎肩的垂直关系，称为外旋转（图 6-10）。

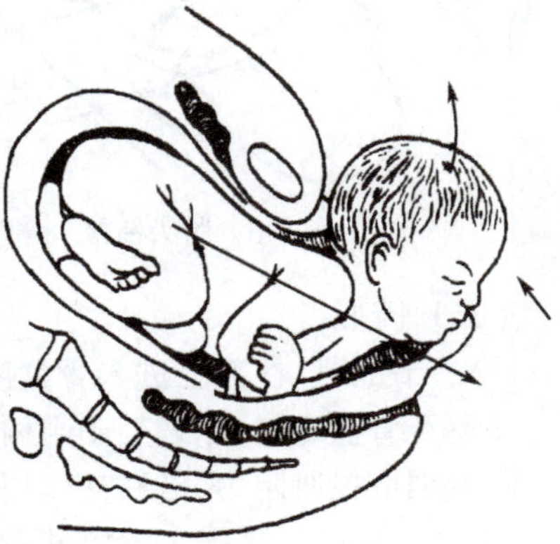

图 6-9　仰伸

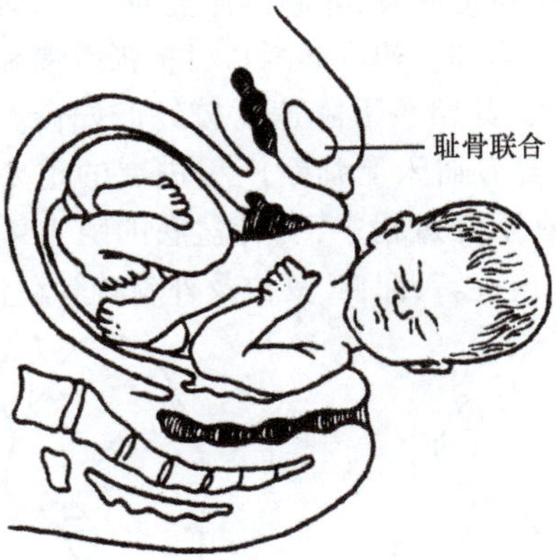

图 6-10　外旋转

（七）胎肩及胎儿娩出

胎头完成外旋转后，胎儿前（右）肩在耻骨弓下先娩出，随即后（左）肩从会阴前缘娩出。胎儿双肩娩出后，胎体及胎儿下肢随之取侧位顺利娩出。至此，胎儿娩出过程全部完成（图 6-11）。

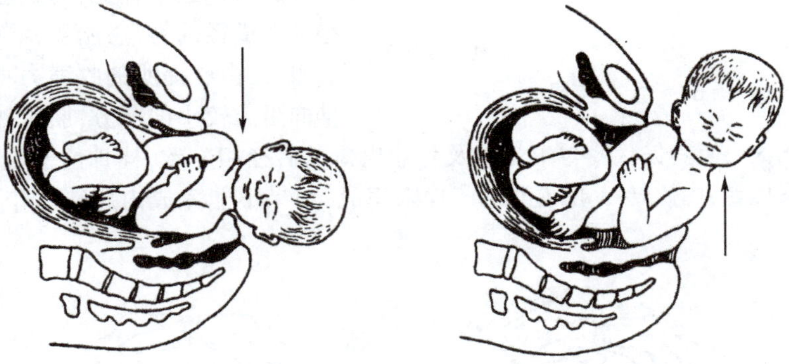

图 6-11　胎肩娩出

第 3 节　先兆临产、临产及产程分期

一、先兆临产

分娩发动前，出现预示孕妇不久将临产的症状称先兆临产。

（一）假临产

孕妇在分娩发动前，常出现假临产。其特点是宫缩持续时间短且不恒定，间歇时间长且不规律，宫缩强度不增加，常夜间出现、清晨消失，宫缩引起下腹部轻微胀痛，子宫颈管不短缩，宫口不扩张，给予镇静剂能抑制假临产。

（二）胎儿下降感

多数孕妇感到上腹部较前舒适，进食量增多，呼吸较轻快，系胎先露部下降进入骨盆入口使子宫底下降的缘故。因胎头入盆压迫膀胱常有尿频症状。

（三）见红

在分娩发动前24～48小时内，因子宫颈内口附近的胎膜与该处的子宫壁分离，毛细血管破裂经阴道排出少量血液，与子宫颈管内的黏液相混排出，称见红，是分娩即将开始比较可靠的征象。若阴道流血量较多，超过平时月经量，不应认为是先兆临产，应想到妊娠晚期出血疾病的可能，如前置胎盘等。

考点：先兆临产最可靠的征象是见红

二、临产的诊断

临产开始的标志为有规律且逐渐增强的子宫收缩，持续30秒或以上，间歇5～6分钟，同时伴随进行性子宫颈管消失、宫口扩张和胎先露部下降。

考点：临产标志

三、总产程及产程分期

总产程即分娩全过程，是指从开始出现规律宫缩直到胎儿胎盘全部娩出。临床分为3个产程。

（一）第一产程

第一产程又称子宫颈扩张期。从开始出现间歇5～6分钟的规律宫缩到宫口开全。初产妇的子宫颈较紧，宫口扩张较慢，需11～12小时；经产妇的子宫颈较松，宫口扩张较快，需6～8小时。

考点：产程分期

（二）第二产程

第二产程又称胎儿娩出期。从宫口开全到胎儿娩出，初产妇需1～2小时，经产妇通常数分钟即可完成，但也有长达1小时者。

（三）第三产程

第三产程又称胎盘娩出期。从胎儿娩出到胎盘娩出，需5～15分钟，不应超过30分钟。

（周 楠）

第4节 第一产程

案例6-2

某孕妇，29岁，因宫内妊娠39周，阵发性腹痛1小时入院。查体：体温36.5℃，脉搏82次/分，呼吸16次/分，血压120/80mmHg，宫高32cm，腹围92cm，头先露，已入盆，胎心音140次/分，宫缩30秒/(5～6)分，宫口指尖，S^{-2}。入院4小时后再次行产程评价，宫口开大3cm，S^{-1}，胎心监护无异常。

讨论分析：

(1) 该产妇是否临产了？依据是什么？

(2) 目前该产妇产程进展顺利吗？应如何对该产妇进行产程观察？

(3) 对该产妇应怎样进行健康教育？

一、第一产程的临床经过

（一）规律宫缩

产程开始时，子宫收缩力弱，宫缩持续时间较短（约30秒），间歇期较长（5～6分钟）。随产程进展，子宫收缩强度不断增加，持续时间逐渐延长（50～60秒），间歇期逐渐缩短（2～3分钟）。当宫口近开全时，宫缩持续时间可长达1分钟或以上，间歇期仅1～2分钟。

（二）宫口扩张

当宫缩渐频且不断增强时，子宫颈管逐渐缩短直至消失，宫口逐渐扩张。宫口扩张有一定的规律性，于潜伏期扩张速度较慢，进入活跃期后宫口扩张速度加快。当宫口开全（10cm）时，子宫颈边缘消失。通过肛诊或阴道检查，可以确定宫口扩张程度。

（三）胎先露下降

宫颈扩张的同时，胎先露逐渐下降，胎先露下降的程度以胎头颅骨的最低点与骨盆坐骨棘平面的关系为标志。一般在子宫颈口开大到4～5cm时，胎头应达坐骨棘水平，临床上通过阴道检查或肛门检查，明确胎头下降程度，判断产程进展。

（四）胎膜破裂

考点：破膜常发生时间

胎膜破裂简称破膜。宫缩时，子宫羊膜腔内压力增高，胎先露衔接、下降后，将羊水阻断为前后两部分，在胎先露前面的羊水量约100ml，称前羊水，形成前羊膜囊，有扩张子宫颈口的作用。随着宫缩继续增强，羊膜腔内压力更高，当压力增加到一定程度时，胎膜自然破裂。破膜多发生在宫口近开全时。

二、处　　理

（一）观察子宫收缩

考点：第一产程观察内容

通过触诊法或胎儿电子监护仪观察子宫收缩。最简单的方法是触诊法，助产士将一手手掌放于产妇腹壁上子宫底部直接检查，宫缩时子宫体部隆起变硬，间歇期松弛变软。定时观察宫缩持续时间、强度、间歇时间及其规律性，并记录。宫缩记录方法为持续时间/间歇时间，如宫缩持续40秒，间隔4～5分钟，记为40秒/（4～5）分钟。

采用胎儿电子监护仪监测，能描记宫缩曲线，了解宫缩强度，频率和每次宫缩持续时间，能较全面、客观反映宫缩情况。一般每隔1～2小时观察一次，每次连续观察3次宫缩。胎心监护有外监护与内监护两种类型。

1. 外监护　为子宫外监护，临床上最常用，将宫缩压力探头放置在产妇腹壁子宫体近子宫底部，适用于胎膜未破、宫口未开时。

2. 内监护　为子宫内监护，将充满液体的塑料导管通过子宫口置于胎儿先露部上方的羊膜腔内，外端连着压力探头，描记宫缩间歇期及宫缩时的压力。所测得结果较准确，但有引起子宫腔内感染的缺点。适用于胎膜已破、宫口扩张1cm以上者，临床较少使用。

（二）观察胎心音

用听诊器于宫缩间歇期听诊胎心，潜伏期每隔1～2小时听一次。进入活跃期后，应每15～30分钟听一次，每次听诊1分钟。此方法虽简单，但仅能获得每分钟的胎心率，不能识别胎心率的变异及其与宫缩、胎动的关系。采用胎儿电子监护仪进行胎心监测，将测量胎心的探头置于胎心音最响亮的部位，以腹带固定于产妇腹壁上。胎儿电子监护仪可描记胎心曲线，便于连续观察胎心率的变异及其与宫缩、胎动的关系。正常情况下，宫缩时胎心率变快，宫缩间歇时胎心率迅速恢复。若出现胎心率不能迅速恢复，胎心率<110次/分或>160次/分，历时10分钟以上，均为胎儿缺氧表现，需立即给产妇吸氧，协助取左侧卧位并报告医师做进一步处理。

（三）观察宫口扩张及胎先露下降

1. 肛门指诊或阴道检查　临产后，可通过阴道检查或肛门指诊观察宫口扩张及胎头下降情况。肛门指诊方法（图6-12）：产妇仰卧，两腿屈曲分开，检查者站在产妇右侧，检查前用消毒纸遮盖阴道口避免粪便污染阴道，右手示指戴指套蘸润滑剂，轻轻伸入直肠内，拇指伸直，其余各指屈曲以利示指深入。检查者在直肠内的示指向后触及尾骨尖端，了解尾骨活动度，然后检查两侧坐骨棘是否突出并确定胎头高低，之后用指端掌侧探查子宫颈口，摸清其四周边缘，估计宫口扩张程度。当宫口近开全时，仅能摸到一个窄边。当宫口开全时，则摸不到宫口边缘。未破膜者，在胎头前方可触及有弹性的前羊膜囊。破膜者，可直接触及胎头，扪清囟门、颅缝位置，以利于胎位的确定。阴道检查：能直接触清胎先露、宫口、骨盆内腔情况，且严密消毒后的阴道检查并不增加感染机会，而过频的肛门指诊可增加产褥感染的机会，故国内有些医院目前选择做消毒后行阴道检查来了解产程进展情况。

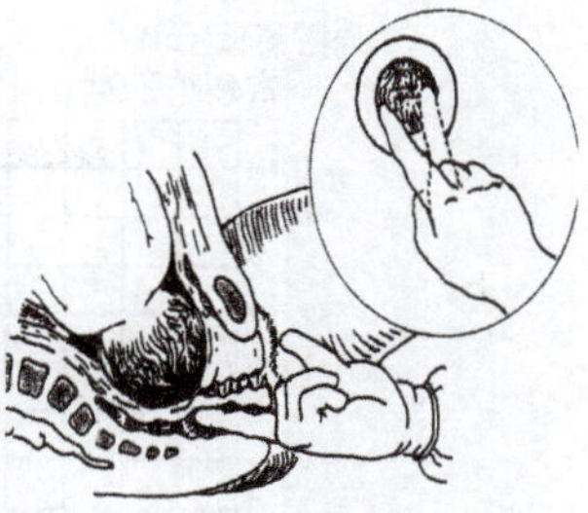

图6-12　肛门指诊

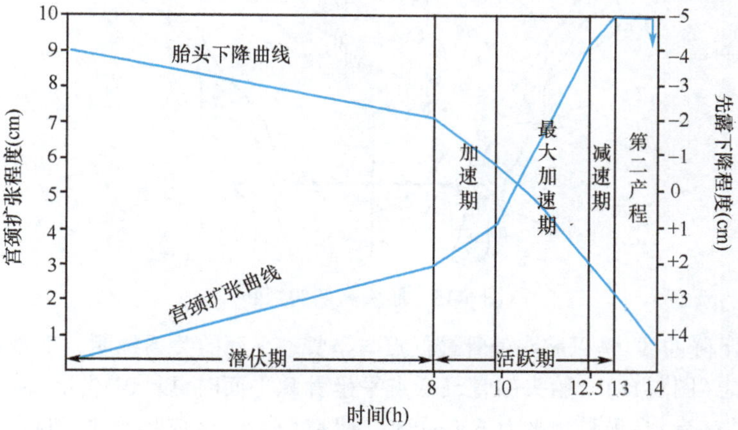

图6-13　交叉产程图

2. 产程图　现多采用产程图（描记宫口扩张曲线和胎头下降曲线）来记录、观察产程进展情况，并指导产程的处理。产程图以临产时间（小时）为横坐标，宫口扩张程度及胎先露下降程度为纵坐标，描记宫口扩张曲线和胎头下降曲线。若两条曲线在图中呈反向交叉着，称为交叉产程图（图6-13）。两条曲线呈伴行者，称为伴行产程图（图6-14）。现在临床上多采用交叉产程图。1972年Philpott在产程图上标出警戒线和处理线，用以指导判断产程进展可能发生异常的标准，现已被广泛采用。从宫口扩张达3cm处后4小时为预期宫口开全的时间，将此二者相连的连线即为警戒线，在警戒线后4小时处再划一条与之平行的线为处理线。警戒线与处理线之间为警戒区。大部分分娩在警戒线前完成，进入警戒区后应及时处理，如超过处理线，则提示为严重的异常。

（1）宫口扩张曲线：子宫颈口扩张的规律是先慢后快，分为潜伏期和活跃期。潜伏期是指从规律宫缩开始至宫口扩张3cm。此期扩张速度较慢，约需8小时，超过16小时称潜伏期延长。活跃期是指宫口扩张3cm至宫口开全10cm，约需4小时，超过8小时称活跃期延长。活跃期又划分为3期：加速期（宫口扩张3～4cm，约需1.5小时）；最大加速期（宫口扩张4～9cm，约需2小时）；减速期（宫口扩张9～10cm，约需0.5小时）。

考点：潜伏期和活跃期正常与异常的时限

一般情况下，潜伏期应每2～4小时检查一次，活跃期后每1～2小时检查一次。同时应根据宫缩情况和产妇的临床表现，适当地增减检查次数，不宜过多检查，检查次数过多，容易引起感染。将每次检查的结果记录下来并描记产程图。

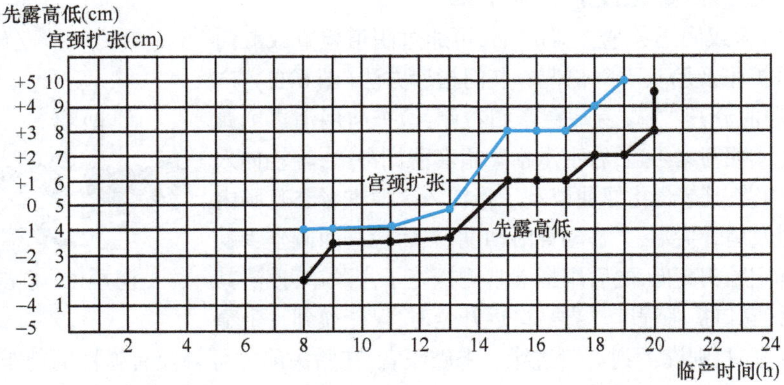

图 6-14 伴行产程图

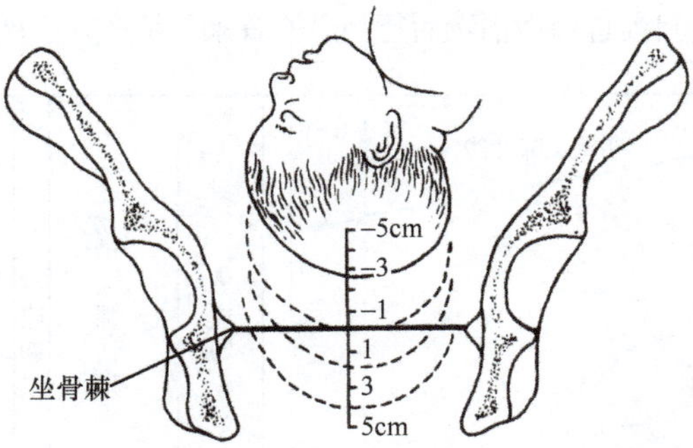

图 6-15 胎头高低的判断

(2) 胎头下降曲线：是以胎头颅骨最低点与坐骨棘平面的关系标明。坐骨棘平面是判断胎头高低的标志(图 6-15)。胎头颅骨最低点平坐骨棘平面时，以“0”表示；在坐骨棘平面上 1cm 时，以“-1”表示；在坐骨棘平面下 1cm 时，以“+1”表示，余依此类推。胎头于潜伏期下降不明显，于活跃期下降加快，平均每小时下降 0.86cm，可作为估计分娩难易的有效指标之一。

考点： 胎头下降的判断

（四）观察破膜情况

通过肛门指诊或阴道检查了解胎膜情况。胎膜多在宫口近开全时自然破裂，一旦破膜，应立即听胎心音，观察羊水性状、颜色和流出量，并记录破膜时间。破膜超过 12 小时尚未分娩应给予抗炎药物预防感染。若为头先露，羊水呈黄绿色混有胎粪，提示胎儿窘迫，应及时处理。若羊水清亮而胎头高浮，应嘱产妇卧床休息并抬高臀部，预防脐带脱垂。

三、护 理 评 估

（一）护理评估

1. 健康史　首先了解产妇的个人资料，包括姓名、年龄、职业、身高、体重、营养情况、既往史、月经史、生育史等；对既往有不良孕产史者应了解原因。阅读产前检查记录，了解产妇本次妊娠情况，如妊娠早期有无感冒、用药史，有无接触放射线及有害的化学物质，有无腹痛、阴道流血、头痛、水肿等症状。了解规律宫缩出现的时间、强度及频率，了解胎心音、胎方位、骨盆测量值、胎先露入盆等情况。了解血常规、尿常规等实验室检查情况。了解产妇临产后的饮食、休息及大小便情况。

2. 身体状况

(1) 一般情况：临产后产妇的呼吸、脉搏可能有所增加，而体温变化不大。宫缩时血压可上升5～10mmHg，伴腹部疼痛，有些产妇有腰酸、腰骶部胀痛的表现。

（2）产程进展情况：评估宫缩的强度、频率，宫口开大情况，先露下降程度，胎膜是否破裂，胎心音的节律、频率和强弱及其与宫缩的关系。

3. 心理、社会状况　由于第一产程时间长，产妇对疼痛、分娩的害怕，容易出现焦虑和急躁情绪，不能很好地进食和休息，体力消耗较大，可影响产程的进展。

4. 辅助检查　胎儿监护仪描记的宫缩曲线与胎心曲线，可以了解胎心率的变化及其与宫缩、胎动的关系，可判断胎儿在宫内的安危状态，是较全面反映宫缩的客观指标。

（二）护理诊断/合作性问题

1. 疼痛　与临产后的宫缩有关。

2. 焦虑　与缺乏分娩知识、担心本人及胎儿的安危有关。

3. 舒适改变　与子宫收缩、胎膜破裂、陌生环境有关。

（三）护理措施

1. 入院护理　产妇入院后，护士向产妇及家属做自我介绍，帮助产妇熟悉工作人员，介绍待产室及产房的环境并采集病史。

2. 心理护理　向产妇及家属耐心讲解分娩的生理过程，帮助产妇认识阴道分娩的好处，让产妇对分娩经过、可能出现的情况及变化有一定的认识，并做好心理准备；及时告知产妇分娩进展，鼓励产妇说出心里的感受并耐心倾听、给予解释，缓解产妇的焦虑，增加其安全感，增强产妇对自然分娩的信心，调动产妇的积极性，使其与医护人员密切合作；做好丈夫及家庭成员的卫生宣教，协调他们与产妇之间的关系，鼓励他们给予产妇更多的关爱与支持，如开展导乐陪伴分娩或丈夫陪伴分娩、设立温馨病房等，以很好地缓解产妇的焦虑与孤独感，树立对阴道分娩的信心。对精神紧张不能缓解者，遵医嘱给予少量镇静剂，有利于分娩的顺利进行。

3. 减轻分娩疼痛　做好心理护理，指导产妇尽量保持愉快的情绪，播放产妇喜爱的音乐等转移产妇的注意力，在宫缩时指导产妇控制呼吸的方法，指导、帮助产妇放松，给予适当的按摩，采用水中分娩、自由体位分娩等方法减轻分娩疼痛，促进产程进展。

4. 产程观察

（1）子宫收缩：用腹部触诊或胎儿电子监护仪观察宫缩。一般连续观察三次宫缩并记录。如发现异常情况，应立即报告医师及时处理。

（2）胎心：应在宫缩间歇期听诊胎心，潜伏期每1～2小时听诊一次，活跃期每15～30分钟听诊一次，每次听诊1分钟，注意胎心音的频率、节律及强弱，并做好记录。

考点：胎心监测

（3）宫颈扩张和胎先露下降：潜伏期应每2～4小时检查一次，活跃期每1～2小时一次，每次检查者不超过两人。做好检查记录并描画产程图。

（4）胎膜：如胎膜已破，应嘱产妇卧床休息，使用消毒会阴垫并注意外阴清洁卫生。如宫口开全胎膜未破，可于宫缩间歇期行人工破膜。破膜后超过12小时尚未分娩者，遵医嘱给予抗生素预防感染。

（5）观察生命体征：密切观察产妇的生命体征。每4～6小时测量一次血压，若发现异常，应增加测量次数并报告医师，给予相应处理。

5. 分娩知识宣教与生活护理

（1）提供温馨的待产环境：营造安静、舒适的待产环境，待产室的光线尽量采用自然光或使用柔和的灯光。开展家庭式产房，允许丈夫、家人陪伴。

（2）补充液体和热量：临产后因为宫缩疼痛，部分产妇不愿进食，在宫缩间歇期，应鼓励产妇少量多次进食高热量、易消化食物，并注意摄入足够水分，以保证分娩时精力和体力充沛。

考点：第一产程生活护理

（3）活动与休息：临产后，若胎头已入盆、未破膜、宫缩不强者，产妇可在室内适当活动，加速产程进展。若胎膜已破、胎头未衔接者，应卧床休息，取头低脚高位，以免脐带脱出。指导产妇在宫缩间歇期休息，平卧时以左侧卧位为宜，有利于胎盘血液循环，防止胎儿窘迫。

（4）清洁卫生：产程中产妇出汗较多、阴道分泌物及羊水流出等可污染外阴、衣裤、床单及被褥等造成不适，应协助产妇洗脸、擦汗、更衣、更换床单，大小便后及时会阴冲洗，保持会阴部的清洁、干燥，促进舒适，预防感染。

（5）排尿：临产后，应鼓励产妇每 2～4 小时排尿一次，以免膀胱充盈影响宫缩及胎头下降。排尿困难者，必要时可导尿。

（6）排便：初产妇宫口扩张<4cm、经产妇宫口扩张<2cm 时，根据产妇具体情况可行温肥皂水灌肠。灌肠前应向产妇做好解释工作，并顾及产妇的隐私，选择两次子宫收缩的间歇期插管。灌肠溶液为 0.2% 肥皂水 500～1000ml，温度为 39～42℃，禁用生理盐水，以防黏膜吸入钠离子。灌肠既能清除粪便，避免分娩时排便污染，又能通过反射作用刺激宫缩加速产程进展。但胎膜早破、胎头未衔接、胎位异常、阴道流血、严重心脏病、有剖宫产史、高血压、胎儿窘迫、先兆早产、急产史者及宫缩强估计 1 小时内即将分娩者，均不宜灌肠。灌肠后应密切观察宫缩及胎心音，并做好记录，如有异常及时报告医生并协助处理。目前临床上已不进行灌肠。

四、健康教育

指导产妇保持轻松愉快的心情，积极配合医护人员处理与护理，产程中少量多次进食清淡而富有营养的食物，补充水分，保持体力，及时排空膀胱，采用自由体位分娩，有助于产程进展，并做好迎接新生儿的准备。

第5节 第二产程

案例 6-3

某产妇，27 岁，妊娠 38 周，因临产由急诊收入产房，护士为其做产前检查：血压正常，宫缩持续 40 秒，间歇 1～2 分钟，胎心率 140 次/分；宫口开全。

讨论分析：

（1）该产妇现在处于第几产程？依据是什么？

（2）如何进行产程的观察与护理？

一、第二产程的临床经过

（一）宫缩频而强

宫口开全后，宫缩的频率及强度进一步增强，每次持续 1 分钟或以上，间歇期仅 1～2 分钟，此时胎膜多已自然破裂。若仍未破膜，常影响胎头下降，应立即行人工破膜。

（二）屏气用力

当胎先露降至骨盆底组织并压迫直肠时，产妇有排便感，不自主地向下屏气用力，增加腹压，协同子宫收缩，促进胎儿下降。

（三）胎头拨露

随着产程进展，会阴渐膨隆和变薄，肛门括约肌松弛且张开。于宫缩时胎头露出于阴道口，在宫缩间歇期，胎头又缩回到阴道内，称胎头拨露（图 6-16）。

考点：胎头拨露、胎头着冠的定义

（四）胎头着冠

经过几次胎头拨露，胎头外露部分不断增大，直至双顶径越过骨盆出口，宫缩间歇时胎头不再回缩，称胎头着冠(图6-17)。

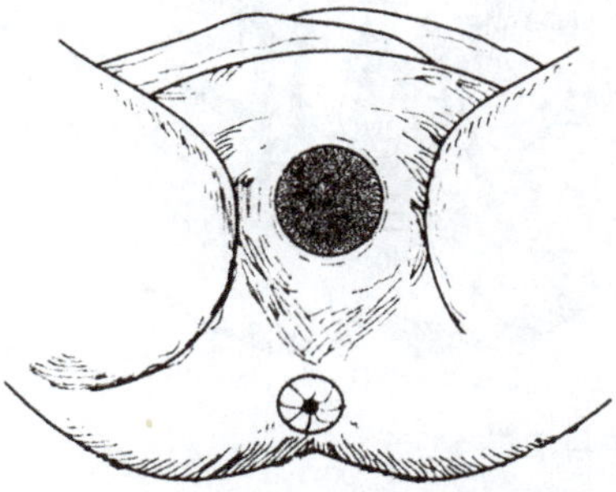

图6-16 胎头拨露

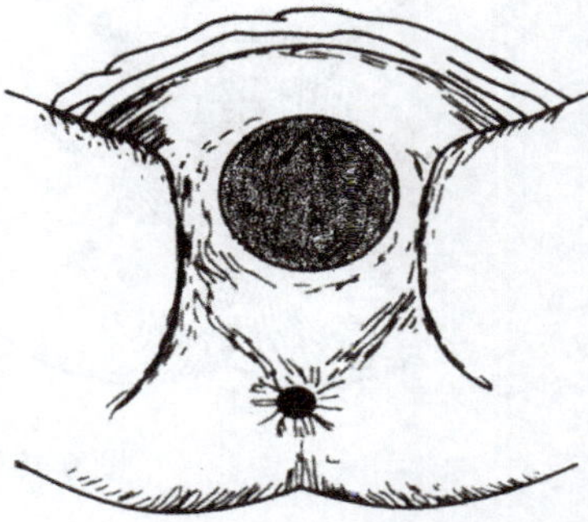

图6-17 胎头着冠

(五) 胎儿娩出

随着产程继续进展，胎头发生仰伸动作，接着胎头复位及外旋转，前肩和后肩相继娩出，随之整个胎体娩出，后羊水流出，子宫迅速缩小。

二、处 理

(一) 密切观察胎心及产程进展

第二产程宫缩频而强，应了解宫缩的频率及强度，观察胎先露部下降的情况，还需密切监测胎儿有无急性缺氧，应勤听胎心，通常每5～10分钟听一次，必要时用胎儿监护仪。若发现胎心异常、第二产程延长等异常情况，应立即吸氧并做相应处理，尽快结束分娩。

考点：第二产程胎心监测

(二) 指导产妇屏气用力

宫口开全后，指导产妇正确屏气用力，运用腹压。方法是：让产妇双腿屈曲，双足蹬在产床上，两手握住产床两侧的把手，宫缩时先深吸一大口气屏住，使腹肌和膈肌收缩，如解大便样向下用力屏气，以增加腹压。宫缩间歇期，让产妇呼气，全身肌肉放松、安静休息。再次出现宫缩时，再做屏气动作，如此反复直至胎头着冠。胎头着冠后不应再让产妇在宫缩时屏气，以免胎头娩出过快致使会阴裂伤，而应让产妇张口哈气，于宫缩间歇期时稍微用力，使胎头、胎肩缓慢娩出。

考点：产妇屏气用力的时机

(三) 接产准备

产妇分娩时的体位可采取膀胱截石位、立式、半坐卧式、坐式、蹲式及跪式等数种体位。国外许多医院和妇幼保健机构已不限制分娩体位，让产妇自主选择舒适的体位分娩。我国目前各医院仍以传统的仰卧位最为常见，有的医院开始尝试选择坐位等其他分娩体位。

1. 产妇准备　初产妇宫口开全、经产妇宫口开大4cm且宫缩较强时，应将产妇送至分娩室，做好接生准备工作。让产妇仰卧于产床，两腿屈曲分开，露出外阴部，在臀下放便盆，用消毒干纱布球盖住阴道口，以防冲洗液流入阴道。用消毒纱布球蘸温肥皂水擦洗外阴部，顺序是小阴唇、大阴唇、阴阜、大腿内上1/3、会阴及肛门周围。然后用温开水冲净肥皂水，随后取出阴道口的纱布球，最后以0.1%苯扎溴铵(新洁尔灭)溶液冲洗或用聚维酮碘(碘伏)进行消毒(图6-18)。消毒完毕撤去臀下的便盆或塑料单，铺消毒巾于臀下，准备接产。

考点：会阴消毒的方法

2. 物品准备　打开产包，按需准备好物品，如麻醉药品、缩宫素、新生儿吸痰管等，预热辐射台，开启暖箱等。

3. 接产者的准备　接产者按无菌操作常规洗手、穿手术衣及戴手套后，铺好消毒巾、穿好腿套。做好接产各种准备。

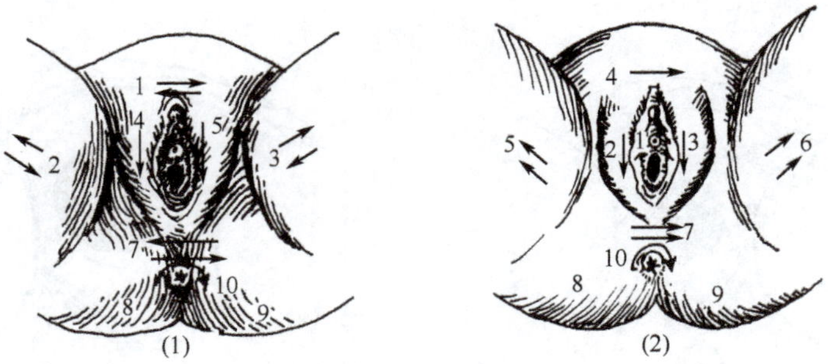

图 6-18 会阴清洁与消毒

(四) 接产

接产时主要任务是正确保护会阴和协助胎儿安全娩出。

1. 评估会阴条件 接产时如发现会阴过紧缺乏弹力、会阴水肿、耻骨弓过低、胎儿过大、胎儿娩出过快等，估计分娩时会阴撕裂不可避免，应行会阴切开术，以免胎儿娩出时发生严重的会阴撕裂。

2. 接产要领 保护会阴的同时，协助胎头俯屈，让胎头以最小径线（枕下前囟径）在宫缩间歇时缓慢地通过阴道口，产妇与接产者此时应密切配合。

3. 接产步骤 接产者站在产妇右侧，当胎头拨露使阴唇后联合紧张时，开始保护会阴。方法是：在会阴部盖消毒巾，接产者右肘支在产床上，右手拇指与其余四指分开，手掌大鱼际肌顶住会阴部。

每当宫缩时应向上内方托压，同时左手应持纱布轻轻下压胎头枕部，协助胎头俯屈并使胎头缓慢下降。宫缩间歇时，保护会阴的右手稍放松，以免压迫过久引起会阴水肿。当胎头枕部在耻骨弓下露出时，此时若宫缩强，应嘱产妇张口哈气消除腹压作用，让产妇在宫缩间歇时稍向下屏气，使胎头缓慢娩出。胎头娩出后，右手仍应注意保护会阴，左手自鼻根向下颏挤压，挤出口鼻内的黏液和羊水，然后协助胎头复位及外旋转，左手向下轻压胎儿颈部，使前肩从耻骨弓下先娩出，再向上托胎儿颈部，使后肩从会阴前缘缓慢娩出。双肩娩出后，保护会阴的右手方可离开，然后双手协助胎体及下肢相继以侧位娩出，并记录胎儿娩出时间（图 6-19）。胎儿娩出后，在产妇臀下放一弯盘接血，以测量出血量。当胎头娩出见有脐带绕颈一周且较松时，可用手将脐带顺胎肩推下或从胎头滑下。若脐带绕颈过紧或绕颈 2 周或以上，可先用两把血管钳将其中一段夹住从中剪断脐带，注意勿伤及胎儿颈部。

(五) 行会阴切开术

接产时如发现会阴过紧、水肿、瘢痕或胎儿过大，估计分娩时会阴裂伤不可避免者，或母儿有病理情况需紧急结束分娩者，应适时行会阴切开术。

三、护　　理

(一) 护理评估

1. 健康史 了解产妇的生命体征有无异常、宫口开全的时间，先露下降情况，宫缩的频率及强度，胎心、羊水的颜色及性状和第一产程的经过及处理。

2. 身体状况 评估子宫收缩、胎先露下降及会阴情况，询问产妇腹痛、腰骶酸痛程度。观察产妇是否正确使用腹压。

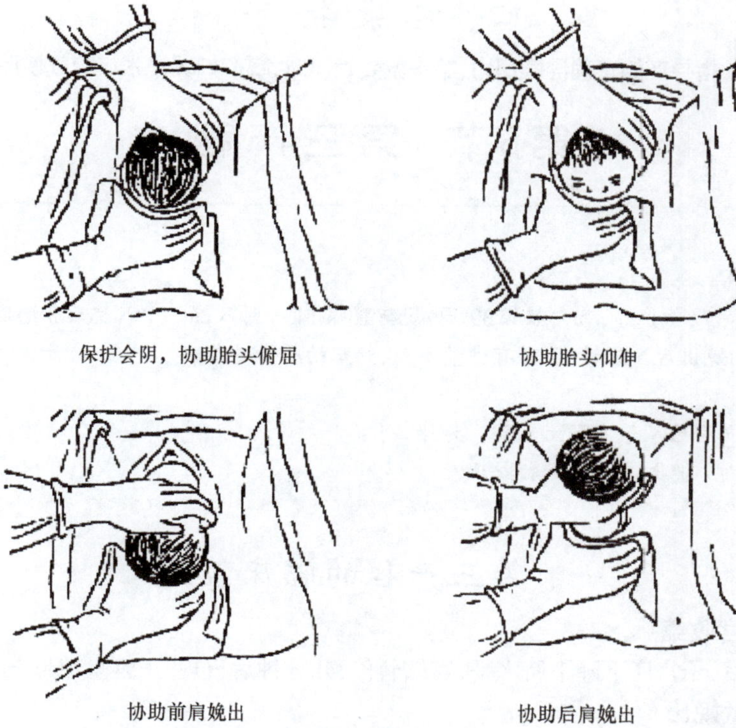

图6-19　接产步骤

3. 心理社会状况　产妇常因疼痛及体力消耗较大,而感到恐惧和焦虑不安,家属也常常出现紧张不安的情绪。

4. 辅助检查　可用胎儿电子监护仪监测胎心及宫缩的变化,及时发现异常并处理。

（二）护理诊断

1. 焦虑　与缺乏顺利分娩信心及担心胎儿健康有关。

2. 疼痛　与宫缩及会阴侧切有关。

3. 有受伤的危险　与软产道损伤或会阴切开、新生儿窒息或产伤有关。

（三）护理措施

1. 心理护理　第二产程护士应守候在产妇身旁,告知其分娩的进展情况及胎儿情况,给产妇喂水、擦汗等,给予产妇言语和非言语的支持,帮助产妇消除紧张和恐惧感。

2. 协助分娩,预防受伤

(1) 观察产程进展:应观察宫缩,勤听胎心,一般每5～10分钟听一次。如胎心出现异常,应立即报告医生,做出处理,尽快结束分娩。

(2) 做好接产准备:帮助产妇选择合适的体位,做好会阴清洁、消毒,铺消毒巾于臀下。准备好接产用物:①打开产包,检查包内用物,按需要添加物品如注射器、结扎脐带用物、羊水吸管等;②新生儿床,根据季节需要加放毛毯、热水袋等,如为早产儿,应备好温箱、吸氧设备等。

(3) 接产:指导产妇正确屏气用力,帮助产妇擦汗,正确保护会阴,与巡回护士合作完成接产。

四、健康指导

分娩过程中，指导产妇正确屏气用力，胎头就要娩出时，嘱产妇缓慢张口哈气使胎头缓慢娩出。

第6节 第三产程

案例 6-4

某孕妇，23岁，初产妇，宫内妊娠39周，规律腹痛14小时入院。于入院后3小时经阴道娩出一女婴，胎儿娩出后5分钟，阴道有少量出血，外露的脐带延长。

讨论分析：

(1) 胎盘是否已从子宫壁上剥离？为什么？

(2) 此时对该产妇应如何进行护理？

一、第三产程的临床经过

(一) 子宫收缩

胎儿娩出后，子宫底下降平脐水平，宫缩暂停，几分钟后重现，子宫呈球形，子宫底上升。

(二) 胎盘娩出

考点：胎盘剥离征象

胎儿娩出后，子宫底降至脐平，产妇感到轻松，宫缩暂停数分钟后重又出现。子宫腔容积明显缩小，胎盘不能相应缩小，胎盘与子宫壁发生错位而剥离，全部剥离后排出。胎盘剥离征象有：①子宫体变硬呈球形，子宫底上升达脐上(图6-20)；②剥离的胎盘降至子宫下段，阴道口外露的一段脐带自行延长；③阴道少量流血；④用手掌尺侧在产妇耻骨联合上方轻压子宫下段时，子宫体上升而外露的脐带不再回缩。胎盘剥离及娩出方式有两种：①胎儿面先娩出，胎盘从中央开始剥离，而后向周围剥离，其特点是胎盘先娩出，后有少量阴道流血，这种娩出方式多见；②母体面先娩出，胎盘从边缘开始剥离，血液沿剥离面流出，其特点是先有较多量阴道流血，后胎盘娩出，这种娩出方式少见。

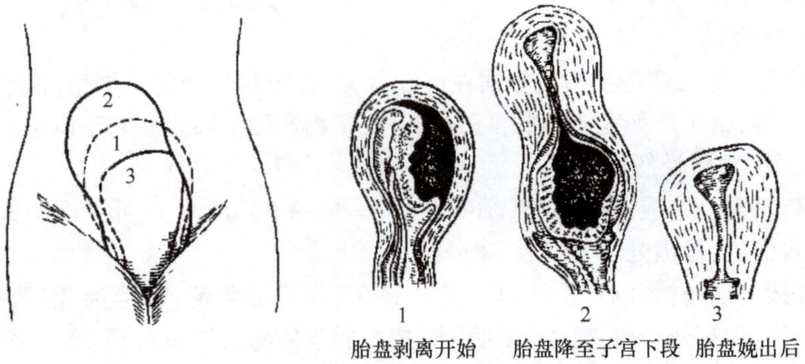

图6-20 胎盘剥离时子宫的形状

二、处 理

(一) 母亲的处理

1. 正确助娩胎盘

(1) 协助胎盘娩出:确认胎盘已完全剥离时,宫缩时助产者以左手握住子宫底并按压,右手轻拉脐带,当胎盘娩出至阴道口时,接生者用双手捧住胎盘,向一个方向旋转并缓慢向外牵拉,协助胎盘、胎膜完整剥离娩出(图6-21)。切忌在胎盘尚未完全剥离时用手按揉、下压子宫底或牵拉脐带,以免引起胎盘部分剥离而出血或脐带断裂,甚至造成子宫内翻。胎盘、胎膜娩出后,按摩子宫促其收缩以减少出血。若在胎膜娩出过程中,发现胎膜有部分撕裂,可用血管钳夹住断裂上端的胎膜,再继续朝原方向旋转,直至胎膜完全娩出。

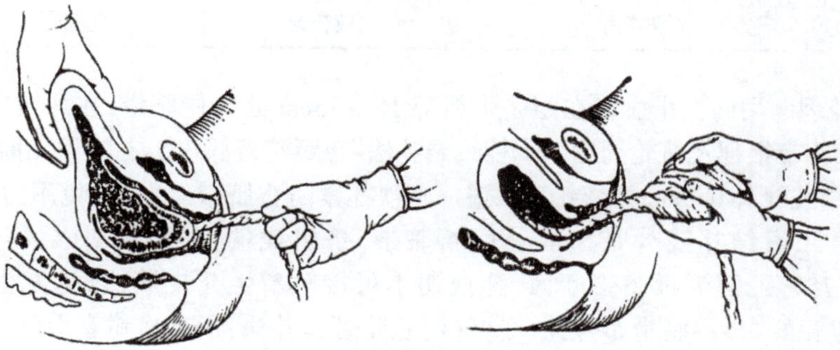

图6-21 协助胎盘胎膜娩出

(2) 检查胎盘胎膜:将胎盘铺平,先检查胎盘母体面胎盘小叶有无缺损。然后将胎盘提起,检查胎膜是否完整,再检查胎盘胎儿面边缘有无血管断裂,及时发现副胎盘。若有副胎盘、部分胎盘残留或大部分胎膜残留时,应重新消毒外阴、更换手套、检查子宫腔,取出残留组织。

2. 检查软产道 胎盘娩出后,应仔细检查会阴、小阴唇内侧、尿道口周围、阴道及子宫颈有无裂伤。若有裂伤,应立即缝合。

3. 预防产后出血 胎盘娩出后,及时按摩子宫,是防止产后出血的一种有力措施。正常分娩出血量多数不超过300ml。对易发生产后出血的产妇或既往有产后出血史,可在胎儿前肩娩出时静脉注射缩宫素10~20U,加强子宫收缩。也可常规肌内注射缩宫素10~20U,以减少出血。

产后出血多发生在产后2小时。应注意生命体征的变化,严密观察子宫收缩、子宫底高度、膀胱充盈与否、阴道出血量、会阴及阴道有无血肿等。如子宫收缩不良、阴道出血多,应按摩子宫、注射缩宫素加强子宫收缩,以减少出血。产房观察2小时后,如无异常,可送产妇和新生儿到母婴同室病房休息。

考点:产后2小时观察内容

(二) 新生儿处理

1. 清理呼吸道 是处理新生儿的首要任务,用新生儿吸痰管或导尿管轻轻吸出新生儿咽部及鼻腔内的黏液和羊水,保持呼吸道通畅,以免发生新生儿窒息及吸入性肺炎。当呼吸道黏液和羊水已吸净而仍未啼哭时,可用手轻拍新生儿足底刺激啼哭。新生儿大声啼哭表示呼吸道已通畅。

2. 阿普加评分 新生儿阿普加评分法(Apgar 评分法)用以判断有无新生儿窒息及窒息严重程度,是以出生后1分钟内的心率、呼吸、肌张力、喉反射及皮肤颜色5项体征为依据,每项为0~2分,满分为10分(表6-1)。8~10分属于正常新生儿;4~7分属于轻度窒息,需清理呼吸道、人工呼吸、吸氧、用药等措施才能恢复;0~3分属于重度窒息,需紧急抢救,行喉镜直视下气管内插管并给氧。缺氧较严重的新生儿,应在出生5分钟后再次评分,可帮助判断新生儿预后。

考点：阿普加评分

表6-1 新生儿 Apgar 评分法

体征	0分	1分	2分
每分钟心率	0	< 100 次	≥100 次
呼吸	0	浅慢，不规则	佳
肌张力	松弛	四肢稍屈曲	四肢屈曲活动好
喉反射	无反射	有些动作	咳嗽、恶心
皮肤颜色	全身苍白	躯干红，四肢青紫	全身红润

3. 脐带处理　用两把止血钳在距脐带根部10～15cm处夹住脐带，在两钳之间剪断，用75%乙醇消毒脐带根部及脐轮周围。①棉线结扎法：在距脐根部0.5cm处用无菌粗棉线结扎第一道，再在结扎线外0.5cm处结扎第二道。必须扎紧防止脐带出血，避免用力过猛造成脐带断裂。在第二道结扎线外0.5cm处剪断脐带，挤出残端血液，用20%高锰酸钾液或2.5%碘酊和75%乙醇消毒脐带断面，药液切不可接触新生儿皮肤，以免发生皮肤灼伤。以无菌纱布包盖好，再用脐带布包扎。②气门芯胶管套扎法：用止血钳套上气门芯胶管，距脐根部0.5cm处钳夹脐带，在钳夹远端0.5cm处剪断脐带，牵引气门芯上短线，套于止血钳下的脐带上，松开止血钳消毒包扎。目前还有用脐带夹、血管钳等方法取代双重棉线结扎脐带法。

4. 其他处理　①新生儿娩出后，应用无菌巾擦干全身的羊水与血迹并保暖，检查新生儿体表有无畸形。②眼部护理，眼药水滴眼，预防新生儿结膜炎。③身体评估，测身长、体重及头径，检查头部有无产瘤、囟门大小及紧张度，检查心肺等器官有无异常，注意有无损伤、畸形。④标记，擦净新生儿足底胎脂，打新生儿足印及母亲拇指印于新生儿病历上，经详细体格检查后，系以标明新生儿性别、体重、出生时间、母亲姓名和床号的右手腕带。上述工作完成后，将新生儿交给母亲及其家属看，如新生儿无异常，娩出后半小时内抱给母亲，协助其进行第一次吸吮。

三、护　　理

（一）护理评估

1. 健康史　了解第一、第二产程的经过，了解胎儿娩出的方式、速度、时间，有无会阴切开缝合术及阴道助产术，胎儿娩出后阴道流血及宫缩等情况。

2. 身体状况

（1）产妇：胎儿娩出后，了解宫缩情况，有无出现胎盘剥离征象，有无阴道流血，注意出血量和速度；胎盘娩出后，评估胎盘胎膜是否完整，有无胎盘胎膜残留；评估会阴伤口情况，有无切口延伸或软产道裂伤；分娩结束后，产妇留在产房内观察2小时，重点观察产妇的生命体征、子宫收缩、阴道流血等情况。

（2）新生儿：新生儿出生后1分钟进行阿普加评分，用于判断新生儿有无新生儿窒息及窒息的程度；此外还有新生儿一般情况的评估，包括身长、体重及体表有无畸形。

3. 心理社会状况　评估产妇对新生儿健康、性别外貌是否满意，能否接受新生儿，有无进入母亲的角色。

（二）护理问题

1. 有父母不称职的危险　与产后疲惫、会阴伤口疼痛、新生儿性别不理想有关。

2. 潜在并发症 与产后出血、新生儿窒息有关。

（三）护理措施

1. 正确处理第三产程，预防并发症

(1) 新生儿护理：正确清理呼吸道，进行阿普加评分。处理好脐带。给新生儿予以抗生素眼药水滴眼，以防结膜炎。做好新生儿体检，并打上足印，抱给产妇确认性别，然后将新生儿抱至母亲胸前，进行早接触、早吸吮，促进母子互动，促进母婴关系。早吸吮完成后给新生儿穿好衣服，注意保暖。

(2) 正确处理产妇：遵医嘱及时给予缩宫素预防产后出血。产后留观2小时，注意观察产妇的血压、脉搏、子宫收缩、子宫底高度、膀胱充盈度、阴道流血量、会阴阴道切口有无血肿。阴道流血多、宫缩乏力时可按摩子宫。膀胱充盈者应导尿。若发现产妇肛门坠胀，应警惕发生会阴血肿，应及时报告医生处理。观察2小时无异常者，送休养室休息。如果母儿生理状况正常，应鼓励产妇及早与新生儿互动，如新生儿抚触等，并协助在30分钟内进行吸吮。

2. 填好分娩记录单

3. 促进舒适，提供情感支持 移去产妇臀下污染敷料，重新消毒外阴并换上消毒的会阴垫。为产妇擦汗更衣，注意保暖。帮助产妇进入母亲的角色。

（四）健康指导

指导产妇充分休息，全身放松，恢复体力，不可过于兴奋或抑郁，等待宫缩的重新启动，完成胎盘剥离和娩出。与产妇良好沟通，及时发现产妇的焦虑或抑郁，针对焦虑的原因进行疏导和安慰，最大程度减轻产妇的心理负担，保证产妇安全度过分娩期。

第7节 分娩镇痛

案例 6-5

某女，28岁，因停经40^{+1}周，阵发性腹痛6小时入院。入院后，产妇一直呼叫疼痛，诉说阴道分娩可怕，要求剖宫产。查体：一般情况好，心肺未闻及异常，腹隆如足月妊娠大小，双下肢水肿(+)。产科检查：宫高33cm，腹围95cm，胎心率142次/分，枕左前位，已入盆，宫缩40~50秒/(3~4)分钟，骨盆外测量25-27-19-9。阴道检查：宫口开大2cm，S^{-1}。既往体健。

讨论分析：

该产妇需要行剖宫产术吗？应如何帮助产妇应对分娩疼痛？

分娩疼痛是自人类出现即伴随母亲的痛苦，减轻或消除分娩疼痛是近百年来医学领域不断探索的课题。分娩时的剧烈疼痛可使产妇紧张、焦虑、恐惧等，这些不良的心理因素，将影响产程进展，导致胎儿窘迫、难产等一系列反应，因此，在分娩时采取镇痛十分重要，有助于促进产妇的身心健康和提高围生期质量。

一、分娩疼痛的产生机制

分娩时子宫收缩，血管受压，导致子宫缺血；子宫颈口的开大，肌肉会变薄、韧带会拉伸；

分娩时胎儿对产道的压迫,这些都会使产妇感到分娩时剧烈疼痛。这些地方的感觉神经传导至第 11 胸椎至第 4 骶椎脊神经后,经脊髓传导至大脑痛觉中枢,因此,若行分娩镇痛,应将神经阻滞在第 11 胸椎至第 4 骶椎之间。另外,也有研究表明,在分娩的过程中,还有许多致痛物质的释放,如组胺、缓激肽、前列腺素等,这些都可诱发疼痛。

二、减轻分娩疼痛的方法

分娩镇痛的方法目前主要有两种。一种是非药物性,是通过产前训练、指导子宫收缩时的呼吸等来减轻产痛;分娩时按摩疼痛部位或利用中医针灸等方法,在不同程度上缓解分娩时的疼痛;另一种是药物性,是应用麻醉药或镇痛药来达到镇痛效果。目前减轻分娩的疼痛在临床上主要是用麻醉药镇痛,有全身用药、局部麻醉和吸入麻醉等。国际医学界应用最广泛的方式是由麻醉医师从脊椎外层的硬膜注射麻醉药,使产妇在骨盆腔肌肉放松、几乎无产痛的情况下,头脑清醒,活动正常,较为轻松地完成分娩过程。

(一) 非药物性镇痛法

1. Lamaze 分娩镇痛法　是目前欧美多国采用的分娩镇痛法。这种方法由分娩教育和七种认知或行为成分构成,如呼吸调节、压迫、放松、注意力集中、自我按摩-轻抚、助产指导、临产场景模拟和系统实践。2005 年中国优生优育学会和雅培公司将拉玛泽减痛分娩法引入我国,并在医院产科推广应用。孕妇从妊娠 7 个月开始一直到分娩,通过学习神经肌肉控制、产前体操及呼吸技巧训练,达到在分娩时将注意力集中在对自己的呼吸控制上,从而转移疼痛、适度放松肌肉,从而在产痛和分娩过程中保持镇定,达到顺利自然分娩的目的。

2. 穴位镇痛　是我国的传统医学,近二三十年来西方国家也开始尝试将它用于分娩镇痛,常用于分娩镇痛的穴位是合谷、三阴交、足三里及次缪。这种方法对胎儿无不良影响,缺点是产妇活动受限,镇痛有效率较低。

3. 经皮电神经刺激仪镇痛　其确切的镇痛机制尚不清楚。1977 年,瑞典的医师将其应用于分娩镇痛。方法是将两个由碳橡皮构成的皮肤电极板放置在产妇背部第 10 胸椎至第 1 腰椎的位置,以 40 ~ 80Hz 频率、5 ~ 40mA 强度的电刺激进行镇痛,刺激频率及强度逐渐调节至取得最大镇痛效果,镇痛原理为提高痛阈、暗示及分散疼痛注意力而缓解产痛,缺点是对胎心监护有干扰,其镇痛有效率仅为 25% 。

4. 水中分娩　是产妇在分娩的过程中随时进入装有温水的分娩池中,自由选择舒适的体位,水温可使肌肉放松,会阴组织的弹性增加,加上水的浮力作用,减少裂伤,减轻分娩时的疼痛。由于母儿潜在的风险性尚需充分评估,水中分娩只能在有相当技术的医院开展。

5. 导乐陪伴分娩　导乐源于 Doula,是一个希腊词,原意为一个有分娩经历的妇女,帮助一个正在分娩的妇女。现指一位经过培训和有经验的人,在产妇分娩前后给予情感教育上的帮助,使其顺利完成分娩。经研究导乐分娩使母亲有一个更顺利、更短、更健康的分娩过程。1996 年,WHO 将导乐分娩列为有用的鼓励使用的措施。

6. 其他　现今推行的家庭式分娩也有助于减轻产妇对分娩的恐惧感,保持良好的心理状态,对减轻分娩疼痛有一定的好处。

总之,非药物性的分娩镇痛法的优点是对产程和胎儿无影响,但镇痛效果不确切,不能使疼痛完全消除,只适用于轻、中度分娩疼痛的产妇。

(二)药物性镇痛法

哪些产妇不能采用药物镇痛呢?

有阴道分娩禁忌证、麻醉禁忌证及凝血功能异常的产妇不能采用。有妊娠并发心脏病、药物过敏及腰部有外伤史的产妇则应向医生咨询,由医生根据具体情况来决定是否可以进行无痛分娩。

链接

理想的分娩镇痛必须具备以下特征:①对母婴影响小;②易于给药,起效快,作用可靠,满足全产程镇痛的需求;③避免运动神经阻滞,不影响子宫收缩和产妇运动;④产妇清醒,可参与和配合分娩过程;⑤必要时可满足手术的需要。

1. 吸入性镇痛法 目前常用的是笑气加氧气的混合气体。笑气即氧化亚氮,是一种无色、有甜味的惰性无机气体,是毒性最小的吸入性麻醉剂,对呼吸道无刺激,对胎儿影响轻微,不影响宫缩、产程、血压,镇痛可靠、迅速,失效也较快,镇痛作用强而麻醉作用弱。由于笑气吸入体内至产生镇痛作用需30~40秒的时间,故必须抢先在宫缩出现之前30秒开始吸入,这样才能使笑气镇痛作用与产痛同步。

2. 口服、肌内注射、静脉注射药物镇痛

(1)哌替啶:适用于第一产程,50~100mg肌内注射,10~20分钟出现镇痛作用。1~1.5小时达高峰,2小时后消退。对新生儿的呼吸抑制作用取决于给药时间及药物转运给胎儿的量。如肌内注射哌替啶后2~4小时内胎儿娩出,易抑制新生儿的呼吸。

(2)二氢埃托啡:临产后2小时,舌下含服40μg,总有效率达85%,可缩短产程,减少产后出血,用法简便,易被孕妇接受。

(3)静脉自控镇痛:此方法操作简单,起效快,效果可靠,但其用药针对性差,对母婴有一定影响,如嗜睡、新生儿呼吸抑制。单纯应用镇痛药因效果不确切,不良反应大,现临床很少应用。

3. 局部神经阻滞法 主要包括子宫颈旁阻滞法和会阴神经阻滞法。子宫颈旁阻滞法用于第一产程镇痛,将药物注入到阴道穹隆的侧方或背侧的黏膜下,目的是阻滞子宫颈旁的神经节。胎儿心动过缓是此法最常见的并发症。会阴神经阻滞法对第二产程镇痛效果显著,适用于低位产钳的助产操作。

4. 椎管内神经阻滞法 包括腰部硬膜外阻滞分娩镇痛术、腰麻-硬膜外联合阻滞分娩镇痛术、连续腰麻分娩镇痛术、骶管阻滞分娩镇痛术、患者自控硬膜外腔分娩镇痛术等。该方法是当产妇宫口开到3cm,产妇对疼痛的忍耐达到极限时,由麻醉医生在产妇的第3腰椎至第4腰椎间,按常规的硬膜外麻醉的方法穿刺,向头侧置管3~4cm,用宽胶布将硬膜外导管固定于产妇的背部,将0.125%的罗哌卡因10ml、舒芬太尼50μg加注射用生理盐水至60ml,装入镇痛泵中,将泵与硬膜外导管连接,负荷剂量为8ml,维持量6ml/小时,一般从宫口扩张3cm开始给药,先注入首个负荷剂量,然后让泵转及产妇按手按钮自行控制,宫口开全后停药。低浓度的局麻药注入到蛛网膜下隙或硬膜外隙,采用间断注药或用输注泵自动持续给药,麻醉药的浓度大约相当于剖宫产麻醉时的1/5,浓度较低,镇痛起效快,可控性强,安全性高,镇痛可维持到分娩结束。此法不仅可使产妇保持清醒状态达到完全无痛,并能进食进水,产妇几乎无运动障碍,可下地走动,尤其是在需要剖宫产时可直接给药,缩短了等待麻醉的时间。无痛分娩虽好,却并不是人人都适合的,而且此法技术含量高,需要有麻醉师操作,并有一定的技术风险,大多数产妇都适合无痛分娩,但是如有阴道分娩禁忌证、麻醉禁忌证、妊娠合并心脏病、背部皮肤穿刺区有感染、凝血功能异常等就不可以采用此方法。另外，当药物的浓度及剂量选择不当时，对母婴可能产生不良影响，因此，只适于在有条件的医院开展。它是目前应用最广的一种方法。

三、护 理

（一）护理评估

1. 健康史 了解产妇的生命体征有无异常，评估分娩因素有无异常。

2. 身体状况 胎儿宫内情况、产程进展情况，尤其是宫缩的强度和宫口扩张及胎先露下降情况，同时评估产妇对疼痛的耐受性。

3. 心理社会状况 产妇由于宫缩疼痛而产生焦虑、紧张的情绪，甚至对自然分娩失去信心。

4. 辅助检查 根据产妇及胎儿情况选择必要的检查。

（二）护理诊断

1. 知识缺乏缺乏分娩镇痛知识和信心。

2. 潜在并发症低血压、头疼等。

（三）护理措施

1. 加强知识教育 向产妇及家属解释分娩镇痛的方法，以及无痛分娩对胎儿影响小的优点和我们所采取的各项保障措施，让产妇消除心理上的顾虑，以取得配合。

2. 监测产程，预防并发症的发生 严密观察产妇的生命体征及术后反应，识别麻醉并发症，比如血压下降、麻醉药物过敏等，以及观察麻醉的效果和影响，如对宫缩的影响，硬膜外麻醉使前列腺素释放减少，致使子宫的兴奋性减弱，此时助产士应密切观察产妇宫缩的时间、强度及频率。每次至少观察3次宫缩，如有宫缩乏力，可通知医生，遵医嘱静脉滴注缩宫素，并根据宫缩调节滴速；每30分钟听胎心一次，1～2小时内诊一次，了解子宫颈口扩张及胎先露下降情况，如有异常立即报告医生及时处理；监护产妇的心率、血氧饱和度等情况，及时发现和纠正胎儿宫内窘迫情况，确保分娩期母婴安全。

3. 健康指导 产后注意休息，进易消化、营养丰富的食物，保持外阴的清洁舒适，及时排小便，按摩子宫，注意阴道出血量，及早开奶，宣传与哺乳有关的知识，向产妇及家人宣传新生儿的喂养及护理。

（张峰琴）

情境

某初孕妇，27岁，教师，因停经39^{+1}周，超声提示羊水减少1日于2013年11月29日入院。平素月经规律，13岁初潮，5/28日，LMP 2013-2-28，EDC为2013-12-5。妊娠期经过无异常。既往体健，无外伤、手术药物过敏史。体检：体温36.3℃、脉搏82次/分、呼吸18次/分、血压120/80mmHg，身高172cm，体重75kg，心肺肝脾等未见异常，脊柱四肢无畸形，肛门未见异常，腱反射存在，无水肿。产检：腹部膨隆，有妊娠纹，宫高35cm，腹围102cm，枕左前位，胎心率142次/分，骨盆外测量：25-28-20-9，其余未见异常。

请填写该产妇的入院记录？

实训八 填写产妇入院记录

【实训目的】

(1) 能准确为产妇填写入院记录。

(2) 能判断产妇是否临产。

【实训准备】

1. 物品准备 产妇入院记录单、笔。

2. 环境准备 医院或妇产科实训室。

【操作程序】

素质要求 → 衣帽整洁、举止端庄、语言恰当、态度和蔼

↓

准备用物 → 产妇入院记录单、笔

↓

环境准备 → 整洁,安静,室温和光线适宜

↓

填写记录单页眉 → 询问并填写姓名、床号等

↓

采集病史 → 采集病史后,填写孕妇的一般资料、主诉、现病史、既往史、月经史、婚育史、个人史、家族史等内容

↓

填写体查结果 → 给孕妇行体格检查、妇科检查等,并填写结果

↓

填写常规辅助检查结果 → 填写常规辅助检查如血常规、尿常规、大便常规、地中海贫血筛查、心电图等的结果

↓

填写入院诊断 → 填写入院诊断

↓

操作后处理 → 整理用物

【实训评价】

1. 自我评价 病史采集、体格检查是否准确？各项内容是否记录准确、无遗漏？是否与孕妇沟通良好？字迹是否工整？

2. 同学互评 各项内容是否填写完整、准确？

3. 教师评价 学生填写的入院记录优缺点有哪些？病史采集的方法、体格检查的操作是否正确？是否与孕妇良好沟通？入院记录单字迹是否清晰、工整？

【注意事项】

(1) 结果记录要真实、准确。

(2) 病史采集要完整、真实。

【思考题】

(1) 如何判断是否临产?

(2) 如果产妇已经临产,助产士应做好哪些工作?

【附:产妇入院记录单】

××医院
产科入院记录

门诊号
入院号

姓名　　出生地
性别　　职业
年龄　　入院时间
民族　　记录时间
婚姻状况　　病史陈述者
主诉:
现病史:　　末次月经:　　预产期:　　妊娠反应时间:　　胎动时间:
　　目前症状:
　　妊娠期患病情况及治疗情况:
　　妊娠期有害物质接触情况:
　　其他:
既往史:　　疾病史:　　外伤及手术史
　　不孕症史:　　过敏史:　　输血史:
月经史:　　岁　　年　　月　　日　　月经量　　痛经
婚育史:　　结婚年龄:　　丈夫年龄:　　丈夫健康状况:
孕产流存

孕次	妊娠年龄	妊娠月份	妊娠经过及结局
1			
2			
3			

个人史:　　出生地　　烟酒嗜好:无　　有　　程度:
　　遗传病　　传染病　　近亲结婚

体 格 检 查

一般情况:　　体温　　脉搏　　呼吸　　血压
　　身高　　体重　　浅表淋巴结
　　面色　　发育　　营养　　神志
　　瞳孔　　对光反射　　皮肤巩膜　　五官
　　全身浅表淋巴结　　乳房　　乳头
　　心　　肺　　肝　　脾
　　脊柱四肢　　水肿　　膝腱反射　　静脉曲张
产科检查:　　腹部外形　　宫高　　腹围　　胎儿体重估计
　　胎先露(S)　　胎方位　　入盆　　宫缩胎心
　　髂棘间径　　髂嵴间径　　骶耻外径
　　坐骨结节间径
　　破膜　　羊水性状　　量

肛查或阴指　　宫口容受　　开大　　cm　　位置(前、中、后)

辅助检查：　血细胞分析
尿液分析
生化检查
心电图
B超
胎心监护

初步诊断：

医师签名：　　年　月　日　时　分
主治医师签名：　　年　月　日　时　分

(张峰琴)

情境

某产妇,28岁,宫内妊娠39周,因停经39周,下腹部阵痛2小时入院。请问小王应如何填写该产妇的入院记录?

实训九　第一产程的观察及绘制产程图

【实训目的】

(1) 能熟练对产妇进行第一产程的观察及护理。

(2) 学会绘制产程图。

(3) 能说出产程图的意义。

(4) 能根据产程图判断产程是否正常。

【实训准备】

1. 物品准备　胎心听诊器或多普勒胎心听诊仪1个、血压计1副、体温计1支、手套数副、聚维酮碘等消毒液、无菌石蜡油、产程记录单及产程图纸1张、红蓝铅笔各1支。

2. 环境准备　医院或妇产科实训室。

【操作程序】

素质要求 → 衣帽整洁、举止端庄、语言恰当、态度和蔼
↓
准备用物 → 见物品准备
↓
环境准备 → 整洁,安静,室温和光线适宜
↓
观察并记录生命体征 → 每隔4~6小时测量体温、脉搏、呼吸、血压一次并记录
↓
观察并记录宫缩 → 将一手置于产妇腹壁,感觉宫缩时子宫体隆起变硬、间歇时子宫体松弛变软的情况,并记录。记录方法:宫缩持续时间/宫缩间歇时间
↓

听诊胎心并记录 → 潜伏期每隔1～2小时听胎心一次。进入活跃期后，应每15～30分钟听胎心一次，每次听诊1分钟并记录

↓

观察并记录宫口扩张及先露部下降情况 → 经阴道检查或肛门指诊可判断宫口扩张及先露部下降情况。一般在临产初期每隔4小时检查一次，经产妇或子宫收缩强者间隔时间可相应缩短

↓

观察并记录胎膜破裂情况 → 一般在宫口近开全时胎膜破裂。一旦胎膜破裂，应立即听胎心，观察羊水性状、颜色和流出量，并记录

↓

督促排尿与排便 → 鼓励产妇每2～4小时排尿一次，以免膀胱充盈影响宫缩及胎先露的下降

↓

绘制产程图 → 以临产时间（小时）为横坐标，宫口扩张程度及胎先露下降程度为纵坐标，红铅笔画“O”标记宫口开张，蓝铅笔画“X”标记胎先露下降，并将相邻点连接

↓

操作后处理 → 整理用物

【实训评价】

1. 自我评价　各项检查是否准确？各项内容是否记录准确、无遗漏？是否与孕妇沟通良好？字迹是否工整？

2. 同学互评　各项内容是否填写完整、准确？

3. 教师评价　学生填写的产程记录单与产程图是否正确？体格检查的操作是否正确？是否与孕妇良好沟通？记录是否清晰、工整？

【注意事项】

(1) 体格检查要轻柔、准确，保护产妇隐私，与产妇良好沟通。

(2) 检查结果记录要真实、准确。

【思考题】

(1) 如何根据产程图判断产程是否正常？

(2) 如果产妇诉说肛门坠胀，助产士应如何处理？

(3) 根据所给病例，汇制产程图。

病例：初孕妇，22岁，因停经39^{+1}周，不规律腹痛14小时于2013年11月29日入院。平素月经规律，末次月经为2013年2月28日，预产期为2013年12月5日，妊娠期经过无异常。于入院当日18时出现规律性宫缩，观察宫缩持续30秒左右，间歇期为5～6分钟，胎心率140次/分，胎膜未破，肛门检查宫口扩张2cm，胎先露为坐骨棘上1cm；21时查宫口扩张3cm，胎先露平坐骨棘，胎心率142次/分，宫缩持续40秒，间歇期3～4分钟；于23时，宫口扩张6cm，胎先露位于坐骨棘下1cm；于24时，宫口开全，胎先露于坐骨棘下2cm，自然破膜。于2013年11月30日0时55分自然娩出一女婴，5分钟之后胎盘娩出完整，软产道无损伤。

【附:产程图(P181)】

××医院
产 程 图

姓名　　年龄　　身高　　体重　　病室　　床号

孕　　产　　末次月经　　预产期　　住院号

临产　年　月　日　时　分																										
日期																										
时间																										
	潜伏期																		活跃期							
宫颈扩张 红色○	9																									−4
	8																									−3
	7																									−2
	6																									−1 胎先露下降 蓝色×
	5																									0
	4																									+1
	3																									+2
	2																									+3
	1																									+4
临产时间		1	2	3	4	5	6	7	8	9	10	11	12	13	14	15	16	17	18	19	20	21	22	23	24	
胎心	10																									
	15																									
	30																									
	45																									
	60																									
胎膜																										
羊水																										
子宫收缩	强度																									
	间隔时间(分)																									
	持续时间(秒)																									
血压(mmHg)																										
处理																										
签名																										

(张峰琴)

实训十　第二、第三产程的处理与护理

【实训目的】

(1) 能熟练完成接生。

(2) 能准确为新生儿进行 Apgar 评分。

(3) 会协助新生儿早吸吮。

(4) 能预防、发现产后出血。

【实训准备】

1. 物品准备

(1) 会阴冲洗盘 1 只、无菌冲洗罐 2 个、温开水、消毒液、无菌持物桶内装卵圆钳 3 把、无菌弯盘 1 只内装无菌纱布 3 块或大棉球 3 个、无菌治疗巾 1 块或臀巾 1 块、便盆 1 个、消毒液棉球若干等。

(2) 胎心听诊器或多普勒胎心听诊仪 1 个、血压计 1 副、手套数副、无菌巾单、手术衣、产包、吸痰管 1 副或洗耳球 1 个、软尺、新生儿衣物、包被、手腕带、标记牌、滴眼液。

2. 环境准备　医院或妇产科实训室。

【操作程序】

素质要求 → 衣帽整洁、举止端庄、语言恰当、态度和蔼

↓

准备用物 → 见物品准备

↓

环境准备 → 整洁，安静，室温和光线适宜

↓

观察并记录宫缩 → 将一手置于产妇腹壁，感觉宫缩时子宫体隆起变硬、间歇时子宫体松弛变软的情况，并记录。记录方法：宫缩持续时间/宫缩间歇时间

↓

听诊胎心并记录 → 于宫缩间歇期每 5 ~ 10 分钟听 1 次并记录

↓

外阴的冲洗与消毒 → 让产妇仰卧于产床，两腿屈曲分开，露出外阴部，在臀下放便盆，用消毒干纱布球盖住阴道口，以防冲洗液流入阴道。用消毒纱布球蘸温肥皂水擦洗外阴部，顺序是阴阜、大腿内上 1/3、大阴唇、小阴唇、会阴及肛门周围(实训图 10-1)。然后用温开水冲净肥皂水，随后取出阴道口的纱布球，最后以 0.1% 苯扎溴铵(新洁尔灭)溶液冲洗或用聚维酮碘(碘伏)进行消毒，顺序是小阴唇、大阴唇、阴阜、大腿内上 1/3、会阴及肛门周围(实训图 10-2)，消毒完毕撤去臀下的便盆或塑料单

↓

常规洗手、穿手术衣及戴手套 → 接产者按无菌操作常规洗手、穿手术衣及戴手套

↓

铺无菌巾单 → 按要求铺无菌巾单

↓

接生 → 接生者站在产妇右侧，当胎头拨露使阴唇后联合紧张时，开始保护会阴。按分娩机制助娩胎儿

↓

清理呼吸道 → 用新生儿吸痰管或洗耳球轻轻吸出新生儿咽部及鼻腔内的黏液和羊水，保持呼吸道通畅

↓

阿普加评分 → 以出生后1分钟内的心率、呼吸、肌张力、喉反射及皮肤颜色5项体征为依据，每项为0～2分，满分为10分
↓
脐带处理 → 用两把止血钳在距脐带根部10～15cm处夹住脐带，在两钳之间剪断，以气门芯胶管套扎法或棉线结扎法等方法结扎脐带
↓
计出血量 → 胎儿娩出后，在产妇臀下放一弯盘接血，以测量出血量
↓
判断胎盘是否剥离 → 胎盘剥离征象有：①子宫体变硬呈球形，子宫底上升达脐上；②剥离的胎盘降至子宫下段，阴道口外露的一段脐带自行延长；③阴道少量流血；④用手掌尺侧在产妇耻骨联合上方轻压子宫下段时，子宫体上升而外露的脐带不再回缩
↓
协助胎盘娩出 → 确认胎盘已完全剥离时，宫缩时助产者以左手握住子宫底并按压，右手轻拉脐带，当胎盘娩出至阴道口时，接生者用双手捧住胎盘，向一个方向旋转并缓慢向外牵拉，协助胎盘、胎膜完整剥离娩出。若在胎膜娩出过程中，发现胎膜有部分撕裂，可用血管钳夹住断裂上端的胎膜，再继续朝原方向旋转，直至胎膜完全娩出
↓
检查胎盘胎膜 → 将胎盘铺平，先检查胎盘母体面胎盘小叶有无缺损。然后将胎盘提起，检查胎膜是否完整，再检查胎盘胎儿面边缘有无血管断裂，及时发现副胎盘
↓
检查软产道 → 胎盘娩出后，应仔细检查会阴、小阴唇内侧、尿道口周围、阴道及子宫颈有无裂伤
↓
预防产后出血 → 胎盘娩出后，及时按摩子宫，对易发生产后出血的产妇或既往有产后出血史，可在胎儿前肩娩出时静脉注射缩宫素10～20U，或肌内注射缩宫素10～20U，加强子宫收缩
↓
清洁，量血压 → 清洁产妇会阴部，协助产妇至休息床上休息，留观2小时，观察子宫收缩、子宫底高度，膀胱充盈与否、阴道出血量、会阴及阴道有无血肿等
↓
检查新生儿 → 新生儿娩出后，应用无菌巾擦干全身的羊水与血迹并注意保暖，测量身长、体重及头径，检查头部有无产瘤、囟门大小及紧张度，检查心肺等器官有无异常，注意有无损伤、畸形
↓
眼部护理 → 眼药水滴眼，预防新生儿结膜炎
↓
标记 → 擦净新生儿足底胎脂，打新生儿足印及母亲拇指印于新生儿病历上，系以标明新生儿性别、体重、出生时间、母亲姓名和床号的右手腕带
↓
早接触、早吸吮 → 新生儿无异常，娩出后半小时内抱给母亲，协助母婴皮肤接触，并进行第一次吸吮
↓
促进母婴情感交流 → 早吸吮结束后，给新生儿穿好衣服包好包被，系上小标牌，抱于母亲床边的小摇篮内，促进母婴情感交流
↓
操作后处理 → 填写产时记录并整理用物

【实训评价】

1. 自我评价　各项操作是否准确、熟练？是否与孕妇沟通良好？
2. 同学互评　各项操作是否准确？
3. 教师评价　各项操作是否正确？是否与孕妇良好沟通？

【注意事项】

（1）新生儿娩出后首要的是清理呼吸道。

(2) 各项操作遵循无菌原则。

【思考题】

(1) 如何根据 Apgar 评分判断新生儿是否正常?

(2) 产妇分娩后为什么要在产房留观 2 小时?

(张峰琴)

实训十一　填写分娩记录单及新生儿记录单

【实训目的】

(1) 能熟练填写分娩记录单及新生儿记录单。

(2) 能为产妇进行健康宣教。

【实训准备】

1. 物品准备　分娩记录单、新生儿记录单、孕产妇保健手册、笔。

2. 环境准备　医院或妇产科实训室。

【操作程序】

素质要求 → 衣帽整洁、举止端庄、语言恰当、态度和蔼

↓

准备用物 → 产妇入院记录单、笔

↓

环境准备 → 整洁,安静,室温和光线适宜

↓

填写记录单页眉 → 询问并填写姓名、住院号等

↓

填写分娩记录单 → 据实逐项填写分娩记录单

↓

填写新生儿记录单 → 据实逐项填写新生儿记录单

↓

填写孕产妇保健手册中分娩记录 → 据实逐项填写孕产妇保健手册中分娩记录

↓

判断各项结果是否正常 → 查阅分娩记录单、新生儿记录单上各项结果,判断是否正常,并做好与病房护士交接准备

↓

健康宣教 → 对产妇进行健康宣教,叮嘱产后注意事项

↓

护送母婴回休养室 → 产妇留观 2 小时后,无异常,助产士护送母婴回休养室,并与当班护士交接

↓

操作后处理 → 整理用物

【实训评价】

1. 自我评价　各项内容是否记录准确、无遗漏？是否对产妇进行健康宣教？字迹是否工整？

2. 同学互评　各项内容是否填写完整、准确？

3. 教师评价　学生填写的记录单优缺点有哪些？是否与产妇良好沟通？记录单字迹是否清晰、工整？能否正确判断各项结果是否正常？

【注意事项】

(1) 结果记录要真实、准确。

(2) 与产妇沟通应注意态度和蔼、信息准确。

【思考题】

(1) 与休养室护士交接时应注意哪些事项？

(2) 应对产妇进行哪些方面的健康宣教？

【附：××医院分娩记录、新生儿出生记录】

××医院
分娩记录

姓名　　　　　　　　　　　　　　住院号

<table>
<tr><td>宫缩开始　　血性分泌物</td><td colspan="6">分娩志</td></tr>
<tr><td>胎膜破裂　自然/人工　年　月　日　时　分</td><td colspan="6"></td></tr>
<tr><td>胎儿娩出　年　月　日　时　分</td><td colspan="6"></td></tr>
<tr><td>自然　手术　产式</td><td colspan="6"></td></tr>
<tr><td>胎盘娩出　年　月　日　时　分</td><td colspan="6"></td></tr>
<tr><td>机转　胎儿面/母体面　自然/手术</td><td colspan="6"></td></tr>
<tr><td>子宫底　二产程后　三产程后</td><td colspan="6"></td></tr>
<tr><td>产后1小时</td><td colspan="6"></td></tr>
<tr><td>会阴　撕裂　切开</td><td colspan="6"></td></tr>
<tr><td>子宫颈</td><td colspan="6"></td></tr>
<tr><td>出血量　实量　估计　总量</td><td colspan="6"></td></tr>
<tr><td>药剂</td><td colspan="6"></td></tr>
<tr><td>麻醉</td><td colspan="6"></td></tr>
<tr><td>产程　总产程</td><td colspan="6"></td></tr>
<tr><td>一产程　二产程　三产程</td><td colspan="6"></td></tr>
<tr><td>婴儿　住院号</td><td colspan="6">印象及手术</td></tr>
<tr><td>性别　活产　窒息　死胎</td><td colspan="6"></td></tr>
<tr><td>脐带　绕头　周　眼</td><td colspan="6"></td></tr>
<tr><td>身长　公分　坐长　公分　体重　克</td><td colspan="6">产后记录</td></tr>
<tr><td>胎儿头　大斜径　前后径　小斜径</td><td>日期</td><td>产后
(日数)</td><td>子宫
(高低)</td><td>恶露</td><td>乳房</td><td>签名</td></tr>
</table>

续表

大横径　小周径　肩径						
胎儿头变形						
异常及并发症						
胎　盘						

重量　　克		
大小　　公分		
脐带　长　公分		
附着		
异常		
羊水量		

××医院
新生儿出生记录

科别：产科　　　　　床号：　　　　　住院号：

母亲姓名：　　　　　年龄：　　　　　职业：　　　　　住址：

父亲姓名：　　　　　年龄：　　　　　职业：　　　　　联系电话：

母妊娠期疾病和用药：

分娩前用药情况：

第　胎　产　孕周　周　破膜时间　年　月　日　时　分

羊水性状：□清亮　□Ⅰ　□Ⅱ　□Ⅲ　羊水量　ml，吸出羊水量　ml，性状

出生日期：　年　月　日　时　分，性别　体重　g，身长　cm

分娩方式：□平产　□剖宫产　□产钳　□臀助产　□臀牵引　□吸引器助产

出生时检查：□产瘤　×　×　cm^3，　□头颅血肿　×　×　cm^3，

畸形：外观　□无　□有

脐带：□正常　□绕颈　周，　□脱垂　□其他

母亲乙肝三对检查　　　　　母亲血型

第一次皮肤接触、早吸吮时间

	Apgar 评分（分）				
特殊情况：	项目	1 分钟	5 分钟	分钟	分钟
	心率				
	呼吸				
	肌张力				
	反射				
	皮肤颜色				
	总分				

手术或接产者　　　　　　记录者　　　　　　年　月　日

新生儿脚印　　　　　　　　　母亲手印

入病房核对：　□新生儿病历　□胸牌　□腕带　新生儿性别：□男　□女

核对者：助产士签名__________护士签名__________

（张峰琴）

第8节 助产进展

一、导乐陪伴分娩

“导乐”即希腊语“Doula”,意思是女性看护者(women caregiver),指一位有经验的妇女帮助另一位妇女。导乐陪伴分娩,也称为“精神助产法”,是指由一位经过训练且有生育经验的“导乐”,在产前、产时及产后陪伴孕产妇,尤其是在分娩过程中给予孕产妇持续的生理、心理、感情的支持,帮助其顺利完成分娩过程。最早起源于20世纪70年代,由主张自然分娩的美国医生克劳斯(Dr. M. Klaus)提出与倡导。

(一)国内开展导乐陪伴分娩的现状

我国从2000年开始,部分医院实行导乐陪伴分娩,经过多年的实践不断地变化与改进,目前国内的导乐陪伴分娩各家医院实施的不很一致,大致有以下3种形式。

1. 由家属(其母亲、姐妹或丈夫)陪伴　多数医院仅在待产室安排这种陪伴,而当进入分娩室时则由医护人员处理分娩过程;也有少数条件好的医院设有家庭式产房,家属可以全程陪同。

2. 专职陪伴　由接受过专门培训的退休护士或助产士担任,在陪产过程中主动与产妇交流,介绍医院环境,让产妇了解分娩整个过程,消除其紧张情绪,密切观察产程,鼓励并安慰产妇,给予适当的按摩及生活护理,但包括接生在内的医疗操作仍由在职的医护人员完成。

3. 责任助产士陪伴　即实行“一对一”全程陪伴责任制助产,或者采取“二对一”、“多对一”、“陪产团队”等形式,从临产开始至产程结束均陪伴产妇,取消常规8小时工作制而实行弹性工作制。当产妇宫口开大2cm进入待产室以后就一直陪伴在产妇身边,不仅要完成专职陪伴的任务,还要完成助产士的全部工作,认真仔细观察产程,当出现异常情况后应立即向医师汇报,并给予及时正确的处理;经过2小时严密观察无异常情况后再将产妇送回温馨病房或爱婴区;在产后还可指导产妇科学哺乳,建立合理饮食及产后体操锻炼等。

第3种方法实际上属于全程责任制陪伴分娩,效果最好,但其开展受到产妇多、责任助产士少的制约。

(二)导乐陪伴分娩的要求及培训

1. 导乐人员的组成与素质　导乐人员必须是有过生育经历的、具有一定产科专业知识的、有处理产程经验或接产经验的人员来承担。对以人为本的现代产时服务模式有正确的认识,坚持人性化服务;富有爱心、同情心和责任心,尊重服务对象,能高质量完成全产程陪伴工作;具备良好的人际交往能力,做到轻声细语,动作轻柔,态度和蔼,给人以亲切感、信赖感;具有良好的心理素质,热情、勤奋,具有支持和帮助产妇度过难以忍受的痛苦的能力及临危不惧的能力;具备丰富的观察产程的经验,善于发现问题,能及时提出解决问题的办法,能与产科医护人员密切配合,能够全身心地投入到助产工作。

2. 培训　其内容主要有孕产妇在妊娠期、产时、产后早期的基本生理、心理和感情方面的变化;分娩基本知识,医院常用的医疗程序;人际沟通技巧,移情训练及支持技巧等。

(三)导乐陪伴分娩的好处

导乐陪伴分娩为产妇提供全方位的服务和个性化的服务,能满足产妇在分娩过程中独立与依赖的需求,能给予产妇有力的感情支持和身体帮助,有利于提高产时服务质量,减少剖宫产率及阴道助产率,降低新生儿室息发生率,促进母婴安全。这种模式改变了以往以医生为中心的产时服务模式,转变为以产妇为中心的服务模式,更人性化。在导乐陪伴分娩的基础上,中国产科工作者又总结出全程责任制陪伴分娩,也称为“一对一”全程陪伴分娩,由助产士担任“导乐”,全程陪伴与处理产程,这种产科服务模式更强调产科质量与母婴安全,打破8小时工作制的限制,比单纯导乐陪伴分娩更先进、更人性化。这种模式要求对助产士实行弹性工作制,目前多所医院已开始实践摸索相应的助产士管理制度。产科工作者的不断努力、探索,是为了寻求更好的促进自然分娩的方法,使自然分娩更为安全、顺利、圆满。

(四) 导乐陪伴分娩的具体实施

1. 产前访视 导乐人员应与孕妇及其家人在妊娠晚期时即开始沟通,彼此熟悉,建立感情,了解孕妇及其家庭的需求和计划,回答孕妇对分娩的种种疑问;指导孕妇练习放松肢体;向孕妇介绍产程中可采用的各种体位;陪同孕妇夫妻一起去分娩的医院熟悉环境。

2. 产程导乐陪伴分娩

(1) 做好心理护理:导乐人员应深刻理解产妇的精神需求,帮助产妇解除恐惧、焦虑心理。孕产妇在孕产期都存在不同程度的焦虑与恐惧心理,导乐陪伴者应多与产妇沟通,聆听她们的倾诉,讲解妊娠分娩知识,结合自身妊娠、分娩的经验,让产妇了解妊娠和分娩是一个正常、自然、健康的过程,通过目光和语言显示信心,辅以肢体动作如握住产妇的手等给产妇以支持和鼓励,解除产妇焦虑、恐惧心理,帮助产妇积极发挥内在的力量完成分娩;熟悉产程的检查和处理,并能向产妇及家属解释其作用、目的和必要性,让产妇和家人了解产程进展中胎心、宫缩、产程进展情况,从而放松心情,积极配合分娩。

(2) 及时告知产妇产程进展,给产妇以安全感。认真负责地观察产妇的生理状况。严格按照产程时限处理产程,并及时告知产妇产程进展情况,不断激励产妇,让产妇充满信心地投入分娩过程。

(3) 帮助产妇减轻分娩疼痛

1) 理疗镇痛:利用热敷、冷敷等理疗方法帮助产妇减轻分娩疼痛。

热敷:可以缓解产时疼痛;促进血液循环。通常可以采用热毛巾、电热毯或硅胶垫、黄豆袋或按摩使局部发热。热敷部位常有:后背、大腿、肩部、腹部,第二产程热敷会阴部,能够促进血液循环,增加会阴部的伸展性。接受热敷的孕产妇应无发热,乐意接受热敷,能够耐受热敷的温度,操作中避免烫伤。

冷敷:能缓解产时腰部疼痛,缓解产后会阴部疼痛。当产程中产妇提出腰骶部疼痛,感觉很热、出汗时可以考虑采用冷敷。方法为将冰袋放在产妇的腰部,也可以用带子绑在产妇的腹部。冰袋应使用垫布包好,不能将冰袋直接接触皮肤,以避免冻伤。产妇接受硬膜外镇痛时,不能在阻滞范围内身体部位进行冷敷,否则会损伤产妇皮肤。当无禁忌证、且产妇自愿接受冷敷的时候,我们可以采用这样的方法帮助产妇缓解疼痛。

水疗:能减轻疼痛,增加舒适感,提高分娩效率。可以选择将一块湿毛巾敷在产妇的额头,深盆浴、淋浴等。深盆浴对于活跃期的产妇是最有效的,但当胎儿窘迫或有明显出血时禁忌。水温应保持在37~38℃。导乐应注意定期监测母亲的体温和胎心。温水淋浴,尤其当水流直接喷射到产妇的腰背或肩膀时缓解疼痛的效果十分明显。可以在浴室放一把稳固的椅子,孕产妇可以选择最舒适的姿势,坐在椅子上感受水流的冲击和温暖。淋浴可用于第一产程各个阶段或第二产程的早期。盆浴可在进入活跃期后使用。目前一些医院开展的水中分娩就用到了盆浴缓解疼痛的作用。

2) 触摸放松:采取按摩、穴位按压或手按疗法帮助产妇放松。

按摩:能缓解疼痛,促进分娩时舒适、放松。某些产妇很喜欢抚摸和按摩,但有些人则拒绝按摩或抚摸,因此,一定要跟产妇好好沟通,了解产妇的需要,确定孕产妇确实喜欢与需要,才开始实施按摩。轻抚法助产按摩,可在分娩时帮助放松,坚实的拍打能分散注意力,促进血液循环,使皮肤表面发热。所有按摩拍打都要有节奏并且重复。通常,最有效的分娩按摩拍打从身体中部开始，在身体外缘结束。这给人一种"使紧张和疼痛消失"的感觉。足底按摩能有效缓解分娩时的剧痛。导乐应坐在产妇双脚旁，把她的脚放在导乐的大腿上让她的腿得到支撑，而不能悬空。按摩手也同样有效，方法与按摩脚类似，在宫缩时，用拇指按摩手掌，尤其是鱼际肌部位、手指的关节等。

穴位按压：通过刺激内啡肽流动，刺激体内天然的镇痛因子等缓解疼痛。通常选择按压合谷与三阴交，按压时应模拟收缩/舒张周期进行有节律的按压。每次按压30～60秒，之后应休息一段时间，一般重复按压5～6个周期为宜。应注意妊娠未足月时，不能按压；未征求医护人员的意见，不能按压。

手按疗法：可使产妇放松，感觉舒适。手按疗法可以传递给产妇一种镇定力量。首先，在触摸之前应得到产妇的同意，然后通过手部引导减压法帮助确定产妇身体的紧张程度。手部放松，将手指并拢，掌心轻微凹陷，把双手放在产妇身体紧张的部位，开始用力轻，然后逐渐施加压力，可以保持双手不动，也可以像按摩时那样慢慢移动手掌。注意应运用身体的重力，而不要移动手臂，不要让产妇觉察到你肌肉的张力。一边做，一边说"慢慢放松"等话语，当感觉产妇已经放松下来，逐渐减轻手掌的压力，直到双手轻轻落在产妇的身体上。

3）呼吸调摄：如前面妊娠期护理中提到的拉玛泽呼吸法，通过妊娠期练习各种肌肉放松和呼吸技巧，让产妇在分娩时能将注意力集中在对自己的呼吸控制上，从而转移注意力，适度放松肌肉，达到减轻产痛，加快产程，顺利分娩的目的。

4）其他放松技巧指导：利用音乐、冥想、分娩球等帮助产妇放松。

音乐：选择播放孕产妇喜爱的优美乐曲，轻松舒缓的音乐，如克劳斯特的钢琴曲、优美的民俗音乐等，创造一个平和、熟悉的环境，分散对疼痛的注意力，提供听觉上的注意力来帮助产妇放松和调节呼吸。

冥想：分散注意力，增强自信和舒适感。导乐在引导想象时，可以讲一个精心构思的故事，引导产妇想象"看见"某个场景，例如海滩，置身其中并体验导乐带领着她做的事情，例如在海滩漫步，闻到大海的气息，感受海风的轻抚等，从而达到放松的目的。也可以由产妇丈夫来引导产妇想象与放松。

分娩球：分娩球能够帮助产妇在分娩过程中保持自感舒适的体位，从而很好地帮助产妇运动和放松；产妇坐在分娩球上，可适度增大骨盆出口；分娩球可以使孕妇保持直立体位，从而利用重力加速胎儿下降；可以增加骨盆的灵活性，通过有节奏的运动获得最佳的分娩体位，减轻宫缩的疼痛感；可以使骨盆放松，从而减轻对会阴部的压力；产妇采取四肢着地体位时，如能借助分娩球的帮助，如趴在分娩球上，能防止手、手腕、双臂及肩部压力过大，从而避免脉管综合征的发生。通常孕妇在妊娠期参加孕妇学校的培训时学习使用分娩球。使用分娩球时应确保孕妇的安全。

5）必要时选择分娩镇痛：根据个人自愿原则，可选择由麻醉医师实施椎管麻醉镇痛术。

（4）生活护理：始终陪伴着产妇，及时为产妇提供个性化的服务。

1）饮食：指导产妇少量多餐进食高热量、易消化、相对清淡的食物，如粥、汤等。可适当进食恢复体力的食物，如巧克力，提供足够能量，保证产妇分娩时有充沛体力。鼓励产妇多饮水补充出汗所丢失的水分。产妇阵痛剧烈时常不愿进食，导乐陪伴者要鼓励产妇进食，并为产妇喂饭、喂水。

2）清洁沐浴：第一产程潜伏期时，如胎膜未破，可以给予温水盆浴减轻疼痛感；如胎膜已破、胎头已入盆，可采用温水淋浴，并可用大的热毛巾湿敷腹部和大腿内侧。临产后产妇出汗多，导乐陪伴者要及时为产妇擦汗、更换衣服，避免受凉。

3）休息：指导产妇正确运用腹压，宫口开全后鼓励、指导产妇双手拉住床边把手，双脚往下蹬，宫缩开始时，先深吸一口气，然后随宫缩加强如排便样向下屏气用力，宫缩间歇期双手放松，充分休息，如此反复。

4）体位：帮助产妇采取舒适的体位。目前提倡自由体位，包括站、蹲、跪、坐、侧卧等，以孕妇自感舒适为原则，尽量避免平卧位。

5）排便：鼓励产妇及时排空膀胱，如产妇需去厕所时，应搀扶陪同，以增加产妇安全感。

3. 产后导乐　分娩结束，帮助进行早接触、早吸吮。指导母乳喂养及做好卫生宣教，尤其是产后个人卫生指导，如产后42日内避免性生活及盆浴、哺乳前后洗手、勤换内衣等。

二、自由体位分娩

妊娠晚期激素的变化使得孕妇骨盆韧带及椎骨间的关节、韧带松弛，骶髂关节和耻骨弓活动度较前增大，骨盆的形状和大小在分娩过程中可以有细微的变化，我们可以采取某些措施，使得这种变化有利于分娩。目前，临床上提倡产妇在分娩时自由选择自感舒适的体位，即自由体位分娩。

产妇变换体位可以产生一些有利于分娩的作用：如改善骨盆骨骼排列，使其活动性与大小更适合分娩；有利于宫缩时及宫缩间歇的重力作用；减轻疼痛，加速产程；使胎儿入盆达到最佳角度，有利于胎儿和骨盆角度的密切衔接；改善胎儿氧供。

在产程中采取如卧、走、立、坐、跪、趴、蹲等各种姿势，以产妇感到舒适为宜。

（一）站立位

产妇可由他人扶持或借助栏杆、墙壁的支撑站立（图6-22）。子宫收缩间歇时可以用双手抱住丈夫或陪护者的颈、腰，身体斜靠在他身上；陪护者或丈夫支撑产妇身体，双手环绕产妇腰背部，并给予轻柔的按摩。子宫收缩时产妇两脚分开站立，身体倚靠在同向站立的陪护者怀中，双手托住下腹；陪护者双手环绕产妇腹部，在鼓励产妇的同时，可不断与其身体一起晃动和走动。

站立位可充分利用重力的作用，使胎先露部直接压迫子宫颈部，反射性引发宫缩；站立行走可以分散产妇注意力，增加产妇舒适感，减轻产痛。但此姿势产妇容易劳累，久站会阴部易出现水肿。

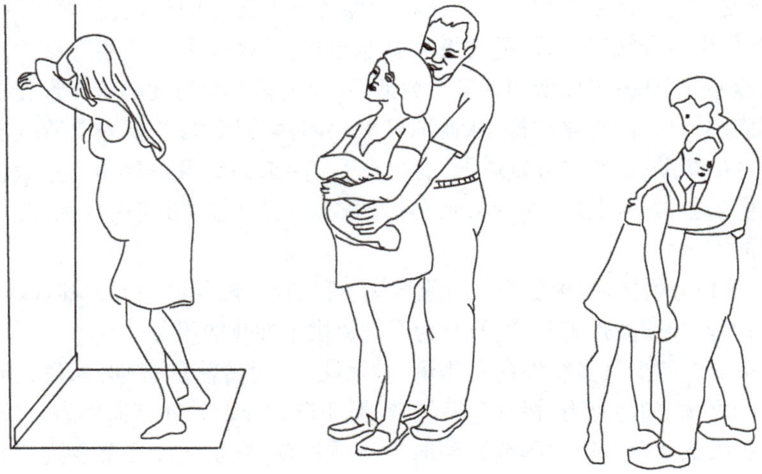

图6-22　站立位

（二）直立坐位与跨椅坐姿

直立坐位与跨椅坐姿是临床常见的分娩姿势（图6-23），在子宫收缩间歇期可倚靠在床头、被褥上或跨坐在椅子上，胸腹部靠在有软垫的一面，头部放松地靠在上面；宫缩时背部后仰;陪护者可协助产妇更换体位、适时按摩,分散其注意力。坐位可以减少体力消耗,增加子宫供血,增加缩宫素作用于子宫肌细胞的机会,减少产后出血;胎儿纵轴与产轴相一致,借助重力与地球吸引力作用,对子宫颈刺激增强,促进宫缩加速产程;腰椎曲度降低,子宫对下腔静脉和腹主动脉的压力减少,增加回心血量;改变骨盆倾斜度,增加骨盆径线长度及骨盆面积,有利于胎头下降与旋转;胎儿体轴与骨盆呈垂直状态,有利于胎头旋转,降低异常胎位发生率,也可用于持续性枕横位、枕后位的助娩;由仰卧位改坐位可使坐骨棘间径平均增加0.76cm,骨盆出口前后径增加1~2cm,出口面积平均增加28%。缺点是易致子宫颈及阴道前壁水肿、不利于产程观察与助产士接生。

坐式产床可调整椅背,用力时与产轴一致,有利于分娩机转的顺利进行。

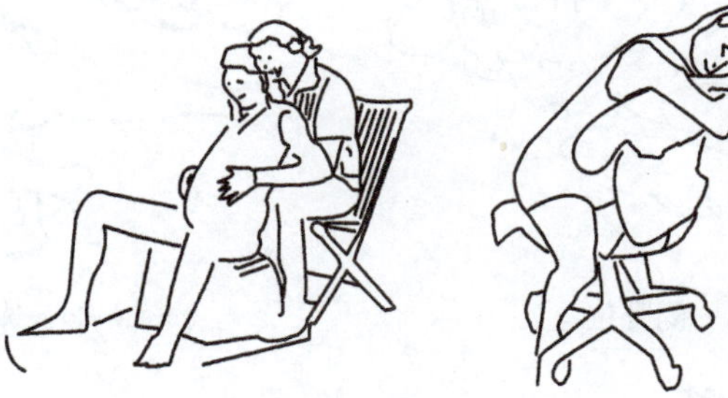

图6-23　坐位

(三)蹲坐位

蹲坐位是最佳的临产姿势之一(图6-24),它能利用臀部外展向下的重力作用使骨盆出口加宽,增大骨盆空间,增加骨产道径线,利于胎头下降。产妇可蹲坐在床上,丈夫及其他陪护者分站在床两侧,产妇双臂分别搭在两侧陪护人员的颈肩上,这种由他人支撑的趴跪蹲坐姿势可使产妇感觉轻松;也可采取其他蹲坐姿势。蹲坐位时产道曲线、胎儿轴与地心引力一致,加大胎儿向下向外的重力,加快胎儿娩出速度。蹲坐位用力符合排便习惯,方便产妇掌握用力技巧,产妇双下肢及足部均有着力点,有利于完成分娩。如同时产妇胸部前倾,能使子宫前倾,胎儿纵轴与产轴一致,借助胎儿重心在背侧及羊水浮力,配合宫缩将胎头向枕前位旋转。

蹲坐位不利于助产,影响保护会阴及新生儿处理。长时间蹲坐位易发生会阴水肿、增加产妇的疲劳。

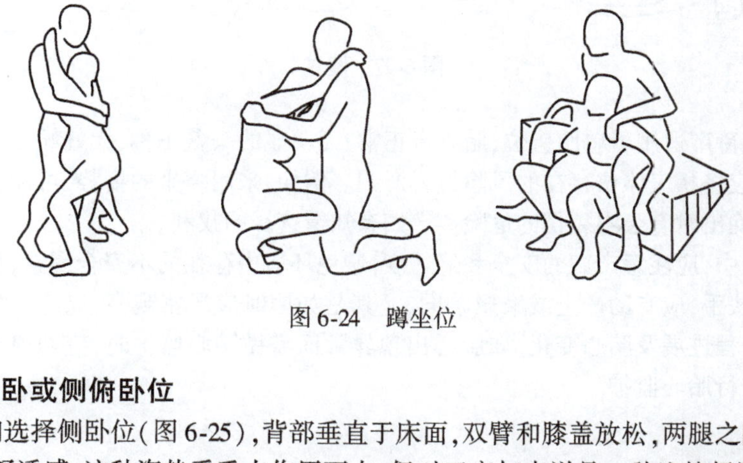

图6-24　蹲坐位

(四)侧卧或侧俯卧位

指导产妇选择侧卧位(图6-25),背部垂直于床面,双臂和膝盖放松,两腿之间可以放置一个枕头,增加舒适感,这种姿势受重力作用不大,但对于产妇来说是一种比较舒服的姿势。

产妇如选择侧俯卧位(图6-26),一般先要选择合适的坡度,可以调整床头,从而使其高度适应产妇的身体坡度,产妇前胸尽量贴近床面,与床面所成夹角≤60°,床头抬高45°~60°,臀部抬高30°,尽量的突出臀部,在保持脊背不弯曲的情况下,尽量将膝关节弯曲。侧俯卧位胎儿背部会向产妇腰部前方的方向移动。有利于枕横位、枕后位转至枕前位,从而纠正不良胎位。

侧卧位时,腰骶部胀痛感可以减轻,会阴得以放松,撕裂发生率减少。

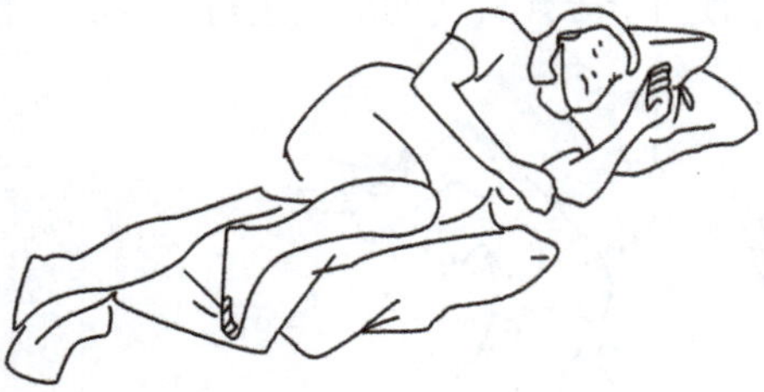

图6-25 侧卧位

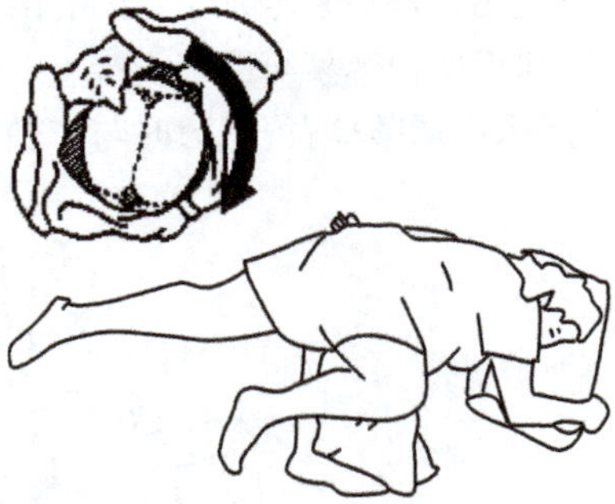

图6-26 侧俯卧位

(五)前倾跪位及跪姿

地板上放置几个软垫,产妇手足着地,两腿分开或一条腿跪在地上、另一条腿弯曲或两腿跪着,上身直立趴在床上或椅子上;陪护者在一侧按摩产妇后背。此姿势可变换为多种不同姿势,如上半身趴在椅子上或陪护者坐在椅子上产妇高跪姿趴在陪护腿上,双手环抱其腰部由陪护给予支撑;双手伸直与肩同宽,手膝着地支撑身体,双腿分开,左右晃动臀部;膝胸卧位等(图6-27)。

跪位可解除胎头对骶骨的压迫,缓解腰骶部疼痛,增加舒适感;同时可降低阴道撕裂及会阴切开的概率。

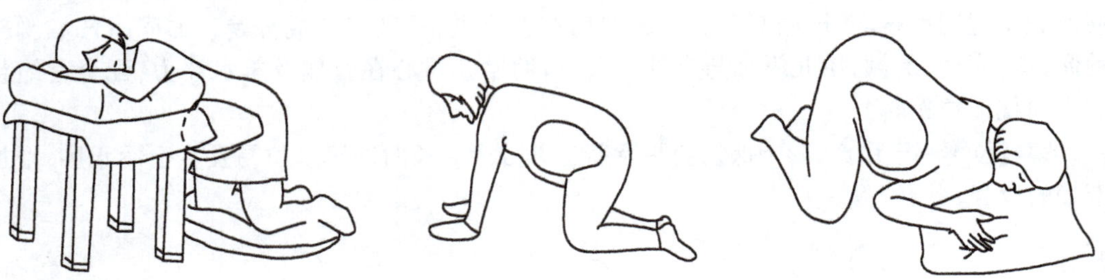

图6-27 跪位

自由体位待产适用于单胎头位,胎心音正常,无明显的头盆不称,无妊娠合并症者。选择体位时,事先应将相应体位存在的风险告诉产妇。例如,采用蹲坐的姿势,可能会更利于胎儿娩出,但胎儿娩出时有会阴裂伤的危险。产妇有知情选择的权利。

体位待产中,应注意产妇的安全和舒适度,避免环境中存在的不安全因素,如地面不能湿滑,墙边应有扶手,应有助产士或家属陪同,尤其是如厕时应严密观察,以防发生意外。待产中严密观察产程进展及胎心变化,如胎心出现异常而需做胎心监护时,应劝说产妇暂停自由体位以利于进行胎心监护。

(李耀军)

情境

某孕妇,29岁,因宫内妊娠40周,下腹阵痛3小时入院。入院后查体:血压110/70mmHg,脉搏83次/分,心肺无异常,宫高33cm,腹围93cm,胎心率140次/分,胎方位ROP,宫口开大1cm,胎膜未破。产妇入院后希望自然分娩,你将如何帮助产妇?

实训十二 自由体位分娩

【实训目的】

(1)学会指导与帮助产妇选择体位。

(2)与产妇沟通良好,富有爱心。

【实训准备】

1. 物品准备 导乐车、导乐球、导乐枕、瑜伽垫、护理床、凳子、椅子。
2. 环境准备 医院或妇产科实训室。
3. 人员准备 导乐师、陪护家属。

【操作程序】

素质要求 → 着装整齐,体现良好精神风貌

↓

准备用物 → 备物齐全

↓

环境准备 → 调节室温及温湿度适宜

↓

知情选择 → 询问产妇意愿,是否选择自由体位分娩

↓

指导与帮助产妇取站立位 → 站立位:产妇可由他人扶持借助栏杆、墙壁的支撑站立(实训图12-1)。子宫收缩间歇时可以用双手抱住丈夫或陪护者的颈、腰,身体斜靠在他身上;陪护者或丈夫支撑产妇身体,双手环绕产妇腰背部,并给予轻柔的按摩。子宫收缩时产妇两脚分开站立,身体倚靠在同向站立的陪护者怀中,双手托住下腹;陪护者双手环绕产妇腹部,在鼓励产妇的同时,可不断与其身体一起晃动和走动

↓

指导与帮助产妇取坐位 → 垂直坐位:产妇上身垂直坐于床上、椅子或凳子上(实训图12-2)
前倾坐位:产妇双脚放稳坐着,身体前倾,双臂放松,放在大腿上或支撑物上或趴在椅背等支撑物上(实训图12-3)

↓

指导与帮助产妇取蹲坐位 → 产妇可蹲坐在床上,丈夫及其他陪护者分站在床两侧,产妇双臂分别搭在两侧陪护人员的颈肩上,这种由他人支撑的趴跪蹲坐姿势可使产妇感觉轻松;也可采取其他蹲坐姿势(实训图12-4)

↓

指导与帮助产妇取跪位 → 前倾跪位:产妇双膝跪在地板或床上,前倾趴在导乐球、床背或其他支撑物上(实训图12-5)
手膝位:产妇双膝着地,身体前倾,双手掌着地支撑身体(实训图12-6)

↓

指导与帮助产妇取卧位 → 侧卧位:产妇侧卧,背部垂直于床面,双臂和膝盖放松,在两腿之间垫靠垫(实训图12-7)
侧俯卧位:产妇面向一侧侧卧,前胸尽量贴近床面,与床面所成夹角≤60°,床头抬高45°~60°,臀部抬高30°,尽量的突出臀部,下腿尽可能伸直,上腿弯曲呈90°,并用枕头垫起来(实训图12-8)

↓

询问产妇
自觉感受
↓
操作后处理→ 整理用物

【实训评价】

1. 自我评价　是否与产妇沟通良好？是否正确指导与帮助产妇选取合适体位？产妇感觉如何？

2. 同学互评　所指导选择体位是否合适？产妇是否满意？

3. 教师评价　学生实施的操作优缺点有哪些？选择体位应遵循的原则有哪些？

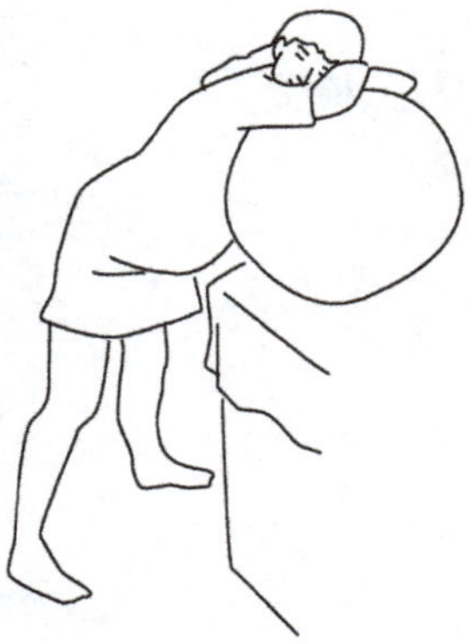

实训图 12-1　站立位

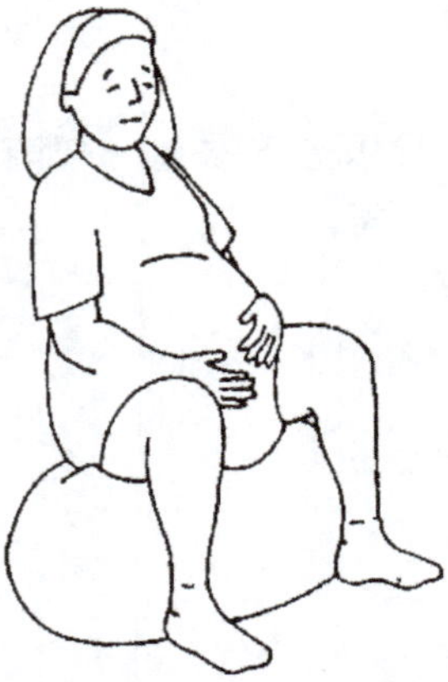

实训图 12-2　垂直坐位

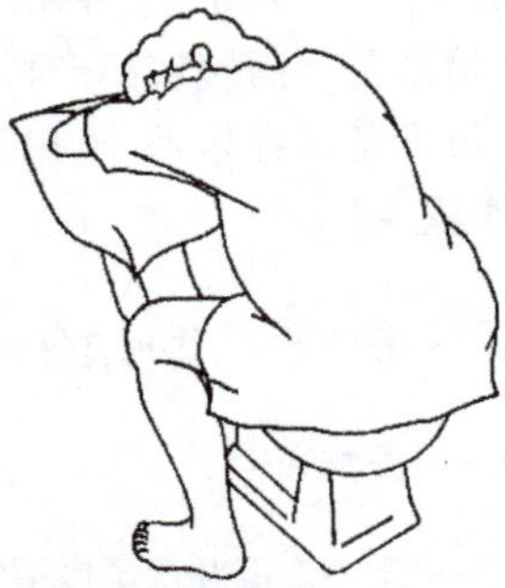

实训图 12-3　前倾坐位

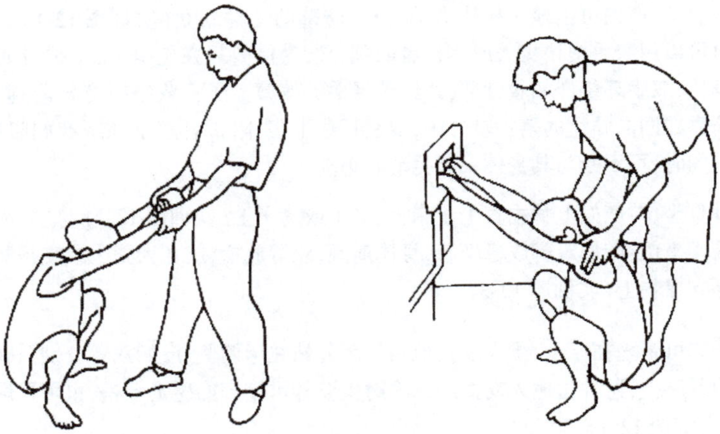

实训图 12-4　蹲坐位 1；蹲坐位 2

【注意事项】

(1) 指导与帮助产妇选取体位一定以产妇自愿与感觉舒适为前提。

(2) 指导与帮助产妇选取体位应注意保护产妇安全。

(3) 体位待产过程中，应密切观察产程进展。

【思考题】

(1) 当产妇胎方位为枕左后时，应指导与帮助产妇选取怎样的体位？

(2) 每种体位各有哪些优缺点？

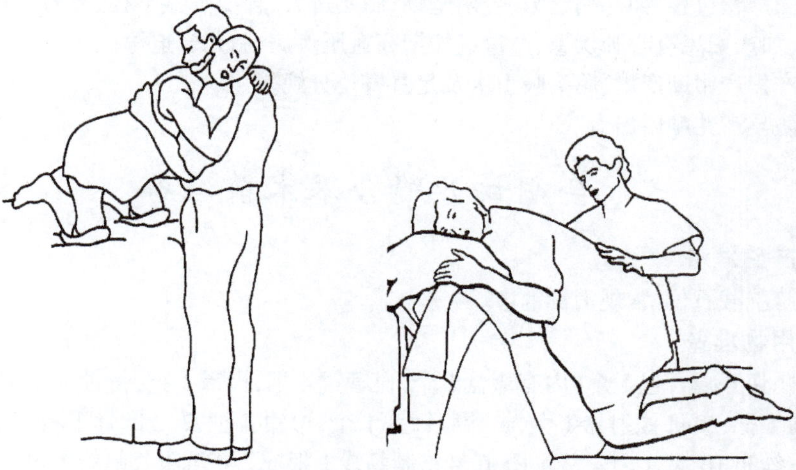

实训图 12-5 前倾跪位 1；前倾跪位 2

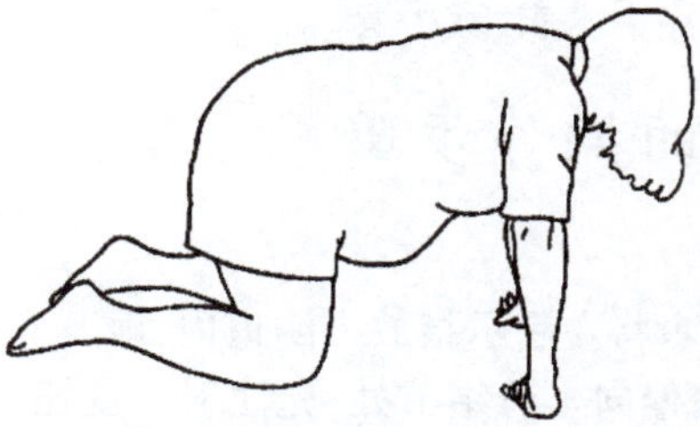

实训图 12-6 手膝位

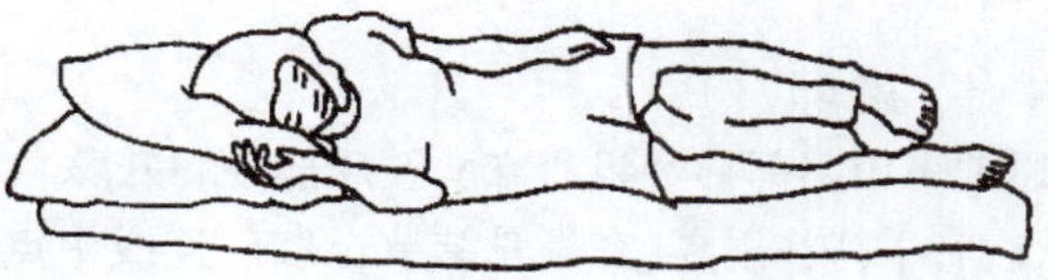

实训图 12-7 侧卧位

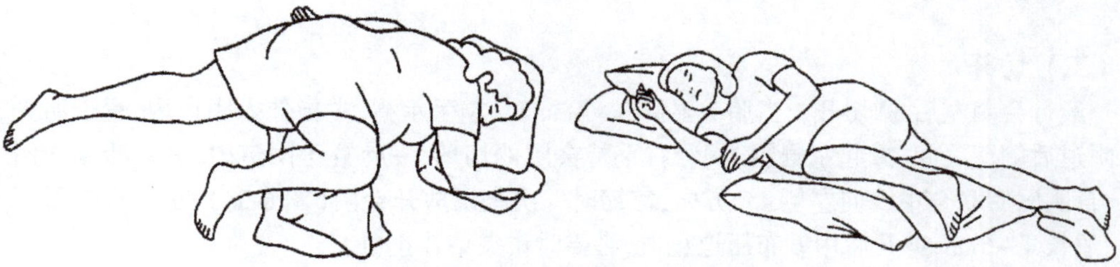

实训图 12-8 侧俯卧位 1；侧俯卧位 2

（李耀军）

第9节 会阴切开缝合术

会阴切开缝合术是最常用的产科手术，是第二产程中为避免会阴及盆底组织严重裂伤，减轻盆底组织对胎头的压迫，缩短第二产程的手术，也是阴道助产手术的辅助手术。常用的术式有会阴后-侧切开及正中切开两种，以会阴后-侧切开多见。

一、会阴切开缝合术的适应证

（1）初产妇会阴体较长、会阴部坚韧、有撕裂可能者。

(2) 第二产程过长,如宫缩乏力、会阴坚韧、胎儿过大、轻度头盆不称、异常胎位等。需缩短第二产程,如产妇患有心肺疾患、严重妊娠期高血压疾病、胎儿窘迫等。

(3) 初产妇产钳助产术、胎头吸引术及足月臀位分娩。

(4) 预防早产儿颅内出血。

二、会阴切开缝合术术前准备

(一) 产妇准备

产妇取膀胱截石位,常规消毒铺巾。

(二) 用物准备

无菌会阴切开缝合包1个(内有弯盘1个,血管钳4把,齿镊1把,持针器1把,会阴侧切剪1把,线剪1把,20ml注射器1个,长穿刺针头1个,巾钳4把,2号圆针1枚,三角针1枚,治疗巾4块,纱布10块,1号丝线1团,0号铬制肠线1根或2/0可吸收缝线1根),棉球若干,2%利多卡因10ml,0.5%聚维酮碘溶液等。

(三) 操作者准备

穿产房工作服、拖鞋,戴口罩、帽子,剪指甲,洗手、穿手术衣、戴手套。

三、会阴切开缝合术的操作步骤

(一) 麻醉

通常采用阴部神经阻滞麻醉及局部浸润麻醉。术者将左手示指放入阴道内,触及坐骨棘的位置,右手持注射器,在坐骨结节至肛门连线中点稍偏向坐骨结节处,先注射一皮丘,然后在阴道内手指的引导下,将针头刺向坐骨棘内下方,先回抽,如无回血,注入局麻药适量,然后将针退至皮下,再向切口至会阴体方向及坐骨结节处,做扇形浸润麻醉。3~4分钟后,麻醉起效。

(二) 切开

一般行会阴左后-侧切开。当胎头显露3~4cm时,左手示指、中指伸入阴道内,置于胎先露与阴道后侧壁之间,撑起左侧阴道壁,右手持会阴侧切剪,一叶置于阴道内,另一叶置于阴道外,自阴唇后联合中线向左侧45°方向,宫缩时一次全层剪开会阴(图6-28),长度视需要而定,一般长4~5cm,剪开后用纱布压迫止血,必要时钳夹结扎止血。

(三) 缝合

分娩结束后,仔细检查会阴切口,按解剖层次逐层缝合。

1. 缝合阴道黏膜　胎盘娩出后,阴道内填塞一带尾纱布卷,以免子宫腔血液外流妨碍手术视野。以左手示指、中指撑开阴道壁,暴露阴道黏膜切口,用可吸收缝线或0号铬制肠线从切口顶端上方0.5cm处开始,间断或连续缝合阴道黏膜及黏膜下组织至处女膜缘处打结(图6-29)。

2. 缝合肌层　相同的线间断缝合肌层,由最内、最深处开始,对称缝合,不宜过密,不留死腔。

3. 缝合皮下组织及皮肤　1号丝线间断缝合皮下组织及皮肤。也可用2/0可吸收缝线作皮内缝合皮肤。注意缝线不应过紧,以免组织水肿。

(四) 术后处理

缝合后取出纱布卷,仔细检查缝合处有无血肿或出血,常规肛门指检了解有无肠线穿过直肠黏膜,如有,应立即拆除缝线,重新消毒缝合。

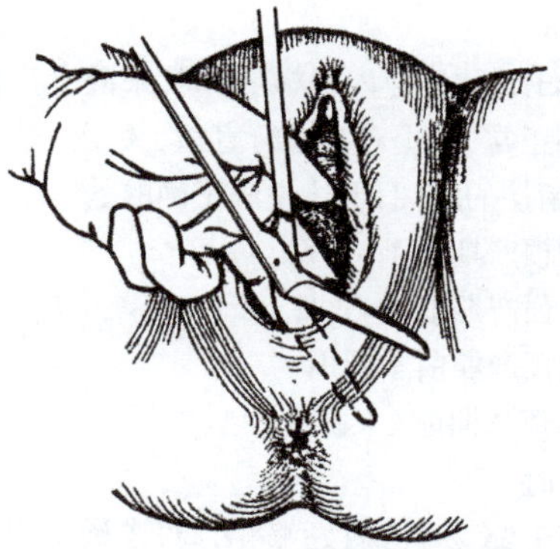

图6-28 会阴后-侧切开

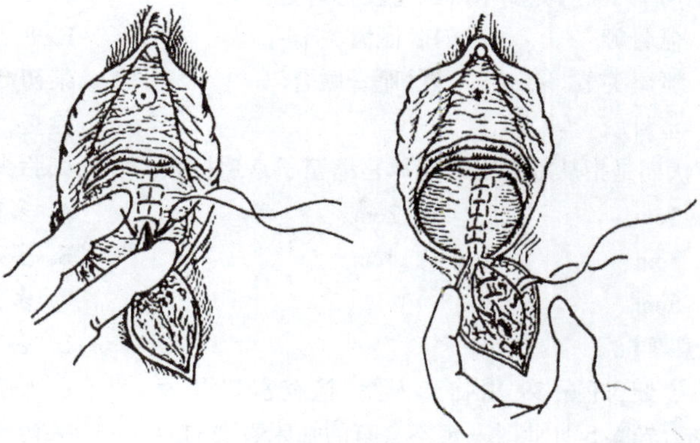

图6-29 会阴后-侧切缝合

四、会阴切开缝合术的注意事项

（1）注射麻醉药品前应回抽无回血才能注药。

（2）不应过早切开，估计在切开后5~10分钟内胎儿娩出即可。

（3）如会阴体高度膨隆，行会阴后-侧切开时，剪开角度应为60°~70°。

（4）两侧处女膜的切缘须对齐。

（5）缝合时，缝线不宜过深，避免穿透直肠黏膜，不宜过紧过密，以免组织水肿。缝合结束后须仔细检查有无肠线穿过直肠黏膜。

（6）用力适度，避免缝针断裂。

五、会阴切开缝合术的护理要点

（1）保持外阴清洁干燥。用0.1%苯扎溴铵溶液擦洗外阴，每日2次，便后及时清洗会阴，勤换会阴垫。

（2）嘱产妇取健侧卧位，以防恶露污染伤口影响愈合。

（3）观察伤口情况。如伤口出现水肿者用50%硫酸镁湿热敷；若出现红肿，局部用红外线热疗，每次30分钟，2次/日，以促进炎症吸收；如有化脓，应报告医生提前拆线引流。

（4）会阴后-侧切开伤口5日拆线，正中切开伤口3日拆线。

（李耀军）

目标检测

【A_1型题】

1. 子宫收缩力最强的部位是

A. 子宫底　　B. 子宫角

C. 子宫体　　D. 子宫下段

E. 子宫颈

2. 下述除哪项外均是临产后子宫收缩的特点

A. 节律性　　B. 极性

C. 对称性　　D. 缩复性

E. 不规律性

3. 关于软产道的组成，正确的是

A. 由子宫体、子宫颈及阴道组成的通道

B. 由子宫体、子宫底、子宫颈及阴道组成的通道

C. 由子宫下段、子宫颈、阴道及骨盆底软组织组成的通道

D. 由子宫体、子宫下段、子宫颈、阴道组成的通道

E. 由子宫颈、阴道及骨盆底软组织组成的通道

4. 临产后判断胎先露下降的重要标志是
   A. 骶骨岬　B. 骶髂关节
   C. 骶尾关节　D. 耻骨联合
   E. 坐骨棘
5. 潜伏期是指从临产出现规律宫缩至子宫颈扩张
   A. 1cm　B. 2cm
   C. 3cm　D. 4cm
   E. 5cm

【A_2 型题】

6. 某孕妇，妊娠 39 周临产入院，检查宫口开大 3cm，先露 S^{+1}，此时一定不会有的临床表现的为
   A. 规律宫缩　B. 宫口扩张
   C. 胎先露下降　D. 胎膜破裂
   E. 胎头拨露
7. 某初产妇，宫口开全，助产士应何时开始保护会阴
   A. 宫口开全时
   B. 胎头拨露使会阴后联合紧张时
   C. 胎头着冠时
   D. 胎头仰伸时
   E. 阴道口见胎头时
8. 某初产妇，宫口开全，助产士作接产准备时，为其行外阴部消毒，外阴消毒的顺序应是
   A. 肛门周围→阴阜→大腿内上 1/3→大小阴唇
   B. 阴阜→大小阴唇→肛门周围→大腿内上 1/3
   C. 大腿内上 1/3→肛门周围→大小阴唇→阴阜
   D. 大小阴唇→阴阜→大腿内上 1/3→肛门周围
   E. 大小阴唇→大腿内上 1/3→阴阜→肛门周围
9. 某产妇，临产 11 小时，自娩一男婴，给新生儿行 Apgar 评分，评分的五项内容包括
   A. 心率、呼吸、哭声、喉反射、膝反射
   B. 心率、呼吸、肌张力、喉反射、脉搏
   C. 心率、呼吸、皮肤颜色、肌张力、喉反射
   D. 心率、呼吸、肌张力、喉反射、体重
   E. 哭声、心率、呼吸、肌张力、脐血管充盈度
10. 某初产妇，29 岁，宫内妊娠 40 周，临产入院，询问助产士，她自己用力是不是会生得快一些，助产士告诉产妇，临产后最主要的产力是
    A. 子宫收缩力　B. 腹肌收缩力
    C. 膈肌收缩力　D. 肛提肌收缩力
    E. 坐骨海绵肌收缩力
11. 某初产妇，27 岁，宫内妊娠 39 周，B 超检查示胎头双顶径 9.1cm，咨询护士是否正常，护士告知：妊娠足月时胎头双顶径的平均值为
    A. 9.3cm　B. 9.5cm
    C. 10cm　D. 9.1cm
    E. 8.5cm
12. 某初产妇，28 岁，宫内妊娠 36 周，来院行产前检查，均正常，护士对其进行宣教，关于这位产妇胎头衔接的时间，下述说法正确的是
    A. 多在预产期前 1～2 日
    B. 多在预产期前 2～4 日
    C. 多在预产期前 1 周内
    D. 多在预产期前 1～2 周
    E. 临产时
13. 某初产妇，25 岁，宫内妊娠 37 周，咨询出现什么表现说明临产，护士告知：临产的标志是出现
    A. 见红
    B. 不规则子宫收缩
    C. 胎儿下降感
    D. 规律且逐渐增强的子宫收缩
    E. 假阵缩
14. 初产妇，足月临产，入院 7 小时娩出一女婴，助产士判断胎盘是否剥离，下述哪项不是胎盘剥离征象
    A. 子宫体变软呈球形
    B. 阴道口外露的一段脐带自行延长
    C. 阴道少量流血
    D. 在耻骨联合上方轻压，脐带不回缩
    E. 子宫体呈狭长被推向上，子宫底升高
15. 初产妇，现足月临产，入院分娩。检查：胎先露头已入盆，胎心正常，胎膜未破，子宫颈口开 1cm。护理措施中错误的是
    A. 每隔 1～2 小时听胎心 1 次
    B. 在宫缩时测血压
    C. 外阴清洁并备皮
    D. 用温肥皂水灌肠
    E. 鼓励少量多餐进食
16. 产妇正常分娩结束后，作为责任护士，你嘱产妇 4～6 小时应排尿的原因是
    A. 利于伤口恢复　B. 利于产妇舒适
    C. 利于产妇活动　D. 利于子宫收缩
    E. 利于乳汁分泌
17. 某初产妇新来院，妊娠 40 周，胎心率 140 次/分，宫口开大 2cm，胎膜已破，下列哪项护理工作不应该做
    A. 介绍住院环境，讲解疾病知识
    B. 灌肠
    C. 收住院待产

D. 测量生命体征

E. 平卧位,抬高臀部

【A_3 型题】

(18、19 题共用题干)

某初产妇,32 岁,宫内妊娠 39 周,于昨天晚上感觉腹部一阵阵发紧,每半个小时一次,每次持续 3~5 秒,今天早上孕妇感觉腹部疼痛,每 5~6 分钟一次,每次持续 45 秒左右。

18. 昨天晚上孕妇的情况属于
A. 出现规律宫缩
B. 属于孕妇紧张造成的宫缩,尚未临产
C. 属于先兆临产
D. 进入第一产程
E. 进入第二产程

19. 今天早上孕妇的情况属于
A. 出现规律宫缩,临产
B. 属于孕妇紧张造成的宫缩,尚未临产
C. 属于先兆临产
D. 进入第三产程
E. 进入第二产程

(20、21 题共用题干)

某产妇,妊娠 38 周,第一胎,有规律宫缩 5 小时,宫口开大 5cm,双顶径平坐骨棘,枕左前位,胎心率 140 次/分。

20. 其正确的处理是
A. 抬高臀部
B. 灌肠促进宫缩
C. 剖宫产
D. 静脉滴注缩宫素
E. 等待自然分娩

21. 新生儿娩出后的首要处理是
A. 清理呼吸道　B. 刺激呼吸
C. 断脐　D. 处理脐带
E. 无呼吸时注射中枢兴奋剂

(周　楠　张峰琴)

情境

王女士,28 岁,孕 1 产 0(G1P0)妊娠 38^{+4} 周临产入院。胎方位骶右前。临产 8 小时后,胎臀及胎肩娩出,胎头娩出困难;胎心监护示胎心良好,宫缩好,拟行产钳助产。

实训十三　会阴切开缝合术

【实训目的】

(1) 学会对拟行会阴切开缝合术的产妇进行全面评估,判断是否需要行会阴切开缝合术。

(2) 能给拟行会阴切缝合开术的产妇做好术前准备及健康教育。

(3) 能熟练实施会阴切开缝合术。

【实训准备】

1. 环境准备　医院或模拟产房、手术部位的照明,备坐凳。
2. 助产士准备　着装规范、仪表端庄、洗手、戴口罩。
3. 物品准备　产包、会阴切开缝合包、急救器械及药物。

【操作程序】

素质要求 → 护士规范着装,仪表端庄、态度良好

↓

环境准备 → 预热红外线辐射台,调节室温;手术部位的照明

↓

准备用物 → 产包、会阴切开缝合包、急救器械及药物

↓

术前评估 → 核对产妇姓名、床号及一般资料;全面评估产妇身体情况及产科情况,是否有适应证、禁忌证

↓

术前准备 → 向产妇解释会阴侧切术的目的,取得产妇配合。家属或护士陪伴产妇,为其擦汗、喂水、安慰、关心产妇,消除其紧张心理。产妇取膀胱截石位

↓

麻醉 → 0.5%~1%的普鲁卡因或0.5%的利多卡因10~20ml作局部浸润麻醉(实训图13-1)或阴部神经阻滞麻醉(实训图13-2)。术者将左手示指放入阴道内,触及坐骨棘的位置,右手持注射器,在坐骨结节至肛门连线中点稍偏向坐骨结节处,先注射一皮丘,然后在阴道内手指的引导下,将针头刺向坐骨棘内下方,先回抽,如无回血,注入局麻药适量,然后将针退至皮下,再向切口至会阴体方向及坐骨结节处,做扇形浸润麻醉

↓

切开 → 会阴左后-侧切开(实训图13-3):当胎头显露3~4cm时,左手示、中指伸入阴道内,置于胎先露与阴道后侧壁之间,撑起左侧阴道壁,右手持会阴侧切剪,一叶置于阴道内,另一叶置于阴道外,自阴唇后联合中线向左侧45°方向,宫缩时一次全层剪开会阴,一般长4~5cm,剪开后用纱布压迫止血。会阴正中切开(实训图13-4):术者沿会阴联合正中点向肛门方向垂直切开,长2~3cm,注意不要伤及肛门括约肌

↓

止血 → 渗血用纱布压迫止血,小动脉出血时应结扎

↓

助娩胎儿 → 根据分娩机制,助娩胎儿

↓

缝合 →
缝合阴道黏膜:
胎盘娩出后,阴道内填塞一带尾纱布卷,以免子宫腔血液外流妨碍手术视野。以左手示指、中指撑开阴道壁,暴露阴道黏膜切口,用可吸收缝线或0号铬制肠线从切口顶端上方0.5cm处开始,间断或连续缝合阴道黏膜及黏膜下组织至处女膜缘处打结(实训图13-5)
缝合肌层:
相同的线间断缝合肌层,由最内、最深处开始,对称缝合,不宜过密,不留死腔(实训图13-6)
缝合皮下组织及皮肤:
1号丝线间断缝合皮下组织及皮肤。也可用2/0可吸收线作皮内缝合皮肤。注意缝线不应过紧,以免组织水肿(实训图13-7)

↓

缝合后的处理 → 检查伤口解剖层次是否对合良好、整齐,不留死腔。取出阴道内纱布团。常规肛诊检查有无缝线穿透直肠黏膜,如有应将穿过的缝线拆除,重新缝合

↓

术后护理 → 为产妇更衣、垫好卫生垫、注意保暖,观察生命体征、宫缩情况、阴道出血情况及排尿情况;提供营养丰富、易消化食物

↓

操作后处理 → 整理用物;清洗所用器械后送供应室灭菌;做好手术过程记录,完善病历;产妇在产房内留观2小时,无异常送回病房;进行产后宣教

【实训评价】

1. 自我评价　是否初步掌握会阴切开缝合术的操作步骤及方法。能否独立完成操作前准备工作。

2. 同学互评　所实施的操作是否正确?是否存在可能导致影响伤口愈合的因素?

3. 教师评价　学生实施的操作优缺点有哪些?操作的注意事项有哪些?

【实训注意事项】

(1) 严格无菌操作,预防产道感染。

(2) 注射麻醉药品前应回抽无回血才能注药。

(3) 不应过早切开,估计在切开后5~10分钟内胎儿娩出即可。

(4) 如会阴体高度膨隆,行会阴后-侧切开时,剪开角度应为60°~70°。

(5) 两侧处女膜的切缘须对齐。

（6）缝合时，缝线不宜过深，避免穿透直肠黏膜，不宜过紧过密，以免组织水肿。缝合结束后须仔细检查有无肠线穿过直肠黏膜。

（7）用力适度，避免缝针断裂。

【思考题】

（1）为什么会阴体高度膨隆，行会阴后-侧切开时，剪开角度应为60°～70°？

（2）哪些因素会影响会阴伤口的愈合？

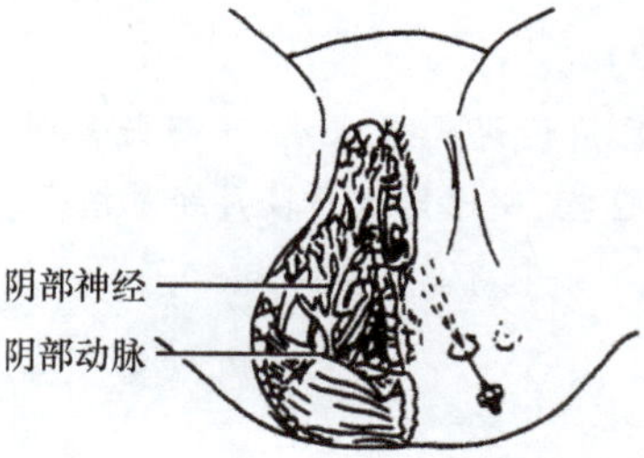

实训图 13-1　皮下浸润麻醉

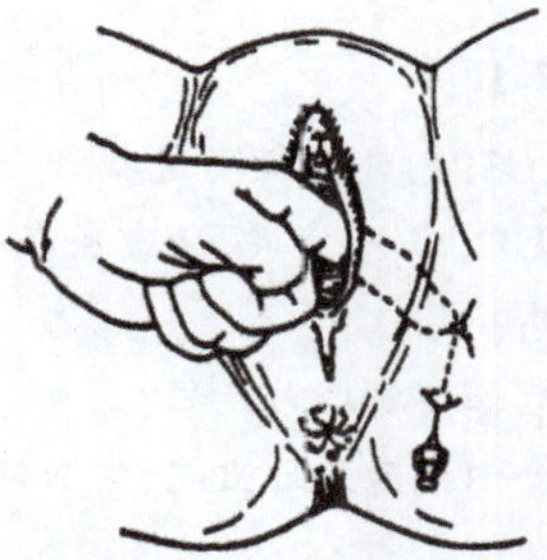

实训图 13-2　阴部神经阻滞麻醉

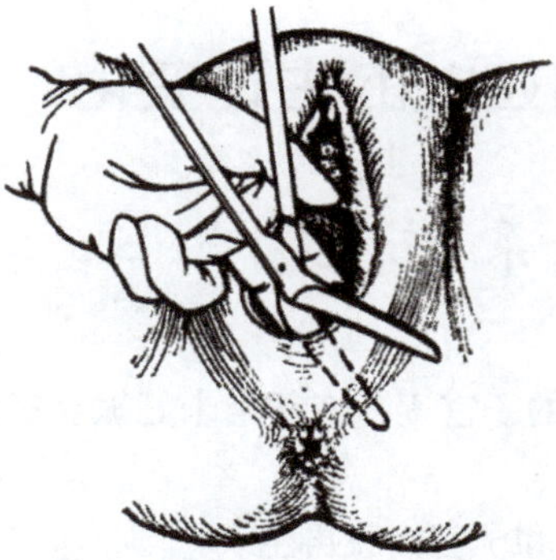

实训图 13-3　会阴后-侧切开

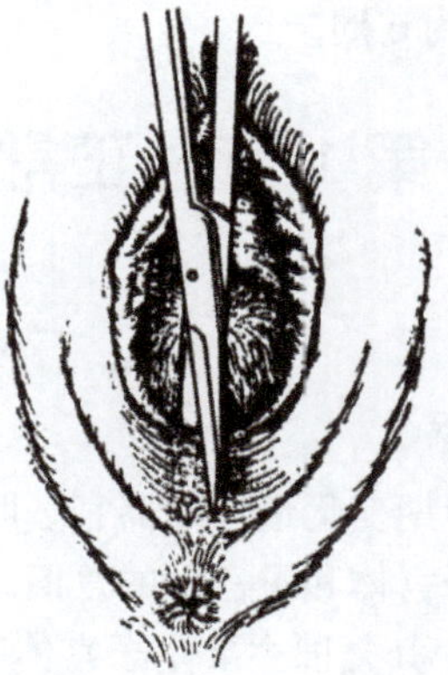

实训图 13-4　会阴正中切开

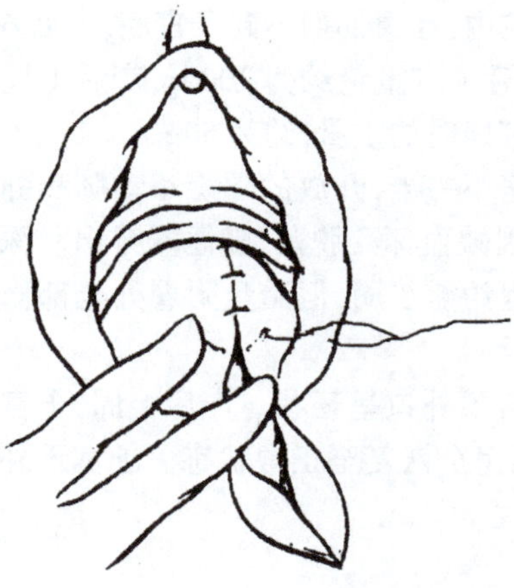

实训图 13-5　阴道内黏膜及黏膜下缝合

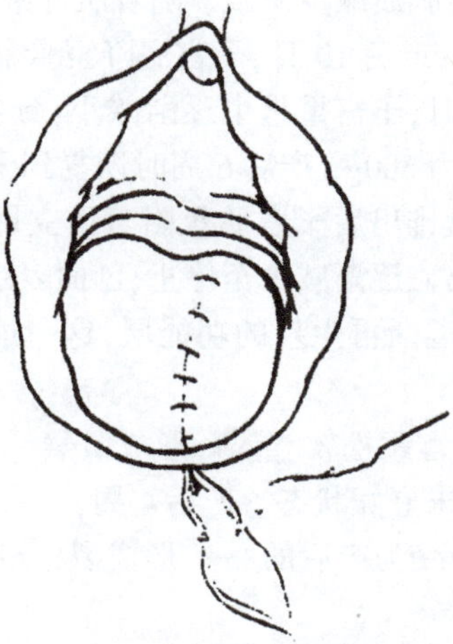

实训图 13-6　间断缝合肌层及皮下

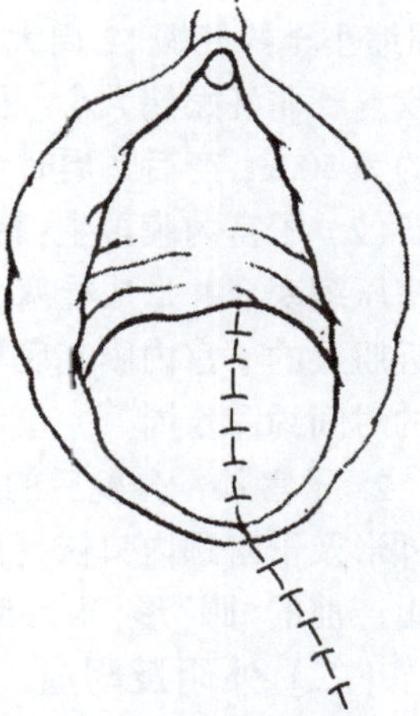

实训图 13-7　间断缝合皮肤

（张峰琴）

第7章　正常产褥期

案例 7-1

某产妇，G3P1，昨日经阴道顺产一正常男婴，目前诉说乳房胀痛，下腹阵发性轻微疼痛。查：乳房胀，无红肿，子宫硬，子宫底在腹正中，脐下2指，阴道出血量较月经量稍多。

讨论分析：

(1) 产后如何护理该产妇？

(2) 如产妇产后5日出院，你如何进行出院护理？

产妇全身各器官(除乳房外)从胎盘娩出至恢复或接近正常未妊娠状态所需的一段时期，称产褥期，一般为6周。

考点：产褥期定义

第1节　正常产褥期妇女的生理变化

一、生殖系统

(一) 子宫

子宫是产褥期变化最大的器官。胎盘娩出后的子宫逐渐恢复至未妊娠状态的过程，称子宫复旧。包括子宫体和子宫颈的复旧。

1. 子宫体　其复旧主要是子宫体肌纤维缩复和子宫内膜再生。

考点：子宫体复旧规律

(1) 子宫体肌纤维缩复：子宫复旧不是肌细胞数目的减少，而是肌细胞体积的缩小，是肌细胞胞质蛋白质被分解排出，胞质减少所致。随着肌纤维的不断缩复，子宫体逐渐缩小，产后1周缩小至约妊娠12周大小；产后10日，子宫底降至骨盆腔内，在腹部扪不到子宫底；产后6周恢复到非妊娠期大小。同时，子宫重量也逐渐减小，分娩后子宫重量约为1000g，产后1周时约为500g，产后2周时约为300g，产后6周时恢复到未妊娠时的重量，约为50g。

考点：子宫颈的变化

(2) 子宫内膜再生：胎盘排出后子宫胎盘附着面立即缩小一半，开放的螺旋小动脉和静脉窦压缩变窄并形成栓塞，出血逐渐减少至停止，创面表层因缺血坏死脱落，随恶露排出。深层近肌层的子宫内膜基底层逐渐再生新的功能层，这一过程约需3周，但胎盘附着处全部修复的时间约需6周。

2. 子宫颈　分娩后的子宫颈松软、壁薄，形成皱襞，子宫颈外口呈环状。产后1周，子宫颈外形及子宫颈内口恢复至未妊娠状态。产后4周，子宫颈完全恢复至正常状态。子宫颈外口由产前的“圆”形(未产型)变为产后的“一”形横裂(已产型)。

(二) 外阴及阴道

分娩后阴道壁松弛且肌张力降低，阴道腔扩大，产褥期可逐渐恢复，阴道黏膜皱襞约于产后3周重新出现，但产褥期结束时尚不能完全恢复至妊娠前的紧张度。分娩后外阴轻度水肿，产后2～3日自行消退。会阴部若有轻度撕裂或会阴切口缝合后，均在3～5日愈合，处女膜因在分娩时撕裂形成痕迹，称处女膜痕。

（三）盆底组织

盆底肌肉及其筋膜在分娩时过度扩张使弹性减弱，且常伴肌纤维部分断裂，若产后能坚持康复运动，盆底肌有可能恢复至接近未妊娠状态。若盆底组织发生严重撕裂，加上产褥期过早参加体力劳动可导致阴道壁膨出，甚至子宫脱垂。

二、乳　房

产褥期乳房的主要变化是泌乳。随着胎盘剥离排出，胎盘生乳素、雌激素水平急剧下降，使垂体催乳素水平升高，乳汁开始分泌。以后的乳汁分泌则依赖于哺乳时的吸吮刺激。当新生儿在生后半小时内吸吮乳头时，吸吮动作能反射性地引起神经垂体释放缩宫素，缩宫素使乳腺腺泡周围的肌上皮细胞收缩喷出乳汁。因此，吸吮是保持乳腺不断泌乳的关键。此外，哺乳还有利于生殖器官及其他器官组织得以更快恢复。乳汁分泌还与产妇营养、睡眠、情绪和健康状况密切相关。

三、血液循环系统

产后红细胞计数和血红蛋白值增高，白细胞总数增加，可达$(15\sim30)\times10^9/L$。中性粒细胞和血小板数也增多，红细胞沉降率加快，于产后3～4周降至正常。妊娠期血容量的增加，于产后2～3周恢复正常，在产后最初3日内，因为子宫收缩及胎盘循环停止，大量血液从子宫涌入体循环，同时由于静脉压的降低，妊娠期潴留的大量组织液回吸收，使血容量增加15%～25%，特别是产后24小时，使心脏的负担明显加重。产褥早期产妇血液仍处于高凝状态，这有利于胎盘剥离创面迅速形成血栓，减少产后出血量。纤维蛋白原、凝血活酶、凝血酶原于产后2～4周内降至正常。

四、消化系统

产后胃液分泌减少，尤其是胃酸分泌减少，使胃肠肌张力及蠕动减弱，在产后1～2周恢复，故产后1～2日食欲不佳，以后逐渐好转。产后卧床时间长，缺乏运动，腹直肌及骨盆底肌肉松弛，加上肠蠕动减弱，易发生便秘。

五、泌尿系统

妊娠期体内潴留的过多水分在产后主要由肾脏排出，故产后数日尿量增多。妊娠期扩张的输尿管及肾盂在产后4～6周恢复。因分娩过程中膀胱受压，造成黏膜水肿充血、肌张力降低、对膀胱内压的敏感性下降，以及会阴伤口疼痛、不习惯卧床排尿等原因，容易发生尿潴留。

六、内分泌系统

妊娠期的腺垂体、甲状腺及肾上腺增大，功能增强，产褥期逐渐恢复正常。雌激素和孕激素水平在产后急剧下降，至产后1周已降至未妊娠水平。胎盘生乳素于产后3～6小时已不能测出。垂体催乳素水平取决于是否哺乳，哺乳产妇于产后下降，但仍高于非妊娠水平，吸吮刺激时催乳素明显增高，不哺乳产妇于产后2周降至妊娠前水平。产褥期恢复排卵的时间与月经复潮的时间可以因人而异，故哺乳期月经复潮前仍有妊娠的可能。

七、腹　壁

妊娠期出现的下腹正中线色素沉着在产褥期逐渐消退。紫红色妊娠纹变成银白色妊娠纹，产后松弛的腹壁，需6～8周恢复。

第2节　正常产褥期妇女的心理变化

产后，产妇需要从妊娠期及分娩期的不适、疼痛及焦虑中恢复，需要接纳家庭新成员及新家庭，这一过程称之为心理调适。

经过分娩期的母亲，特别是初产妇将要经历不同的感受：高涨的热情、希望、高兴、满足感、幸福感、压抑及焦虑；理想中的母亲角色与现实中的母亲角色往往会发生冲突；有的产妇会因胎儿娩出的生理性排空而感到心理上的空虚；可能因为婴儿的性别及外貌不能与理想中的孩子相吻合而感到失望；也因现实母亲的太多责任而感到恐惧；还可因为丈夫注意力转移至新生儿而感到失落。因而一个新的家庭需要在某些方面进行调节，逐渐完成心理适应。

美国心理学家 Rubin 把产褥期的心理调适分为 3 期。

1. 依赖期　产后 1～3 日。在这一时期产妇的很多需要是通过别人来满足，如对孩子的喂奶、关心、沐浴等。产妇多表现为用语言来表达对孩子的关心；较多地谈论自己的妊娠和分娩的经历及感受。每一对夫妇可能对分娩有一个计划，如想阴道分娩、尽量少用药物等，如果实际的分娩与计划相距甚远，在产后就有一种失落的感觉。较好的妊娠和分娩的经历、满意的产后休息、丰富的营养及较早较多的与孩子间的接触使产妇较快地进入第 2 期。在依赖期，丈夫与家人的关心帮助、医务人员的关心指导都是极为重要的。

2. 依赖-独立期　产后 3～14 日。这一时期产妇表现出较为独立的行为，改变依赖期中接受特别照顾和关心的状态，她开始学习和练习护理自己的孩子，亲自喂奶而不要帮助。但这一时期也容易产生压抑，可能因为分娩后的产妇感情脆弱、太多的母亲责任、由新生儿出生而产生爱的被剥夺感及痛苦的妊娠和分娩过程等因素造成。由于这一压抑的情感和参与新生儿的护理使得产妇极其疲劳，这种疲劳又可加重压抑。压抑的情感往往不通过语言而通过行为表达，如产妇哭泣、对周围漠不关心、停止所应进行的活动等。此时，及时护理和指导、帮助，能纠正这种压抑；加倍地关心产妇并让其家人也参与关心，提供婴儿喂养和护理知识；耐心指导并帮助产妇喂养和护理自己的孩子；鼓励产妇表达自己的心情并与其他产妇交流等均有助于提高产妇的自信心和自尊感，促进接纳孩子、接纳自己。

在这一期结束的时候，能把护理孩子当作自己生活内容的一部分，并能解决许多孩子喂养和护理中的问题，从疲劳中恢复。

3. 独立期　产后 2 周～1 个月。这一时期，新家庭形成，产妇和她的家庭逐渐变成一个系统，相互作用从而形成新的生活形态。夫妇俩人甚至加上孩子共同分享快乐和责任，恢复分娩前的家庭生活模式。在这一期，产妇及其丈夫往往会承受很多压力，如兴趣与需要的背离，哺育孩子、承担家务及维持夫妻关系中各自角色的扮演等。

第3节　正常产褥期妇女的护理

一、护理评估

（一）健康史

认真阅读产前检查记录、分娩记录、用药史，特别注意分娩过程中出现的异常情况及处理经过，如产时出血多、会阴撕裂、新生儿窒息等。

（二）身心状况

1. 一般情况

（1）体温：大多在正常范围，部分产妇因产程长、过度疲劳，可在产后第 1 日出现体温稍升高，但一般不超过38℃，多在24小时后降至正常。体温超过38℃者要考虑感染。

（2）脉搏：产妇脉搏略缓慢，60～70次/分。脉搏缓慢与胎盘循环终止、大量血液回到体循环，使心脏的排血量增加及卧床休息有关。如心率加快，应考虑是否太激动、疲乏、疼痛、出血或感染等。

考点：产后生命体征的变化

（3）呼吸：由于产后腹压降低，膈肌下降，产妇以腹式呼吸为主，呼吸变得深慢，为14～16次/分。

（4）血压：一般无明显变化。如有升高，有可能是妊娠高血压疾病；如血压比产前低，可能是脱水、出血等。

（5）宫缩痛：在产后1～2日因子宫收缩引起下腹部阵发性剧烈疼痛称产后宫缩痛，持续2～3日后自行消失。经产妇较明显，哺乳时反射性的子宫收缩使疼痛加重。

考点：宫缩痛的特点

（6）其他：由于分娩过程中进食少、休息欠佳、消耗体力等，分娩后产妇可感到极度疲劳，表现为饥饿、口渴、嗜睡等；此外，因产妇代谢率增高，皮肤排泄功能旺盛，睡眠和初醒时常出汗多，称之为褥汗，持续1周后自行好转。

2. 生殖系统

（1）子宫：每日应在同一时间，检查子宫底高度、软硬度及有无压痛，以了解子宫复旧情况。评估前先让产妇排空膀胱，嘱平卧于床上，双膝稍屈曲，腹部放松。评估者一手置于耻骨联合上方，另一手在脐部轻轻按压子宫底，测量子宫底高度。正常产后子宫圆而硬，位于腹部的中央。产后第一日，子宫底平脐或稍高，以后每日下降1～2cm，至产后10日，子宫降入盆腔内，在下腹部触不到子宫底。若子宫收缩好，则可以扪及硬、圆、光滑的块状物；若子宫软、不能如期复原则提示子宫收缩乏力或子宫复旧不良。

（2）会阴：应认真评估会阴部是否有红、热、痛、水肿等，有会阴切口者还需观察切口有无渗血、分泌物、硬结等。

（3）恶露：产后随着子宫蜕膜的脱落，血液、坏死蜕膜组织经阴道排出，称为恶露。恶露分为3种：①血性恶露，色鲜红，含大量血液，量多，有时有小血块，有少量胎膜及坏死蜕膜组织，血性恶露持续3～4日；②浆液恶露，色淡红，含少量血液，主要为浆液，有较多的坏死蜕膜组织、子宫腔渗出液、子宫颈黏液并含有细菌，浆液性恶露持续10日左右；③白色恶露，色较白，黏稠，含大量白细胞、坏死蜕膜组织、表皮细胞及细菌等，白色恶露约持续3周干净。

考点：恶露的定义及特点

评估恶露时，要注意颜色、量、气味等。一般在按压子宫底的同时观察恶露情况。正常恶露有腥味但无臭味，持续4～6周，总量250～500ml。若子宫复旧不全或子宫腔内残留胎盘、胎膜或合并感染时，恶露增多，血性恶露持续时间延长并有臭味。

3. 排泄　产后2～3日内，由于机体排出妊娠时潴留的液体，产妇往往多尿。但因分娩过程中膀胱受压使其黏膜充血、水肿，肌张力降低，加之会阴伤口疼痛，产妇容易发生排尿困难及尿潴留。产后应重视评估膀胱充盈情况及第一次排尿，因膀胱充盈妨碍有效的子宫收缩，导致产后出血。此外，由于在分娩过程中进食少、脱水，加之产后肠蠕动减弱、腹壁肌松弛、卧床休息等，产妇可能出现便秘。

4. 乳房　注意评估乳头、乳汁量、有无乳房胀痛及乳头皲裂。

5. 心理、社会状况　评估产妇对分娩的感受，是否进入母亲角色及家庭的支持系统等。

6. 母乳喂养产妇的评估　评估有无影响母乳喂养的生理因素、心理因素及社会因素等。通过观察喂养动作，判断是否掌握了喂养技能。

（三）辅助检查

除进行产后常规体检外，必要时进行血常规及尿常规检查、药物敏感试验等。产后留置导尿管者需做尿常规检查，以了解有无泌尿系统感染。

二、护理诊断/合作性问题

1. 尿潴留　与产时损伤、活动减少及不习惯床上排尿有关。

2. 舒适改变　与产后宫缩、会阴部切口、褥汗、多尿等有关。

3. 母乳喂养无效　与母亲焦虑、知识缺乏及喂养技能不熟有关。

三、护理措施

(一)一般护理

考点：产后生活护理

1. 休养环境　休养室应空气流通、舒适、安静，保持适宜的温度和湿度，床铺整洁、干燥，及时更换会阴垫、衣服、被单等。

2. 观察生命体征　每日2次测体温、脉搏、呼吸及血压。若体温超过38℃，应加强观察，查找原因，并向医生报告。

3. 活动与休息　因分娩疲劳，产后24小时应卧床休息。产后24小时后，鼓励产妇早期下床活动及做产后体操。适当活动可改善血液循环，利于子宫复旧、恶露排出、大便通畅；同时还能增进食欲，促进盆底肌张力恢复。

4. 饮食　产后第一天可进食清淡、易消化食物，以后要增加营养，给予高蛋白、高热量和高维生素食物。哺乳者要多吃汤汁食物，适量补充维生素、矿物质及微量元素。

5. 排尿与排便　重视产后排尿，产后4～6小时要鼓励产妇及时排尿。以防子宫收缩欠佳而发生产后出血。若产后6小时仍未排尿者可选用以下方法：①帮助产妇下床排尿；②用温开水冲洗外阴及听流水声诱导排尿；③下腹部热敷；④针灸关元、气海、三阴交等穴位；⑤遵医嘱给肌内注射甲硫酸新斯的明1mg。若上述方法都无效时应给予导尿，并保留尿管1～2日。鼓励产妇多饮水，多吃含纤维素食物，以保持大便通畅。

(二)会阴护理

考点：产后会阴护理要点

保持会阴清洁、干燥，会阴每日2次用1∶5000高锰酸钾溶液或1∶2000苯扎溴铵(新洁尔灭)溶液擦洗。会阴水肿者，可用50%硫酸镁溶液或95%乙醇溶液湿热敷。会阴部有切口者，应每日检查伤口有无渗血、红肿、硬结、压痛及分泌物等，如有异常及时报告医生。嘱产妇向会阴切口对侧侧卧，勤换会阴垫，保持会阴部清洁。正常伤口一般产后3～5日拆线，若有感染应提前拆线引流，同时遵医嘱使用抗生素。

(三)子宫复旧护理

产后即刻、30分钟、1小时、2小时各观察1次子宫收缩、子宫底高度、软硬度。每次观察均按压子宫底，以免血块积压影响子宫收缩，更换卫生垫，评估恶露情况，同时记录子宫底高度、恶露的量和性质。以后每日同一时间检查子宫复旧及恶露。若发现异常及时排空膀胱、按摩腹部(子宫部位)，并遵医嘱给予宫缩剂；若恶露有异味，常提示有感染的可能，配合医生做好血及组织培养标本的收集及抗生素应用。产后当日禁用热敷止痛，以免子宫肌肉松弛造成出血过多。

(四)乳房护理

考点：乳房的一般护理及异常情况的护理

1. 一般护理　乳房应经常擦洗，保持清洁。第一次哺乳前，应将乳房和乳头用温水洗净，切忌用肥皂或乙醇之类擦洗，以免引起皮肤干燥、皲裂。乳头处若有痂垢要先用油脂浸软后再用温水洗净。以后每次哺乳前均用温开水毛巾擦洗乳房及乳头。每次哺乳前柔和地按摩乳房，刺激排乳反射，哺乳时每次让婴儿吸空一侧。若吸不完时，应用吸乳器将剩余乳汁吸出，以免乳汁淤积影响乳汁分泌，并预防乳腺管阻塞及两侧乳房大小不一等情况；若吸吮不成功，则指导产妇挤出乳汁喂养。哺乳期使用适当的棉质乳罩，避免过松或过紧。

2. 乳房胀痛及乳腺炎护理　多因乳房过度充盈及乳腺管不通畅所致。应尽早哺乳，哺乳前用热毛巾湿热敷乳房3～5分钟并按摩。哺乳时先吸吮患侧乳房。每次哺乳应充分吸空乳汁，应增加哺乳次数。

3. 乳头皲裂护理　多因婴儿含接乳头不正确、过多使用肥皂等清洁剂清洗乳头所致。轻者可继续哺乳。先在损伤轻的一侧乳房哺乳，以减轻另一侧乳房承受的吸吮力。哺乳前湿热敷乳房、乳头3～5分钟，同时按摩乳房，挤出少许乳汁使乳晕变软易被婴儿含吮。婴儿必须含乳头和大部分乳晕，哺乳后挤少许乳汁涂在乳头和乳晕上，短暂暴露使乳头干燥，因乳汁具有抑菌作用且含有丰富蛋白质，能起修复表皮的作用。皲裂严重者停止哺乳，挤出或用吸奶器吸出乳汁喂哺婴儿。

4. 退乳护理　因病或其他原因不哺乳者或终止哺乳者应及早退乳。最简单的退乳方法是停止哺乳，不排空乳房，少进汤汁。其他退乳方法有：①生麦芽60～90g，水煎当茶饮，每日1剂，连服3～5日；②芒硝250g分装两纱布袋内，敷于两乳房并包扎，湿硬时更换；③大剂量雌激素抑制垂体催乳素的分泌而退乳，应在分娩后24小时内尽早开始服用，常用己烯雌酚5mg，每日3次，连服3日。

（五）母乳喂养指导

1. 母乳喂养优点　母乳营养丰富、易被婴儿消化吸收；可按需供给，喂哺方便、经济；婴儿吸吮时的肌肉运动有助于面部正常发育，且可预防因奶瓶喂养引起龋齿；直接吸吮乳头取得乳汁，不会污染，温度适宜；母乳中含有丰富的抗体，可减少婴儿疾病的发生；母乳喂养有利于子宫复旧；降低母亲患乳腺癌、卵巢癌的危险性；母乳喂养时，婴儿与母亲皮肤的接触，有助于母婴间的感情联系，对婴儿建立和谐、健康的心理有重要作用。

2. 母乳喂养一般护理

（1）营养需要：哺乳期内产妇的营养需要量远远超过妊娠期，正常发育的婴儿体重增加很快，4个月内可为出生的一倍。由此可见，母乳喂养的婴儿需从母亲方面取得大量的营养素，才能满足其生长发育及健康的需要。分娩后为补充分娩过程的体力消耗及促进乳汁分泌，产妇应多吃高热量、高蛋白质、高维生素和富含矿物质的食物。每位产妇供给的能量以保证其每日能分泌750～850ml乳汁为宜，每日需要热量约9000KJ，蛋白质120～130g，脂肪80～100g，钙0.2g，铁0.018g，以及足够的钙、铁、碘、硒等必需的无机盐。根据哺乳期营养需要增加的特点，合理、均衡的安排食谱，保证其自身的营养需要及分泌乳汁的质量，产妇应少量多餐，多喝汤类如鱼汤、骨头汤、猪蹄汤，不宜吃辛辣、刺激性食品。

（2）休息：充足的休息对保证乳汁分泌是十分重要的。嘱产妇要学会与婴儿同步休息，劳逸结合，生活要有规律。

3. 母乳喂养方法指导

（1）哺乳的正确体位及托乳房的姿势：哺乳时，母亲及婴儿均应选择最舒适位置，婴儿的身体贴近母亲，脸向着乳房，头与身体在一条直线上，口对着乳房，如果是新生儿则应托着他的臀部。母亲把四指并拢贴在乳房下的胸壁上，用食指托乳房的底部，拇指轻轻放在乳房上方并挤压乳房，协助乳汁外溢，防止乳房堵住婴儿鼻孔。

（2）婴儿含接姿势：每次喂哺先将乳头触及婴儿口唇，诱发觅食反射，当其嘴张大后，将乳头和大部分乳晕放入婴儿的口中，使之完全含住乳头乳晕并随即吸吮，下巴紧贴乳房。慢而深的吸吮，有时会暂停，能看到吞咽的动作和听到吞咽的声音。

（3）正确的挤奶手法：挤奶前要清洗双手，大拇指放在乳晕上，其他手指放在对侧，从乳房四周朝乳头方向，向下向内挤压乳晕下方的乳窦。挤压时手指固定不要在皮肤上移动，避免用力过大，重复挤压和松弛达数分钟。沿乳头方向依次挤压所有的乳窦，挤压3～5分钟后换另一侧乳房。

4. 母乳喂养的时间　提倡早吸吮。于产后半小时内开始哺乳,第一次吸吮时要做到母婴皮肤接触,此时乳汁虽少,但通过新生儿的吸吮动作可刺激泌乳。产后一周内是母体泌乳过程,哺乳次数应相应增加,每1～3小时哺乳1次,开始哺乳时间只需3～5分钟,以后逐渐延长至15～20分钟,原则是按需哺乳,废弃定时哺乳。

5. 母乳喂养的注意事项　①哺乳时使婴儿将大部分乳晕吸吮住,并防止鼻部被乳房压迫及头部与颈部过度伸展造成吞咽困难;②哺乳时应两侧乳房交替哺乳,让婴儿吸空一侧乳房后再吸另一乳房;③哺乳结束时用示指轻轻向下推婴儿下颌,避免在口腔负压情况下拉出乳头而引起疼痛或皮肤损伤;④每次哺乳后,应将婴儿抱起轻拍背部1～2分钟,排出胃内空气,以防止吐奶。

四、健康教育

(一)一般指导

告知产妇继续保证合理的营养,适当的活动和休息,合理安排家务及婴儿护理,注意个人卫生和外阴清洁,保持良好的心境,适应新的家庭生活方式。

(二)计划生育指导

告知各种避孕措施,指导产妇选择适当的避孕方法。一般产后42日落实避孕措施,产后4周内禁止性生活。

(三)产褥期保健操

产褥期保健操可以促进腹壁、盆底肌肉张力的恢复及加强,防止尿失禁、膀胱直肠膨出及子宫脱垂。应根据产妇的情况,由弱到强循序渐进地进行保健操练习。一般在产后第2日开始,每1～2日增加一节,每节8～16次(图7-1)。出院后继续做好保健操直至产后6周,6周后应选择新的锻炼方式坚持锻炼。

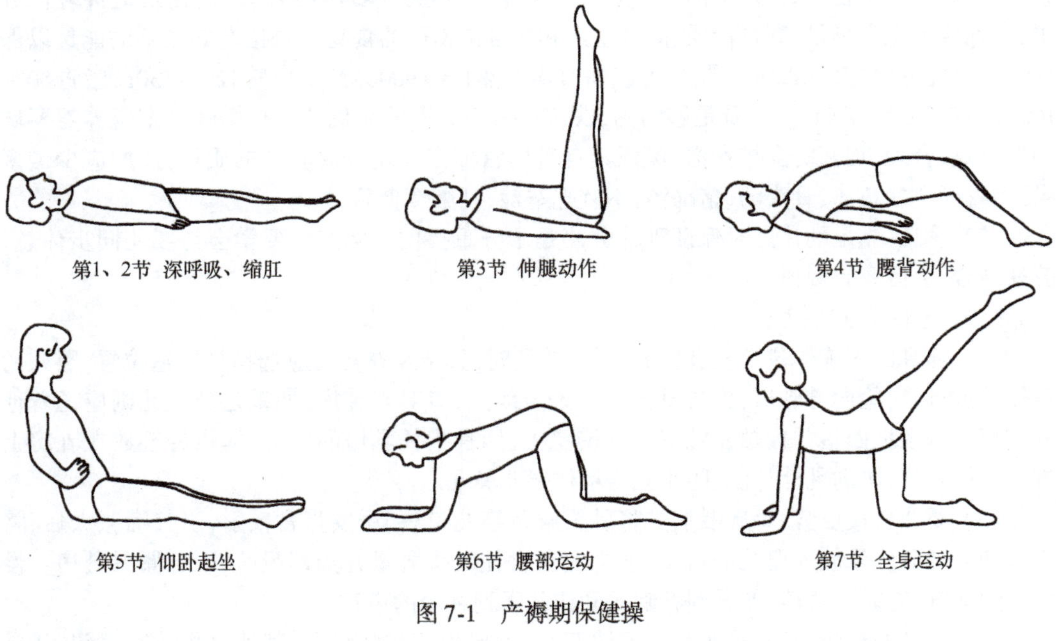

图7-1　产褥期保健操

第1节:仰卧,深吸气,收腹部,然后呼气。

第2节:仰卧,两臂直放于身旁,进行缩肛与放松动作。

第3节:仰卧,两臂直放于身旁,双腿轮流上举和并举,与身体呈直角。

第4节：仰卧，髋与腿放松，分开稍屈，脚底放在床上，尽力抬高臀部及背部。

第5节：仰卧起坐。

第6节：跪姿，双膝分开，肩肘垂直，双手平放床上，腰部进行左右旋转动作。

第7节：全身运动，跪姿，双臂支撑在床上，双腿交替向背后高举。

（四）产后检查

产后检查主要包括产后访视和产后健康检查两部分。

1. 产后访视　由社区医疗保健人员在产妇出院后3日、产后14日及产后28日分别做3次产后访视，了解产妇及新生儿健康状况，内容包括：①产妇的饮食、大小便、睡眠及精神情况，子宫复旧及恶露，会阴伤口或腹部伤口等；②新生儿的生长、发育状况。

2. 产后健康检查　产妇应于产后42日携带婴儿一起回分娩医院做产后健康检查，以了解产妇恢复及婴儿生长、发育状况。内容包括：①一般检查，如血压、脉搏、血常规、尿常规；②妇科检查：主要了解生殖器官是否已恢复妊娠前状态；③母乳喂养情况；④婴儿生长、发育情况。

考点：产后访视与健康检查的时间，内容

（五）计划生育指导

产褥期内禁止性生活。产褥期结束后应采取避孕措施，哺乳者以工具避孕为宜，不哺乳者可选用药物避孕。

第4节　正常新生儿的护理

孕龄满37周至不足42周，体重≥2500g出生的新生儿，称为足月新生儿。从胎儿出生后断脐至满28日前的时期，称为新生儿期。这是新生儿逐渐适应子宫外生活的过渡时期，也是护理工作的重要时期。

一、正常新生儿的生理特点

（一）呼吸

出生断脐后血液内二氧化碳增加，刺激了呼吸中枢，同时，本体感受器及温度感受器也受到刺激，反射性地刺激呼吸中枢，使新生儿在出生后约10秒内发生呼吸运动。新生儿肋间肌较弱，呼吸主要依靠膈肌的运动，故以腹式呼吸为主。因为新生儿代谢快，需氧量多，使呼吸浅而快，每分钟40～60次，2日后降至20～40次。

（二）循环

新生儿出生后，胎儿循环中断，肺循环开始，导致血循环和血液动力学发生重大变化。卵圆孔及动脉导管功能性关闭。新生儿出生最初数日可在心前区听到心脏杂音，可能与动脉导管尚未完全关闭有关。由于新生儿耗氧量大，其心率较快，每分钟110～160次且易受啼哭、吸乳等多种因素影响而波动。新生儿血流分布多集中在躯干及内脏，故肝、脾常可触及，四肢容易发冷及出现发绀。新生儿红细胞、白细胞计数较高，以后逐渐下降至婴儿值。

（三）消化

新生儿胃容量较小，肠道容量相对较大，胃肠蠕动较快，能适应大量流质食物的消化。新生儿吞咽功能完善，但食管无蠕动，胃贲门括约肌不发达，故哺乳后容易发生溢乳。新生儿消化蛋白质的能力较好，消化淀粉的能力相对较差。

新生儿出生后第1日排出的大便呈墨绿色黏稠状胎便称胎粪，含黏液、胆汁、肠道分泌物、上皮细胞及胎儿吞入的毳毛、胎脂等。若出生24小时后仍无胎粪排出，应检查有无消化道畸形。

（四）泌尿

新生儿的肾单位数量与成人相似，但发育尚不成熟，其滤过功能、调节功能及浓缩功能均较低，易发生水、电解质紊乱。

（五）神经

新生儿大脑皮质及锥体束尚未发育成熟，使新生儿的动作慢而不协调，肌张力稍高，哭闹时可有肌强直。大脑皮质兴奋性低，神经活动较弱，睡眠时间长。出生后即有吸吮、吞咽、觅食、握持、拥抱等原始反射活动。新生儿视觉、听觉、味觉、触觉、温度觉较灵敏，而痛觉、嗅觉相对较差。

（六）体温

新生儿体温调节中枢发育不完善，皮下脂肪少，保温能力差，散热快，易受外界环境温度的影响，所以体温不稳定，应注意保暖。随着环境温度的降低，出生后1小时内体温下降约2℃，以后逐渐回升，12～24小时应稳定在36～37℃。室温过高时，新生儿通过增加皮肤水分蒸发而散热，如水分不足，血液浓缩，体温骤然上升，发生“脱水热”。

（七）免疫

新生儿在胎儿期从母体获得IgG，使其在出生后6个月内对多种传染病具有免疫力，如麻疹、风疹、白喉等。新生儿的主动免疫力尚未发育完善，其巨噬细胞对抗原的识别能力差，免疫反应迟钝。新生儿缺乏IgA，易患消化道、呼吸道感染性疾病。新生儿自身产生的IgM有限，又缺少补体及备解素，使其对革兰阴性细菌及真菌的杀灭能力差而容易引起败血症。

（八）皮肤黏膜

新生儿出生时，全身皮肤覆盖一层灰白色胎脂，具有保护皮肤及减少散热的作用。数小时后开始吸收，若不及时吸收，可分解成脂肪酸刺激皮肤。新生儿皮肤薄嫩，易受损伤而发生感染。

考点：新生儿特殊的生理现象

（九）新生儿特殊的生理现象

1. 生理性黄疸　新生儿出生后可出现暂时性高胆红素血症，致皮肤、黏膜及巩膜发黄，称生理性黄疸。一般在生后2～3日出现，第4～5日最明显，多在生后7～10日消退。若黄疸出现过早、程度严重、持续不退或消失后再现，应考虑为病理现象。

2. 生理性体重下降　新生儿出生后2～4日，由于进食量少，呼吸和皮肤排出的水分较多，可出现体重下降，下降范围为出生体重的6%～9%，一般不超过10%，出生后10日左右恢复到出生时体重。

3. “上皮珠”、“马牙”、“螳螂嘴”　部分新生儿在口腔硬腭中线和齿龈切缘上有黄白色小斑点，分别俗称为“上皮珠”和“马牙”，系上皮细胞堆积或黏液腺分泌物积留所致。数周至数月后自然消失，切勿挑破以防感染。在新生儿口腔颊部有坚厚的脂肪垫称颊脂体，俗称“螳螂嘴”，有利于吸吮。随着小儿长大，颊脂体会逐渐消失，切忌挑割。

4. “假月经”及乳腺肿大　有些女婴生后一周内，阴道流出少量黏液及血性分泌物，称为“假月经”。一般2～3日即消失。部分新生儿生后3～5日可出现乳房肿大，2～3周消退，以上现象均由于母体雌激素进入胎儿体内，生后突然中断所致，不用特殊处理。

二、正常新生儿的护理

（一）护理评估

1. 健康史　了解母亲此次妊娠经过、分娩过程、分娩方式、分娩中用药情况等，检查新生儿出生记录是否完整，了解新生儿的出生体重、Apgar评分及出生后及时检查结果等。

2. 身心状况

（1）生命体征：包括体温、心率及呼吸。一般情况下不测血压。

(2) 皮肤颜色：注意全身皮肤颜色及有无青紫、瘀点、脓疱、破损或黄疸等，一般在每日沐浴时进行。若面色苍白或青紫则提示呼吸不畅或心功能不全；若黄疸出现过早、程度严重、持续不退或消失后再现都视为异常，应检查原因。

(3) 肌张力及活动情况：正常新生儿肌张力正常，反应灵敏。

(4) 喂养情况及大小便情况：观察哺乳量，哺乳后有无恶心、呕吐、溢乳等。新生儿哺乳后胎粪逐渐变黄色，呈糊状，每日排便3～5次。大便性状可提示喂养情况，消化不良时，排便次数增多，粪质与水分分开；喂糖过多时，大便呈泡沫状带酸味；用牛乳喂养时，大便结块并带有较重的粪臭味；进食不足时，大便呈绿色、量少、次数多。

(5) 体重：应在每日沐浴时测量。正常新生儿在生理性体重下降停止后每日增长50g左右，若体重下降超过生理性下降范围，或回升过晚，或恢复时间延长，应查找原因。

(6) 脐带：断脐后要注意断端有无出血，由于脐带结扎不紧，出生后数小时内发生脐带渗血或出血。以后每日评估脐带颜色、是否干燥、有无分泌物及红肿等。一般在生后3～7日脱落。若脐部红肿或分泌物有臭味，提示脐部感染。

(7) 啼哭：新生儿出生后即对外界环境产生本能反应而啼哭，并成为新生儿生理、心理需要的表达方式，饥饿、过暖、刺激、疼痛、不适等均可引起啼哭。应注意观察啼哭声音及异常表现。

(8) 母婴互动：观察母亲与孩子间沟通的频率、方式及效果，评估母亲是否在拒绝、拒喂新生儿的行为。

（二）护理诊断/合作性问题

1. 有体温改变的危险　与新生儿的体温调节中枢发育不完善有关。
2. 有窒息的危险　与新生儿易发生呛奶、呕吐及出生时气道内有羊水或黏液有关。
3. 有感染的危险　与新生儿免疫功能不完善及皮肤黏膜屏障功能差有关。

（三）护理措施

1. 新生儿出生时的即刻护理　详见第6章第6节。
2. 母婴同室新生儿的护理

(1) 保持呼吸道通畅：新生儿娩出后迅速清理呼吸道，以免引起吸入性肺炎或窒息。避免物品遮挡新生儿口鼻或压迫其胸部，不能挖鼻腔。哺乳后多采取哺喂侧卧位。尽量少翻动新生儿，避免其溢乳或吸入。经常巡视，及时排除危险因素。

考点：新生儿护理要点

(2) 维持体温稳定

1) 适宜的环境温度：保持室温在22～24℃，相对湿度保持在55%～65%。使新生儿体温维持在36～37.2℃（腋下温度）。且一日内体温差不超过1℃。如没有条件者，可采用与母亲裸体接触保暖。

2) 监测体温变化：每日测体温2次，如果体温<36℃或>37.5℃，应每4小时测量1次，直至体温正常。由于新生儿体温调节功能不健全，如室温过高、穿衣或包裹过多、蓝光灯治疗及哭闹严重等均可使体温升高，感染也可致体温升高；如室温过低，天气寒冷，洗澡时裸露时间过长或有感染时，体温也可低于正常范围。因此，无论体温过高或过低，均应及时报告医生，以便寻找原因及时处理。对体温过低的新生儿应及时置入暖箱进行复温，并根据新生儿体重、日龄变化及时调整暖箱温度，以维持体温在正常范围。若用热水袋保暖时应严格控制水温，并外加布套。

(3) 合理喂养

1) 喂养：正常足月儿提倡早哺乳，一般在生后半小时内即可让母亲怀抱新生儿使其吸吮，以促进乳汁分泌，并可防止低血糖。鼓励按需哺乳。如无法母乳喂养或有母乳喂养禁忌证等以配方乳为宜。喂乳的量根据新生儿的体重、日龄及耐受能力而定，以不发生胃潴留及呕吐为宜。人工喂养者，奶具专用并严格消毒，奶汁流速以连续滴入为宜。奶量以喂奶后安静、不吐、无腹胀和理想的体重增长（15～30g/日，生理性体重下降期除外）为标准。

2）测体重：每日定时、定秤测量体重1次，为了解营养状况提供依据。

（4）监测：每日除了监测体温、脉搏及呼吸变化外，还应密切观察其进食、精神状态、哭声、反射、面色、皮肤颜色、肢体末梢的温度及大小便等情况。除完成常规记录外，还应做到有异常变化时随时记录。

（5）预防感染

1）严格执行消毒隔离制度：定期全面清扫、消毒。护理新生儿前后应洗手，避免交叉感染。每季度对工作人员做1次咽拭子培养，对患病或带菌者暂调离新生儿室。

2）皮肤护理：出生后用消毒植物油将头皮、耳后、面部、颈部及其他皮褶处胎脂及血迹擦洗干净，注意保持皮肤完整性和清洁。为避免造成新生儿低体温，一般在出生后24小时以后沐浴。母婴同室的新生儿每日早晨沐浴一次，以清洁皮肤并促进血液循环。沐浴时环境温度26～28℃，水温38～42℃，可先用手腕内侧测水温，感觉温暖不烫即可。以流动水沐浴为宜。检查脐带、皮肤完整性等，如果脐带未脱落，应注意保护脐带。

3）脐带护理：每日应注意脐带残端是否干燥、有无分泌物、脐轮有无红肿。一般在生后3～7日脱落。每日沐浴后用碘伏消毒，出生48小时后剪除，保持脐部清洁、脐带干燥预防感染。脐部是新生儿的一个创面，是细菌入侵的一个门户，要防止洗澡水或尿液污染。

4）臀部护理：为保护新生儿臀部皮肤，避免发生红臀、溃疡或皮疹等，应及时更换尿布，大便后用温水洗净臀部，吸干后涂10%～20%鞣酸软膏或护臀霜。使用的尿布松紧合适，必须兜住整个臀部及外阴，不宜垫橡皮或塑料布。由于被大小便沾污，潮湿的尿布长时间与皮肤接触，尿布上的尿素经细菌分解产生氨，粪便中的刺激物刺激皮肤可致红臀。若已出现红臀或尿布疹，用红外线照射10～20分钟，每日2次。如臀部皮肤糜烂，表层脱落，可用消毒植物油或鱼肝油涂敷患处，并口服维生素C等。

5）五官的护理：新生儿出生后用0.25%氯霉素滴眼液滴眼，并沐浴前应先用盐水棉球从内至外清洁双眼。要注意保持面部、外耳道及鼻孔的清洁。新生儿口腔黏膜柔嫩，不宜擦洗，以免损伤而引起感染。

（6）用药护理

1）维生素 K_1：新生儿娩出后应予维生素 K_1 1mg肌内注射，以预防新生儿出血症。

2）预防接种：目前新生儿常规预防接种的是卡介苗及乙肝疫苗。

卡介苗：出生后2～3日至2个月内接种，将0.1ml卡介苗做左上臂三角肌外缘皮内注射。禁忌证：①早产儿；②低体重儿；③体温37.5℃以上；④严重呕吐、腹泻、湿疹、脓疱疹等；⑤产伤或其他疾病。

乙肝疫苗：正常新生儿在出生后24小时、1个月及6个月时各注射乙肝疫苗5μg。在上臂三角肌或大腿前部外侧肌肉做肌内注射。

三、健康教育

（一）鼓励母乳喂养，促进母婴感情建立

告诉母乳喂养的好处，提倡母婴同室，应尽早将新生儿安放在母亲身旁，进行皮肤接触，鼓励早吸吮，按需哺乳，目光交流，爱抚动作，增进母子感情。

（二）宣传有关育儿保健知识

鼓励父母积极参与护理孩子的活动，介绍喂养、保暖、皮肤护理、预防接种、添加辅食的原则等知识。

目标检测

【A_1 型题】

1. 产褥期是指
   A. 从胎儿娩出到生殖器官恢复正常所需的时间
   B. 从胎盘娩出到全身各器官(除乳房)恢复或接近未妊娠状态所需的时间
   C. 从第三产程到生殖器官恢复正常这段时间
   D. 从胎儿娩出到全身恢复正常这段时间
   E. 从胎儿娩出到恶露干净这段时间
2. 胎盘娩出后,子宫底每日下降
   A. 5～6cm　　B. 4～5cm
   C. 3～4cm　　D. 2～3cm
   E. 1～2cm
3. 产后腹部检查时,如果在耻骨联合上方扪不到子宫底,此产妇在产后的什么时间
   A. 第2日　　B. 第3～4日
   C. 第4～6日　　D. 第7～9日
   E. 第10～14日
4. 产褥期生理变化中哪项不正确
   A. 出汗较多
   B. 肠蠕动减弱,易发生便秘
   C. 常发生排尿不畅或尿潴留
   D. 尿量减少
   E. 白细胞可暂时增高
5. 产后血性恶露一般持续
   A. 9～10日　　B. 7～8日
   C. 5～6日　　D. 3～4日
   E. 1～2日
6. 有关产褥期护理,下述哪项不对
   A. 测体温、脉搏、呼吸,每日2次
   B. 产后适宜多取蹲坐位
   C. 产后24小时鼓励产妇下床活动
   D. 饮食应富于营养
   E. 产妇应多吃蔬菜水果
7. 新生儿生理性体重下降占体重的
   A. 2%～5%　　B. 3%～9%
   C. 5%～10%　　D. 2%～15%
   E. 7%～20%
8. 关于新生儿出生24小时内护理,错误的是
   A. 热水袋保温
   B. 面部出现苍白或青紫应立即清理呼吸道
   C. 哺乳后立即换尿布
   D. 为防止呕吐应予侧卧位
   E. 脐带出血多时应重新结扎
9. 有关预防红臀的措施,错误的是
   A. 勤换尿布
   B. 尿布清洁、柔软
   C. 大便后用温水洗净臀部
   D. 包裹不可过松、过紧
   E. 垫塑料布防止床单潮湿

【A_2 型题】

10. 患者,女性,26岁。妊娠39周,做产后乳房护理不正确的指导是
    A. 按摩乳房
    B. 喂奶结束后,挤出乳汁涂抹于乳头上
    C. 用湿毛巾擦洗乳头
    D. 用乙醇擦洗乳头
    E. 热敷
11. 孕妇,24岁,8小时前顺产一正常女婴,对新生儿提供护理措施,下列说法不正确的是
    A. 入室后了解Apgar评分情况
    B. 重度窒息者应重点护理
    C. 以持续仰卧位最好
    D. 密切观察呼吸和面色
    E. 纯母乳喂养

【A_3 型题】

(12～14题共用题干)

患者,女性,30岁,大专文化,于今日正常顺产一女婴。

12. 在产后立即指导哺乳的措施中,正确的做法是
    A. 按需哺乳
    B. 若乳汁不够,加补奶粉
    C. 两次哺乳间可添加糖水
    D. 哺乳后立即换尿布
    E. 哺乳后给予仰卧
13. 若产妇产后4～6小时尚未排尿时,应首选的护理措施是
    A. 下腹部热敷　　B. 暗示
    C. 针灸　　D. 帮助产妇排尿
    E. 导尿
14. 可以进行产后锻炼的时间是
    A. 产后第1日　　B. 产后第2日
    C. 产后第3日　　D. 产后第4日
    E. 产后第5日

(扎苏乙拉其其格)

情境

某女士,27岁,6小时前经阴道顺产一正常男婴,现母婴同室休养,请你按护理程序给产妇填写产褥期观察记录单。

实训十四 填写产褥期观察记录单

【实训目的】

(1) 观察产后产妇的情况,及时发现处理并发症。

(2) 填写产褥期观察记录单熟练而无误。

【实训准备】

1. 物品准备 血压计、体温计、会阴垫等。
2. 环境准备 医院或妇产科实训室。

【操作程序】

素质要求 → 着装、仪表
↓
准备用物
↓
环境准备 → 安静、清洁,室温和光线适宜
↓
观察一般情况 → 测量血压、脉搏、体温和呼吸,观察产妇面色、神志等一般情况
↓
观察乳房情况 → 检查乳房充盈情况,乳汁分泌情况,有无乳头凹陷、皲裂等情况
↓
观察宫缩情况 → 用手按压子宫底,检查子宫底高度及子宫质地
↓
观察恶露及会阴情况 → 观察恶露色、量、气味等,正常情况下恶露量少,呈暗红色,血凝块较少;观察会阴部有无红、热、痛、水肿,伤口有无渗血、分泌物等
↓
观察排便情况 → 询问产妇排尿情况,嘱产妇尽早自排小便,正确应产后4小时自排小便。超过6小时未排尿者考虑为尿潴留。未排尿时检查其膀胱充盈程度
↓
观察母乳喂养情况 → 观察产妇参与新生儿的哺乳及护理活动程度;观察哺乳动作、乳汁分泌及有无异常情况(乳头凹陷、乳房胀痛及乳头皲裂)等。正确指导哺乳
↓
操作后处理 → 判断产妇有无异常。整理床单位,协助产妇取舒适体位。清理用物
↓
填写观察记录单 → 洗手。按检查时间的先后顺序,详细填写产妇的产褥期观察记录单

【实训评价】

1. 自我评价 是否按程序正确实施操作,填写检查结果是否正确?

2. 同学互评 所实施的操作是否正确？是否填写成功？有无导致填写错误的问题？

3. 教师评价 学生实施的操作优缺点有哪些？填写记录单的要点有哪些？

【注意事项】

(1) 每日应同一时间手测子宫底高度及软硬度。检查前应嘱产妇排尿,并先按摩子宫,促进子宫收缩。

(2) 应准确记录产后 24 小时内的恶露量,以统计产后出血量。

(3) 若子宫复旧不全,恶露增多、色红且持续时间延长时,应及早给予子宫收缩剂。

【思考题】

(1) 填写产褥期观察记录单时应注意哪些情况？观察产妇哪些情况方可发现产褥感染？

(2) 产后为什么应重视产妇的排尿情况？

【附:X X 医院平产产后病程记录单】

X X 医院

平产产后病程记录单

姓名	病室	床号	住院号

产后首次病程记录：

日期	主诉	面色	体温	心率	乳房	子宫底高度	会阴伤口	恶露	大小便	其他	签名

(扎苏乙拉其其格)

情境

某女士,27 岁,G1P1,L1,LOA,娩出足月新生儿已 30 分钟,Apgar 评分 10 分,请你按护理程序指导母乳喂养。

实训十五 母乳喂养指导

【实训目的】

(1) 宣传母乳喂养的重要性。

(2) 指导产妇正确喂哺方法，顺利开展母乳喂养。

【实训准备】

1. 物品准备 脸盆、温水、肥皂、毛巾、纱布等。

2. 环境准备 医院或妇产科实训室。

【操作程序】

素质要求 → 着装、仪表

↓

准备用物

↓

环境准备 → 安静、清洁，室温和光线适宜

↓

再次核对 → 核对产妇、新生儿

↓

产妇准备 → 宣传母乳喂养的重要性、鼓励尽早开奶。取得产妇配合，产妇洗手

↓

清洁乳头 → 用温水清洗乳头并以无菌纱布擦拭

↓

指导哺乳 → 协助产妇取舒适体位，抱新生儿斜坐于胸前，头与身体在一条直线上。母亲用食指或四指托乳房的底部，拇指轻轻放在乳房上方，控制乳汁出量，防止乳房堵住新生儿鼻孔。指导产妇用乳头轻触新生儿口唇，出现觅食动作时，将乳头放入口中，使之完全含住乳头乳晕并随即吸乳。让新生儿完全吸空一侧再吸另一侧，每次哺乳时间 15～20 分钟

↓

排出胃内空气 → 哺乳后将新生儿竖抱，轻拍背部，排出胃内空气以防吐

↓

操作后处理 → 整理床单位，协助产妇取舒适卧位，放置婴儿于母亲头侧位。清理用物，洗手、记录

【实训评价】

1. 自我评价 是否按程序正确实施操作，吸乳是否成功？

2. 同学互评 所实施的操作是否正确？是否吸乳成功？是否存在可能导致哺乳失败的错误操作？

3. 教师评价 学生实施的操作优缺点有哪些？哺乳成功的要点有哪些？

【注意事项】

(1) 哺乳时防止乳房堵住新生儿鼻孔导致窒息，注意观察、控制奶量，防止呛奶。

(2) 哺乳时应吸空一侧乳房后再吸吮另一侧，以利于乳汁分泌。

(3) 如有乳腺炎、乳头皲裂等情况时应及时处理。

(4) 哺乳期内保持心情愉快、生活规律和充足的睡眠，进食高脂肪、高蛋白质的汤菜。

【思考题】

(1) 哺乳前产妇及新生儿为什么要取舒适的体位？

(2) 如何处理乳房胀痛及乳头皲裂？

（扎苏乙拉其其格）

第3篇 病理产科

第8章 妊娠期并发症妇女的护理

第1节 妊娠剧吐

案例8-1

某孕妇,29岁,停经10周,频繁恶心、呕吐,加剧1日入院。查体:生命体征正常,精神差、消瘦、皮肤黏膜弹性差、面色晦暗;尿酮体(++++);血钾值3.17mmol/L,血钠值140.7mmol/L。

讨论分析:

(1) 该孕妇的护理诊断有哪些?

(2) 针对本病如何为患者进行健康教育?

孕妇在停经6周左右出现食欲缺乏、嗜睡、乏力、头晕、畏寒、厌油、恶心、晨起呕吐等症状,称为早孕反应,多在停经12周左右自行消失。少数孕妇早孕反应严重,恶心、呕吐频繁,不能进食,甚至出现脱水、电解质紊乱及酸中毒,体重较妊娠前下降≥5%,严重影响孕妇健康者,称为妊娠剧吐(hyperemesis gravidarum),发生率为0.35%~0.47%。

一、护理评估

(一) 健康史

1. 病因评估 临床上该病的发生与孕妇血中的HCG水平增高关系密切。雌激素的水平也与妊娠剧吐密切相关。另外,与孕妇神经系统功能的稳定性、生活环境、精神及心理状态也有关。精神过度紧张、焦虑、生活环境及经济情况较差的孕妇易发生妊娠剧吐。

2. 病史评估 询问孕妇月经史、孕产史,了解有无糖尿病及消化系统疾病等病史。

(二) 身心状况

1. 身体状况

(1) 症状:多在停经40日左右出现恶心、呕吐,初起多为晨吐,逐渐加重,直至频繁呕吐不能进食,呕吐物中可有胆汁或咖啡渣样物。呕吐严重者,可出现尿量减少、全身乏力等症状;长期剧吐导致营养不良可并发Wernicke脑病等严重并发症。

考点:妊娠剧吐常见临床表现

(2) 体征:轻症患者可无阳性体征。重症患者可有脉搏、呼吸增快,血压正常或下降,精神差,面色苍白,皮肤黏膜干燥,眼球凹陷,巩膜黄染,体重下降。妇科检查:子宫增大与停经月份相符,质软。

2. 心理、社会状况 孕妇及家属因担心孕妇的生命安全及胎儿的生长发育,甚至担心有可能会失去胎儿，多表现为焦虑或恐惧；同时也有想通过终止妊娠来减轻痛苦，但又不想失去胎儿的矛盾心理。

（三）辅助检查

1. 尿液检查　测24小时出入量、尿比重、尿酮体，尿中有无蛋白及管型。

2. 血液检查　监测血常规，血细胞比容和全血、血浆黏度，了解有无血液浓缩；行动脉血气分析、电解质、凝血功能、甲状腺及肝肾功能检查等。

3. B超检查　了解胎儿宫内发育情况。

4. 必要时行眼底检查及神经系统检查　严重病例眼底检查可见视网膜出血，并发Wernicke脑病时，神经系统检查可有嗜睡、意识模糊等表现。

（四）处理原则

补充能量，控制呕吐、纠正脱水，维持水、电解质平衡。对于治疗无效且体温持续达38℃以上、心率≥110次/分、持续蛋白尿与黄疸等症状，严重危及孕妇生命者，应考虑终止妊娠。

二、护理诊断/合作性问题

1. 有组织灌注量改变的危险　与脱水有关。

2. 营养失调：低于机体需要　与频繁呕吐、进食困难，营养摄入不足有关。

3. 舒适的改变　与频繁呕吐、不能进食有关。

4. 焦虑　与担心母儿身心健康状况有关。

三、护理措施

（一）一般护理

为患者提供安静、舒适的治疗环境，指导患者加强休息；及时为患者清理呕吐物，并给予口腔护理；不能有效进食者应考虑暂禁食，同时给予静脉输液以保证生理需要量；呕吐停止后，鼓励患者进食，尽量安排符合孕妇喜好的食物，注意易于消化和避免油腻。

（二）病情观察

严密观察患者生命体征及全身情况，如神志、皮肤及巩膜颜色、视力等；记录24小时出入量，观察尿液颜色；注意有无皮肤黏膜干燥、眼窝凹陷等脱水症状；如病情发生变化，应及时报告医生，做出处理。严密观察胎儿宫内情况，观察患者有无阴道流血、腹痛等先兆流产征兆。

考点：每日补液量3000ml，维持尿量1000ml以上

（三）医护治疗配合

呕吐严重、尿酮体阳性者应暂禁食2～3日，减少饮水，遵医嘱给予支持疗法及对症治疗。禁食期间给予静脉补充营养，纠正水、电解质紊乱及酸碱失衡，同时给予维生素B_6，200mg，静脉滴注，每日1次，补液量3000ml/日；合并酸中毒者，静脉滴注碳酸氢钠溶液或乳酸钠进行纠正。每日尿量维持1000ml以上。呕吐好转后可进少量流食，遵循由少到多、由稀到稠的原则，进食量渐次增加，逐步过渡到普食；期间需适时调整补液量。

（四）终止妊娠的护理

对经治疗病情仍无好转，或出现终止妊娠指征的孕妇，应做好术前准备，术中严格无菌操作，术后防止感染。

（五）心理护理

关心体贴孕妇，多与孕妇交流，耐心倾听其倾诉，鼓励家属尤其是其丈夫多陪伴、关心、体贴患者，使孕妇保持情绪平稳，心情舒畅，积极接受治疗，对继续妊娠充满信心。

四、健康教育

给予孕妇妊娠期保健知识指导，树立继续妊娠信心。告知早孕时胎儿所需营养物质有限，只要及时、积极治疗，不会因为短时间的妊娠剧吐而发育不良或导致胎儿畸形。一旦终止妊娠不可避免，应帮助患者保持心情平稳，正确面对再次妊娠，并向其解释正常妊娠时的各种生理变化，及早掌握应对早孕反应的方法与技巧。

（沈颖惠　王丽君）

第2节 流　产

案例 8-2

患者，女，28岁，G1P0，妊娠12周，不慎摔倒后出现轻微下腹部疼痛，伴少量阴道流血，医院诊断为先兆流产。

(1) 对该患者的评估中需完善哪些检查，首选的治疗方案是什么？

(2) 常见的流产类型有哪些？

妊娠不满28周或胎儿体重不足1000g而终止妊娠者称流产(abortion)。流产可分为自然流产(spontaneous abortion)和人工流产(artificial abortion)两类。流产发生在妊娠12周前为早期流产(early abortion)，在妊娠12周以后且不足28周的流产为晚期流产(late abortion)。本节内容仅限于自然流产。临床上自然流产发生率占妊娠总数的10%~15%，其中早期流产占80%以上。

考点：流产的概念及分类

流产的主要病理变化是：妊娠8周前的流产，胚胎多先死亡，继而底蜕膜出血，使胚胎与子宫壁分离，血窦开放，引起阴道流血；已分离的胚胎组织刺激子宫收缩而引起腹痛。此时绒毛发育不成熟，与子宫蜕膜的联系不牢固，胚囊易从子宫壁完全剥离而排出，出血不多。妊娠8~12周时胎盘绒毛与底蜕膜联系较牢固，胎盘绒毛不易从子宫壁完全剥离，使部分妊娠物残留在子宫腔而影响子宫收缩，致使出血量多，甚至发生失血性休克。妊娠12周以后，胎盘已完全形成，流产时先出现腹痛，然后排出胎盘、胎膜。

一、护理评估

(一) 健康史

1. 病因评估

(1) 胚胎因素：胚胎或胎儿染色体异常是自然流产的主要原因，早期自然流产中染色体异常的胚胎占半数以上，多为染色体数目与结构的异常。遗传、感染、药物等因素可导致胚胎染色体的异常。

考点：自然流产的主要原因

(2) 母体因素：全身性疾病，如急性病、高热等，毒素或病毒通过胎盘进入血液循环，致胎儿死亡而流产；慢性疾病，如慢性肾炎或高血压，胎盘可能发生梗死导致流产；严重贫血或心功能不全可致胎儿缺氧、死亡而引起流产；生殖器官疾病；内分泌失调；外伤；精神创伤；免疫功能异常及不良习惯如吸烟、酗酒等也可导致流产。

(3) 环境因素：导致流产的不良环境因素有理化及生物因素等。如接触砷、铅、甲醛、苯、DDT等物质和放射线、噪声、高温等，均可引起流产。

2. 病史评估　询问月经史，了解孕妇有无急慢性病史、有毒物质或放射性物质等接触史，阴道出血量和下腹疼痛情况。

（二）身心状况

考点：流产类型及临床表现

1. 身体状况　孕妇有长短不一的停经史。根据孕妇阴道流血量的多少、腹痛的轻重及阴道是否排出异物等征象，临床上可将流产分为以下几种类型。

（1）先兆流产（threatened abortion）：停经后出现少量阴道流血，伴有轻微的下腹疼痛。妇科检查：子宫颈口未开，胎膜未破，子宫大小与孕周相符。对症支持处理后，妊娠可继续。如果阴道流血和下腹部疼痛加重，则可发展为难免流产。

（2）难免流产（inevitable abortion）：指流产无法避免。主要表现为阴道流血增多，腹痛加剧，或出现阴道流液。妇科检查：子宫颈口已扩张，或可见胚胎组织或胎囊堵塞于子宫颈口内，子宫大小与孕周相符或略小。

（3）不全流产（incomplete abortion）：指妊娠物部分排出，还有部分残留于子宫腔内。因子宫腔内有残留物，子宫收缩不良，阴道流血加剧，严重时可致失血性休克。妇科检查：子宫颈口扩张，见活动性出血，有的可见胎盘组织堵塞于子宫颈口内，或阴道内见部分已排出的妊娠物，子宫大小较孕周小。

（4）完全流产（complete abortion）：指妊娠物已全部排出，阴道流血和腹痛逐渐消失。

各类流产的症状、体征及辅助检查见表 8-1。

表 8-1　各类流产的特征

流产类型	阴道流血量	症状（腹痛）	妇科检查			辅助检查	
			组织排出	子宫颈口	子宫大小	妊娠试验	B超
先兆临产	少	无或轻	无	未开	符合孕周	阳性	正常
难免流产	增多	加剧	无	扩张	符合孕周或略小	阳性或阴性	胎囊塌陷移位
不全流产	少→多	减轻	部分排出	扩张或有物堵塞或闭	小于孕周	常为阴性	宫内残留妊娠物
完全流产	渐停止	消失	全部排出	闭	正常或略大	阴性	子宫腔空虚
稽留流产	少量反复	无或轻	无	未开	小于孕周	阴性	无胎心

此外，还有以下几种特殊类型流产。

（1）稽留流产（missed abortion）：指胚胎或胎儿死亡后滞留于子宫腔内未自然排出者。表现为早孕反应消失，有先兆流产的症状或无任何症状，子宫不再增大，反而缩小。妇科检查子宫颈口未开，子宫较停经周数小、质地不软，未闻及胎心。

（2）复发性流产（habitual abortion）：指与同一性伴侣连续发生 3 次及以上自然流产者。每次流产常发生于同一妊娠月份，其临床经过与一般流产相似。复发性流产大多数为早期流产，少数为晚期流产。

（3）流产合并感染（septic abortion）：流产过程中，如果阴道流血时间过长、有组织残留于子宫腔内或者非法堕胎等，有可能引起子宫腔内感染，严重时感染可扩展到盆腔、腹腔乃至全身，并发盆腔炎、腹膜炎、败血症甚至感染性休克。

2. 心理、社会状况　孕妇常因担心妊娠失败而出现紧张、焦虑的情绪，或因已经发生流产而表现为悲伤、自责及情绪低落。

（三）相关检查

1. B超检查　根据B超显示胎囊、胎动及胎心等的情况来判断胎儿是否存活，诊断流产类型并正确指导处理。

2. 实验室检查 利用放射免疫法测定HCG、胎盘生乳素及雌激素、孕酮等；血β-HCG、血孕酮水平可以协助判断流产的预后；必要时进行血常规、血小板及凝血时间等检查来监测稽留流产患者的凝血功能。

（四）处理原则

1. 先兆流产 保胎治疗，绝对卧床休息，禁止性生活，避免阴道操作等刺激诱发宫缩，必要时给予地西泮等对胎儿发育影响小的镇静药，黄体功能不足者可酌情补充孕激素。若经过2周治疗，症状不缓解或反而加重者，则表明胚胎发育异常，应停止保胎治疗，终止妊娠。

2. 难免流产 确诊后应尽早使胚胎和胎盘组织全部排出，预防出血与感染。

3. 不全流产 确诊后立即行吸宫术或钳刮术，彻底清除子宫腔内残留组织，出血较多较长者应预防感染。

4. 完全流产 一般不需特殊处理。

5. 稽留流产 因组织残留子宫腔内时间较长可出现机化或与子宫壁紧密粘连，刮宫困难；残留子宫腔过久的胚胎坏死组织可释放凝血活酶，导致凝血功能障碍。因此，手术前应做好凝血功能检查，一次不能顺利清宫干净，可于5～7日后再次清宫。

考点：稽留流产因检查凝血功能

6. 复发性流产 妊娠前查明原因，对症处理。原因不明且已经妊娠者，应保胎治疗。

二、护理诊断/合作性问题

1. 焦虑/恐惧 与阴道流血、妊娠失败有关。
2. 组织灌注量改变 与不全流产阴道大量出血有关。
3. 有感染的危险 与机体抵抗力下降，子宫腔内创面有关。

三、护理措施

（一）一般护理

保持外阴清洁卫生，加强营养，增强机体抵抗力。先兆流产孕妇应绝对卧床休息，做好日常生活护理。

考点：各型流产的护理措施

（二）急救护理

对出血量较多致休克者，助患者取中凹卧位、吸氧，快速建立静脉通道，遵医嘱用药、输血，并密切观察患者生命体征和阴道流血等情况。

（三）病情观察

密切观察阴道流血、腹痛和生命体征的变化。

（四）治疗配合

先兆流产孕妇应绝对卧床休息，禁止性生活及不必要的妇科检查，必要时遵医嘱用药保胎治疗。对出血量较多的难免流产者，应及时补充血容量，尽早手术使胚胎和胎盘完全排出。不完全流产者需行吸宫术或钳刮术以清除子宫腔内残留组织，并遵医嘱给予抗生素预防感染。完全流产者如无感染征象，一般不需特殊处理，嘱其注意外阴清洁卫生。稽留流产者，手术前应配合医生完成血常规、凝血功能检查，并作好输血准备。

（五）心理护理

向孕妇及其家属解释流产的有关知识及处理方法。为孕妇进行合理的饮食指导，防治贫血，增强机体抵抗力，促进机体康复。嘱家属给予孕妇心理支持，鼓励孕妇表达其内心感受，减轻自责、焦虑与紧张等不良情绪，积极配合医生的治疗。

四、健康教育

加强卫生宣教,嘱患者清宫术后取半卧位,利于阴道分泌物排出;保持外阴清洁卫生,勤换内裤,禁止性生活及盆浴1个月。指导孕妇及其家属正确认识流产,找出引起流产的因素,指导下次妊娠。

对复发性流产的孕妇,妊娠前应明确病因,遗传性疾病者应进行遗传咨询,确定是否可以再孕;妊娠期保持心情开朗,避免性生活、重体力劳动,避免不良环境因素的影响等,治疗期应超过以往流产的月份。子宫颈内口松弛者应在妊娠前行子宫颈内口修补术,如已妊娠可在妊娠14~18周行子宫颈内口环扎术,术后定期随诊。

目标检测

【A_1 型题】

1. 先兆流产与难免流产的主要鉴别点是
   A. 早孕反应是否存在
   B. 腹痛的程度
   C. 妊娠免疫试验
   D. 子宫颈口是否已经张开
   E. B超检查是否见胎心搏动
2. 下述难免流产的护理措施哪项应除外
   A. 做好立即清宫的准备
   B. 出血多,术前输液、配血或输血
   C. 术前、术中需用子宫收缩剂
   D. 协助检查清宫术中所排出的组织,必要时送病理检查
   E. 妊娠小于12周易完全流产,不需特殊处理

【A_2 型题】

3. 某已婚妇女,26岁,停经48日,出血2日,量少,伴轻微腹痛,首先考虑为
   A. 先兆流产　B. 月经失调
   C. 过期流产　D. 宫外孕
   E. 难免流产
4. 初产妇,30岁,平时月经规则,因停经43日,阴道流血3日就诊。妇科检查:阴道少量流血,子宫颈口关闭,子宫妊娠40日大小,妊娠试验阳性。对该患者的处理应首选
   A. 立即刮宫　B. 镇静休息
   C. 抗感染治疗　D. 先做凝血功能检查
   E. 口服雌激素
5. 女性,27岁,停经2个月,腹痛,阴道流血多于月经量1日,子宫如妊娠2个月大小,宫口有组织物堵塞,子宫颈无举痛,最适当的处理是
   A. 保胎治疗
   B. 行刮宫术
   C. 观察
   D. 检查尿HCG明确诊断
   E. 给予输液及止血药
6. 某女,27岁,停经60日,少量阴道流血10日,今出现发热、腹痛来院就诊,诊断为先兆流产合并感染,下述护理措施哪项不对
   A. 床边隔离
   B. 注意外阴清洁卫生
   C. 观察阴道出血情况
   D. 注意体温变化
   E. 立即清宫

【A_3 型题】

(7、8题共用题干)

某女性,30岁,停经50日,阴道出血,伴有腹痛腰酸半日。腹部检查:无压痛、反跳痛及肌紧张,移动性浊音(-),子宫妊娠50日大小,软,双侧附件(-),妊娠试验(+)。

7. 为鉴别此患者为先兆流产或难免流产的主要方法为
   A. 子宫大小　B. 妊娠试验
   C. B超检查　D. 查宫口是否张开
   E. 子宫颈举痛
8. 确诊为难免流产,主要处理是
   A. 黄体酮肌内注射
   B. 口服维生素E
   C. 卧床休息
   D. 尽快清除子宫腔内容物
   E. 保守治疗,严密观察

(沈颖惠　王丽君)

第3节　早　产

案例 8-3

某初孕妇，31岁，G1P0，现妊娠33周，规律宫缩3小时伴少许阴道血性分泌物2小时。产科检查：宫高30cm，腹围95cm，胎位为枕左前位，宫缩40～45次/(4～5)分，胎心率134次/分。肛查：子宫颈软，宫口开大2cm，先露头S^{-4}，骨产道未见明显异常。既往身体健康，月经周期规律，周期28～30日。

讨论分析：

(1) 该孕妇发生了什么情况？

(2) 对该孕妇应如何处理并采取哪些护理措施？

妊娠满28周至不足37周(195～258日)间分娩者，称早产(premature delivery)。国内早产发生率为5%～15%。此时娩出的新生儿称早产儿(premature infant)，出生体重小于2500g。早产儿各器官发育尚未成熟，较难适应外界生活，是围生儿死亡的主要原因之一。

考点：早产的定义

一、护理评估

(一) 健康史

1. 病因评估

(1) 孕妇因素：妊娠期合并急性病毒性肝炎，急性阑尾炎，严重贫血，慢性肾炎、心脏病，下生殖道、泌尿道感染及重度营养不良等易发生早产。子宫畸形、子宫颈内口松弛、子宫肌瘤等也易发生早产。外伤、劳累、紧张、重大精神创伤或有吸烟、酗酒等不良生活习惯易诱发早产。

考点：早产的常见病因

(2) 胎儿、胎盘及胎膜因素：如胎膜早破、绒毛膜羊膜炎是最常见的原因，与30%～40%的早产有关。此外，多胎妊娠、羊水过多、胎盘早剥、前置胎盘、胎盘功能不全、胎儿畸形及母儿血型不合等易发早产。

2. 病史评估　患者曾经有过流产、早产史，或者患有全身急慢性疾病、外伤等，本次妊娠期有阴道流血史，则发生早产的可能性大。

(二) 身心状况

1. 身体状况　最初表现为不规律的子宫收缩，并伴有阴道血性分泌物，而后发展为规律的子宫收缩，似足月临产。临床上，早产分为先兆早产与早产临产两个阶段。孕妇在妊娠28～37周间，出现规律或不规律的子宫收缩，伴有子宫颈管进行性缩短，为先兆早产；如子宫收缩规律，持续30秒，间隔5～6分钟(20分钟≥4次，或60分钟≥8次)，伴有宫颈的进行性改变；子宫颈管消退80%以上；宫口扩张≥1cm，则为早产临产。

2. 心理、社会状况　在没有充分准备的情况下胎儿突然提前娩出，患者及家属将感到紧张、害怕，且担心新生儿的安全与健康。有的产妇担心是否因为自己的过失而造成早产，常出现愧疚心理。

(三) 辅助检查

1. B超检查　确定胎儿大小及胎盘成熟度，了解羊水量。阴道B超检查子宫颈长度及子宫颈内口漏斗形成情况，有助于预测早产。

2. 胎儿电子监护　监测宫缩、胎心及胎盘功能，了解胎儿血供情况。

3. 子宫颈、阴道分泌物胎儿纤维连接蛋白的检测 妊娠20周后,阴道后穹隆棉拭子检测胎儿纤维连接蛋白,有助于预测早产。

(四) 处理原则

(1) 宫口扩张在2cm以下、胎膜未破、胎儿存活、胎儿无宫内窘迫及继续妊娠的禁忌证者,应尽可能抑制宫缩,维持妊娠,延长孕周。

(2) 早产不可避免时,或已发生感染,需停用宫缩抑制药,给予地塞米松促进胎儿肺成熟,严密观察产程进展,做好产时监护,提高早产儿的存活率。

二、护理诊断/合作性问题

1. 有受伤的危险 与早产儿发育不成熟有关。

2. 焦虑 与担心早产儿的安危与健康有关。

三、护理措施

(一) 一般护理

考点:早产的护理措施

(1) 指导保胎治疗的孕妇卧床休息,取左侧卧位,改善子宫血流量和胎盘循环,提高胎儿血氧供应。给予产妇吸氧。

(2) 禁止性生活,慎做阴道检查和肛门检查,避免刺激乳头及腹部等诱发宫缩的操作,指导孕妇保持情绪平稳。

(二) 病情观察

(1) 观察孕妇宫缩、阴道流血及胎膜是否破裂等情况,及时发现早产征象,报告医生及时处理。

(2) 观察胎心和胎动变化,每日3次,指导孕妇掌握自测胎动计数的方法,发现胎儿窘迫征象,及时报告医生并进行紧急处理。

(3) 产程中密切观察产程进展和胎心变化。

(三) 治疗配合及护理

(1) 遵医嘱使用宫缩抑制剂如利托君、沙丁胺醇、硫酸镁等,并观察用药效果及不良反应;对于精神高度紧张者,遵医嘱给予苯巴比妥、地西泮等镇静药物;遵医嘱肌内注射地塞米松6mg,每12小时一次,共4次。紧急情况下,可静脉滴注或羊膜腔内注射地塞米松10mg,促胎儿肺成熟,预防早产儿呼吸窘迫综合征。

(2) 对于胎膜早破等产妇,遵医嘱使用有效抗生素预防感染,避免选用对胎儿有害的抗生素。

(3) 临产后做好产时监护,慎用吗啡、哌替啶等抑制新生儿呼吸的药物。第二产程可行会阴后-侧切开术,预防早产儿颅内出血。做好抢救新生儿的准备。

(4) 新生儿娩出后及时清理呼吸道,注意保暖,遵医嘱给新生儿使用维生素K_1,预防颅内出血。加强早产儿的护理。

(四) 心理护理

多陪伴孕妇,介绍早产的相关知识,提供心理支持,减轻孕妇及家属的焦虑,消除其内疚感,帮助孕妇尽快适应母亲角色。

四、健康教育

加强妊娠期指导,增加营养,多采取左侧卧位休息,避免引起早产的危险因素并加以重视。指导孕妇定期进行产前检查,积极治疗妊娠期并发症与合并症,子宫颈功能不全者于妊娠14~18周行子宫颈内口环扎术。注意妊娠期卫生,妊娠期慎做阴道检查与肛查,妊娠晚期禁止重体力劳动与性生活,预防感染及胎膜破裂。告知孕妇早产征象,如发现先兆早产症状应及时就诊。向孕妇及其家属传授早产儿喂养知识及注意事项。

目标检测

【A_1型题】

1. 妊娠满28周不足37周终止妊娠者，称为
   A. 流产　B. 早产
   C. 足月产　D. 过期产
   E. 难产
2. 下列哪项不是早产的原因
   A. 孕妇患急性肾盂肾炎
   B. 孕妇患慢性肾炎
   C. 双子宫的一侧妊娠
   D. 胎膜早破
   E. 胎儿为无脑儿
3. 下列哪项不是治疗先兆早产的药物
   A. β-肾上腺受体激动剂
   B. 前列腺素合成酶抑制剂
   C. 硫酸镁静脉缓慢滴注
   D. 硝苯地平舌下含服
   E. 肌内注射苯甲酸雌二醇
4. 早产子宫颈内口撕裂的处理是
   A. 在妊娠14~16周行子宫颈环扎术
   B. 不需处理
   C. 剖宫产
   D. 拆除子宫颈口缝线
   E. 行缝合术
5. 早产后如再孕必须间隔
   A. 3个月　B. 6个月
   C. 9个月　D. 1年
   E. 2年

（沈颖惠）

第4节　过期妊娠

案例8-4

某初孕妇，26岁，G1P0，现妊娠42^{+2}周，无临产先兆。既往身体健康，月经周期规律，周期28~30日。产科检查：宫高脐与剑突之间，腹围102cm，枕左前位，胎心率138次/分。B超示：胎儿双顶径9.5cm，羊水指数9.7cm，胎盘成熟度Ⅲ级。孕妇及家属很着急并担心胎儿安危。

讨论分析：

1. 该孕妇发生了什么情况？
2. 对该孕妇应采取哪些护理措施？

凡平时月经周期规律，妊娠达到或超过42周尚未分娩者，称为过期妊娠（postterm pregnancy）。发生率占妊娠总数的3%~15%。过期妊娠使胎儿窘迫、过熟综合征、新生儿窒息、围产儿死亡及巨大儿、难产等发生率增高，并随妊娠期延长而增加。

考点：过期妊娠的概念

过期妊娠胎盘功能正常者，胎盘重量略有增加，外观及镜检均似正常足月胎盘。过期妊娠胎盘功能减退者胎盘老化，出现梗死及钙化灶，母儿间气体及物质交换能力下降，羊水量逐渐减少，可达300ml以下，羊水粪染率明显增高。胎儿对缺氧的耐受性下降，出现过熟儿综合征，严重者出现胎儿窘迫甚至死亡。

一、护理评估

（一）健康史

1. 病因评估

（1）雌激素、孕激素比例失调：内源性前列腺素和雌二醇不足而孕酮水平过高，孕激素占

优势抑制了前列腺素和缩宫素的作用,分娩发动延迟导致过期妊娠。

(2) 头盆不称:胎先露不能紧贴子宫颈内口及子宫下段,不能反射性刺激子宫收缩,导致过期妊娠。

(3) 胎儿畸形:如无脑儿垂体缺如,不能产生足够促肾上腺皮质激素,胎儿肾上腺皮质萎缩,从而雌激素前身物质16α-羟基硫酸脱氢表雄酮分泌不足,使雌激素形成减少,导致过期妊娠。

(4) 遗传因素:某个家族或某个体常发生反复的过期妊娠提示过期妊娠可能与遗传因素相关。

2. 病史评估　询问平时月经是否规律,了解末次月经、早孕反应、子宫大小及胎动出现时间,进一步确定妊娠周数。了解家族中有无过期妊娠史。

(二) 身心状况

1. 身体状况　过期妊娠胎盘功能正常者,胎儿继续生长发育,多形成巨大儿,颅骨钙化明显,分娩时胎头不易变形,易导致难产;过期妊娠胎盘功能减退者,常伴发羊水过少,羊水污染率增高。分娩期易出现胎儿窘迫。新生儿娩出后表现为过熟儿综合征外貌特征,皮肤黄染、松弛多皱,头发长,皮下脂肪少,身体瘦长,指(趾)甲长,貌似"小老人"。

2. 心理、社会状况　超过预产期迟迟不分娩,孕妇及家属担心新生儿的安全和健康,可出现烦躁、焦虑情绪,要求医护人员尽快采取措施,使母儿平安;少数孕妇及家属对医生提出的引产建议不配合,想尽快分娩又不愿意引产,产生矛盾心理。

(三) 辅助检查

1. B超检查　检查羊水量,胎头双顶径,股骨长度,胎盘成熟度等以确定妊娠是否过期。

2. 胎儿电子监护　无应激试验(NST)无反应型,缩宫素激惹试验(OCT)出现频繁晚期减速者,提示胎儿缺氧。

3. 尿雌三醇测定　E_3<10mg/24小时,提示胎盘功能减退。

(四) 处理原则

一旦确诊过期妊娠,应尽快终止妊娠,根据胎盘功能、胎儿大小、子宫颈成熟度等综合分析,选择适当的分娩方式。

1. 引产　子宫颈条件成熟,Bishop评分>7分者,无胎儿窘迫及头盆不称者应予引产。子宫颈条件未成熟者,引产前应给予促子宫颈成熟治疗后引产;胎头已衔接者常采用人工破膜、静脉滴注缩宫素的方法。

2. 剖宫产　出现胎盘功能减退或胎盘功能正常但有产科指征者,不论子宫颈条件成熟与否,均应行剖宫产术终止妊娠。

二、护理诊断/合作性问题

1. 焦虑　与过期妊娠担心胎儿安危有关。

2. 知识缺乏　缺乏过期妊娠的相关知识。

3. 有围产儿受伤的危险　与胎盘功能减退或巨大儿有关。

三、护理措施

(一) 一般护理

指导孕妇卧床休息时以左侧卧位为宜、间断性吸氧,嘱孕妇自数胎动,发现异常及时报告医生。

(二) 病情观察

加强对胎儿的监护,勤听胎心,注意破膜时间和羊水的性状。

(三) 治疗配合及护理

协助医生终止妊娠,有胎盘功能减退、产科指征、高龄初产、胎儿窘迫或引产失败等须采取剖宫产者,遵医嘱做好剖宫产术前准备工作。子宫颈成熟需行引产术者协助医生人工破膜,静脉点滴缩宫素并严密监护。临产后严密观察产程进展及胎心率变化,吸氧,发现胎心音异常或羊水污染及时处理,做好剖宫产及抢救新生儿窒息的准备。

(四) 心理护理

向孕妇及家属讲明过期妊娠的危害,说明及时终止妊娠的必要性及终止妊娠的方法,减轻孕妇及家属的矛盾心理,使孕妇能接受及配合治疗和护理。

四、健 康 教 育

加强产前检查,准确核算预产期,指导孕妇妊娠晚期适当活动,预防过期妊娠。教会孕妇自我监测胎动,出现异常及时就诊。指导产妇产后采取避孕措施,至少半年后再次妊娠。

目 标 检 测

【A_1 型题】

1. 过期妊娠是指
   A. 既往月经规律者妊娠达到或超过 37 周尚未分娩者
   B. 既往月经规律者妊娠达到或超过 38 周尚未分娩者
   C. 既往月经规律者妊娠达到或超过 40 周尚未分娩者
   D. 既往月经规律者妊娠达到或超过 42 周尚未分娩者
   E. 既往月经规律者妊娠达到或超过 41 周尚未分娩者

【A_2 型题】

2. 某孕妇,妊娠 43 周,无产兆。产前检查:子宫如妊娠足月大小,胎心率 136 次/分,子宫颈 Bishop 评分 5 分。下列护理措施不正确的是
   A. 解除焦虑心理
   B. 核实预产期
   C. 嘱患者休息时左侧卧位
   D. 立即剖宫产
   E. 分娩时要注意新生儿窒息的抢救

(齐丽敏)

第 5 节　异 位 妊 娠

案例 8-5

某女性,33 岁,停经 42 日,与朋友聚会时突发右下腹撕裂样痛,伴有少量阴道流血急诊入院。患者自述曾经患慢性盆腔炎,测血压 80/40mmHg,脉搏 120 次/分,全腹压痛、反跳痛,移动性浊音(+)。妇科检查:子宫颈举痛,子宫稍大、软,漂浮感,双附件区压痛,左侧明显,未触及包块。

讨论分析:

1. 最简便又最能帮助迅速确立诊断的检查方法是什么?
2. 对于该患者最恰当的处理和护理措施是什么?

受精卵着床在子宫体腔内为正常妊娠,在子宫体腔以外的部位着床发育者称为异位妊娠(ectopic pergnancy)。异位妊娠是妇产科的常见急腹症,起病急,病情重,如处理不及时或误诊可危及生命。异位妊娠依据受精卵着床部位不同有输卵管妊娠(tubal pergnancy)、子宫颈妊娠(cervical pergnancy)、子宫残角妊娠(pergnancy in rudimentary horn)、卵巢妊娠(ovarian pergnancy)、腹腔妊娠(abdominal pergnancy)等。异位妊娠的发病率约 1% ,其中 90% 以上为输卵

考点: 异位妊娠发生的部位

管妊娠。

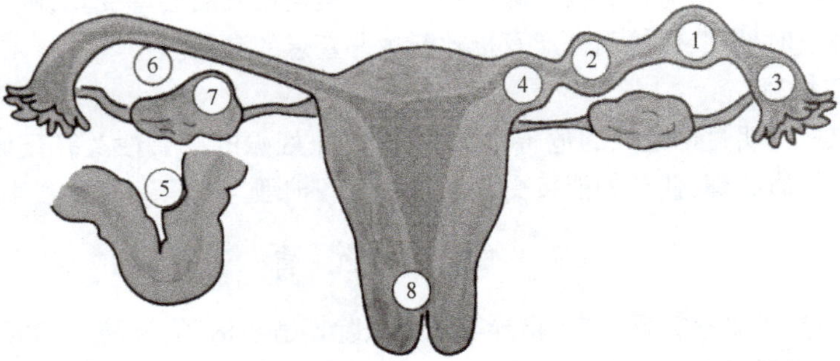

图 8-1 输卵管妊娠的部位

1. 输卵管壶腹部妊娠;2. 输卵管峡部妊娠;3. 输卵管伞部妊娠;4. 输卵管间质部妊娠;5. 腹腔妊娠;6. 阔韧带妊娠;7. 卵巢妊娠;8. 宫颈妊娠

输卵管妊娠中70% 左右发生在壶腹部,20% 发生在峡部,其他部位较少见(图 8-1)。因输卵管腔小、壁薄,当胚胎发育到一定程度时,可引起输卵管妊娠流产、输卵管妊娠破裂、继发性腹腔妊娠等(图 8-2)。患者可因腹腔内大量出血而发生失血性休克,甚至死亡。

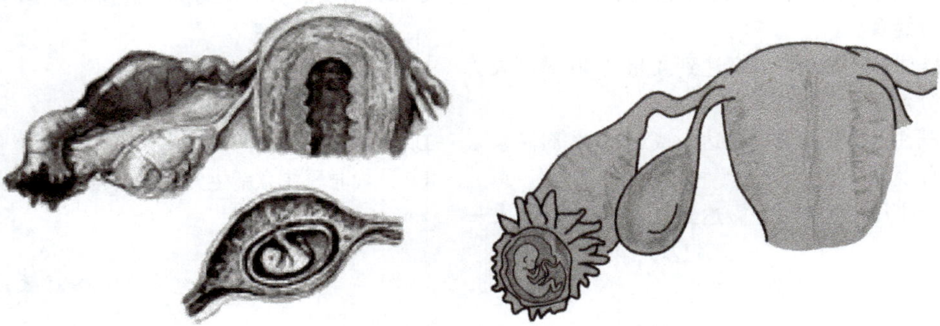

图 8-2 异位妊娠的结局

1. 输卵管妊娠流产 多见于妊娠 8 ~ 12 周输卵管壶腹部妊娠。由于输卵管妊娠时,形成的蜕膜不完整,发育中的囊胚常向管腔突出,最终突破包膜而出血,囊胚可与管壁分离。若整个囊胚剥离落入管腔并经输卵管逆蠕动排入腹腔,即形成输卵管完全流产,一般出血不多;若囊胚剥离不完整,有一部分仍残留于管腔,则为输卵管不完全流产。滋养细胞继续侵蚀输卵管壁,导致反复出血,形成输卵管周围血肿或输卵管血肿,出血量较多时,血液积聚在子宫直肠陷凹,形成盆腔血肿,如有大量血液流入腹腔,则出现腹膜刺激征,同时引起休克。

2. 输卵管妊娠破裂 多见于妊娠 6 周左右输卵管峡部妊娠。当囊胚生长时,绒毛侵蚀管壁的肌层及浆膜,终致穿破浆膜,形成输卵管妊娠破裂。由于输卵管肌层血管丰富,输卵管妊娠破裂所致的出血远比输卵管妊娠流产严重,短期内可发生大量腹腔内出血,使患者休克,亦可反复出血,形成盆腔及腹腔血肿。

3. 陈旧性宫外孕 输卵管妊娠流产或破裂后,长期反复内出血形成的盆腔血肿可机化变硬,并与周围组织粘连,临床上称为陈旧性宫外孕。

4. 继发性腹腔妊娠 输卵管妊娠流产或破裂后,胚胎被排入腹腔或阔韧带内,大部分死亡,偶有存活者。若存活胚胎的绒毛组织仍附着于原位或排至腹腔后重新种植而获得营养,可继续生长发育形成继发性腹腔妊娠。若胚胎种植在阔韧带内,可发展为阔韧带妊娠。

输卵管妊娠滋养细胞产生的HCG维持黄体生长，使甾体激素分泌增加，月经停止来潮，子宫增大、变软，子宫内膜出现蜕膜反应。若胚胎死亡，滋养细胞活力消失，蜕膜自子宫壁剥离而发生阴道流血。有时蜕膜可完整剥离，随阴道流血排出三角形蜕膜管型，有时呈碎片排出。排出的组织见不到绒毛，组织学检查无滋养细胞。

一、护理评估

（一）健康史

1. 病因评估

考点：输卵管妊娠最常见的病因

（1）慢性输卵管炎：是异位妊娠最常见的病因，反复盆腔感染者可致输卵管黏膜炎和输卵管周围炎。

（2）输卵管手术史：患者曾行输卵管结扎术、输卵管保守性手术、输卵管整形术等，造成输卵管部分子宫腔狭窄或与周围粘连。

（3）辅助生育技术：随着体外受精和胚胎移植的广泛开展，异位妊娠的发生率增高。1999～2001年，美国报道体外受精和胚胎移植术后异位妊娠发病率为2.1%。

（4）输卵管发育不良或功能异常：输卵管过长、肌层发育差等可造成异位妊娠。精神因素可造成输卵管痉挛和蠕动异常，导致异位妊娠。

（5）宫内放置节育器、受精卵游走、盆腔肿瘤压迫输卵管致受精卵正常运行受阻，均可出现异位妊娠。

2. 病史评估　评估患者有无生殖器官慢性炎症病史等致病因素，同时应评估患者腹痛、阴道流血、停经等情况。

（二）身心状况

1. 症状　异位妊娠常见的主要症状为停经、腹痛及阴道流血，严重时可出现晕厥或休克。

（1）停经史：多数患者有6～8周的停经史，有20%左右的患者无停经史，也有的患者将不规则阴道流血误认为月经。

（2）腹痛：为患者就诊时的主要症状。腹痛性质可有隐痛、胀痛及突发性撕裂样疼痛，甚至因大量腹腔内出血而出现全腹痛，血液刺激膈肌，疼痛感会放射到肩部或胸部，血液积聚于子宫直肠陷凹处，出现肛门坠胀感。

考点：异位妊娠的临床表现

（3）阴道流血：出血量少、淋漓不断，评估时应注意观察阴道流血发生的时间及阴道排出物有无内膜碎片或蜕膜管型。

（4）晕厥或休克：急性大量出血、剧烈疼痛可引起患者晕厥或休克，其表现程度与阴道出血量不成正比。

（5）腹部包块：输卵管妊娠流产或破裂时，形成的血肿时间长者可因血液凝固，逐渐机化变硬并与周围组织、器官粘连形成包块，包块大、位置较高者，可于腹部扪及。

2. 体征

（1）一般情况：腹腔内大出血可致贫血，患者可表现为脉搏快而细弱、面色苍白、血压下降等休克表现。

（2）腹部检查：下腹部有明显的压痛与反跳痛，以患侧为甚，出血量多者，叩诊移动性浊音阳性，下腹部偶可触及包块。

（3）盆腔检查：阴道内可见少量血液。输卵管妊娠破裂或者流产者，阴道后穹隆饱满有触痛，子宫颈举痛（子宫摇摆痛），子宫一侧可触及明显压痛的包块。当内出血较多时可出现子宫漂浮感。

3. 心理、社会状况　患者及家属因担心大量出血与剧烈腹痛会危及患者的生命而存在恐惧心理，更因担心以后的受孕能力而出现自责、悲伤等情绪。

（三）辅助检查

考点：阴道后穹隆穿刺

1. 阴道后穹隆穿刺术　是一种简单可靠的诊断方法。腹腔内血液易积聚在子宫直肠陷凹，经阴道后穹隆穿刺抽出暗红色不凝血，说明有腹腔内出血的存在。

2. 妊娠试验　用灵敏度较高的放射免疫法测定血β-HCG和酶联免疫法测定尿β-HCG，均有助于早期诊断异位妊娠。

3. B超检查　B超检查有助于诊断异位妊娠。阴道B超较腹部B超准确性高。如一侧附件区见轮廓不清的液性或实性包块，内见胚囊或胎心搏动即可确诊。

4. 腹腔镜检查　适用于输卵管妊娠尚未破裂或流产的患者。可在确诊的同时行镜下手术治疗。

5. 子宫内膜病理检查　子宫腔内容物做病理检查，仅见蜕膜、无绒毛，可排除宫内妊娠。

6. 孕酮测定　输卵管妊娠时，血清孕酮水平偏低，如血清孕酮<5ng/ml，应考虑宫内妊娠流产或异位妊娠。

（四）处理原则

1. 手术治疗　输卵管妊娠破裂或流产致严重内出血的患者，应在积极纠正休克的同时行急诊手术，可行患侧输卵管切除术或保守性手术。

2. 非手术治疗　输卵管妊娠未破裂或流产，出血少或无明显内出血且强烈要求保留生育功能者，在严密监测患者病情的情况下可进行中药或化疗药物如甲氨蝶呤（MTX）等治疗。

二、护理诊断/合作性问题

1. 疼痛　与输卵管妊娠破裂或流产所引起的内出血有关。
2. 恐惧　与生命受到威胁有关。
3. 潜在并发症　失血性休克、感染。

三、护理措施

（一）一般护理

（1）非手术治疗患者应卧床休息，合理营养，注意外阴清洁，预防感染。宜缓慢翻身，保持大便通畅，避免腹压增加诱发输卵管妊娠破裂。如腹痛加剧，应及时报告医生并予以处理。

（2）接受手术治疗患者应配合医护人员做好术前准备。评估患者心理状态，指导患者消除紧张、恐惧心理，积极接受手术治疗方案。

（二）急救护理

考点：异位妊娠的护理措施

积极对大量内出血休克患者采取抗休克护理。立即吸氧、保暖、取休克体位，开放静脉通路，交叉配血，做好输血输液的准备，配合医生积极纠正休克、补充血容量，并按急诊手术要求迅速做好术前准备。

（三）病情观察及护理

（1）严密监测患者生命体征，对休克患者每10～15分钟测量脉搏、血压及呼吸一次并记录。监测尿量，了解组织灌注量。

（2）观察腹痛及阴道流血情况，注意有无伴随症状。如腹痛突然加剧、面色苍白、脉搏加快等，应立即报告医生，并全力做好抢救准备。

（3）复查血常规、尿常规，观察阴道排出物，及时送病检。

（4）保守治疗患者，用药期间应严密观察药物的毒副作用。

（四）治疗配合及护理

（1）手术患者：纠正休克的同时，做好术前准备、术中及术后护理。

（2）保守治疗患者：遵医嘱采用中药活血化瘀止血治疗或使用化疗药。化疗药物常用MTX肌内注射，主要是抑制滋养细胞增生，破坏绒毛，致胚胎组织坏死、脱落及吸收。

（五）心理护理

对非手术治疗患者，给予安慰、鼓励，消除患者的恐惧心理，增强治疗信心。对手术治疗患者，术前应稳定患者及家属的情绪，向患者及家属解释手术的必要性，保持环境安静、有序，减少和消除患者的紧张、恐惧心理，配合手术治疗。

四、健康教育

指导非手术治疗患者绝对卧床休息，避免增加腹压的活动。给手术治疗患者讲述异位妊娠的有关知识，增强患者的自我保健意识。嘱其出院后注意休息，加强营养，纠正贫血；保持外阴清洁，禁止盆浴及性生活1个月，预防感染；采取避孕措施，积极做好下次妊娠的准备。一旦再次妊娠，应尽早行B超检查排除异位妊娠。

目标检测

【A_1型题】

1. 发生异位妊娠最常见的部位是
   A. 输卵管间质部　B. 输卵管壶腹部
   C. 输卵管峡部　D. 腹腔妊娠
   E. 阔韧带妊娠
2. 输卵管妊娠的临床表现应除外
   A. 腹痛
   B. 停经史
   C. 贫血程度与阴道出血量不成正比
   D. 晕厥或休克
   E. 阴道分泌物增加
3. 输卵管妊娠最常见的原因是
   A. 内分泌失调　B. 受精卵游走
   C. 输卵管慢性炎症　D. 输卵管手术粘连
   E. 精神神经功能紊乱

【A_2型题】

4. 某女性，24岁。已婚，停经45日，有少量阴道流血2日，吸宫未见绒毛只见蜕膜组织；送病理检查报告为“蜕膜组织未见绒毛”。应考虑何种疾病
   A. 月经不调　B. 异位妊娠
   C. 宫内妊娠　D. 子宫内膜炎
   E. 功能性子宫出血
5. 某女性，28岁。G3P1，平常月经规律，现停经40日，阴道出血2日，突发腹痛，伴恶心、呕吐及晕厥就诊。检查：体温36.8℃，脉搏120次/分，血压80/50mmHg，面色苍白，紧张不安。妇科检查：阴道通畅，后穹隆饱满，子宫颈举痛明显，子宫触诊不满意，左侧宫旁有触痛。对该患者的护理措施错误的是
   A. 配合抢救
   B. 做好常规阴道手术准备
   C. 注意保暖
   D. 给氧
   E. 抽血验血

【A_3型题】

（6～8题共用题干）

某孕妇，25岁，夫妇同居，未避孕，从未怀孕过，平素月经规律，现停经44日，在抬举重物劳动时突感有下腹剧烈疼痛伴阴道点滴出血半日。体检：血压100/50mmHg，白细胞总数9.0×10^9/L。妇科检查：阴道内有少许暗红色血，子宫颈举痛明显，后穹隆饱满。

6. 该孕妇最可能的诊断是
   A. 先兆流产　B. 稽留流产
   C. 异位妊娠破裂　D. 习惯性流产
   E. 急性阑尾炎
7. 下列检查方法，对该患者可以确诊的是
   A. 尿HCG检查
   B. 腹部检查
   C. 子宫颈黏液检查
   D. 子宫颈活体组织检查
   E. 后穹隆穿刺
8. 为该患者提供的护理措施中，错误的是
   A. 严密观察生命体征变化

B. 患者立即取半卧位

C. 检测神志变化

D. 立即开通静脉做好输血准备

E. 立即行灌肠等术前准备

（沈颖惠）

第6节 前置胎盘

案例 8-6

某经产妇，30 岁，G3P1，妊娠 30 周。自诉夜间突然阴道流血 1 小时，如平时月经量，无腹痛。查体：血压 102/70mmHg，胎心率 138 次/分，子宫有不规则收缩，腹膨隆如妊娠 8 个月大小、软，无压痛，头先露，高浮。

讨论分析：

（1）该孕妇最可能的诊断是什么？

（2）对该孕妇应采取哪些护理措施？

妊娠 28 周后胎盘附着于子宫下段，其下缘部分或全部覆盖子宫颈内口，位置低于胎先露部，称前置胎盘（placenta previa）。前置胎盘是导致晚期妊娠出血的主要原因之一，因大量出血抢救不及时可危及母儿生命。国外报道发生率为 0.3%～0.9%，国内报道为 0.24%～1.57%。

考点：前置胎盘的分类

根据胎盘下缘与子宫颈内口的关系分为 3 种类型（图 8-3）。

1. 完全性前置胎盘（complete placenta previa） 又称中央性前置胎盘，子宫颈内口完全被胎盘组织覆盖。

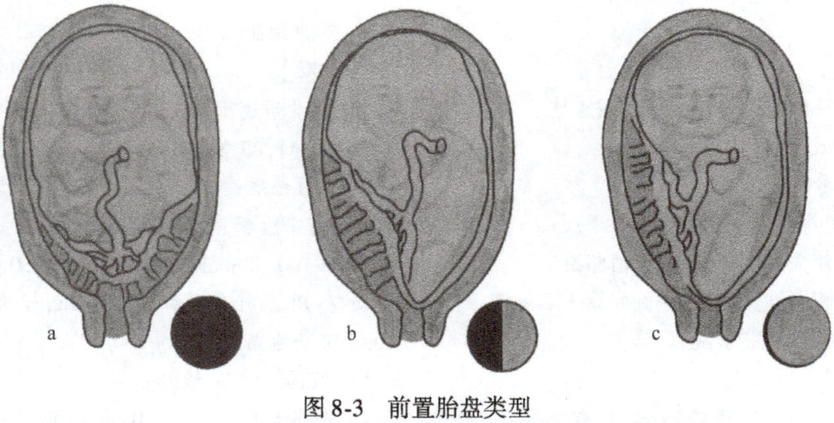

图 8-3 前置胎盘类型

a. 完全性前置胎盘；b. 部分性前置胎盘；c. 边缘性前置胎盘

2. 部分性前置胎盘（partial placental previa） 胎盘组织部分覆盖子宫颈内口。

3. 边缘性前置胎盘（marginal placental previa） 胎盘组织附着于子宫下段，其边缘到达子宫颈内口。

一、护理评估

（一）健康史

1. 病因评估

（1）子宫内膜病变或损伤：由于多次流产、刮宫、分娩、产褥感染等，导致子宫内膜损伤、萎缩及炎症，使得再次妊娠后子宫蜕膜发育不良，胎盘血供不足而扩大面积，胎盘附着于子宫下段或覆盖于子宫颈内口处。

（2）胎盘异常：如双胎妊娠、巨大儿、膜状胎盘等，胎盘面积过大而延伸至子宫下段或子宫颈内口处，胎盘位置正常而副胎盘附着在子宫下段，均可发生前置胎盘。

（3）受精卵发育迟缓：受精卵到达子宫腔时，因发育迟缓而不适合着床植入，继续游走下行，着床于子宫下段，发育成前置胎盘。辅助生殖技术、促排卵药物影响体内性激素水平，使得子宫内膜与受精卵发育不同步，导致发生前置胎盘。

（4）其他：高龄孕妇、有吸烟或吸毒史、剖宫产史等也易发生前置胎盘。

2. 病史评估　评估患者有无多次刮宫、子宫手术史、多次分娩或子宫腔感染史等前置胎盘的高危因素，有无妊娠晚期阴道流血等不适。

（二）身心状况

1. 症状　妊娠晚期或临产时反复发生无诱因、无痛性阴道出血是前置胎盘的典型症状。阴道流血发生的时间、流血量及出血次数与前置胎盘的类型有关。完全性前置胎盘初次出血的时间较早，多出现在妊娠28周左右，出血反复发生，量较多，一次大量阴道出血就可使患者处于休克状态。边缘性前置胎盘初次出血时间较晚，多发生在妊娠37～40周或临产后，出血量较少。部分性前置胎盘初次出血时间、出血次数及出血量介于前两者之间。

考点：前置胎盘典型的临床表现

2. 体征　反复多次阴道流血患者可出现贫血、面色苍白，其贫血程度与阴道流血量成正比，大量阴道流血者可致休克，严重者可致胎儿窘迫或死亡。腹部检查：子宫软、无压痛，子宫大小与孕周相符；因子宫下段被部分或全部胎盘占据而影响胎先露部入盆，胎先露高浮，易发生胎位异常；前置胎盘附着于子宫前壁者，可在耻骨联合上方听到胎盘血流杂音。

3. 心理、社会状况　患者及其家属对不明原因的突发阴道流血表现出紧张与害怕情绪，随着症状的反复发生与流血量的增加，患者及家属则更为担心母儿安危。

（三）辅助检查

1. B超检查　诊断前置胎盘的首选方法，简单、安全且可靠。B超可准确判断胎盘边缘与子宫颈内口的关系，确定前置胎盘的类型。

考点：前置胎盘诊断的首选方法

2. 产后胎盘及胎膜检查　分娩后进行胎盘检查，在胎盘边缘见陈旧性紫黑色血块附着，且胎膜破口距离胎盘边缘在7cm以内者，可诊断为边缘性前置胎盘。

（四）处理原则

1. 治疗原则是抑制宫缩、制止出血、纠正贫血与预防感染　根据病情选择期待疗法或终止妊娠。

2. 期待疗法　目的是尽可能延长妊娠周数，使胎儿达到或接近足月，以提高围生儿存活率。适用于一般情况良好，且妊娠不足34周，估计胎儿体重不足2000g，阴道流血量不多的孕妇。治疗过程中一旦发生大量出血，应立即终止妊娠。

3. 终止妊娠　适用于发生阴道大出血、反复多次出血或期待疗法期间又发生大出血者甚至休克者；妊娠达36周以上者；胎儿肺已成熟者；胎龄未达36周，出现胎儿窘迫者，均应终止妊娠。根据患者的临床情况、胎位及前置胎盘类型选择剖宫产术或阴道分娩。出血少的部分性前置胎盘、边缘性前置胎盘且无其他产科指征时，可选择阴道分娩。中央性前置胎盘、部分性前置胎盘大出血或有其他产科指征者，应剖宫产终止妊娠。

二、护理诊断/合作性问题

1. 组织灌注量改变　与前置胎盘致阴道流血有关。

2. 恐惧　与担心母儿安危有关。

3. 有感染的危险　与失血性贫血致机体抵抗力下降，剥离出血面接近子宫颈口，细菌易于侵入有关。

4. 潜在并发症 胎儿窘迫、早产和产后出血。

三、护理措施

（一）一般护理

考点：前置胎盘的护理措施

（1）指导期待疗法孕妇绝对卧床休息，取左侧卧位为宜；间断吸氧，每日 3 次，每次 1 小时，增加胎儿血氧供应；合理营养，鼓励孕妇进食富含铁与蛋白质的食物。

（2）禁止性生活、阴道检查、肛门检查及其他诱发宫缩的检查与刺激，使患者保持心情平和，避免增加出血量与出血次数。

（3）勤换月经垫及内裤，常规外阴擦洗，每日 2 次，便后擦洗，保持外阴清洁，预防感染。

（二）急救护理

大量阴道流血出现休克的孕妇，应立即给予抗休克护理，并迅速做好剖宫产术的各项准备。

（三）病情观察及护理

（1）严密监测并记录患者生命体征，记录阴道流血量、颜色、性状及出血次数，随时掌握患者病情变化和严重程度。

（2）严密观察胎心和胎动变化，每日 3 次，指导孕妇掌握自测胎动计数的方法，一旦发现胎儿窘迫征象，必须及时报告医生。

（3）观察孕妇宫缩和阴道流血情况，发现胎儿窘迫及早产征象，应及时报告医生。

（四）治疗配合及护理

（1）遵医嘱使用促胎儿肺成熟的药物与宫缩抑制剂、镇静剂，延长孕周，提高新生儿存活率。

（2）经阴道分娩者，可在备血、输液的条件下行人工破膜，使胎先露下降压迫胎盘，起到止血的作用。大量阴道出血者，应在补充血容量、纠正休克的同时迅速做好剖宫产手术准备及新生儿窒息抢救准备。胎儿娩出后按高危儿护理，并遵医嘱给予产妇缩宫素或麦角新碱预防产后出血。

（3）遵医嘱定时复查血常规，合理使用抗生素和抗贫血药。

（五）心理护理

保持病室安静、清洁，为孕妇创造良好的休养环境，给予心理安慰，允许家属陪伴。向孕妇及家属讲解前置胎盘疾病知识，耐心细致地解答孕妇提出的问题，解除患者的疑虑与紧张。

四、健康教育

指导产妇产后休息，合理营养，纠正贫血，提高机体抵抗力；指导产妇及家属掌握正确按摩子宫的方法，促进产后子宫收缩，减少产后出血；加强会阴护理，观察恶露，预防感染；做好计划生育指导，避免多产、多次刮宫损伤子宫内膜。

目标检测

【A_1 型题】

1. 前置胎盘的主要症状是
   A. 妊娠晚期无痛性阴道流血
   B. 出血伴腹痛
   C. 外出血与患者的症状不成正比
   D. 子宫底升高，硬，有压痛
   E. 胎心音消失
2. 前置胎盘孕妇产后易发生出血的原因是
   A. 子宫下段肌肉组织菲薄、收缩力差，局部血窦不易闭合

B. 胎盘残留
C. 凝血功能的障碍
D. 子宫收缩力差
E. 感染所致

3. 前置胎盘终止妊娠的指征，应除外
A. 入院时出血性休克
B. 反复多次出血，胎儿窘迫
C. 阴道有活动性出血
D. 出血量虽少，但妊娠已近足月
E. 孕龄小于36周，阴道出血量少，为防止再次出血需终止妊娠

【A_2 型题】

4. 某女性，26岁。妊娠35周，无痛性阴道出血4小时，比月经量少。B超显示为部分性前置胎盘。检查：血压110/80mmHg，无宫缩，胎心率140次/分。此时处理原则应是
A. 阴道检查　　B. 人工破膜
C. 输液、输血　　D. 期待疗法
E. 剖宫产术终止妊娠

5. 某女性，29岁。妊娠35周，B超检查为完全性前置胎盘，无宫缩，宫口未开，胎心率144次/分，血压100/80mmHg，应立即采取的措施是
A. 人工破膜　　B. 阴道检查
C. 灌肠引产　　D. 卧床休息
E. 行剖宫产术

【A_3/A_4 型题】

某女性，25岁。已婚，G1P0，妊娠34周，因无痛性阴道出血4小时而入院，出血量比月经量少。检查：血压120/80mmHg，无宫缩，胎心率140次/分。患者一般情况良好。

6. 该患者最可能的诊断是
A. 先兆流产　　B. 胎盘早剥
C. 前置胎盘　　D. 正常足月产
E. 先兆子宫破裂

7. 为进一步确诊，应做的检查是
A. B超　　B. 阴道检查
C. 灌肠　　D. 后穹隆穿刺
E. 电子心电监护

8. 对该患者的处理措施，错误的是
A. 嘱此患者卧床休息，给予镇静剂
B. 严格观察临产先兆及胎心音
C. 注意阴道流血情况
D. 随时做好输血及手术准备
E. 必要时灌肠后做阴道检查

（沈颖惠　齐丽敏）

第7节　胎盘早期剥离

案例 8-7

某初孕妇，36岁，妊娠37周，因头痛、眼花及下肢水肿3日，突发持续性腹痛3小时入院。查体：贫血貌，血压150/100mmHg，脉搏112次/分，宫高37cm，腹围104cm，子宫体硬、压痛，胎位不清，未听到胎心音，阴道少量流血，宫口未开。

讨论分析：

(1) 此患者最可能的诊断是什么？

(2) 对于该患者最恰当的处理及护理方法是什么？

妊娠20周后或分娩期，正常位置的胎盘在胎儿娩出前全部或部分从子宫壁剥离，称为胎盘早剥（placental abruption）。国内发病率为0.46%～2.1%。胎盘早剥起病急、发展快，处理不及时，可危及母儿生命，是妊娠晚期一种严重的并发症。

胎盘早剥的主要病理变化是底蜕膜出血，血液积聚在胎盘与子宫壁之间并形成血肿，血肿压力的增加可促使胎盘自附着处剥离。依据胎盘剥离出血的方式不同分为3种。

考点：胎盘早剥的病理变化

1. 显性剥离　胎盘剥离面出血冲破胎盘边缘，并沿着胎膜与子宫壁之间经子宫颈管流出，称为显性剥离或外出血。

2. 隐性剥离 若胎盘边缘或胎膜与子宫壁未剥离，或胎先露部固定于骨盆入口，使得胎盘后血液不能流出，积聚于胎盘与子宫壁之间，称为隐性剥离或内出血。胎盘后血肿因出血量不断增加而增大，血肿压力增大，血液浸入子宫肌层，引起肌纤维分离、断裂及变性，当血液进一步浸入子宫肌层至浆膜层，子宫表面呈现紫蓝色瘀斑，称为子宫胎盘卒中。

3. 混合型剥离 随着胎盘剥离面出血越来越多，胎盘后血肿积血亦增多，子宫底升高，局部压力增加，当积血达到一定程度时，血液终于冲开胎盘边缘与胎膜而流出，或偶有血液穿破胎膜溢入羊水中，形成血性羊水，称混合型剥离或混合型出血(图 8-4)。

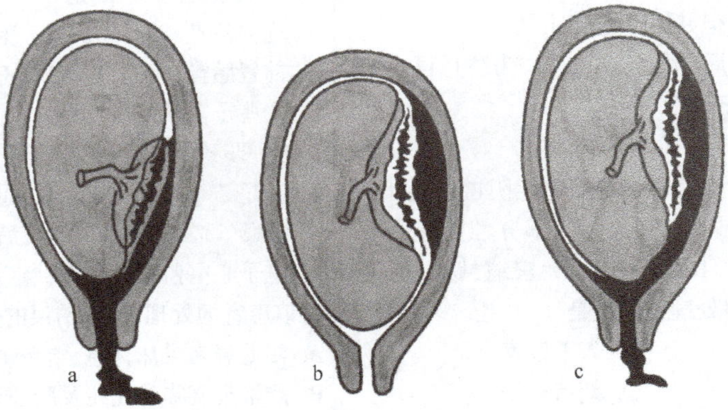

图 8-4 胎盘早剥的类型

a. 显性出血；b. 隐性出血 c. 混合性出血

一、护 理 评 估

（一）健康史

病因评估

(1) 血管病变：孕妇患有妊娠期高血压、慢性高血压、慢性肾炎等疾病。

(2) 机械性因素：妊娠期腹部受到撞击、挤压等机械性刺激或分娩时因脐带牵拉等引起胎盘早剥。

(3) 子宫腔压力骤减：羊水过多破膜时羊水流出过快，双胎妊娠分娩过速所致子宫腔内压力突然下降，导致胎盘早剥。

(4) 子宫静脉压突然升高：妊娠晚期长时间仰卧位可引起子宫静脉压突然升高，致蜕膜静脉淤血或破裂，引起胎盘早剥。

(5) 其他：营养不良、滥用可卡因、吸烟、吸毒、孕妇代谢异常、孕妇有血栓形成倾向、子宫肌瘤等与发生胎盘早剥相关。

（二）身心状况

考点：胎盘早剥的临床表现

1. 症状与体征 妊娠晚期或分娩期突发持续性腹部疼痛，伴或不伴阴道流血是胎盘早剥的主要症状，可分为 2 种类型。

(1) 轻型：以外出血为主，出血量多，胎盘剥离面积多小于胎盘面积的 1/3，分娩期多见。主要症状为阴道流血，轻微腹痛或无明显腹痛。腹部检查：子宫软，腹部轻压痛，子宫大小与妊娠周数相符，胎位、胎心多正常。

(2) 重型：以内出血为主，胎盘剥离面积多大于胎盘面积的 1/3，主要症状为突发持续性腹痛，阴道流血少或无，严重者伴恶心、呕吐、贫血或失血性休克。腹部检查：子宫底升高，硬如板状，明显压痛，胎位不清，胎心异常。重型胎盘早剥易发生子宫胎盘卒中、胎儿窘迫、DIC、产后出血及肾衰竭等并发症。

2. 心理、社会状况 胎盘早剥一旦发生则病情迅速发展，患者及家属可因母儿生命受到威胁而感到紧张、焦虑、害怕或恐惧。胎儿死亡或者子宫切除的患者产生悲伤、无助感。

（三）辅助检查

1. B超检查 显示胎盘与子宫壁之间有液性暗区，同时可监测胎儿宫内情况。

2. 实验室检查 进行血常规及凝血功能检查，严重者需检查肾功能。

（四）处理原则

考点：胎盘早剥的处理原则

（1）主要的治疗原则为纠正休克，及时终止妊娠和防治并发症。

（2）一旦确诊，应根据患者病情与胎儿宫内情况选择合适的方法及时终止妊娠。对于一般情况良好，宫口开全且胎盘剥离面积小，胎心、胎位正常的产妇行阴道分娩；胎盘剥离面积较大，出血量大且病情危急时，应在积极抗休克治疗的同时立即行剖宫产术；在剖宫产术过程中见子宫胎盘卒中或发生难以控制的大出血时，应在积极抗休克的同时行子宫切除术。

二、护理诊断/合作性问题

1. 组织灌注量无效 与胎盘剥离面大出血致休克有关。

2. 恐惧 与担心胎儿和自身安危有关。

3. 预感性悲哀 与胎儿死亡、子宫切除有关。

4. 潜在并发症 胎儿窘迫、DIC、产后出血及肾衰竭等。

三、护理措施

（一）一般护理

指导需要手术的患者绝对卧床休息，取左侧卧位，做好床边护理。吸氧，增加胎儿宫内血氧供应。进行检查时动作轻柔，避免对患者增加刺激，使患者保持平稳的情绪。指导患者合理营养，术后多进食高热量、高维生素、高蛋白和富含铁剂的食物，做好外阴护理，防止感染。

（二）急救护理

大量内出血的患者需紧急行抗休克护理，并迅速做好剖宫产术前准备，严密监测胎儿情况。

（三）病情观察及护理

（1）严密观测并记录患者生命体征及观察子宫底高度、子宫压痛、子宫壁紧张度，阴道出血量、血液颜色等，及时评估及了解患者病情变化和严重程度。

（2）观察患者皮下、黏膜或注射部位出血情况，患者有无子宫出血不凝，是否有尿血、咯血或呕血等凝血功能异常的现象，是否有少尿或无尿等急性肾衰竭的表现，一旦发现异常，应及时报告医生。

（四）治疗配合及护理

（1）协助医生对患者行阴道分娩或剖宫产术，做好接产及抢救新生儿与产妇的准备。

（2）胎儿娩出后，遵医嘱及时给予缩宫素，并按摩子宫，预防产后出血。

（3）遵医嘱使用抗生素预防感染。

四、健康教育

嘱产妇产后注意会阴清洁、卫生，防止感染。指导产妇采取合适的避孕措施，剖宫产术后2年内不宜妊娠；再孕时加强产前检查，有效预防和积极治疗妊娠期高血压及慢性肾炎等疾病；避免妊娠晚期腹部遭受外伤及长时间仰卧，预防胎盘早剥的发生。

目标检测

【A_1 型题】

1. 胎盘早期剥离较常见的原因是
   A. 外倒转术
   B. 脐带过短
   C. 仰卧位低血压综合征
   D. 妊娠期高血压疾病
   E. 破膜时羊水流出过快
2. 符合胎盘早剥临床表现的是
   A. 主要症状是无痛性反复阴道出血
   B. 轻型早剥以隐性出血为主
   C. 重型早剥主要症状为突发持续性腹痛
   D. 轻型早剥剥离面积不超过胎盘面积的1/5
   E. 胎儿电子监护出现早期减速
3. 胎盘早期剥离面积超过多少可致胎儿死亡
   A. 1/4　B. 1/5
   C. 1/2　D. 1/6
   E. 1/8
4. 处理胎盘早剥,首先考虑的是
   A. 及时终止妊娠　B. 应用纤维蛋白原
   C. B超确定诊断　D. 缩宫素促使及早分娩
   E. 预防并发症

【A_2 型题】

5. 某孕妇,28岁,妊娠36周,因阴道大量出血就诊,确诊胎盘早剥离,现已临产,治疗原则是
   A. 清洁灌肠　B. 期待疗法
   C. 抑制宫缩　D. 终止妊娠
   E. 禁止人工破膜
6. 某初产妇,25岁,妊娠34周,外伤后突感腹部剧烈疼痛,无阴道流血,急诊入院。查体:血压80/50mmHg,脉搏118次/分,面色苍白,大汗淋漓,子宫底剑突下3横指,胎位不清,胎心音听不到,子宫体右前壁压痛,最可能的诊断是
   A. 阴道静脉破裂　B. 子宫破裂
   C. 先兆早产　D. 胎盘早剥
   E. 前置胎盘

【A_3 型题】

(7～9题共用题干)

某初孕妇,宫内妊娠39周。今因突然持续性剧烈腹痛伴有少量阴道出血半日就诊。查体:血压130/80mmHg,下腹部压痛明显,子宫压痛,硬如木板,子宫底有升高趋势,未触到病理性缩复环,宫口未开,胎心率110次/分,胎位未触清。

7. 诊断可能性最大为
   A. 先兆子宫破裂　B. 胎盘早期剥离
   C. 前置胎盘　D. 正常临产
   E. 先兆早产
8. 该患者正确的处理方案为
   A. 缩宫素静脉点滴引产
   B. 待其自然分娩
   C. 立即行剖宫产术
   D. 破膜引产
   E. 立即阴道助娩
9. 该患者最不可能出现的并发症是
   A. 急性肾衰竭　B. DIC
   C. 胎位异常　D. 产后出血
   E. 子宫胎盘卒中

(沈颖惠)

第8节　妊娠期高血压疾病

案例 8-8

某初孕妇,27岁,妊娠35周,下肢水肿,血压升高3日伴头晕入院。检查:血压165/100mmHg,心率88次/分,下肢水肿(++),宫高30cm,腹围94cm,胎方位枕左前位,胎心率150次/分,尿蛋白(++)。

讨论分析:

(1) 该患者最可能的诊断是什么?
(2) 该病对母儿有何影响?
(3) 针对该病常见的护理措施有哪些?

妊娠期高血压疾病(hypertensive disorders in pregnancy)是妊娠期特有的疾病,多发生于妊娠 20 周后,以高血压、蛋白尿为主要特征,严重时可出现抽搐、昏迷及心肾衰竭等。发病率为 5%~12%,是孕产妇和围产儿死亡的重要原因之一。

妊娠期高血压疾病最基本的病理变化是全身小动脉痉挛。由此引起外周血管阻力增加、血管内皮细胞损伤及通透性增加、血液浓缩等一系列病理变化,临床表现为水肿、蛋白尿、高血压等症状。由于全身各器官血流量减少,组织缺血缺氧致器官功能障碍,严重时发生脑水肿、心肾衰竭、胎盘功能减退、胎盘早剥、DIC 等并发症,可使母儿生命受到威胁,甚至死亡。

考点: 妊娠期高血压疾病的基本病理变化

一、护理评估

(一) 健康史

1. 病因评估

(1) 病因:尚不明确,可能与免疫异常、子宫-胎盘缺血缺氧、血管内皮功能障碍、遗传因素、营养缺乏等有关。

(2) 高危因素:年轻或高龄初孕妇;羊水过多、巨大儿、多胎妊娠等子宫张力过高者;高血压、慢性肾炎、糖尿病及妊娠期高血压疾病家族史者;营养不良、贫血及体形矮胖者;精神过度紧张、寒冷刺激、抗磷脂抗体阳性等与此病发生密切相关。

2. 病史评估　评估时注意询问妊娠期高血压疾病的高危因素,妊娠期血压变化情况,下肢水肿、视力情况,做过何种治疗,治疗效果如何。

(二) 身心状况

重点评估患者血压、尿蛋白、水肿程度、自觉症状、抽搐及昏迷等情况。

1. 妊娠期高血压疾病的 5 种类型　见表 8-2。

考点: 妊娠期高血压疾病的类型及临床表现

表 8-2　妊娠期高血压疾病的分类

分类		临床表现
妊娠期高血压		BP≥140/90mmHg,妊娠期首次出现,并于产后 12 周内恢复正常;患者可伴有上腹部不适或血小板减少、尿蛋白(-);产后方可确诊
子痫前期	轻度	BP≥140/90mmHg,妊娠 20 周以后出现;尿蛋白≥300mg/24h 或尿蛋白(+);可伴有上腹部不适、头痛等症状
	重度	BP≥160/110mmHg;尿蛋白≥2.0g/24h 或尿蛋白(++);血小板<100×10^9/L、血肌酐>106μmol/L、血清 AST 或 ALT 升高;持续性上腹部不适、头痛或视觉障碍
子痫		子痫分成产前子痫、产时子痫和产后子痫,以产前子痫多见。子痫一旦发生,抽搐过程迅速发展,先出现眼球固定、瞳孔散大、头扭向一侧、牙关紧闭,继而口角及面部肌肉开始抽动,数秒后全身肌肉强直,双臂屈曲,双手紧握,继之发生强烈抽动,抽搐时呼吸停止,面色青紫,意识消失。持续 1~2 分钟,之后全身肌肉放松,呼吸恢复,重症患者可陷入昏迷。评估时应特别注意患者抽搐发作的时间、发作的频率、患者的神志表现、有无子痫前期基础上发生不能用其他原因解释的抽搐
慢性高血压并发子痫前期		慢性高血压孕妇妊娠前无蛋白尿,妊娠后尿蛋白≥300mg/24h;或妊娠前有蛋白尿,妊娠后尿蛋白突然增加或血压进一步升高或血小板<100×10^9/L
妊娠合并慢性高血压		BP≥140/90mmHg,妊娠前或妊娠 20 周前检查发现血压升高,但妊娠期无明显加重;或妊娠 20 周后首次诊断高血压并持续到产后 12 周后

2. 并发症　严重者可出现脑出血、肺水肿、胎盘早剥、视网膜剥离、DIC、心肾衰竭、胎儿窘迫等并发症。子痫抽搐时可发生唇舌咬伤、摔伤、骨折、窒息、吸入性肺炎等。

3. 心理、社会状况　部分孕妇在得知自身疾病后,因担心自身和胎儿的安危而产生焦虑不安的情绪；有些孕妇及家属因担心药物不良反应对胎儿产生影响而不按时治疗；极少数孕妇因对该疾病缺乏认识，在妊娠期可表现出不重视，不按时进行产前检查，从而延误病情。

（三）辅助检查

1. 血液检查　测定血常规、血细胞比容、全血黏度、凝血时间等，了解有无凝血功能障碍、血液浓缩等；检测肝肾功能。

2. 尿液检查　测定尿常规、尿比重、尿蛋白，有无红细胞及管型。

3. 眼底检查　眼底动静脉管径比值，可从正常的2∶3变成1∶2或1∶3甚至1∶4，病情严重者可出现视网膜水肿、渗出、出血、甚至失明等。

4. 其他检查　心电图、B超、胎儿电子监护、胎儿成熟度、胎盘功能等检查。

（四）处理原则

1. 妊娠期高血压　可门诊治疗。以休息、调整饮食为主，密切观察病情变化，增加产前检查的次数，发现异常及时处理，必要时可使用镇静剂。

2. 子痫前期、子痫　需住院治疗。以解痉、镇静、降压、扩容及利尿为主，适时终止妊娠，预防并发症为原则。

二、护理诊断/合作性问题

1. 体液过多　与水钠潴留、低蛋白血症有关。

2. 有受伤的危险　与发生子痫抽搐、昏迷易致患者出现的坠伤、唇舌咬伤、胎儿窘迫等有关。

3. 焦虑/恐惧　与担心疾病危及母儿健康和生命有关。

4. 潜在并发症　胎盘早剥、心力衰竭、脑出血、胎儿窘迫等。

三、护理措施

（一）一般护理

（1）加强妊娠期保健及产前检查，一旦确诊妊娠期高血压疾病，应及时进行规范化治疗。

（2）每天保证充足的睡眠，以左侧卧位为宜。

（3）合理营养，避免摄入高脂肪和高盐食物，应增加富含蛋白质、维生素、铁、钙及锌的食物的摄入，妊娠20周开始，每日补钙2g。

（二）子痫的急救护理

考点：子痫的护理措施

（1）将患者安置于单间病房，专人护理，做好护理记录；保持病室安静，避免声光刺激；治疗和护理尽量集中进行，动作轻柔，以免诱发抽搐。

（2）加床档，预防患者抽搐时坠床摔伤；备好开口器及缠有纱布的压舌板或舌钳，放置于孕妇上、下齿之间，防止抽搐时发生舌咬伤。

（3）记录24小时出入量，昏迷患者留置导尿管至完全清醒。

（4）昏迷患者应暂时禁食禁水，头偏向一侧，保持呼吸道通畅，并及时清理呼吸道内分泌物和呕吐物，防止窒息发生。

（5）送检血、尿及其他标本，做好急诊手术前的各项准备工作。

（三）病情观察及护理

（1）严密观察患者生命体征，有无头痛、眼花等自觉症状，监测患者呼吸、脉搏及血压，并做好记录。

（2）严密观察及记录子痫发生抽搐的次数、频率、持续时间及昏迷时间等。

（3）注意观察患者阴道流血、子宫收缩等征兆，监测胎心及胎动变化，做好待产准备。

(四)治疗配合及护理

(1)控制抽搐:首选解痉药物为硫酸镁。必要时遵医嘱使用镇静药物,多选择冬眠合剂(哌替啶100mg,氯丙嗪50mg,异丙嗪50mg),用药时注意监测血压,防止出现体位性低血压。必要时遵医嘱给予20%的甘露醇250ml快速静脉滴注,达到利尿和降低颅内压的作用。

(2)使用硫酸镁的注意事项:在抢救患者时硫酸镁使用不当易引起中毒反应,首先表现为膝反射消失,继而可出现呼吸抑制和全身肌张力减退,严重的患者可出现呼吸、心跳停止,用药时要特别注意。①给药方法,首次剂量25%硫酸镁20ml加入25%葡萄糖20ml中,5~10分钟缓慢静脉滴注后,再以25%硫酸镁60ml加入10%葡萄糖1000ml中静脉滴注,滴速为15~30滴/分为宜;②观察中毒指标,在用药前和用药的过程中膝反射必须存在、呼吸≥16次/分、尿量≥25ml/小时或≥600ml/24h。如达不到以上标准,则提示患者有硫酸镁中毒,须立即停药进行解救,遵医嘱给予10%葡萄糖酸钙10ml静脉注射解毒。

考点:使用硫酸镁的注意事项、中毒反应,解毒方法

(3)适时终止妊娠:子痫前期经过积极治疗,24~48小时无明显好转者应及时终止妊娠;子痫患者应迅速控制抽搐,预防并发症的发生,抽搐控制2小时后应终止妊娠。终止妊娠的同时应积极做好新生儿窒息的抢救准备。

四、健康教育

加强妊娠期保健管理,定期产前检查,警惕妊娠期高血压疾病的危险因素,发现异常情况及时就诊。合理营养,均衡膳食。保证妊娠期充足的休息,取左侧卧位,有利于胎盘的血液供应。保持心情愉快。加强产褥期宣教,告知患者出院后应定期复查血压、尿蛋白,再次妊娠的时间尽量选择在血压正常1年后,预防疾病复发。

目标检测

【A_1型题】

1. 妊娠期高血压疾病发生的时间为
   A. 妊娠前　B. 妊娠20周后
   C. 妊娠32周后　D. 妊娠16周后
   E. 分娩期
2. 妊娠期高血压疾病的基本病理变化
   A. 全身小动脉痉挛　B. 脑血管痉挛
   C. 胎盘血管痉挛　D. 肾小管痉挛
   E. 冠状动脉痉挛
3. 妊娠期高血压疾病常见的并发症
   A. 脑血管栓塞　B. 胎盘早剥
   C. 心力衰竭　D. 肾衰竭
   E. 肺水肿
4. 妊娠期高血压疾病患者住院后突然出现抽搐时,紧急的处理应首选
   A. 移至暗室,放置开口器
   B. 立即测血压,查眼底
   C. 立即行剖宫产术
   D. 立即静脉推注25%硫酸镁10ml及镇静剂
   E. 立即快速静脉滴注20%甘露醇250ml
5. 抢救硫酸镁中毒的药物是
   A. 咖啡因　B. 洛贝林
   C. 可拉明　D. 尼可刹米
   E. 10%葡萄糖酸钙10ml

【A_2型题】

6. 某初孕妇,妊娠32周,血压150/100mmHg,下肢水肿,尿蛋白酶为1.0g/24h,无自觉症状,临床诊断为
   A. 妊娠高血压　B. 妊娠水肿
   C. 子痫前期重度　D. 先兆子痫
   E. 子痫前期轻度
7. 某孕妇,G1P0,妊娠37周,诊断为子痫前期轻度,住院治疗,自诉因担心药物影响胎儿发育成长,不愿接受药物治疗,但又怕不服药会使病情加重,威胁胎儿的安全,心理矛盾。在护理中,首先应是
   A. 测量血压2~4次/日　B. 安静地休息
   C. 观察症状　D. 心理护理
   E. 观察并发症

【A_3型题】

(8~10题共用题干)

某初孕妇,25岁,妊娠38周,自诉头痛、头晕、

胸闷 1 周入院。血压 170/100mmHg，尿蛋白（++）。估计胎儿重约 3200g，胎心率 140 次/分。

8. 该孕妇最可能的诊断为
   A. 慢性肾炎　　B. 妊娠期高血压
   C. 妊娠合并慢性高血压　　D. 子痫前期重度
   E. 子痫

9. 首选的治疗是
   A. 扩充血容量　　B. 利尿
   C. 解痉降压　　D. 镇静
   E. 观察

10. 入院治疗 24 小时，患者自觉症状消失，血压 150/90mmHg，尿蛋白阳性，进一步的处理是
   A. 继续治疗　　B. 终止妊娠
   C. 等待自然临产　　D. 卧床休息
   E. B 超监护，继续妊娠

（沈颖惠）

第 9 节　多胎妊娠

案例 8-9

某孕妇，34 岁，G2P1，平素月经不规律，现停经 70 日。在家自测尿妊娠试验阳性，遂来就诊。B 超示子宫腔内见两个妊娠囊，胎心率分别为 148 次/分和 132 次/分。孕妇及家属得知是双胎非常惊喜，但同时，又想知道更多关于双胎的知识。

讨论分析：

（1）作为护士，如何对该孕妇进行知识宣教？

（2）目前对该孕妇应采取哪些护理措施？

一次妊娠在子宫腔内同时有两个或两个以上胎儿称为多胎妊娠（multiple pregnancy）。近 20 年来，随着辅助生殖技术的广泛开展，多胎妊娠的发生率明显增高。多胎妊娠易引起贫血、羊水过多、妊娠期高血压、胎膜早破等并发症，属高危妊娠范畴，多胎妊娠中以双胎妊娠发生率最高，本节主要讨论双胎妊娠（twin pregnancy）。

双胎妊娠分双卵双胎和单卵双胎两类。

考点：双胎妊娠的分类及区别

1. 双卵双胎（dizygotic twin）　由两个卵子分别受精而形成的双胎妊娠，称为双卵双胎。约占双胎妊娠的 2/3。因两个胎儿来源于不同的受精卵，其遗传基因不完全相同，故两个胎儿的性别、血型可以相同或不同，容貌相似度同一般亲兄弟姊妹。胎盘多为两个，也可融合在一起，但两者的血液循环彼此独立、互不相通。胎盘胎儿面有两个羊膜腔，中间隔有两层羊膜和两层绒毛膜，有时两层绒毛膜可融合成一层。

2. 单卵双胎（monozygotic twin）　由一个卵子受精后分裂而形成的双胎妊娠称为单卵双胎，约占双胎妊娠的 1/3。形成原因不明，其发生不受种族、遗传、年龄或胎次影响，也与促排卵药物的应用无关。因两个胎儿来源于同一个受精卵，故遗传基因完全相同，胎儿的性别、血型相同，相貌极相似。两个胎儿共用一个胎盘，血循环相互交通，胎囊因受精卵分裂复制时间不同而异，但以发生在囊胚期较为多见，即形成一个胎盘两个胎囊，血液循环相通，胎囊中隔两层羊膜。

一、护理评估

（一）健康史

1. 病因评估　双卵双胎妊娠发生率在不同国家、地区、种族之间有一定差异，有双胎妊娠家族史、年龄大、胎次多者发生概率高。近年来随着辅助生殖技术广泛开展，双胎妊娠发生率明显增高。单卵双胎的形成原因不明，不受遗传、种族、年龄、胎次或医源性因素的影响。

2. 病史评估　评估孕妇及丈夫家族中有无多胎妊娠史，孕妇的年龄、胎次，是否使用促排卵药物，本次妊娠后经过。

（二）身心状况

1. 身体状况　妊娠早期早孕反应较重；妊娠中期后腹部增长迅速；妊娠晚期因子宫增大明显，可出现呼吸困难、胃部胀满、腰背部酸痛、下肢水肿、静脉曲张、痔疮等压迫症状。孕妇自述感胎动部位不固定且胎动频繁。产科检查子宫底高度明显大于孕周，腹部可触及两个以上胎极和多个小肢体；胎头较小，与子宫大小不成比例；在腹部不同部位可听到两个胎心音，中隔无音区或两个胎心率相差大于 10 次/分。

2. 心理、社会状况　孕妇及家属常因孕育双胎而兴奋，同时又担心母儿的健康。两个孩子出生后的抚养、教育经济负担也可能成为某些孕妇心中的隐忧。

（三）对母儿的影响

1. 对母亲的影响　双胎妊娠孕妇易发生妊娠期高血压疾病、妊娠期肝内胆汁淤积症、贫血、羊水过多、胎膜早破、前置胎盘、胎盘早剥、宫缩乏力、产后出血等。

2. 对胎儿的影响　双胎妊娠易发生胎儿生长受限、早产、双胎输血综合征、胎头交锁、胎头嵌顿、脐带脱垂、胎儿畸形等，围生期死亡率增高。

（四）辅助检查

1. B 超检查　最早在妊娠 6 周时可见到两个妊娠囊，妊娠 9 周可见两个原始心管搏动，妊娠 13 周后能清楚显示两个胎头光环及各自的脊柱、躯干、肢体等，B 超对妊娠中、晚期双胎妊娠的诊断率为 100%，还可判断双胎类型、胎方位、胎儿大小，筛查胎儿畸形等。

2. 多普勒胎心仪　在妊娠 12 周后可听到两个频率不同的胎心音。

（五）处理原则

妊娠期加强妊娠期监护，定期进行产前检查，防止早产和并发症的发生；分娩期多数能经阴道分娩，需严密观察产程、正确科学接产，防止分娩期并发症的发生；产后积极防治产后出血、休克及感染。

二、护理诊断/合作性问题

1. 营养失调：低于机体需要量　与双胎妊娠对营养的需要量增加有关。
2. 焦虑　与担心母儿的安危、新生儿的护理有关。
3. 潜在并发症　早产、胎膜早破、胎盘早剥、产后出血等。

三、护理措施

考点：双胎妊娠的护理措施

（一）一般护理

加强营养，指导孕妇补充营养，增加蛋白质、维生素、铁剂、叶酸、钙剂等的摄入，以满足营养需要。注意休息，减少活动量，休息时宜取左侧卧位。定期产前检查，了解营养状况及胎儿发育情况。

（二）病情观察及护理

多胎妊娠易发生妊娠期高血压、羊水过多、前置胎盘、胎膜早破等并发症，应严密监测胎心、胎动及胎儿发育情况，注意孕妇的自觉症状。

（三）治疗配合及护理

1. 妊娠期　指导孕妇加强产前检查。避免长时间站立，多卧床休息，左侧卧位为宜，并抬高下肢，促进血液回流，减轻水肿，尤其妊娠后 3 个月避免跌倒、外伤。如有阴道流液与流血情况，应及时就诊。指导孕妇减轻腰背部疼痛的方法，采取舒适卧位，腰背部垫松软物品、局部热敷等。教会患者自测胎动的方法，以便及时发现胎儿窘迫征象。

2. 分娩期　严密观察产程进展和胎心变化。第一胎儿娩出后，立即断脐，并在腹部固定第二胎儿为纵产式，注意观察胎心、腹痛及阴道流血情况。第二个胎儿娩出后立即遵医嘱肌内注射或静脉滴注缩宫素促进子宫收缩，预防产后出血；腹部放置沙袋，避免腹压骤降。需行剖宫产术终止妊娠者，做好术前准备与术后护理及新生儿抢救准备。

3. 产褥期　观察面色、神志、生命体征、宫缩和阴道流血情况，有异常及时报告医生。指导产妇哺乳，促进子宫收缩，教会产妇及家属按摩子宫的方法。指导产妇加强营养，多进食富含铁、蛋白质的食物。

（四）心理护理

关心、体贴孕产妇，帮助产妇完成角色转变，对于因孕育双胎而兴奋的产妇，聆听其倾诉，分享其快乐，提醒注意好好休息；对于担心自身及胎儿安危的孕妇，应耐心解释病情，介绍目前处理双胎的医护技术，增强其信心，减轻焦虑，使孕妇保持愉快的情绪，积极配合治疗。指导家属准备新生儿用物，教会产妇及家属照护新生儿的方法，使其充满信心。

四、健康指导

指导孕妇增强营养，注意休息，加强产前检查，及时发现妊娠合并症及并发症，并积极诊治。妊娠期避免劳累、剧烈运动，妊娠晚期禁止性生活，提前住院待产。正确指导产后母乳喂养及新生儿护理。

目标检测

【A_1 型题】

1. 双卵双胎的特点是
   A. 两个胎儿体重悬殊
   B. 发生率低于单卵双胎
   C. 两胎囊间的中隔由两层羊膜和两层绒毛膜组成
   D. 有发生双胎输血综合征的可能
   E. 胎儿死亡率高于单卵双胎

【A_2 型题】

2. 某产妇，29 岁，双胎妊娠，妊娠 37^{+3} 周。在第二产程双胎中第一胎儿娩出后，下列处理错误的是
   A. 采取措施，立即娩出第二个胎儿
   B. 应立即断脐，防止第二个胎儿失血
   C. 定时听胎心
   D. 立即行阴道检查，查明第二个胎儿胎位
   E. 保持第二个胎儿纵产式，固定胎儿位置

（齐丽敏）

第10节　羊水过多

案例 8-10

某初孕妇，25 岁，妊娠 26 周，自诉近 2 周来感觉腹部膨隆及呼吸困难。查体：宫高 29cm，腹围 100cm，胎位不清，胎心音听不清。B 超示：羊水指数 21cm。医疗诊断：羊水过多。

讨论分析：

（1）应从哪些方面对该孕妇进行护理评估？

（2）如何对该孕妇进行护理？

正常妊娠时羊水量随着孕周的增加而增多，妊娠32～35周时可达1000ml，足月时羊水量约为800ml，以后逐渐减少。妊娠的任何时期羊水量大于2000ml者称为羊水过多（polyhydramnios），分为急性羊水过多和慢性羊水过多。国内发生率为0.5%～1%，妊娠合并糖尿病者可达20%。

考点：羊水过多的概念

一、护理评估

（一）健康史

1. 病因评估

（1）母体疾患，如妊娠期糖尿病、妊娠期高血压疾病、母儿血型不合、急性肝炎、孕妇严重贫血等。妊娠期糖尿病孕妇，羊水过多的发病率为13%～36%。

考点：羊水过多的病因

（2）胎儿畸形，羊水过多孕妇中约25%合并胎儿畸形，以中枢神经系统和上消化道畸形最常见。如神经管畸形中的无脑儿或脊柱裂、消化道畸形中食道或十二指肠闭锁等。

（3）双胎妊娠、巨大胎儿易合并羊水过多，尤以单卵双胎为甚。

（4）胎盘、脐带病变，如巨大胎盘、胎盘绒毛血管瘤、脐带帆状附着等也可引起羊水过多。

（5）特发性羊水过多，约占30%，原因不明，母儿无异常。

2. 病史评估　应详细询问病史，是否有上述相关因素存在。

（二）身心状况

1. 身体状况

（1）急性羊水过多：发生率较低，一般于妊娠20～24周出现，羊水量急剧增加，子宫迅速增大似足月妊娠或多胎妊娠，患者出现一系列明显的压迫症状，如腹壁胀痛、下肢水肿、呼吸困难、心悸气短等，孕妇自感痛苦、行走不便。查体时见孕妇腹部膨隆，腹壁紧张发亮，宫高及腹围明显大于正常孕周，子宫壁张力大，腹部液体振荡感明显，胎位不清，胎心遥远，下肢、外阴部水肿及静脉曲张。

（2）慢性羊水过多：较多见，多发生于妊娠晚期。羊水量随着孕周的增加而缓慢增多，因此患者一般无明显自觉症状，多在产前检查时发现。

2. 心理、社会状况　羊水过多患者因出现明显的压迫症状，活动受限，容易出现烦躁不安等情绪；同时由于羊水过多易引起并发症，患者因担心胎儿畸形和安危，同时也为自身健康担忧而产生焦虑情绪。

（三）对母儿的影响

1. 对母体影响　子宫张力大易并发妊娠期高血压疾病、早产或胎膜早破；子宫肌纤维伸展过度可致宫缩乏力、产后出血；破膜后子宫骤然缩小，子宫腔压力骤降，易发生胎盘早剥。羊水过多，活动范围相对大，易出现胎位异常。

2. 对胎儿影响　常合并胎儿畸形，胎位异常发生率增高，破膜时易发生脐带脱垂、胎儿窘迫，早产率增加，围生儿病率及死亡率升高。

（四）辅助检查

1. B超检查　羊水最大暗区的垂直深度≥8cm，羊水指数（amniotic fluid index，AFI）≥25cm，则提示羊水过多。对无脑儿、脊柱裂及双胎妊娠等情况也可以做出诊断。

考点：B超诊断羊水过多的标准

2. 甲胎蛋白（AFP）测定　母血清、羊水中AFP的含量明显高于正常值有助于胎儿神经管畸形的诊断。羊水AFP平均值超过同期正常妊娠平均值3个标准差以上，母血清AFP平均值超过同期正常妊娠平均值2个标准差以上，有助于临床诊断。

3. 孕妇血糖检查　排除妊娠期糖尿病。

(五) 处理原则

羊水过多且合并胎儿畸形者,应及时终止妊娠,行高位人工破膜引产。胎儿无畸形者,则根据羊水量的多少、孕妇症状的严重程度及孕龄综合决定处理方案。孕妇无明显自觉症状者,可继续妊娠,注意休息,给予低盐饮食,加强产前检查,必要时给予镇静剂;孕妇自觉症状严重者应及时处理。如胎龄<37 周,在 B 超监测下避开胎儿和胎盘行羊膜腔穿刺放羊水;如妊娠已足月,可行人工破膜终止妊娠。

二、护理诊断/合作性问题

1. 焦虑　与压迫症状的严重程度及胎儿是否畸形有关。
2. 有胎儿受伤的危险　与破膜时易发生胎盘早剥、脐带脱垂、早产等有关。
3. 潜在并发症　早产、胎盘早剥、产后出血等。

三、护理措施

(一) 一般护理

指导孕妇合理饮食,适当限制食盐的摄入。定期吸氧和保持情绪稳定,注意休息、左侧卧位、抬高下肢,压迫症状明显者可取半卧位。保持大便通畅,避免引起腹压增加的活动,防止胎膜早破和早产的发生。

(二) 病情观察及护理

指导患者加强产前检查,行 B 超检查监测羊水量及胎儿发育情况,早发现妊娠期高血压疾病、糖尿病、胎儿异常等情况,早处理;指导孕妇定期检测体重、宫高和腹围,观察胎心变化、胎动及子宫收缩情况,及早发现胎儿窘迫及早产征象。人工破膜时注意观察羊水性状、子宫收缩、胎心变化及产程进展,及早发现胎盘早剥及脐带脱垂的征象。产后注意观察子宫收缩及阴道流血情况,防治产后出血和休克。

考点:羊水过多的护理措施;放羊水的速度及总量

(三) 治疗配合及护理

1. 羊膜腔穿刺放羊水的护理　完善术前各项准备工作,协助医生完成羊膜腔穿刺,穿刺前告知孕妇穿刺的目的、具体操作。指导孕妇排空膀胱,控制放羊水的速度在 500ml/小时以内,一次放羊水量不得超过 1500ml,以孕妇压迫症状得以缓解为宜;放羊水过程中保持胎儿为纵产式;术中严格无菌操作,严密观察患者的生命体征、宫缩及胎心率,有无阴道流血等情况;术后在患者腹部放置沙袋,防止腹压骤降引起休克,同时遵医嘱给予镇静剂、宫缩剂以预防早产,遵医嘱给予抗生素预防感染。

2. 阴道高位破膜引产的护理　术前协助做好输血、输液的准备;术中严格无菌操作,破膜时应注意高位、小口和慢流速,使羊水缓慢流出,防止胎盘早剥,并严密观察患者血压、脉搏;同时在腹部将胎儿固定为纵产式。术后注意观察子宫收缩及阴道流血情况,在胎儿娩出后及时使用缩宫素,防止产后出血,并在腹部放置沙袋防止腹压骤降。

(四) 心理护理

向孕妇及家属介绍羊水过多的相关知识,进行心理疏导,缓解孕妇紧张焦虑情绪,减少因胎儿畸形带来的伤害。

四、健康教育

指导患者注意休息、合理饮食,保持情绪平稳,促进康复。再次受孕后应常规进行遗传咨询和产前诊断,加强妊娠期检查与保健,进行高危监护。

目标检测

【A_1 型题】

1. 羊水过多经阴道放水时速度不超过
   A. 200ml/小时　B. 300ml/小时
   C. 400ml/小时　D. 500ml/小时
   E. 700ml/小时
2. 急性羊水过多易发生在妊娠
   A. 16～20 周　B. 20～24 周
   C. 25～28 周　D. 28～32 周
   E. 36～40 周
3. 羊水过多孕妇易出现的并发症，除外
   A. 胎盘早剥　B. 胎儿畸形
   C. 早产　D. 脐带脱垂
   E. 胎体粘连
4. 关于羊水过多，正确的是
   A. 容易感觉到胎动
   B. 常发生在患心脏病的孕妇
   C. 容易合并子痫前期
   D. B 超检查价值不大
   E. 畸形胎儿多为男婴
5. 羊水过多孕妇娩出的新生儿，容易罹患的疾病是
   A. 出生前感染性肺炎　B. 胎粪性腹膜炎
   C. 先天性膈疝　D. 肺不张
   E. 先天性食管闭锁
6. 羊水过多与下述哪项无密切关系
   A. 糖尿病　B. 胎儿畸形
   C. AFP 异常高　D. 产后出血
   E. L/S<2

【A_2 型题】

7. 某孕妇，29 岁。妊娠 26 周后，腹部膨隆速度较快，28 周出现腹部胀痛，呼吸困难及下肢水肿来院就诊。检查：宫高 32cm，胎位触不清，胎心音听不清。首先应考虑为
   A. 多胎妊娠　B. 急性羊水过多
   C. 巨大儿　D. 卵巢囊肿
   E. 腹水

【A_3/A_4 型题】

（8～10 题共用题干）

某初产妇，25 岁，现妊娠 35 周，产前检查发现宫高 39cm，腹围 108cm，腹壁皮肤的张力较大，胎位不清，胎心音遥远。

8. 为明确诊断首选哪项检查
   A. 羊膜镜　B. B 超
   C. 腹腔镜　D. 腹部 X 线片
   E. 彩色多普勒
9. 最可能的诊断是
   A. 双胎妊娠　B. 羊水过多
   C. 前置胎盘　D. 胎盘早剥
   E. 先兆子宫破裂
10. 若 B 超显示羊水指数为 21cm，胎儿发育正常，则首选的治疗方案是
   A. 人工破膜引产　B. 缩宫素引产
   C. 羊膜腔穿刺放水　D. 剖宫产
   E. 卡前列甲酯栓引产

（沈颖惠　齐丽敏）

第 11 节　羊水过少

案例 8-11

某初孕妇，25 岁，现妊娠 38 周，自诉胎动时腹痛。产科检查：宫高剑突下 2 横指，腹围 96cm，胎位为枕左前位，胎心率 144 次/分。B 超示：羊水指数 4.9cm。医疗诊断：羊水过少。

讨论分析：

（1）对该孕妇从哪些方面进行护理评估？

（2）对该孕妇的护理措施有哪些？

考点：羊水过少的概念

足月妊娠时羊水量少于 300ml 者称为羊水过少（oligohydramnios）。发病率 0.4%～4%。羊水过少严重影响围生儿的预后，羊水量少于 50ml，围生儿死亡率高达 88%，同时增加剖宫产的概率，应引起高度重视。

一、护理评估

（一）健康史

1. 病因评估　羊水过少的原因不明，临床多见于下列情况。

（1）母体因素：孕妇脱水、血容量不足，或服用利尿剂等药物，也可导致羊水过少。

（2）胎儿畸形：以泌尿系统畸形最常见，如胎儿肾缺如、肾发育不全、输尿管或尿道梗阻等导致少尿或无尿。

（3）胎盘功能减退：过期妊娠、妊娠期高血压疾病、胎儿生长受限、胎盘退行性变等均可导致胎盘功能减退，使得胎儿慢性缺氧，胎儿血液重新分配，为保障胎儿重要脏器（如心脏、脑）的血液供应，肾血流量减少，胎儿尿液生成减少而导致羊水过少。

（4）羊膜病变：某些原因不明的羊水过少，可能与羊膜本身病变有关。胎膜早破，羊水外漏速度超过羊水生成速度，可导致羊水过少。

2. 病史评估　评估患者的生育史、用药史，有无妊娠并发症、畸胎史、过期妊娠等。

（二）身心状况

1. 身体状况　部分孕妇自觉胎动时腹部疼痛明显，胎盘功能减退时常有胎动减少。妊娠晚期体重增加缓慢或无增长。临产后宫缩不协调，阵痛剧烈，宫口扩张缓慢，产程延长。查体：宫高和腹围小于正常孕周，子宫明显小于同期正常孕妇，且敏感性较高。阴道检查：前羊膜囊不明显，胎膜紧贴胎儿先露部，破膜时羊水量少。

2. 心理、社会状况　孕妇因胎动会产生疼痛不适感，担心胎儿畸形等易产生紧张无措、焦虑不安的情绪。

羊水过少可导致胎儿生长发育受限、胎儿窘迫与新生儿窒息。

（三）对母儿的影响

1. 对母体影响　增加孕妇剖宫产率。

2. 对胎儿影响　围生儿病率与死亡率明显增加。妊娠早期羊水过少，胎膜与胎体粘连导致胎儿畸形，或肢体短缺。妊娠中、晚期羊水过少，可引起肌肉骨骼畸形，如斜颈、曲背、手足畸形等。羊水过少者因胎儿肺的膨胀和发育受影响，可发生胎儿肺发育不全等，易导致胎儿窘迫与新生儿窒息。先天性无肾所致羊水过少预后极差，多数患儿娩出后即死亡。

（四）辅助检查

考点：B 超诊断羊水过少的标准

1. B 超检查　最大羊水暗区垂直深度≤2cm 或羊水指数≤5cm，则表示羊水过少，≤8cm 为羊水偏少。同时可发现有无胎儿畸形等情况。

2. 胎儿电子监护　羊水过少胎儿储备力减弱，NST 呈无反应型，严重时可出现胎心变异减速和晚期减速。

（五）处理原则

加强产前检查，对可疑羊水过少者，找出原因并进行处理，必要时终止妊娠。

二、护理诊断/合作性问题

1. 有胎儿受伤的危险　与羊水过少致胎儿窘迫、胎儿生长受限有关。

2. 焦虑　与担心胎儿畸形有关。

三、护理措施

（一）一般护理

指导孕妇注意休息，取左侧卧位，定期吸氧以改善胎儿血供；指导孕妇自测胎动，监测胎儿宫内情况，积极预防胎膜早破的发生。胎儿出生后应全面评估，识别畸形。

（二）病情观察及护理

定期测量孕妇的体重、宫高和腹围，监测胎动、胎心和宫缩情况，及时掌握病情的发展，预防并发症。B超监测羊水量，观察有无胎儿畸形。

（三）治疗配合及护理

羊水过少且妊娠已接近足月时，应指导孕妇在短时期内多次监测羊水量、胎心和胎动变化。如为过期妊娠或出现胎儿生长受限者需及时终止妊娠，协助做好阴道助产或剖宫产术的准备；对妊娠未足月者，遵医嘱进行羊膜腔灌注治疗，严格无菌操作，使用抗生素预防感染，应用宫缩抑制剂防止发生早产。

（四）心理护理

向孕妇及家属解释病情，帮助孕妇积极参与治疗和自我保健护理。对胎儿死亡或新生儿畸形的产妇，给予安慰，提供情感支持，帮助其面对现实，渡过难关。

四、健康教育

指导患者注意休息、合理饮食，定期进行产前检查，早发现及预防并发症。教会孕妇自测胎动，有异常及时就诊。指导胎儿畸形产妇引产后宜避孕6个月再妊娠。再次妊娠后常规进行遗传咨询和产前检查，加强妊娠期检查和保健，进行高危监护。

目标检测

【A_1 型题】

1. 关于羊水过少，下列哪项不正确
   A. 常与胎儿畸形有关
   B. 是胎儿窘迫的征象之一
   C. 是胎儿监护出现早期减速的原因之一
   D. 是胎儿生物物理相评分的一个指标
   E. 在产程中常伴有CST变异减速的出现

【A_2 型题】

2. 某初孕妇，23岁。妊娠39周，近2周来胎动时常感腹痛，入院查体：宫高28cm，腹围85cm，子宫敏感性高，胎心率140次/分，B超示：胎儿发育正常，羊水指数7cm，诊断羊水过少。首选的处理方法是
   A. 尽快破膜引产
   B. 期待疗法
   C. 羊膜腔输液
   D. 立即行剖宫产术
   E. 羊膜腔内注射生理盐水

（沈颖惠　齐丽敏）

第12节 死 胎

案例8-12

某经产妇，38岁，G2P1，妊娠30周，自觉胎动消失1日就诊。妊娠20周时产检发现脐带血流阻力增高。产科检查：宫高脐上3横指，腹部未闻及胎心。B超示：胎心及胎动消失。孕妇及家属很悲伤、情绪激动。

讨论分析：

(1) 该孕妇胎儿死亡的原因可能是什么？

(2) 对该孕妇应采取哪些护理措施？

妊娠20周后胎儿在子宫内死亡,称为死胎(fetal death)。胎儿在分娩过程中死亡称为死产(stillbirth),亦是死胎的一种。如死胎滞留过久,可引起母体凝血功能障碍、DIC等。

一、护理评估

(一)健康史

1. 病因评估

(1) 胎盘因素:是引起胎儿宫内缺氧、死胎的重要因素。表现为胎盘功能异常和胎盘结构异常。如前置胎盘、胎盘早期剥离等。

(2) 脐带因素:脐带先露、脐带脱垂、脐带绕颈及脐带打结等是引起死胎最常见的原因。脐带异常可使胎儿与母体的血流交换中断,导致胎儿缺氧死亡,常于分娩后方能明确诊断。

(3) 胎儿因素:如胎儿严重畸形、胎儿生长受限、胎儿宫内感染、严重的遗传性疾病、母儿血型不合等影响胎儿生长发育,严重者导致胎儿死亡。

(4) 母体因素:母亲患有严重的妊娠并发症或合并症,如妊娠期高血压疾病、糖尿病、慢性肾炎、过期妊娠等;各种原因导致孕妇休克;子宫局部因素如子宫张力过大或收缩力过强、子宫破裂等导致胎儿氧供不足,缺氧严重而死亡。另外,孕妇吸烟、吸毒、酗酒、过多接触化学工业毒物、放射线及剧毒农药等均有致畸作用或导致死胎。

2. 病史评估　询问病史,了解末次月经时间、早孕反应时间及出现胎动时间,有无妊娠并发症或合并症,有无不良嗜好,是否有影响胎儿氧供的因素存在。

(二)身心状况

1. 身体状况　胎儿死亡后,孕妇自觉胎动停止,腹部不再增大。询问孕妇腹部增长及自觉胎动情况。有无因死胎滞留过久而引起的其他症状,如不明原因的出血且不凝、不止。评估宫高、腹围是否小于停经月份,有无胎动、胎心。

2. 心理、社会状况　孕妇及家属得知胎儿死亡,精神打击很大,甚至会因悲哀过度而产生过激行为。部分孕妇因自身疾病而导致胎死宫内,可出现内疚心理。

考点:判断死胎最重要的依据

(三)辅助检查

1. B超检查　B超检查是诊断死胎最常用、最方便且最准确的方法。可显示胎动和胎心搏动消失。胎儿死亡过久可见颅板塌陷、颅骨重叠、胎儿轮廓不清、皮肤水肿、胎盘肿胀等。

2. 凝血功能检查　了解是否有凝血功能障碍。

(四)处理原则

死胎一经确诊,应及时引产,以保护孕妇为原则。产程中严密观察,防止并发症。产后仔细检查胎盘、脐带和胎儿,寻找死胎发生的原因。

二、护理诊断/合作性问题

1. 预感性悲哀　与胎儿死亡和害怕引产手术有关。

2. 潜在并发症　DIC、产后出血。

三、护理措施

(一)一般护理

指导产妇充分休息,均衡营养,保持足够的体力。

(二)治疗配合及护理

(1) 产程中严密观察产程进展,监测生命体征,有异常及时报告医生;观察有无出血倾向,如牙龈出血、皮肤瘀点等;胎儿娩出后应仔细检查胎儿及胎盘,必要时做相关检查,查明胎儿死亡的原因。

(2) 胎儿娩出后立即给予宫缩剂及抗生素，预防产后出血与感染。

(3) 对胎儿死亡4周仍尚未排出者，应检查凝血功能，并备新鲜血。

(三) 心理护理

关心体贴产妇，减少或避免精神刺激，耐心倾听产妇的诉说，给予心理疏导和干预，使患者在心理上接受现实，配合治疗和护理。

四、健康教育

加强产前检查，做好妊娠期保健，积极治疗妊娠合并症及并发症。教会孕妇自测胎动，发现异常及时就诊，积极查明病因，针对病因防治。注意休息，增加营养，宣传优生优育知识，指导其再次妊娠前进行遗传咨询，妊娠后行产前检查，并加强监护。

目标检测

【A_1 型题】

判断死胎最重要的依据是

A. 腹围停止增长　B. 子宫停止增长

C. 胎儿生长受限　D. 胎心、胎动消失

E. 凝血功能异常

(齐丽敏)

实训十六　妊娠期并发症孕妇的护理

【实训目的】

(1) 学会对流产、异位妊娠、妊娠期高血压疾病、前置胎盘、胎盘早剥、多胎妊娠及羊水量异常的孕妇进行护理评估。

(2) 能为妊娠期并发症的孕妇制订护理计划。

(3) 学会与孕妇沟通，提高沟通交流能力，有团队协作精神，能关心和体恤孕妇。

【实训准备】

1. 患者准备　在医院寻找典型患者或准备模拟患者，或准备典型病案、相关录像。

2. 环境准备　医院或妇产科实训室。

【操作程序】

在医院实训的学生可依据下述步骤进行。如在实训室病例讨论，则可分组讨论思考题中的案例。

素质要求 → 衣帽整洁、举止端庄、语言恰当、态度和蔼

↓

准备用物 → 体格检查用物

↓

环境准备 → 整洁，安静，室温和光线适宜，屏风遮挡，注意保护孕妇隐私

↓

产妇准备 → 携用物至孕妇床前，核对孕妇床号及姓名，检查者站于孕妇右侧

↓

护理评估 → 病史评估；身体状况评估；心理状况评估；辅助检查

↓

提出护理问题 → 根据护理评估内容，找出护理问题：焦虑、恐惧；知识缺乏；组织灌注量改变；潜在并发症；其他具体护理问题

↓

制定护理目标	→	孕妇情绪平稳,配合治疗和护理;孕妇了解疾病相关知识,了解自我监护、护理的方法;孕妇能正确面对自身及胎儿的现状;其他护理问题得到解决
↓		
制订护理措施	→	一般护理;心理护理;病情观察;治疗配合;健康教育
↓		
护理评价(课堂内因课时所限,这一步暂不能完成)	→	孕妇是否情绪平稳,主动配合治疗和护理;孕妇能否说出疾病相关知识,是否了解自我监护、护理的方法;孕妇是否能与医护人员讨论自身及胎儿的现状、安危;其他护理问题是否得到解决

【实训评价】

1. 自我评价　小组讨论,护理评估内容是否全面、准确?是否与孕妇沟通良好?护理措施是否恰当?是否具有针对性、实效性?

2. 同学互评　每小组派学生代表展示讨论结果,小组间互评。护理评估内容是否全面、准确?护理措施是否恰当?

3. 教师评价　教师对讨论结果综合评议,完善补充。护理问题的排序是否主次恰当?护理措施是否具体?是否具有针对性、可行性及实效性?

【注意事项】

(1) 病例记录要客观、准确。

(2) 相同疾病患者的护理评估、护理措施不完全一样,具有个体差异性,应具体患者具体分析。

【思考题】

讨论下述病例:分组讨论,列出可能的护理诊断,制定护理目标和护理措施。

案例1:流产孕妇的护理

某孕妇,28岁,因停经7周,突感下腹部不适,阴道少量出血2小时入院。

体格检查:体温37.1℃,脉搏88次/分,呼吸20次/分,血压120/80mmHg;心肺未闻及异常,腹软,无压痛,肝脾未扪及,双下肢无水肿。妇科检查:阴道内见少量血液;子宫颈口关闭,子宫增大如妊娠50日大小;附件区未扪及异常。实验室检查:血红蛋白105g/L,红细胞3.5×10^{12}/L,白细胞5.0×10^{9}/L。

案例2:异位妊娠孕妇的护理

某孕妇,32岁,因停经2个月,右下腹部剧烈疼痛2小时,于2013年12月2日上午9时入院。患者末次月经2013年10月2日,停经后一直无不适,早晨排便后突感右下腹部剧烈疼痛,之后波及整个腹部,伴有恶心、呕吐。结婚六年,患慢性输卵管炎一直不孕,经积极治疗后妊娠。

体格检查:面色苍白,烦躁不安;体温37℃,脉搏112次/分,呼吸22次/分,血压80/50mmHg;心肺听诊(-),右下腹明显压痛,移动性浊音阳性。妇科检查:阴道见少量暗红色血液;阴道后穹隆饱满、触痛;子宫颈举痛明显;右侧附件区可触及明显包块,质软、有压痛。实验室检查:血红蛋白80g/L,红细胞3.0×10^{12}/L,白细胞6.0×10^{9}/L。

案例3:妊娠期高血压疾病孕妇的护理

某初产妇,34岁,已婚,因停经35周,下肢水肿1周,头晕、头痛、眼花2日,于今晨9时入院。患者平时月经规律,停经40余日出现恶心、呕吐,症状轻,持续1月余自行好转。停经5个月感胎动至今。近1周下肢出现水肿至膝部,近2日感头晕、头痛、眼花。

体格检查：发育正常，营养中等；体温37℃，脉搏92次/分，呼吸20次/分，血压160/110mmHg；心肺听诊(－)；既往无高血压、糖尿病及肾病史。产科检查：宫高33cm，腹围97cm，为枕左前位，胎心率148次/分。骨盆外测量：髂棘间径24cm，髂嵴间径27cm，骶耻外径19cm，坐骨结节间径9cm。实验室检查：血红蛋白110g/L，红细胞3.5×10^{12}/L，白细胞8.0×10^{9}/L，血小板150×10^{9}/L，尿蛋白(++)。眼底检查：动脉与静脉比例是1∶3。

案例4：前置胎盘孕妇的护理

某孕妇，29岁，因停经32周，大量阴道流血2小时急诊入院。患者平时月经规律，停经40余日出现恶心、呕吐，持续1月余自行好转。停经4月余感胎动持续至今。妊娠29周曾发生无诱因无痛性阴道出血，量少，在外院经过处理后出血停止。于今晨五时睡醒后又发现阴道出血，量较多，不伴腹痛。近日无外伤、劳累及性生活史。

G6P0，曾经人工流产4次，自然流产1次。

体格检查：发育正常，营养中等，面色略苍白；体温36.8℃，脉搏90次/分，呼吸22次/分，血压90/60mmHg；心肺听诊(-)。产科检查：腹软、无压痛，宫高32cm，腹围90cm，枕右前位，胎心率148次/分。骨盆外测量：髂棘间径24cm，髂嵴间径27cm，骶耻外径19cm，坐骨结节间径9cm。实验室检查：血红蛋白90g/L，白细胞6.5×10^{9}/L。B超检查：胎头双顶径8.2cm，羊水最大暗区垂直深度5cm，胎盘位于子宫前壁靠右下，下缘部分覆盖子宫颈口。

案例5：胎盘早剥孕妇的护理

某初产妇，26岁，因停经34周，摔倒后持续腹部疼痛3小时急诊入院。患者平时月经规律，停经1月余出现恶心、呕吐，持续1月余自行好转。停经4月余感胎动持续至今。于今天上午11时不慎摔倒，腹部撞击硬物后出现持续腹部疼痛，伴有少量阴道出血。

体格检查：面色苍白；体温36.6℃，脉搏112次/分，呼吸22次/分，血压80/50mmHg；心肺听诊(－)。产科检查：子宫硬如板状、压痛明显，宫高38cm，腹围100cm，胎位扪不清，胎心音听不清。实验室检查：血红蛋白90g/L。B超检查：胎头双顶径8.4cm；羊水最大暗区垂直深度7.8cm，回声不均匀；胎盘位于子宫侧壁，胎盘与子宫壁之间有明显液性暗区。B超提示胎盘早剥。

案例6：羊水过多孕妇的护理

某孕妇，33岁，因停经23周，腹部增长迅速，呼吸困难1周入院。患者平时月经规律，停经1月余出现恶心呕吐，持续1月余自行好转。停经5个月感胎动持续至今。妊娠22周出现腹部增长迅速，呼吸困难，下肢水肿，行走不便。经休息，减少体力劳动，无明显好转，于今日来院就诊。

体格检查：发育正常，营养中等；体温36.8℃，脉搏90次/分，呼吸20次/分，血压110/70mmHg；心肺未闻及异常，腹隆如8月妊娠大小，双下肢水肿(++)。产科检查：腹软、无压痛，宫高29cm，腹围89cm，枕左前位，胎心遥远，胎心率144次/分。骨盆外测量：髂棘间径24cm，髂嵴间径26cm，骶耻外径19cm，坐骨结节间径9cm。B超检查：胎头双顶径6cm；羊水最大暗区垂直深度7.8cm；胎盘位于子宫侧壁。B超提示羊水过多。

（李耀军）

第9章 妊娠合并症

第1节 心 脏 病

案例 9-1

某孕妇，28岁，已婚，妊娠16周，从事轻家务活后感心慌、气短，休息后缓解。查体：呼吸18次/分，心率100次/分，心界向左扩大，心尖区闻及Ⅲ级收缩期杂音，性质粗糙，下肢水肿(+++)。既往有风湿性心脏病病史。

讨论分析：

(1) 该孕妇能否继续妊娠？

(2) 如继续妊娠，将面临哪些危险？

(3) 预防心力衰竭的护理措施有哪些？

妊娠合并心脏病是严重的产科合并症，在孕产妇死亡原因中，仅次于产后出血，高居孕产妇死因顺位的第2位。国内报道发病率约为1%。妊娠合并心脏病中，以先天性心脏病最常见，其次是风湿性心脏病、妊娠期高血压疾病性心脏病、围生期心肌病、贫血性心脏病及心肌炎等。妊娠、分娩及产褥期心脏及血流动力学改变，均可加重心脏病患者的心脏负担而诱发心力衰竭。

考点：孕产妇易发生心力衰竭的时期

妊娠32～34周、分娩期、产后最初3日内是心脏病孕产妇最容易发生心力衰竭时期，护理时应密切监护。心脏病不影响受孕。心脏病孕妇心功能良好者，胎儿相对安全。如妊娠后心功能不良，或不宜妊娠的心脏病患者已经妊娠，因缺氧可使流产、早产、死胎、胎儿生长受限、胎儿窘迫及新生儿窒息的发生率明显增高。

一、护 理 评 估

(一) 妊娠期

1. 健康史　详细、全面了解孕妇有无不良孕产史、心脏病史、心脏病类型、既往心功能状态及心力衰竭史。应注意收集与心脏病诊治有关的既往史，收集定期产前检查的相关资料，注意有无增加心脏负荷的因素(如感染、贫血、便秘等)，通过连续性动态观察，判断孕妇的心功能状况。

孕妇血容量自妊娠6周开始逐渐增加，妊娠32～34周达高峰，较妊娠前增加30%～45%，产后2～6周恢复正常。血容量增加引起心输出量增加和心率加快。妊娠早期主要引起心输出量增加，妊娠4～6个月时增加最多，平均较妊娠前增加30%～50%；妊娠中、晚期需增加心率以适应血容量增多，分娩前1～2个月心率平均约增加每分钟10次；妊娠晚期子宫增大，膈肌上抬使心脏向左上移位，心尖搏动向左移位2.5～3.0cm，导致心脏大血管轻度扭曲，进一步增加心脏病孕妇的心脏负荷，易诱发心力衰竭。

2. 身心状况

（1）症状：随着孕周增加，子宫不断增大，心脏负担增加，心脏病孕妇易出现无劳累后感气短、心慌、疲乏无力、夜间阵发性呼吸困难、胸闷、胸痛及咳嗽、咯血等症状，有的甚至出现心力衰竭。除评估产科情况外，应着重评估心脏的情况。

（2）体征：孕妇有无发绀、杵状指、持续性颈静脉怒张、心脏听诊有Ⅱ级以上舒张期杂音或Ⅲ级以上粗糙的全收缩期杂音。

（3）心理、社会状况：评估孕妇对妊娠合并心脏病的认知程度和心理状态，是否因担心自身与胎儿的安危而焦虑不安。

3. 辅助检查

（1）心电图：可显示异常心电图波形特点。

（2）超声心动图：可提示心腔大小的变化，心瓣膜结构及功能情况。

（3）胎儿电子监护仪：监测胎儿宫内情况。

心力衰竭的症状及体征

1. 左心衰竭的症状及体征　①劳动后呼吸困难，夜间阵发性呼吸困难，端坐呼吸，咳嗽，咳白色泡沫样痰，严重者咳粉红色泡沫痰；②呼吸次数增加，心率加快，初期肺内可闻及哮鸣音，后出现肺底湿啰音，可逐渐发展为全肺大、中、小水泡音，面色青紫，有心脏病体征。

2. 右心衰竭的症状及体征　①食欲缺乏，上腹部胀痛，恶心，入量减少，尿少；②颈静脉充盈，肝大，下肢水肿，有心脏病体征。

3. 全心力衰竭时的症状与体征　以上临床表现同时存在。

链接

4. 处理原则

（1）严密监护，防治心力衰竭：内科医师和产科医师密切合作，定期产前检查，严密监测心功能状态和妊娠情况，积极防治各种引起心力衰竭的诱因，及早发现心力衰竭的早期征象。若发生严重心力衰竭，经内科处理无效，继续发展将导致母儿死亡时，可边控制心力衰竭边紧急剖宫产，取出胎儿，减轻心脏负担，以挽救孕产妇生命。

早期心力衰竭表现

轻微活动后即出现胸闷、心悸、气短；休息时心率＞110 次/分，呼吸频率＞20 次/分；夜间常因胸闷而坐起呼吸，或到窗口呼吸新鲜空气；肺底部出现少量持续性湿啰音，咳嗽后不消失。

链接

（2）终止妊娠：凡不宜妊娠的心脏病孕妇，应在妊娠 12 周前行人工流产。妊娠 12 周以上者，因终止妊娠的过程危险性大，不亚于继续妊娠和分娩，故应密切监护使其继续妊娠，积极预防心力衰竭。必要时，在严密监护下行剖宫取胎术。

（二）分娩期

1. 健康史　主要收集产妇妊娠期的病史，了解本次妊娠的经过，尤其是关于心功能情况的记录。

分娩期为心脏负担最重的时期。第一产程每次宫缩都会导致 250～500ml 血液被挤入体循环，回心血量增多使心排出量增加 24%。第二产程除子宫收缩外，产妇屏气用力，腹肌和骨骼肌同时收缩，使肺循环阻力和周围循环阻力均增加；用腹压使内脏血液涌向心脏。第三产程，胎儿娩出后，子宫突然缩小，腹腔内压骤降，大量血液回流向内脏，回心血量骤减；胎盘娩出，胎盘循环停止，子宫血窦内大量的血液突然进入体循环，使回心血量骤增，导致血流动力学急剧变化，此时心脏病孕妇极易发生心力衰竭。

2. 身心状况　评估临产的时间、宫缩、胎心、胎方位、胎儿大小等，重点评估临产前后心功能状态的变化，分析产妇能否承受分娩过程，评估潜在的心力衰竭诱发因素，监测心功能，以早期发现心力衰竭表现。产妇及家属的心理负担较重，评估产妇是否担忧能否顺利分娩。

3. 处理原则

(1) 阴道分娩：心功能Ⅰ～Ⅱ级，胎儿不大，胎位正常，子宫颈条件良好者，在严密监护下可经阴道分娩。加强监护，防治心力衰竭。

(2) 剖宫产：心功能Ⅲ～Ⅳ级，胎儿偏大，子宫颈条件不佳，合并有其他并发症或另有产科指征者，应选择剖宫产终止妊娠。不宜再妊娠者，同时行输卵管结扎术。

(三) 产褥期

1. 健康史　评估妊娠及分娩全过程中心脏的功能状态。

考点：产后易发生心力衰竭的原因

产后3日内仍是心脏负担较重的时期。子宫缩复使一部分血液进入体循环，妊娠期组织内潴留的液体也开始回到体循环，使心脏负荷再度加重，易诱发心力衰竭。

2. 身心状况　评估心功能，注意评估与产后出血和产褥感染相关的症状和体征，如生命体征、恶露量、子宫收缩情况、休息及进食情况等。评估产妇心理反应及其可获得的支持系统。

3. 处理原则　产后3日内，尤其是产后24小时内，仍是心力衰竭发生的危险时期，产妇应保证充分的休息。严密监护，应用广谱抗生素1周预防感染，无感染征象后停药。心功能Ⅲ级或以上者不宜哺乳。

二、护理诊断/合作性问题

1. 活动无耐力　与心脏负荷增加、心功能不全有关。
2. 焦虑　与担心胎儿和自身安全有关。
3. 潜在并发症　心力衰竭、感染。

三、护理措施

考点：心脏病妇女能否妊娠的判断标准

(一) 非妊娠期

根据患者心脏病的类型、心功能状态等具体情况指导妇女是否适宜妊娠。心脏病变较轻、心功能Ⅰ～Ⅱ级及既往无心力衰竭史者可以妊娠，心功能Ⅲ～Ⅳ级、既往有心力衰竭史、有肺动脉高压、右向左分流型先天性心脏病、严重心律失常、风湿热活动期等妇女不宜妊娠。对不宜妊娠者应指导其采取有效的避孕措施，严格避孕。

(二) 妊娠期

1. 加强妊娠期检查　嘱孕妇从妊娠早期开始定期行产前检查，妊娠20周前每2周检查1次，妊娠20周后，尤其是32周后每1周检查1次。重点监护心脏功能及胎儿宫内情况，及早发现早期心力衰竭征象。心功能在Ⅲ级或以上，有心力衰竭征象者，应立即入院治疗。心功能Ⅰ～Ⅱ级者，应在妊娠36～38周提前入院待产。

考点：如何预防妊娠合并心脏病妇女发生心力衰竭

2. 预防心力衰竭

(1) 休息：告知孕妇充足的休息既可以减轻心脏的负担，又可以避免因心排出量不足而影响胎儿及胎盘的血流灌注。指导孕妇调整日常生活作息时间，避免过度劳累和情绪激动。保证每天至少10小时的睡眠，中午宜休息2小时，休息时宜取左侧卧位或半卧位。

（2）合理营养：心脏病孕妇应防止体重增加过多，整个妊娠期体重增加不宜超过 10kg。指导孕妇低盐低脂饮食，少量多餐，多食蔬菜水果，防止便秘。妊娠 16 周后，每日食盐摄入量不超过 4～5g。

（3）监测心功能，防治心力衰竭：监测心功能，积极防治心力衰竭诱因，如感染、贫血、妊娠期高血压疾病、情绪激动等。应嘱心脏病孕妇注意卫生，尽量避免到公共场所，勿与传染病患者接触，注意保暖，防止感染。感染会增加心脏的负担，是诱发心力衰竭和心内膜炎及促使栓子形成的重要因素。如有感染征象，应及时给予有效的抗感染治疗。一旦出现心力衰竭征兆，遵医嘱给予强心治疗。

（4）健康宣教及心理支持：向孕妇及家属讲解妊娠合并心脏病的相关知识，了解诱发心力衰竭的因素及预防，识别早期心力衰竭的常见症状和体征，教会孕妇及家属测呼吸、脉搏、体重、自测胎动、听胎心、记出入量等。让孕妇理解妊娠期必要时服药是保障其自身和胎儿的健康所需，指导其遵医嘱正确服药，并注意观察药物的不良反应。

（三）分娩期

对能经阴道分娩者，应严密监护，防治心力衰竭，做好抢救产妇及新生儿的准备。

1. 第一产程

（1）专人护理，严密观察产程进展，持续监测胎心率和宫缩，每 15 分钟测量生命体征 1 次。产妇宜取左侧卧位，避免仰卧位，吸氧，必要时遵医嘱给予强心药物治疗并注意用药后的观察。

（2）做好心理护理，为产妇提供整洁安静的待产环境，安排专人陪护，尽量解除产妇的思想顾虑和紧张情绪。必要时可遵医嘱给予哌替啶等镇静药物。因过度紧张焦虑会增加耗氧量，导致心脏负荷增加。

考点：合并心脏病孕妇分娩期护理

2. 第二产程　嘱产妇避免屏气用力，帮助产妇取半卧位，下肢尽量低于心脏水平；宫口开全后行会阴切开术，阴道助产缩短产程，减少产妇体力消耗；做好新生儿抢救准备。

3. 第三产程　胎儿娩出后，为防止腹压骤降诱发心力衰竭，应立即在产妇腹部放置 1kg 的沙袋，持续 24 小时。为防止产后出血，遵医嘱静脉或肌内注射缩宫素 10～20U，静脉输液应控制输液速度，禁用麦角新碱，以防静脉压升高，引起心力衰竭。

（四）产褥期

产后 72 小时，尤其是产后 24 小时内，需绝对卧床休息，严密观察生命体征。饮食宜清淡，有便秘者遵医嘱给予缓泻剂，以免用力排便引起心力衰竭。

心功能Ⅰ～Ⅱ级的产妇可以母乳喂养，但应避免劳累。心功能Ⅲ级或以上者，不宜哺乳，指导产妇及时正确回乳，不宜用雌激素回乳；并指导正确的人工喂养方法。

不宜再妊娠者，在剖宫产的同时或在产后 1 周行输卵管结扎术。未行绝育术者，应指导其采取适宜的避孕措施，严格避孕。

四、健康教育

对有器质性心脏病的育龄妇女应做好宣教工作，使其了解妊娠与分娩对心脏病的影响，指导不宜妊娠的心脏病妇女，采取正确的避孕措施。详细制定出院计划，合理饮食及休息，避免过劳过累、便秘及情绪激动，预防感冒，以免诱发心力衰竭。

目标检测

【A_1 型题】

1. 下列哪项不是心脏病对妊娠的影响
   A. 流产　B. 早产
   C. 产后出血　D. 胎儿生长受限
   E. 胎儿缺氧甚至胎死宫内

2. 心脏病患者可以妊娠的情况是下列哪种

A. 心功能Ⅲ级或以上
B. 心功能Ⅰ、Ⅱ级
C. 活动性风湿热并发细菌性心内膜炎
D. 风心病伴肺动脉高压
E. 发绀性先天性心脏病

【A_2 型题】

3. 某孕妇,26 岁,妊娠 9 周,既往日常活动时感心悸,近 1 周夜间常因胸闷需坐起。检查:心率 124 次/分,呼吸 24 次/分,肺底部有湿啰音,心界向左扩大,双下肢水肿(+),其正确的处理是
A. 积极治疗,控制病情,继续妊娠
B. 加强监护至产后 42 日
C. 立即终止妊娠
D. 控制心力衰竭后终止妊娠
E. 控制心力衰竭后,观察病情变化若再出现心力衰竭,考虑终止妊娠

4. 某初孕妇,25 岁,妊娠 38 周,枕左前位,合并先天性心脏病,心功能Ⅱ级,规律宫缩,宫口开大 8cm,S^{+1},其治疗护理正确的为哪项
A. 立即行剖宫产术结束妊娠
B. 待宫口开全后,鼓励产妇屏气缩短第二产程
C. 严密观察产程,宫口开全后行阴道助产,缩短第二产程
D. 给予缩宫素,加强子宫收缩
E. 给予洋地黄类药物,预防心力衰竭

【A_3 型题】

(5~7 题共用题干)

某孕妇,24 岁,妊娠合并风湿性心脏病,于妊娠 22 周时因上呼吸道感染出现呼吸困难,不能平卧,心律不齐,心率 126 次/分。住院治疗 4 周后出院,现妊娠 35 周。检查:血压 120/80mmHg,脉搏 88 次/分,心尖区闻及舒张期杂音,日常劳动无不适症状。

5. 该孕妇的心功能分级是几级
A. Ⅰ级　B. Ⅱ级
C. Ⅲ级　D. Ⅳ级
E. Ⅱ~Ⅲ级

6. 为该孕妇做饮食指导时,错误的项目是
A. 补充铁剂　B. 补充钙剂
C. 补充维生素 E　D. 适度补锌
E. 整个妊娠期孕妇体重增加不超过 12.5kg

7. 目前最适宜的治疗措施为
A. 若无产科指征等待自然分娩
B. 待临产后急诊剖宫产
C. 待胎儿成熟后滴注缩宫素引产
D. 待胎儿成熟后择期剖宫产
E. 待自然临产,宫口开全后阴道助产

第 2 节　病毒性肝炎

案例 9-2

某孕妇,25 岁,已婚,妊娠 11 周出现畏食、恶心、呕吐及右上腹疼痛,皮肤黄染。实验室检查:血清谷丙转氨酶、谷草转氨酶、胆红素均高于正常,乙肝表面抗原阳性。

讨论分析:

(1) 病毒性肝炎对妊娠、分娩的影响?

(2) 如何有效防止母婴传播?

病毒性肝炎是由肝炎病毒引起的以肝细胞变性坏死为主要病变的传染性疾病。肝炎病毒主要有甲型(HAV)、乙型(HBV)、丙型(HCV)、丁型(HDV)、戊型(HEV)、庚型(HGV)和输血传播病毒(TTV)共 7 种,其中乙型肝炎病毒感染最常见。妊娠期特有的生理变化使肝脏负担加重,易发生重症肝炎或慢性肝炎,对母儿的危害较大,妊娠合并重型肝炎是我国孕产妇死亡的主要原因之一。

(一) 妊娠对病毒性肝炎的影响

妊娠期孕妇的新陈代谢率增高、内源性雌激素产生增多、胎儿代谢产物灭活等各种生理

现象,均使肝脏的负荷加重,加重妊娠合并病毒性肝炎患者的肝脏损害。分娩时的体力消耗、创伤、药物、产后出血等亦加重肝脏负担。

(二) 病毒性肝炎对妊娠的影响

1. 对孕产妇的影响　妊娠早期合并病毒性肝炎可使早孕反应加重;妊娠晚期合并病毒性肝炎妊娠期高血压疾病发病率增加。因肝功能受损,凝血因子合成功能减退,产妇容易发生产后出血。重症肝炎常并发 DIC,有全身出血倾向,直接威胁母儿生命。

2. 对围生儿的影响　妊娠早期患病毒性肝炎,胎儿畸形发生率增高2倍。由于肝炎病毒可经胎盘感染胎儿,易造成流产、早产、死胎、死产及新生儿死亡,使围生儿死亡率明显增高。妊娠期患病毒性肝炎,胎儿可通过垂直传播感染,以乙型肝炎病毒多见。围生期感染的婴儿,部分将转为慢性病毒携带者,以后易发展为肝硬化或原发性肝癌。

考点: 病毒性肝炎对围生儿的影响

母婴传播有三种途径:①垂直传播;②产时传播,是 HBV 母婴传播的主要途径,占 40%~60%,主要是由于胎儿经过母体产道时吸入产道内的羊水、血液、阴道分泌物或宫缩时胎盘绒毛破裂,母血进入胎儿血液循环引起;③产后传播,因哺乳,新生儿接触母亲唾液、汗液而感染。

一、护理评估

(一) 妊娠期

1. 健康史　询问孕妇有无与病毒性肝炎患者密切接触,有无输血、注射血制品等相关病史。了解孕妇接受治疗的经过和治疗效果,评估孕妇掌握相关知识的程度。

2. 身心状况

(1) 身体状况:妊娠早期合并急性病毒性肝炎,可使妊娠反应加重。患者有厌油、恶心、腹胀、肝区疼痛及乏力等症状。重症肝炎多见于妊娠末期,起病急,病情重,出现畏寒、发热、频繁呕吐、皮肤巩膜黄染、尿色深黄、嗜睡、烦躁、神志不清甚至昏迷。发生妊娠期高血压疾病者表现出血压高、蛋白尿等临床表现。

(2) 心理、社会状况:由于孕妇缺乏妊娠合并急性病毒性肝炎的相关知识,病情较轻者常忽视病情,病情严重者担心感染胎儿而焦虑、担忧与害怕,易因疾病的传染性而烦躁、自卑。护理人员应重点评估孕妇及家属对疾病的认知程度。

3. 辅助检查

(1) 肝功能检查:血清丙氨酸转氨酶(ALT)增高,血清胆红素、尿胆红素增高,有助于病毒性肝炎的诊断。

(2) 血清病原学检查:肝炎病毒抗原抗体检测对明确病原体种类和病情判断很有帮助。

(3) 其他:查凝血功能有无异常,行胎儿电子监护仪、B 超检查,了解胎儿安危与发育情况。

4. 处理原则　病毒性肝炎患者原则上不宜妊娠。

妊娠期轻型肝炎,应加强休息,增加营养,积极进行保肝治疗。进食高维生素、高蛋白、足量糖类、低脂肪食物。避免应用可能损害肝脏的药物,预防感染。

妊娠期重型肝炎,保护肝脏的同时积极预防及治疗肝性脑病。限制蛋白质的摄入,增加糖类摄入,保持大便通畅。预防 DIC 及肾衰竭。妊娠末期重症肝炎患者,经积极治疗 24 小时后,以剖宫产结束妊娠。

(二) 分娩期

1. 身心状况　注意监测产妇的生命体征、产程进展情况、胎儿安危状况,及早发现异常情况,评估产妇有无出血倾向。

产妇是否因担心自身能否承受分娩、胎儿被传染而焦虑、害怕。

2. 处理原则 分娩前数日肌内注射维生素 K_1，分娩时备好新鲜血，严密观察产程进展，防止滞产，尽量缩短第二产程，宫口开全后行阴道助产，并注意防止母婴传播。为防止产后出血，在胎儿前肩娩出后立即用缩宫素加强宫缩。重症肝炎，在积极控制病情 24 小时后及时剖宫产。临产或术前 4 小时至产后 12 小时应停用肝素，以防产后出血。新生儿娩出后注意隔离和特殊处理。

（三）产褥期

1. 身心状况 评估产妇生命体征、子宫收缩情况及阴道出血情况，及早发现凝血功能障碍的表现，防治产后出血。

新生儿如有畸形、生命危险、死亡或需暂时母儿隔离，应注重评估产妇及其家人对此事的反应。

2. 处理原则 应用对肝脏影响较小的广谱抗生素预防感染，避免因感染加重肝炎病情。一般认为乙型肝炎患者，母亲仅 HBsAg 阳性、新生儿接受免疫注射后，乳汁中 HBV-DNA 阴性者可以哺乳，不宜哺乳者可用生麦芽或芒硝外敷乳房回乳，不能用对肝脏有害的雌激素。新生儿应隔离 4 周，并进行免疫。

二、护理诊断/合作性问题

1. 营养失调：低于机体需要量 与肝炎所致食欲缺乏有关。
2. 知识缺乏 缺乏有关病毒性肝炎感染途径、传播方式、母儿危害及预防保健等知识。
3. 有围生儿感染的危险 与肝炎病毒的母婴传播有关。
4. 潜在并发症 产后出血、肝性脑病。

三、护理措施

（一）妊娠期

1. 加强营养，保证休息 给予优质蛋白质、高维生素、足量糖类、低脂肪饮食。每天保证充足的睡眠和适当的午睡。

2. 加强产前检查，防止交叉感染 指导孕妇加强产前检查，在专用诊室就诊，所有用物使用 2000mg/L 含氯制剂浸泡。嘱孕妇进行肝功能监测及肝炎病毒血清病原学标志物的检查。指导孕妇注意日常食具、内衣、排泄物、呕吐物等的消毒处理。

3. 保护肝脏，积极防治肝性脑病 遵医嘱给予各种保肝药物，如为重症肝炎患者，应积极防治肝性脑病。严格限制蛋白质的摄入量，每日应<0.5g/kg，增加糖类，每日热量维持在 7431.2kJ（1800kcal）以上。保持大便通畅，减少和抑制肠道内有毒物质的吸收。禁用肥皂水灌肠，必要时可给予醋灌肠，以改变肠道内的酸碱度，抑制肠道内氨的吸收。严密观察肝性脑病的前驱症状，如淡漠、嗜睡、性情改变等，一旦出现肝性脑病的前驱症状，遵医嘱给予降氨药，改善脑功能。

4. 预防 DIC 及肝肾综合征 严密监测患者生命体征，准确记录出入量，每日液体入量应为前日尿量加 500ml 液体量。密切观察有无皮肤黏膜出血、注射部位出血等凝血功能障碍表现。

（二）分娩期

1. 严密观察产程，防止交叉感染 安置产妇住隔离产房分娩，护理人员为产妇及家人提供安全舒适的待产、分娩环境，满足产妇的生活需要，尽量解除产妇紧张和恐惧心理。产时严格消毒，用物按相关规定处理。密切观察产程进展，防止并发症发生。

2. 监测凝血功能，预防 DIC　为预防 DIC，分娩前 1 周肌内注射维生素 K_1，每日 20～40mg，配备新鲜血液。密切观察产妇有无皮肤黏膜、口鼻等部位出血倾向，监测出凝血时间及凝血酶原等。

考点：分娩期护理措施

3. 正确处理产程，防止母婴传播及产后出血　缩短第二产程，宫口开全后即给予阴道助产，防止产道损伤及新生儿产伤，减少母婴传播。胎儿娩出后立即采脐血做血清病原学检查及肝功能检查。胎儿前肩娩出后立即静脉注射缩宫素，以减少产后出血。

（三）产褥期

1. 预防产后出血及产后感染　严密观察子宫收缩及阴道流血情况，观察产妇生命体征及恶露性状，遵医嘱应用对肝脏损害较少的抗生素预防感染。

考点：母乳喂养指导

2. 指导母乳喂养　指导可以哺乳者避免劳累。指导不宜哺乳者正确回乳，因雌激素对肝脏有损害作用，所以不宜使用；同时要教会产妇及家人人工喂养的方法。

3. 新生儿免疫　新生儿出生后 24 小时内注射乙型肝炎疫苗 30μg，生后 1 个月、6 个月再分别注射 10μg。生后 48 小时内，再肌内注射 0.5ml 乙肝免疫球蛋白，有效保护率达 94%。

考点：新生儿免疫方法

4. 继续保肝治疗，指导避孕措施　产妇要加强休息，注意饮食营养，遵医嘱服用保肝药物。

四、健康教育

加强卫生宣教，解说病毒性肝炎的相关知识，普及防病知识。指导患有肝炎的妇女采取适宜的避孕措施避孕，不宜用避孕药避孕。于肝炎痊愈后至少半年，最好 2 年后再妊娠。

详细制定出院计划，指导合理饮食及休息，避免劳累，积极保肝治疗，勿滥用对肝脏有伤害的药物，定期复查治疗效果。

目标检测

【A_1 型题】

1. 妊娠合并重症肝炎患者的处理措施应除外
   A. 指导患者进食富含蛋白质、糖类、易消化的食物
   B. 保肝治疗及严防凝血功能障碍
   C. 保持大便通畅，减少毒素和氨的吸收
   D. 分娩时缩短第二产程
   E. 胎儿娩出后应用缩宫素防止产后出血

2. 下列哪项不是病毒性肝炎对妊娠的影响
   A. 可引起流产、早产、胎儿畸形
   B. 新生儿死亡率高
   C. 新生儿致畸率高
   D. 妊娠晚期易并发妊娠期高血压疾病
   E. 受孕率高

【A_2 型题】

3. 某孕妇，28 岁，妊娠 36 周，近半月恶心、呕吐、食欲缺乏，右季肋部胀痛。检查：皮肤无黄染，肝区有叩痛，胎心率 140 次/分，胎头浮，血清转氨酶中度升高，HBsAg(+)，给予重症护理，其原因为
   A. 易引起胎盘早期剥离
   B. 易发生早产
   C. 易合并妊娠期高血压疾病
   D. 易发生凝血功能障碍
   E. 易发展为肝性脑病

【A_3 型题】

（4～6 题共用题干）

某孕妇，妊娠足月合并黄疸，因臀位胎膜早破急诊剖宫产术，术后实验室检查结果如下：HBsAg(+)、HBsAb(−)、HBcAb(+)、HBeAg(+)、HBeAb(−)。

4. 患者应接受的治疗为
   A. 注射高效价乙肝免疫球蛋白
   B. 注射血清免疫球蛋白
   C. 注射乙肝疫苗
   D. 注射乙肝疫苗及高效价免疫球蛋白
   E. 无需上述治疗

5. 新生儿应接受的治疗为
   A. 注射高效价乙肝免疫球蛋白
   B. 注射乙肝疫苗

C. 注射乙肝疫苗及高效价免疫球蛋白
D. 注射血清免疫球蛋白
E. 无需上述治疗

6. 该产妇术后发生阴道流血，失血量超过1000ml，最可能的原因是
A. 子宫收缩乏力　B. 胎盘残留
C. 羊水栓塞　D. 血小板减少
E. 凝血功能障碍

第3节　糖　尿　病

案例 9-3

某初孕妇，24岁，2型糖尿病，现妊娠37周，近2日感觉头痛、头晕、视物不清，测量血压165/110mmHg。

讨论分析：

(1) 患者目前出现的身体不适可能是由什么原因造成的？

(2) 糖尿病对胎儿或新生儿有潜在危险吗？

糖尿病是由于体内绝对或相对胰岛素分泌不足而引起的以糖代谢紊乱为主，继发脂肪、蛋白质代谢紊乱等表现的内分泌代谢障碍性疾病。妊娠合并糖尿病包括两种情况，一种是妊娠前已有糖尿病者，称为糖尿病合并妊娠(pregestational diabetes mellitus，PGDM)；另一种是妊娠后才发生或首次发现糖尿病者，称为妊娠期糖尿病(gestational diabetes mellitus，GDM)。妊娠合并糖尿病属高危妊娠，临床经过复杂，对母儿危害大，应高度重视。

(一) 妊娠期糖代谢特点

妊娠早、中期由于：①胎儿从母体摄取葡萄糖增加；②孕妇肾血流量及肾小球滤过率增加，但肾小管对糖的再吸收率不能相应增加，导致孕妇排糖量增高；③雌激素和孕激素增加母体对葡萄糖的利用，导致孕妇空腹血糖低于非孕妇。

妊娠中、晚期，孕妇体内抗胰岛素样物质增加，为维持机体正常糖代谢水平，胰岛素量需相应增加，对于胰岛素分泌受限的孕妇就会出现原有病情加重或妊娠期糖尿病。

(二) 妊娠对糖尿病的影响

妊娠可使糖尿病患者原有病情加重，使隐性糖尿病显性化。应用胰岛素治疗的孕妇如未及时调整用量，易发生低血糖。分娩过程中孕妇进食少，体力消耗大，易发生低血糖。产后，随着胎盘排出，抗胰岛素样物质迅速消失，如未及时调整胰岛素的量，易出现血糖过高或过低，甚至出现低血糖昏迷及酮症酸中毒。

(三) 糖尿病对妊娠的影响

妊娠期糖尿病孕妇血糖控制不良，妊娠早期自然流产发生率增加15%～30%。糖尿病可导致广泛血管病变，易使孕妇并发妊娠期高血压疾病。糖尿病患者白细胞有多种功能缺陷，易使机体合并感染，以泌尿系统感染为常见。此外，糖尿病还可使羊水过多、早产、巨大儿、胎儿生长受限、畸形儿等发生率增高。新生儿易发生呼吸窘迫综合征、低血糖、低钙血症、低镁血症、高胆红素血症及红细胞增多症等。

一、护理评估

(一) 妊娠期

1. 健康史　了解孕妇有无糖尿病史及诊治经过，糖尿病家族史，不明原因的流产、死胎、

巨大儿等不良孕产史。

2. 身心评估

(1) 身体状况:孕妇可出现"三多"症状,即多饮、多食、多尿,或反复发作的外阴、阴道假丝酵母菌感染,有的可出现视力模糊等症状。评估有无低血糖、高血糖、酮症酸中毒、妊娠期高血压疾病、羊水过多等糖尿病合并症或产科并发症。评估胎儿健康状况。

(2) 心理、社会状况:评估孕妇及其家人对妊娠合并糖尿病相关知识的了解程度。孕妇是否出现焦虑、担忧等情绪。

3. 辅助检查

考点:妊娠期糖尿病的辅助检查

(1) 空腹血糖测定:妊娠24~28周可首先检查空腹血糖,空腹血糖≥5.1mmol/L者,可诊断为糖尿病。空腹血糖≥4.4 mmol/L或<5.1mmol/L者,应行75g口服葡萄糖耐量试验。

(2) 75g口服葡萄糖耐量试验:妊娠24~28周所有尚未诊断为糖尿病的孕妇,应行75g口服葡萄糖耐量试验。前一日晚餐后至少禁食8小时,次日晨(不晚于上午9时)查血糖,然后将葡萄糖75g溶于300ml水中,5分钟内服完,之后分别于服糖后1、2小时测血糖,其正常上限为:空腹5.1mmol/L,1小时10.0mmol/L,2小时8.5mmol/L,其中任何一点血糖值超过正常值者,可诊断为GDM。

(3) 其他:B超检查了解胎儿宫内生长发育情况。胎儿电子监护了解胎儿宫内安危。

4. 处理原则　糖尿病妇女应在妊娠前判断疾病的严重程度,如已有严重的心血管病史、肾功能减退或眼底有增生性视网膜炎者应避孕,不宜妊娠;已妊娠者应及早终止妊娠;器质性病变较轻者宜在血糖控制正常后妊娠。妊娠期严密监护母儿情况,在内分泌科、妇产科、营养科的协作下,尽可能控制血糖在正常范围。

(二) 分娩期

1. 身心状况　评估孕妇有无低血糖症状,如出汗、软弱无力、面色苍白、心悸、心率加快等。密切监测胎心、子宫收缩、产妇生命体征,了解产程进展程度,及早发现异常。注意输液的速度与液体性质。分娩过程中孕妇进食少,体力消耗大,产程时间不宜超过12小时,如产程超过16小时,产妇易发生酮症酸中毒。

2. 处理原则　根据胎儿大小、胎龄、胎儿肺成熟度、胎盘功能等综合考虑终止妊娠的时间。若妊娠晚期无合并症,胎儿宫内状态好,一般至妊娠38~39周终止妊娠。巨大儿、胎盘功能不良、患者病情严重、胎位异常或有其他产科指征者,应行剖宫产术。经阴道分娩者应密切监测产妇生命体征、胎心、产程进展及产妇血糖、尿糖和尿酮体。

(三) 产褥期

1. 身心状况　由于产妇体内激素变化迅速,护理人员应仔细评估产妇是否有高血糖或低血糖的症状。评估产妇子宫收缩情况,是否有感染的症状。如新生儿有畸形或生命危险,甚至死亡,评估产妇及家人对此事的反应。

2. 处理原则　随着胎盘排出及体内内分泌激素水平逐渐恢复到非妊娠状态,抗胰岛素激素水平迅速下降,需重新评估胰岛素的需要量。产妇应防治感染。新生儿出生后无论体重大小均按早产儿护理,注意防止低血糖、低血钙、高胆红素血症和新生儿呼吸窘迫综合征。

二、护理诊断/合作性问题

1. 营养失调:低于或高于机体需要　与血糖代谢异常有关。

2. 有感染的危险　与糖尿病对感染的抵抗力下降有关。

3. 知识缺乏　缺乏妊娠合并糖尿病的相关知识。

4. 有胎儿受伤的危险　与糖尿病引起的巨大儿、畸形儿、新生儿低血糖等有关。

三、护理措施

考点：妊娠合并糖尿病患者的护理要点及新生儿护理要点

（一）非妊娠期

因糖尿病妇女妊娠可增加妊娠并发症和胎儿畸形的发生，故糖尿病妇女应在妊娠前进行产前咨询并对疾病程度进行准确评估。按照 White 分类法（表 9-1），病情达 D、F、R 级，易造成胎儿畸形、智力障碍、死胎、并可加重孕妇原有病情等严重不良后果，不宜妊娠。对于器质性病变较轻者，指导其控制血糖在正常范围内可以妊娠。

糖尿病的分期

表 9-1　糖尿病的分期

分期	标准
A 级	妊娠期出现或发现的糖尿病
B 级	显性糖尿病，20 岁以后发病，病程<10 年，无血管病变
C 级	发病年龄在 10～19 岁，或病程达 10～19 年，无血管病变
D 级	10 岁以前发病，或病程≥20 年，或者合并单纯性视网膜病
F 级	糖尿病性肾病
R 级	有增生性视网膜病变或玻璃体出血
H 级	合并冠状动脉粥样硬化性心脏病
T 级	有肾移植史

链接

（二）妊娠期

1. 加强产前检查，监测胎儿宫内情况　妊娠合并糖尿病孕妇妊娠早期应每周产前检查 1 次，妊娠中期每 2 周检查 1 次，妊娠 32 周后每周检查 1 次。注意血糖、尿糖、尿酮体及尿蛋白的监测。了解胎儿健康状况，测量宫高、腹围，评估胎儿生长速度，监测胎心音，教会孕妇计数胎动，应用超声波和血清学筛查胎儿畸形，了解胎儿宫内储备力，及时判定胎盘功能。

2. 控制饮食，适度运动，合理用药　饮食疗法是妊娠合并糖尿病孕妇的主要治疗方法。根据体重计算每日需要的热量，体重≤标准体重 10% 者，每日需 36～40kcal/kg，标准体重者每日需 12～18kcal/kg。糖类占 40%～50%，蛋白质占 20%，脂肪占 30%～40%。通常建议将热量分配于三餐及三次点心：早餐摄入 10% 的热量，午餐及晚餐各 30%，点心（3 次）占 30%。必要时请营养师协助制定营养配餐。

孕妇适度的运动可以提高胰岛素的敏感性，改善血糖及脂代谢紊乱，避免体重增长过快。建议孕妇每日在餐后 1 小时进行散步、上臂运动、太极拳等有氧运动，持续 20～40 分钟，以不引起心悸、宫缩及胎心率变化为宜。通过饮食和适度运动，使孕妇体重增加控制在 10～12kg 内较为理想。

遵医嘱给予胰岛素控制血糖。磺脲类及双胍类降糖药均能通过胎盘，因此，胰岛素是妊娠合并糖尿病孕妇的主要降糖药物。胰岛素用量必须准确，一般在饭前半小时皮下注射，每日 3～4 次，用药期间注意观察用药反应。

3. 防治感染　指导孕妇注意个人卫生，避免皮肤、黏膜破损。加强口腔、皮肤及会阴部的清洁，以防止泌尿系统和生殖系统感染。必要时遵医嘱给予抗生素。

4. 心理护理　孕妇多因自身病情，担心胎儿受伤，产生焦虑、害怕、低自尊等反应，护理人员宜鼓励其说出感受与担心，鼓励孕妇以积极的方式面对压力、解决问题。

（三）分娩期

分娩时应密切监测血糖、尿糖及尿酮体。监护胎儿状况，产程不超过 12 小时，如产程大于 16 小时易发生酮症酸中毒。分娩前备好产钳，预防肩难产，胎儿前肩娩出后立即肌内注射缩宫素 20U，以减少产后出血。新生儿娩出后立即取脐血检测血糖。

（四）产褥期

胎盘娩出后，产妇体内抗胰岛素样物质迅速下降，根据产妇血糖情况及时调整胰岛素用量。一般情况下，分娩后 24 小时内胰岛素减至原用量的 1/2，48 小时减少到原用量的 1/3，产后 1 ~ 2 周胰岛素用量逐渐恢复到妊娠前水平。

预防糖尿病产妇产后感染，应保持腹部、会阴部创口清洁，勤换内衣。糖尿病产妇接受胰岛素治疗时不会对新生儿产生影响，鼓励产妇实施母乳喂养。

新生儿娩出后按早产儿护理，并在 30 分钟后喂食 25% 葡萄糖水预防低血糖，注意预防低血钙、高胆红素血症和新生儿呼吸窘迫综合征。多数新生儿在出生后 6 小时内血糖恢复正常。

四、健康教育

指导产妇产后尽早复查血糖，定期接受产科、内科检查。注意卫生，预防产褥感染，指导实施母乳喂养。糖尿病患者产后不宜采用药物及宫内节育器避孕。

目标检测

【A_1 型题】

1. 有关妊娠期糖尿病对胎儿、新生儿的影响，错误的是
   A. 畸形儿发生率高
   B. 巨大儿发生率高
   C. 易导致胎死宫内
   D. 易发生新生儿低胰岛素血症
   E. 易发生新生儿呼吸窘迫综合征
2. 妊娠合并糖尿病需使用药物治疗时应选用
   A. 苯乙双胍　　B. 消渴丸
   C. 胰岛素　　D. 格列本脲
   E. 中药

第 4 节　贫　血

案例 9-4

某孕妇，27 岁，G1P0，宫内妊娠 36 周，一周前出现头晕乏力、食欲缺乏等现象。入院检查：皮肤、口唇黏膜、睑结膜稍苍白。血常规检查：红细胞计数 3.4×10^{12}/L，血红蛋白 98g/L，血细胞比容 0.27，孕妇血清铁 3.5μmol/L。

讨论分析：

(1) 该孕妇患了什么病？

(2) 该病对妊娠、分娩有无影响？

贫血是妊娠期常见的合并症之一。由于妊娠期血容量增加，血浆的增加比红细胞的增加相对较多，故血液被稀释，称为“生理性贫血”。WHO 最近资料表明，50% 以上的孕妇合并贫血，其中缺铁性贫血最常见，另外有巨幼红细胞性贫血和再生障碍性贫血。WHO 的诊断标准是：孕妇外周血血红蛋白<110g/L 及红细胞比容<0.30 为妊娠期贫血。

考点：妊娠合并贫血的常见类型

一、缺铁性贫血

（一）护理评估

1. 健康史　护理人员应详细询问孕妇有无不良饮食习惯及胃肠道紊乱导致的营养不良病史，有无月经量过多及慢性失血性疾病病史。

2. 身心状况

（1）症状：轻度贫血者多无明显症状，重度贫血者可表现为头晕、乏力、耳鸣、心悸、气短、面色苍白、倦怠、食欲缺乏、腹胀、腹泻等症状。妊娠期贫血分为轻度贫血与重度贫血。轻度贫血为血红蛋白>6g，重度贫血为血红蛋白<6g。

（2）体征：皮肤黏膜苍白，毛发干燥无光泽，指（趾）甲扁平、脆薄易裂或反甲，常伴发口腔炎、舌炎等。

3. 辅助检查

（1）外周血常规：为小红细胞低血红蛋白性贫血。血红蛋白<110g/L，血细胞比容<0.30或红细胞<3.5×10^{12}/L。

（2）血清铁测定：血清铁下降可以出现在血红蛋白下降以前，能灵敏地反应缺铁情况，孕妇血清铁<6.5μmol/L（正常为8.95～26.9mol/L）即可诊断。

4. 处理原则

考点：妊娠合并缺铁性贫血的处理原则

（1）补充铁剂：以口服为主。血红蛋白<100g/L，应口服硫酸亚铁0.3g，每日3次，同时服维生素C 300mg及10%稀盐酸0.5～2ml以促进铁的吸收。若缺铁严重或因口服不良反应严重者，可给予铁剂注射。

（2）输血：血红蛋白<60g/L，接近预产期或短期内需行剖宫产术者，可以少量多次输血以迅速纠正贫血。

（3）产时及产后处理：严密监护产程，防止产程延长，缩短第二产程，预防出血及感染，必要时临产后配备新鲜血备用。

（二）护理诊断/合作性问题

1. 活动无耐力　与贫血引起的疲倦有关。

2. 有母儿受伤的危险　与贫血引起的孕妇头晕、眼花及早产有关。

（三）护理措施

1. 非妊娠期　妊娠前应积极纠正贫血，及早发现并治疗失血性疾病如月经过多等。适当增加营养，必要时补充铁剂。

2. 妊娠期　指导孕妇加强营养，建议摄取高蛋白质、含铁丰富、富含维生素C的食物，纠正偏食、挑食等不良习惯。病情严重者卧床休息，防止外伤。指导孕妇遵医嘱正确服用铁剂，为减少消化道刺激，应指导孕妇在饭后或餐中服用。告知孕妇服用铁剂后排出黑色便，是由于铁与肠道内硫化氢作用而形成。加强病情观察和胎儿生长情况的监护，积极预防各种感染。

3. 分娩期　对中、重度贫血者，临产前遵医嘱给予维生素K_1等治疗，并配血备用。对血红蛋白<60g/L、接近预产期或短期内需行剖宫产术者，应小量、多次输血治疗。分娩过程中严密监控输血速度和输液总量，以防发生急性心力衰竭。严密观察产程进展，加强胎心监护，阴道助产缩短第二产程，积极预防出血和感染。必要时遵医嘱给予缩宫素与抗生素。为产妇提供心理支持。

4. 产褥期　密切观察子宫收缩和阴道流血情况，遵医嘱用药，积极纠正贫血，指导母乳喂养，指导因重度贫血不宜哺乳者采取正确的回乳方法，教会产妇及其家人掌握人工喂养的方法。

（四）健康教育

积极寻找并去除导致缺铁性贫血的原因。加强饮食营养，鼓励进食含铁丰富的食物，注意饮食搭配，纠正偏食、挑食等不良习惯。

二、巨幼红细胞性贫血

（一）护理评估

1. 健康史

（1）病因评估：巨幼红细胞性贫血是由于叶酸和（或）维生素 B_{12} 缺乏，导致 DNA 合成障碍，红细胞核发育停滞引起。妊娠期本病 95% 是由于叶酸缺乏，主要的原因有长期偏食或挑食、孕妇患有慢性消化道疾病、妊娠期叶酸的需要量增加并从肾脏排泄率增加。

（2）病史评估：询问孕妇是否有偏食、挑食不良习惯，是否有消化系统疾病病史。

2. 身心状况　患者常感乏力、头晕、心悸或气短；有消化不良等消化系统症状；贫血貌、皮肤黏膜苍白、舌乳头萎缩、水肿等体征。

3. 辅助检查　外周血常规呈大红细胞、高血红蛋白性贫血，网织红细胞大多减少，中性粒细胞核分叶过多，通常有血小板减少。若血清叶酸值<6.8nmol/L、红细胞叶酸值<227nmol/L，提示叶酸缺乏。若叶酸值正常，应测孕妇血清维生素 B_{12} 值，维生素 B_{12}<90pg/ml，提示维生素 B_{12} 缺乏。

4. 处理原则　加强妊娠期营养指导，改变不良饮食习惯。已确诊病例，遵医嘱用药。分娩时避免产程延长，预防产后出血与感染。

（二）护理诊断/合作性问题

1. 活动无耐力　与贫血引起氧供应不足有关。

2. 有母儿受伤的危险　与贫血引起的孕妇头晕、眼花及早产有关。

（三）护理措施

指导孕妇注意妊娠期营养，改变不良饮食习惯。多进食新鲜蔬菜和水果以改善叶酸缺乏，多食肉类、豆类、奶食品等以增加维生素 B_{12} 的摄入。指导孕妇遵医嘱服用叶酸，必要时遵医嘱给予维生素 B_{12} 治疗。注意观察患者生命体征，警惕并发症；观察胎儿生长发育状况，以防胎儿受伤；观察产程进展，避免产程延长；注意观察子宫收缩和阴道流血情况，遵医嘱用药防止产后出血和感染。

目标检测

【A_3 型题】

（1、2 题共用病例）

某孕妇，27 岁，G1P0，现妊娠 8 周，早孕反应较重，食欲缺乏、呕吐，皮肤黏膜苍白，毛发干燥无光泽，乏力，头晕，气短。实验室检查：血红蛋白 50g/L，血细胞比容 0.15，血清铁 6.0μmol/L。

1. 其正确的诊断为

A. 重度缺铁性贫血　B. 再生障碍性贫血

C. 贫血性心脏病　D. 轻度贫血

E. 重度巨幼红细胞性贫血

2. 为其做妊娠期健康宣教，错误的是

A. 摄取高铁、高蛋白质及高维生素 C 的食物

B. 服用铁剂时，如胃肠道反应较轻，则需同服维生素 C 及稀盐酸

C. 加强母儿监护

D. 重点评估胎儿宫内生长发育状况

E. 给予心理支持，减少心理应激

第 5 节　急性阑尾炎

急性阑尾炎是妊娠期最常见的外科合并症之一，发病率为 0.05%～0.1%，发生在妊娠中、晚期的病例占 80% 以上。由于妊娠期阑尾位置的变化，阑尾炎的临床表现不典型，早期诊

断较困难，误诊率较高，加之炎症不宜被包裹局限，易发生阑尾穿孔和弥漫性腹膜炎，导致孕产妇和围生儿病死率增高。

考点：妊娠期阑尾的位置变化

（一）妊娠期阑尾的位置变化

妊娠初期阑尾的位置与非妊娠期相似，随着妊娠子宫的逐渐增大，盲肠的位置上升，阑尾尾部随之向上、向后移位，产后约14日恢复到非妊娠时的位置。

（二）妊娠期阑尾炎的特点

妊娠期阑尾炎有两个特点：一是临床诊断比较困难，二是炎症容易扩散。

诊断困难的原因有：①早孕反应中的呕吐、恶心等症状与阑尾炎引起的消化道症状易混淆；②妊娠期增大的子宫可导致阑尾尾部移位，疼痛的部位多不符合阑尾炎典型的转移性右下腹疼痛；③妊娠期阑尾炎所致的腹痛易与妊娠期其他疾病所致腹痛混淆，例如肾绞痛、胎盘早剥、早产等。④正常妊娠期妇女血中白细胞可有一定程度升高；⑤妊娠中、晚期阑尾炎的体征不典型。

炎症易扩散的原因有：①妊娠期盆腔血液及淋巴循环旺盛，毛细血管通透性增强；②增大的子宫将腹壁与发生炎症的阑尾分开从而降低了局部的防御能力；③增大的子宫妨碍了大网膜游走，使大网膜不能抵达感染部位发挥防卫作用；④炎症波及子宫可诱发子宫收缩，宫缩又促使炎症扩散，易导致弥漫性腹膜炎；⑤阑尾炎临床症状、体征不典型，已延误诊疗时机。

一、护理评估

（一）身体状况

1. 妊娠早期　症状、体征与非妊娠期基本相同。常有转移性右下腹疼痛，伴恶心、呕吐，急性阑尾炎患者早期体温多正常或轻度升高（<38℃），右下腹有压痛、反跳痛和肌紧张。

2. 妊娠中、晚期　临床表现常不典型。阑尾尾部位于子宫背面时，疼痛可位于右侧腰部。因增大的子宫将壁腹膜向前顶起，腹部压痛、反跳痛和肌紧张常不明显。因妊娠期有生理性白细胞增高，当白细胞计数超过15×10^9/L时才有诊断意义。

（二）心理状况

产妇可因疾病担心自身与胎儿的健康、担心妊娠不能继续而焦虑、担忧。

（三）处理原则

妊娠期急性阑尾炎一般不主张保守治疗。一旦确诊，应在积极抗感染的同时立即手术治疗。若一时难以确诊，应放宽剖腹探查指征，及时、果断采取手术治疗，以免贻误病情。术中要减少对子宫的刺激，术后继续妊娠者选用对胎儿影响小的抗生素继续抗感染治疗。

二、护理诊断/合作性问题

1. 疼痛　与急性阑尾炎有关。
2. 焦虑　与担心母儿安危有关。

三、护理措施

（一）病情监测

严密观察胎心、胎动情况，注意观察腹痛、宫缩及阴道流血情况。指导患者监测胎动。

（二）心理护理

为孕妇提供安静舒适的就医环境，缓解因疾病带来的焦虑、紧张的情绪，做好解释安抚工作。

（三）手术患者的护理

一旦确诊，积极做好术前准备。指导孕妇术中采取左侧卧位或右侧臀部垫高30°～45°，以使子宫左移，便于暴露阑尾，又可减少术中对子宫的刺激，防止仰卧位低血压综合征的发生。术后平卧 6 小时后改为半卧位，以利于引流，减少腹壁张力。

做好术后护理。遵医嘱给予有效抗生素控制感染。指导阑尾穿孔的患者取半卧位。如没有产科异常，鼓励产妇尽早下床活动，避免发生肠粘连等并发症。因病情需要必须放置引流管的患者，术后注意保持引流管的通畅，防止其脱落和引流液逆流。

术后继续妊娠者，遵医嘱抑制宫缩和保胎治疗，防止流产、早产，加强胎儿监护，观察胎心与宫缩。

（四）做好出院指导

详细制定出院后康复计划，做好孕产妇的围生期保健工作。

（张海丽）

实训十七　妊娠期合并症孕妇的护理

【实训目的】

（1）学会对妊娠合并心脏病、妊娠合并急性病毒性肝炎、妊娠合并糖尿病及妊娠合并缺铁性贫血孕妇进行护理评估。

（2）能为妊娠合并症的孕妇制订护理计划。

（3）学会与产妇沟通，提高沟通交流能力，学会团队协作，能关心和体恤患者。

【实训准备】

1. 患者准备　在医院寻找典型患者或准备模拟患者，或准备典型病案、相关录像。
2. 环境准备　医院或妇产科实训室。

【操作程序】

在医院实训的学生可依据下述步骤进行。如在实训室病例讨论，则可分组讨论思考题中的案例。

素质要求 → 衣帽整洁、举止端庄、语言恰当、态度和蔼
↓
准备用物 → 体格检查用物
↓
环境准备 → 整洁，安静，室温和光线适宜，屏风遮挡，注意保护孕妇隐私
↓
产妇准备 → 携用物至孕妇床前，核对孕妇床号及姓名，检查者站于孕妇右侧
↓
护理评估 → 病史评估；身体状况评估；心理状况评估；辅助检查
↓
提出护理问题 → 根据护理评估内容，找出护理问题：焦虑、恐惧；知识缺乏；预感性悲哀；其他具体护理问题
↓
制定护理目标 → 孕妇情绪平稳，配合治疗和护理；孕妇了解疾病相关知识，了解自我监护、护理的方法；孕妇能正确面对自身及胎儿的现状；其他护理问题得到解决
↓
制订护理措施 → 一般护理；心理护理；病情观察；治疗配合；健康教育
↓

↓

护理评价（课堂内因课时所限，这一步暂不能完成） → 孕妇是否情绪平稳，主动配合治疗和护理；孕妇能否说出疾病相关知识，是否了解自我监护、护理的方法；孕妇是否能与医护人员讨论自身及胎儿的现状、安危；其他护理问题是否得到解决

【实训评价】

1. 自我评价　小组讨论，护理评估内容是否全面、准确？是否与孕妇沟通良好？护理措施是否恰当？是否具有针对性、实效性？

2. 同学互评　每小组派学生代表展示讨论结果，小组间互评。护理评估内容是否全面、准确？护理措施是否恰当？

3. 教师评价　教师对讨论结果综合评议，完善补充。护理问题的排序是否主次恰当？护理措施是否具体？是否具有针对性、可行性、实效性？

【注意事项】

（1）病例记录要客观、准确。

（2）相同疾病患者的护理评估、护理措施不完全一样，具有个体差异性，应具体患者具体分析。

【思考题】

讨论下述病例：分组讨论，列出可能的护理诊断，制定护理目标和护理措施。

案例 1：妊娠合并心脏病孕妇的护理

胡女士，27 岁，G1P0，先天性心脏病手术史 15 年，既往无心力衰竭史。现停经 20 周，近 1 周来，每日上班到 3 楼办公室即感疲劳、心慌和气短，休息片刻后好转。平时饮食及二便正常。

检查：体温 36.6℃、血压 120/70mmHg、呼吸 19 次/分钟、脉搏 100 次/分钟、心率 100 次/分钟，律齐；心尖区闻及隆隆样舒张期杂音，肺底部未闻及明显湿啰音，肝脾未触及，下肢无水肿；子宫符合孕周大小，B 超示胎儿正常。孕妇及家属精神紧张，担心孕妇及胎儿有危险。

案例 2：妊娠合并急性病毒性肝炎孕妇的护理

钱女士，26 岁，河南务工者，现妊娠 28 周，自妊娠后从未进行妊娠期检查。近日来常感恶心、呕吐，食欲下降、腹胀。

检查：皮肤黏膜无黄染，肝脏肋下未触及；子宫大小与停经月份相符，B 超示胎儿发育正常。实验室检查：HBsAg(+)，HBeAg(+)，血清转氨酶升高。家属要求医院给孕妇开点治疗胃病的药，说吃上就好了。

案例 3：妊娠合并急性病毒性肝炎孕妇的护理

刘某，妊娠 28 周，子宫底高度 32cm，胎心音正常。自确诊妊娠后，夫妻俩就盼着生个聪明健康的宝宝，吃了大量的高营养食品，现在每日 5 餐还有饥饿感，甚至有时饿得出冷汗。刘某母亲有糖尿病史。

检查：空腹血糖 9.5mmol/L；糖耐量试验，2 小时血糖 11.5mmol/L；血压 120/80mmHg；水肿(++)。

案例 4：妊娠合并缺铁性贫血孕妇的护理

某孕妇，27 岁，G1P0，早孕反应较重，食欲缺乏，频繁呕吐。现妊娠 8 周，皮肤黏膜苍白，毛发干燥无光泽，孕妇常感头晕、乏力或气短。

实验室检查：血红蛋白 50g/L，血细胞比容 0.15，血清铁 6.0μmol/L。

（张海丽）

第10章　常见胎儿异常

第1节　巨大胎儿

案例 10-1

某初产妇，28岁，妊娠39周，自述"见红"入院。妊娠期从未进行产前检查。查体：身高168cm，体重90kg，宫高37cm，腹围110cm，胎方位枕右前，胎心率134次/分。B超提示：增大的子宫切面可见一胎儿回声，胎儿位于耻骨联合上方，胎心率136次/分，搏动规则，双顶径9.6cm，股骨长7.2cm，腹围35.8mm，胎盘附着于子宫体、子宫底及前壁，胎盘实质回声可见散在强光点。

讨论分析：

(1) 该孕妇及胎儿各项指标有哪些异常？应考虑出现何种问题？

(2) 请提出主要的护理诊断。

胎儿体重达到或超过4000g称为巨大胎儿(fetal macrosomia)。目前据报道，国外巨大儿的发生率为15.1%，国内发生率约为7%。男胎多于女胎。巨大胎儿头盆不称发生率、手术产率及死亡率均较正常胎儿明显增高。胎儿体重4000～4500g时，肩难产发生率为3%～12%；超过4500g者为8.2%～22.6%。合理科学的妊娠期营养、避免孕妇营养过剩、定期产前检查和及时治疗原发病等，是预防巨大胎儿的主要方法。妊娠晚期可依据胎儿的成熟度及孕妇的全身情况，适时终止妊娠。

一、护理评估

(一) 健康史

1. 病因评估

(1) 妊娠期糖尿病：妊娠期血糖偏高，这些糖通过胎盘进入胎儿体内，胎儿正常胰腺组织分泌的胰岛素将这些糖转化为多余的脂肪和蛋白质，导致胎儿体重增长。糖尿病孕妇巨大胎儿发生率为26%，而无糖尿病孕妇仅为5%～8%。

(2) 孕妇营养与体重：孕妇妊娠前、妊娠期体重，妊娠期营养过剩与巨大胎儿的发生有关。

(3) 过期妊娠：胎盘功能正常时，过期妊娠巨大胎儿发生率较足月妊娠增加3～7倍。

(4) 遗传因素：巨大胎儿的发生与遗传密切相关。父母身材高大，发生巨大胎儿的可能性大。

(5) 经产妇：有资料报道胎儿体重随分娩次数增加而增加。

(6) 其他：巨大胎儿的发生与民族、种族、环境因素等亦有一定关系。

2. 病史评估　询问孕妇年龄、婚育史及本次妊娠的经过，准确评估妊娠周数，了解妊娠前身体健康状况，评估妊娠期营养状况及体重变化等。重点在于评估有无导致巨大胎儿的高危因素，是否肥胖、过期妊娠、患有糖尿病等。

（二）身心状况

1. 身体状况　孕妇妊娠晚期腹部明显膨隆，自觉腹部沉重，有时可有两肋胀痛、呼吸困难等，体重增长迅速。查体：宫高大于孕月，足月妊娠宫高常超过35cm，或宫高与腹围之和≥140cm；触诊胎体大，胎心正常但位置稍高，胎先露高浮。根据宫高、腹围计算出胎儿体重≥4000g者，可能为巨大胎儿。

考点：巨大胎儿的临床过程

2. 心理、社会状况　产妇因胎儿巨大担心难产及手术产而出现焦虑、恐惧等心理。

（三）对母儿的影响

1. 对母亲的影响　巨大胎儿头盆不称发生率增高，增加手术产机会。经阴道分娩者可能发生肩难产，其发生率与胎儿体重成正比，难产易致产道裂伤。子宫过度扩张、子宫收缩乏力和产程延长，易导致产后出血。胎先露长时间压迫软产道，产后可发生尿瘘或粪瘘。

2. 对胎儿的影响　巨大胎儿常需手术助产，可引起颅内出血、锁骨骨折和臂丛神经损伤等产伤，甚至新生儿死亡。

（四）辅助检查

B超检查，测定胎儿双顶径、腹径、股骨长度等预测胎儿体重。当测得胎儿双顶径≥10cm、股骨长≥8.0 cm，应考虑为巨大胎儿。

（五）处理原则

妊娠期加强妊娠期监护，控制体重，积极治疗合并症，选择合适的时机终止妊娠，根据头盆关系、产力和胎位等母儿情况，综合考虑，选择恰当的分娩方式。

考点：巨大胎儿的处理原则

（1）妊娠期疑为巨大儿者应做糖筛查试验，以便及早发现糖尿病。糖尿病孕妇应积极控制血糖。

（2）无头盆不称者可在严密观察下试产，警惕发生肩难产，由于胎头大而硬，不易变形，不宜试产过久。如产程进展不顺利应行剖宫产术结束分娩。

（3）胎位不正及合并糖尿病的孕妇应行剖宫产术终止妊娠。

二、护理诊断/合作性问题

1. 营养失调：高于机体需要量　与妊娠期营养过剩、合并其他疾病等有关。
2. 有受伤的危险　与胎儿过大导致分娩困难有关。
3. 潜在并发症　宫缩乏力、产后出血。

三、护理措施

（一）一般护理

指导孕妇正确安排妊娠期膳食，根据妊娠各期的需要合理选择食物，保证营养均衡，避免营养过剩；进行科学的妊娠期运动，确保胎儿健康发育。

（二）病情观察

1. 妊娠期　定期行产前检查，观察孕妇营养情况，孕妇体重、宫高和腹围增长速度。

2. 分娩期　注意观察宫缩、胎心和产程进展，有异常及时报告医生处理。胎儿娩出后注意观察阴道流血量、宫缩等情况，防止产后出血。

（三）治疗配合

1. 控制体重，积极治疗合并症　根据体重、宫高和腹围增长速度，分析胎儿生长发育的趋势；也可根据妊娠图预测胎儿的体重增加趋势，并据此指导孕妇调整饮食，控制体重，避免营养过剩。指导合并其他疾病者，如糖尿病者加强血糖监测，积极治疗，控制血糖；合并羊水过多者应检查有无胎儿畸形。

2. 终止妊娠的护理

(1) 行剖宫产术终止妊娠者，做好术前准备、术后护理。

(2) 经阴道分娩者应加强产程监护，严密观察胎心变化和产程进展，警惕肩难产的发生，做好新生儿的抢救准备。一旦发生肩难产，应及时协助医生正确处理，行吸入性麻醉，导尿排空膀胱，扩大会阴切口，同时采取以下手法助产。

1) 屈大腿法：协助产妇双手抱膝，双腿尽量屈曲贴近腹壁，减小脊柱弯曲和骨盆倾斜度，抬高耻骨联合，使嵌顿在耻骨联合下的胎儿前肩自然松懈，同时适当用力向下牵引胎头助娩(图 10-1)，此法应与其他助娩手法合用。

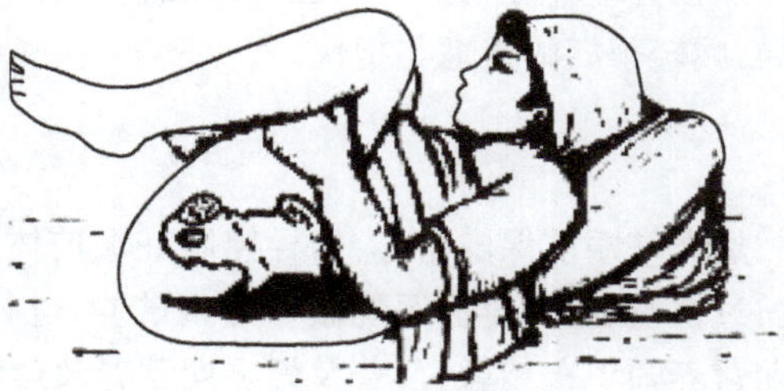

图 10-1　屈大腿体位

2) 牵后臂娩后肩法：助产士一手上托胎头使之紧贴耻骨联合，另一手沿阴道后壁骶凹处上滑，握住胎儿后上肢，使该侧上肢自胎儿胸前滑出阴道，助胎儿后肩及后上肢先娩出，再用手将胎肩旋转至骨盆斜径上，牵引胎头使前肩入盆，助娩胎体(图 10-2)。

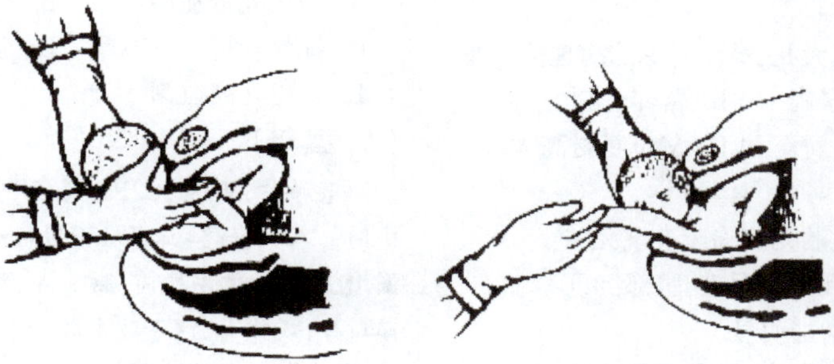

(1) 握胎儿右上肢　　(2) 右上肢拉出产道

图 10-2　牵后臂娩后肩法

3) 压前肩法：助手协助在耻骨联合上向胎儿前肩加压，使胎儿双肩径减小，以利前肩娩出(图 10-3)。接产者手伸入阴道置于胎儿前肩后，于宫缩时，将前肩推向骨盆斜径使之较易入盆，然后下引胎头，助手并在耻骨联合上加压。

4) 旋肩法：助产者将示指、中指伸入阴道，紧贴胎儿后肩肩胛处加压，将后肩向侧上方旋转，助手同时予以协助将胎头向同侧旋转，当后肩逐渐旋转至前肩位置时娩出胎肩。手法助产时，胎背在母体右侧用左手，胎背在母体左侧用右手(图 10-4)。

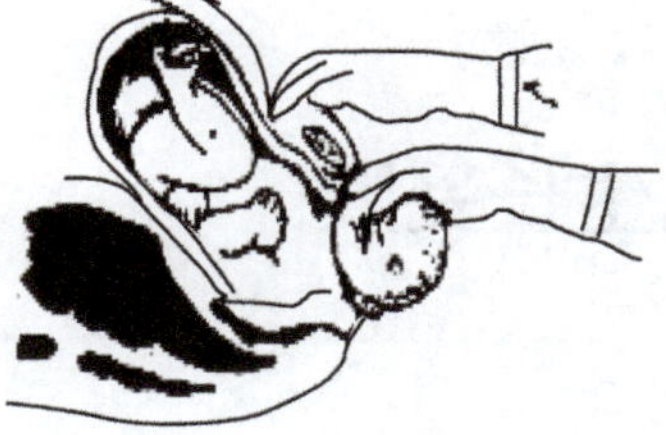

图 10-3　压前肩法

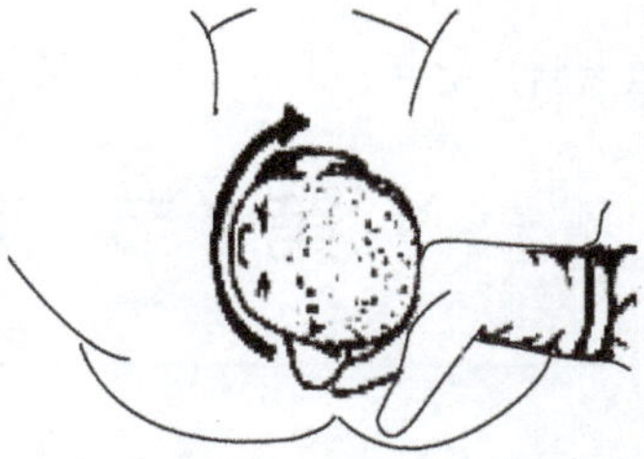

图 10-4　旋肩法

3. 加强新生儿的护理　分娩后检查新生儿有无产伤；糖尿病产妇所生新生儿易发生低血糖，出生后立即行血糖测定，出生后 1 小时内开始喂 10% 葡萄糖液，以后每 2 小时喂糖水一次；早开奶；并密切观察有无面色苍白、大汗、四肢冰冷等临床表现。

4. 预防产后出血　胎儿娩出后，立即按摩子宫，并遵医嘱给予缩宫素 10～20U，促进子宫收缩，预防产后出血。检查软产道是否有裂伤，如有裂伤及时缝合。产后监测产妇生命体征、子宫底高度和阴道出血量，及早发现产后出血等异常。

（四）心理护理

加强心理辅导，分析导致巨大儿的原因，指导应对措施；向孕妇及家庭解释巨大儿的妊娠结局，减轻孕妇的焦虑与担忧。

四、健康教育

加强妊娠前保健指导，指导控制妊娠前体重。妊娠后监测胎儿生长发育速度，发现胎儿增长过快时，应及早去医院做糖筛查试验，进行营养咨询，合理调整饮食，控制体重。加强妊娠期营养知识宣传教育，普及妊娠期营养及运动知识，合理安排妊娠早期及中、晚期的热量及营养物质的摄入，避免妊娠期营养过剩。加强妊娠期产前检查，适时终止妊娠。

目标检测

【A_1 型题】

1. 产前检查发现巨大儿，最需考虑的病理情况是
   A. 孕妇并发糖尿病　B. 营养过剩
   C. 经产妇　D. 父母身材高大
   E. 过期妊娠
2. 下列哪项与巨大胎儿的临床表现无关
   A. 妊娠晚期出现呼吸困难，腹部沉重
   B. 妊娠期体重增加明显
   C. 检查腹部明显膨隆、子宫底高、胎体大
   D. 胎头高浮，耻骨上可闻胎盘杂音
   E. 胎心正常有力，位置稍高
3. 超声检查双顶径多少厘米可考虑巨大胎儿
   A. 9.3cm　B. 9.5cm
   C. 9.7cm　D. 9.9cm
   E. 10.0cm
4. 胎儿体重大于多少克容易发生肩难产
   A. >4100g　B. >4200g
   C. >4300g　D. >4400g
   E. >4500g
5. 下述哪项和巨大胎儿无关
   A. 新生儿低血糖　B. 臂丛神经损伤
   C. 锁骨骨折　D. 颅内出血
   E. 新生儿高血糖

【A_3 型题】

某孕妇，30 岁，G2P1，停经 39 周，不规律腹坠 4 小时。入院查体：血压 120/90mmHg，宫高 40cm，腹围 102cm，胎位左枕前，胎头浮，跨耻征(+)，胎心率 144/分，规律有力，下肢水肿(+)，骨盆外测量正常。

6. 你首先考虑的诊断是
   A. 双胎妊娠　B. 巨大胎儿
   C. 羊水过多　D. 妊娠合并子宫肌瘤
   E. 胎儿畸形
7. 辅助诊断的最佳方法是
   A. B 超检查　B. 尿 E/C 比值
   C. 胎心监测　D. 脐血流测定
   E. 24 小时尿蛋白定量
8. 如果胎儿体重估计 4600g，最佳分娩方案是
   A. 自然分娩　B. 产钳助娩
   C. 剖宫产　D. 胎头吸引术
   E. 穿颅术

第 2 节　胎儿生长受限

案例 10-2

某孕妇，29 岁，G1P0，因停经 29^{+3} 周，产前检查发现子宫底高度 22cm，近周孕妇体重未增长，可疑胎儿生长受限收入院。妊娠早期经过顺利，停经 13 周行产检，B 超提示胎儿大小与停

经相符。妊娠中期心情不佳,长期悲伤,未行规范产检。

查体无异常,身高 168cm,体重 61kg。产科检查:宫高 22cm,腹围 91cm,胎位为枕左前位。胎头浮,子宫放松好,胎心率 138 次/分。B 超所见:宫内妊娠单活胎,胎儿双顶径 6.8cm,胎儿腹围 21cm,胎儿股骨长 5.0cm,羊水指数 8.2cm,未见胎儿畸形。

讨论分析:

(1) 请提出该孕妇初步诊断?诊断依据是什么?

(2) 目前该孕妇应采取哪些治疗与护理?

小于孕龄儿(small gestation age,SGA)是指出生体重低于同孕龄平均体重的两个标准差,或低于同孕龄应有体重的 10%。SGA 分 3 种情况:①正常的 SGA,胎儿结构及多普勒血流评估均未发现异常;②异常的 SGA,存在结构异常或遗传性疾病的胎儿;③胎儿生长受限(fetal growth restriction,FGR)指无法达到其应有生长潜力的 SGA。FGR 围生儿死亡率为正常妊娠的 4~6 倍,约占围生儿死亡的 30%,产时宫内缺氧围生儿中 50% 为 FGR。本病是主要的围生期并发症之一,并影响出生后新生儿的体能与智能发育。

根据胎儿生长受限发生时间、胎儿体重及病因可分为以下 3 类。

1. 内因性均称型 FGR　胎儿体重、身长和头径相称,但均小于该孕龄正常值;外表无营养不良表现。器官分化、发育成熟度与孕周相符,但各器官的细胞数减少,脑重量轻,胎盘小,无胎儿缺氧现象。约半数胎儿出现先天畸形,预后不良。

2. 外因性均称型 FGR　胎儿体重、身长、头径相称,但均小于该孕龄正常值;发育均称,但存在营养不良表现。各器官体积均小,肝、脾尤甚,胎盘亦小。胎儿宫内缺氧不常见,但存在代谢不良;新生儿常出现明显的生长和智力发育障碍。

3. 外因性不均称型 FGR　胎儿发育不均称,身长,头径和孕龄相符,但体重偏低;外表呈营养不良或过熟儿状。各器官细胞数正常,但细胞体积缩小,以肝脏为明显;胎盘体积正常,但常伴有梗死和钙化,功能下降。出生后新生儿躯体发育正常,易伴有低血糖。

一、护理评估

(一) 健康史

1. 病因评估　影响胎儿生长的因素,包括母亲营养供应、胎盘转运和胎儿遗传潜能。其病因复杂,约一半患者病因尚不明确。

(1) 孕妇因素

1) 营养因素:孕妇偏食、妊娠剧吐及摄入蛋白质、维生素、微量元素不足,胎儿出生体重与母体血糖水平呈正相关。

2) 妊娠并发症与合并症:并发症如妊娠期高血压疾病、前置胎盘、胎盘早剥、多胎妊娠、过期妊娠、妊娠期肝内胆汁淤积症等,合并症如心脏病、慢性高血压、肾炎、贫血、抗磷脂抗体综合征等,均可使胎盘血流量减少,灌注下降。

3) 其他:孕妇年龄、体重、身高、地区、经济状况、子宫发育畸形、吸烟、吸毒、酗酒、宫内感染、母体接触放射线或有毒物质等。

(2) 胎儿因素:研究证实,生长激素、胰岛素样生长因子、瘦素等调节胎儿生长的物质在脐血中降低,可能会影响胎儿内分泌和代谢。胎儿基因或染色体异常、先天发育异常时,亦常伴有胎儿生长受限。

(3) 胎盘、脐带因素:胎盘各种病变导致子宫胎盘血流量减少,脐带过长、脐带过细(尤其近脐带根部过细)、脐带打结、脐带扭转等可使胎儿血供不足。

2. 病史评估　询问末次月经时间，准确推算预产期；询问孕产史及本次妊娠经过，注意是否为再发病例；评估有无引起 FGR 的高危因素。

（二）身心状况

1. 身体状况

（1）体重：定期测量体重，评估孕妇体重增加情况，妊娠中晚期体重不增，甚至下降者均应进一步检查。

（2）宫高、腹围：评估子宫大小与孕周是否相符，监测 FGR 筛查指标，宫高和腹围连续 3 周在在其日常值 10% 以下者，其预测准确率达 85%；计算胎儿发育指数，指数在-3 和+3 之间为正常，小于-3 则提示有 FGR 的可能。胎儿发育指数=宫高（cm）-3×（月份+1）。

2. 心理、社会状况　孕妇宫高、腹围与孕周不符，体重增长缓慢或停滞。孕妇及家属因为担心胎儿发育而紧张焦虑，原因不明的 FGR 孕妇可倍感无助。此外，因对本病危害的认识不足，部分孕妇及家属可表现为不重视。

（三）辅助检查

1. 超声检查　行 B 超或胎儿三维立体超声检查，包括测量胎头双顶径、头围、腹围，并计算其头围与腹围比值（HC/AC），羊水量、胎盘成熟度等，了解胎儿发育情况并进行胎儿生物物理评分。妊娠晚期行彩色多普勒超声检查，测定脐动脉收缩期最大流速/舒张末期血流速度（S/D）有助于诊断。妊娠晚期 S/D 正常为≤3，若此比值升高，应考虑 FGR 的可能。

2. 胎儿电子监护　判断胎儿宫内状况及胎儿胎盘的宫内储备，有助于正确决定分娩时机及选择分娩方式。

3. 其他　如尿 E_3 和 E/C、胎盘生乳素、妊娠特异性 β 糖蛋白及微量元素锌等的检测。

（四）处理原则

寻找病因，及早治疗，消除导致胎儿生长受限的主要因素，改善子宫胎盘血供。严密监测胎儿健康状况，适时终止妊娠。终止妊娠的指征：①治疗后无好转，每周 NST 反复呈无反应型，OCT 试验阴性，胎儿生物物理评分 4～6 分；②治疗中发现羊水量逐渐减少，胎儿停止生长 3 周以上，孕妇自觉胎动明显减少，发生胎儿窘迫；③在治疗中妊娠合并症或并发症病情加重，危及母儿安全者。

二、护理诊断/合作性问题

1. 焦虑　与担心围生儿安危及生长发育不良有关。
2. 知识缺乏　缺乏 FGR 对围生儿不良影响的相关知识。

三、护理措施

（一）一般护理

左侧卧位，改善子宫胎盘循环；间歇吸氧，一日 3 次，每次 15～30 分钟；均衡膳食，增加营养，保障和促进胎儿生长发育。

（二）心理护理

讲解 FGR 的相关知识，帮助孕妇树立信心，积极配合治疗护理。对围生儿预后不良，特别是失去胎儿的孕产妇应及时给予关心，帮助其度过悲哀时期。

考点：胎儿生长受限的护理要点

（三）治疗配合

1. 寻找病因，及早治疗　指导孕妇行相关检查，积极寻找病因，对因治疗，告知孕妇越早治疗效果越好。

2. 药物治疗的护理配合　遵医嘱给予FGR孕妇营养支持，改善孕妇全身状况，如氨基酸片、叶酸、维生素、钙剂、铁剂、锌剂、能量合剂和脂肪乳注射剂等。此外，可遵医嘱每日给予静脉滴注10%葡萄糖1000ml、5%葡萄糖盐水1000ml、复方氨基酸250ml、复方丹参10ml和维生素C 2g，共5～7日为一个疗程。用药过程中应做到药物用量和用法正确，静脉滴注时加强巡视，及早发现异常，及时停药。

3. 终止妊娠的护理配合

（1）协助终止妊娠。终止妊娠前应先判断胎儿成熟度，胎儿已成熟，可考虑立即终止妊娠，积极做好终止妊娠的准备；胎儿未成熟者则应在确保母亲安全的前提下，先促胎儿肺成熟、后终止妊娠，一般可遵医嘱给予地塞米松10mg静脉推注，每日1次，连用3日，或经羊膜腔注射地塞米松10mg以促胎儿肺成熟。

（2）分娩过程中加强护理配合，做好抢救新生儿的准备。胎儿娩出后，加强新生儿的检查，了解是否有先天畸形。

四、健康教育

加强妊娠期保健，指导孕妇注意营养，避免不良生活饮食习惯，妊娠期用药必须有医生指导。有妊娠合并症或并发症者积极治疗。加强新生儿护理，指导母乳喂养，促进新生儿生长发育。需再孕者应于妊娠前进行咨询。

FGR预后

FGR的围生期死亡率较同期正常围生儿高4～6倍。在妊娠期给予恰当的早期治疗能使FGR围生期死亡率自25.5%下降到10.6%。其中较重的先天性畸形或遗传病常造成死胎、早产、胎儿窘迫或新生儿窒息，是FGR儿死亡的原因。如胎儿无上述先天异常，由其他因素所致的FGR，只需能得到较早期的正确诊断，通过适当治疗，均能存活到足月分娩。

因FGR儿处于低氧环境中，故临产时胎儿窘迫的发生率为正常的3～4倍。因此，出生后常易发生新生儿窒息、低氧血症、胎粪吸入综合征、红细胞增多症、酸中毒、低血糖等。

此外，FGR儿皮下脂肪少，出生后体温不易维持。由于体温低，易发生硬肿症。一般FGR儿出生后度过刚出生时一些不良预后，在最初的一周内生长发育可较正常新生儿为快，但以后生长速度就减慢，至5岁时，可比正常儿体重低20～25个百分位，且智力发育显著较差。虽然严重的神经损害（大脑瘫痪型）不常见（约1.40‰）。不过，最近Liu（2001）报道我国南方江苏省7省市联合流调7岁以下脑瘫患儿，发现有FGR史者是无FGR史者的4.2倍，发生率为5.7‰。FGR本身是发生脑瘫的独立危险因素。尤于轻微脑神经损伤多见，如多动症（MBD）、讲话及阅读能力较差等。据统计，随年龄增长，有21.1%病例的症状可以改善。在20岁以上，有28.57%能接受高等教育。

链接

目标检测

【A_1型题】

1. 妊娠37周后，胎儿出生体重小于多少克为FGR
A. <1500g　B. <2000g　C. ≤2000g　D. ≤2500g
E. <2500g

2. 下列哪项正确

A. 胎儿发育指数<-3 有 FGR 的可能
B. 胎儿体重低于同孕龄的一个标准差为 FGR
C. 妊娠娠晚期体重每周增加 0.5kg 有 FGR 的可能
D. 妊娠 32 周超声胎儿双顶径 8.0cm 可诊断 FGR
E. 超声多普勒妊娠晚期 S/D≤3 可诊断 FGR

3. FGR 下列哪项因素错误
A. 孕妇偏食，妊娠剧吐
B. 摄入蛋白质及维生素不足
C. 出生体重与母体血糖水平呈负相关
D. 胎儿本身发育缺陷所致
E. 胎儿宫内感染

4. FGR 分类下列哪项错误
A. 内因性均称型 FGR 属于继发性发育迟缓
B. 内因性均称型 FGR 器官细胞数减少
C. 外因性不均称型 FGR 可能合并妊娠期高血压疾病或糖尿病
D. 外因性不均称型 FGR 各器官细胞数正常，但细胞体积缩小
E. 外因性均称型 FGR，是由母儿双方的影响所致

5. 关于 FGR 终止妊娠下列哪项错误
A. 合并严重的妊娠期高血压疾病，治疗后无好转
B. 胎儿窘迫，NST 无反应型，OCT(+)，胎儿生物物理评分 4～6 分
C. B 超检查羊水过少，胎盘老化，胎儿停止发育 3 周以上
D. 胎儿宫内情况良好，又无产科合并症及并发症，可以妊娠至 42 周分娩
E. 经积极治疗 FGR 无改善，羊水检查 L/S≥2

第3节 胎儿窘迫

案例 10-3

某初产妇，28 岁，妊娠 35^{+4} 周，因胎膜早破 4 小时，脐带脱垂 20 分钟入院。孕妇宫缩不规律，阴道检查见脐带脱出子宫颈口，阴道仍有少许液体流出。胎儿电子监护显示：胎心率>176 次/分，NST 无反应性，OCT 频繁重度变异减速。

讨论分析：

(1) 请提出初步诊断及诊断依据。

(2) 写出主要护理措施。

胎儿窘迫(fetal distress)是指胎儿在子宫内因急性或慢性缺氧导致的危及其健康及生命的综合征。发病率为 2.7%～38.5%。胎儿窘迫的基本病理生理改变是缺氧引起的一系列变化。在轻度缺氧或缺氧早期，出现二氧化碳的蓄积和呼吸性酸中毒，反射性交感神经兴奋，肾上腺儿茶酚胺及肾上腺素分泌增加，致血压上升，胎心率加快。随着缺氧的加重，则迷走神经兴奋，胎儿心率减慢，无氧糖酵解增加，丙酮酸、乳酸增加，胎儿血 pH 下降，出现酸中毒。缺氧可增加胎儿肠蠕动，肛门括约肌松弛使胎粪排入羊水中，易致新生儿吸入性肺炎。

急性胎儿窘迫主要发生于分娩期，慢性胎儿窘迫常发生于妊娠晚期，在临产后加重。

一、护理评估

(一) 健康史

考点：胎儿窘迫的病因

1. 病因评估　胎儿窘迫的病因主要是由于母体血液含氧量不足、母胎间血氧运输及交换障碍或胎儿自身异常等因素所致。

(1) 母体因素

1) 因微小动脉病变而引起胎盘供血不足：高血压、妊娠期高血压疾病、慢性肾炎、糖尿病

等均可引起。

2）血氧含量不足：严重心肺功能不全、产前出血性疾病、重度贫血、创伤、高热、吸烟、酗酒等引起。

3）产程异常：急产、子宫不协调收缩、产程延长、子宫过度膨胀、胎膜早破、胎盘早剥等。

4）药物使用不当：如使用缩宫素（引起宫缩过强、过频及不协调）、镇静剂、麻醉剂等。

（2）胎儿因素：主要是胎儿自身发育异常，如严重的先天性心血管疾病、呼吸系统疾病、颅内出血、胎儿畸形等。其他因素有母儿血型不合、胎儿宫内感染等。

（3）脐带、胎盘因素：脐带过长或过短，脐带打结、扭转、绕颈或脱垂。胎盘功能减退，如胎盘发育障碍、胎盘形态异常（膜状胎盘、轮廓胎盘等）、过期妊娠、胎盘感染等。

2. 病史评估　询问有无引发胎儿窘迫的因素，了解孕妇全身情况、年龄、孕周，内科疾病史如高血压、肾炎、心脏病等；本次妊娠经过有无并发症，如妊娠期高血压疾病、胎膜早破、子宫过度膨胀；分娩经过有无异常、缩宫素使用情况等。了解有无胎儿畸形及胎盘功能等。

（二）身心状况

1. 身体状况

（1）急性胎儿窘迫

1）胎心率异常：了解胎儿是否正常的重要指标是胎心率。缺氧初期可表现为胎心率加快，胎心率>160 次/分，甚至>180 次/分；缺氧严重时胎心率减慢而不规则，胎心率<110 次/分，甚至<100 次/分，如胎儿电子监护出现重度变异减速或频繁晚期减速，可能发生胎死宫内。

考点：急性胎儿窘迫的临床表现

2）胎动异常：初期表现为胎动频繁，继而减少，直至消失。

3）羊水胎粪污染：羊水性状改变提示为胎儿窘迫。羊水污染可分为 3 度：Ⅰ度浅绿色，常见胎儿慢性缺氧；Ⅱ度深绿色或黄绿色，常见胎儿急性缺氧；Ⅲ度棕黄色、稠厚，常见胎儿严重缺氧。

（2）慢性胎儿窘迫

1）胎动减少或消失：胎动减少是胎儿缺氧的主要表现，胎动<10 次/12 小时为胎动减少，临床上一般于胎动消失后 24 小时胎心消失。

2）胎心率异常：胎心电子监护时可表现为 NST 无反应；OCT 出现频繁重度变异或晚期减速；基线的变异频率<5 次/分；无宫缩或胎动时，出现持续 10 分钟以上的胎心率>180 次/分或<110 次/分。

3）羊水胎粪污染：羊水呈浅绿色、深绿色、棕黄色，有助于胎儿窘迫的诊断。

2. 心理、社会状况　评估孕妇及家属对胎儿窘迫的认知程度。孕妇及家属因担心胎儿安危，常出现焦虑、恐惧等情绪；对手术结束分娩产生犹豫，或感无助；如果胎儿死亡，评估孕妇及家属感情上创伤程度及情绪表现。

（三）辅助检查

1. 胎盘功能检查　连续测定 24 小时尿雌三醇<10mg，尿雌激素/肌酐<10，胎盘生乳素<4mg/L，均提示胎盘功能减退。

2. 胎儿电子监护　常出现异常：①在无胎动与宫缩时，胎心率>180 次/分或<110 次/分持续 10 分钟以上；②胎心基线变异频率<5 次/分；③NST 无反应型：持续监护 20～40 分钟，胎动时胎心率加速≤15 次/分，持续时间≤15 秒。④OCT 可见频繁重度变异减速或晚期减速。

3. 胎儿头皮血气分析　如 pH<7.20（正常值为 7.25～7.35），PO_2<1.33kPa（10mmHg）（正常值 15～30mmHg），PCO_2>60mmHg（正常值 35～55mmHg），即可诊断为代谢性酸中毒，则

提示胎儿危险。

4. 胎儿电子监护　结合B超对胎儿进行生物物理评分，4～7分为胎儿可疑缺氧，≤3分提示胎儿窘迫。

5. B超显像　监测羊水、胎动、胎心、胎儿呼吸运动、胎儿肌张力等。

（四）治疗要点

考点：胎儿窘迫的治疗要点

1. 急性胎儿窘迫　应积极寻找病因，采取措施，及时纠正或改善胎儿缺氧状态，尽快终止妊娠。

（1）抑制宫缩：不协调性宫缩过强时可给予哌替啶或硫酸镁等抑制宫缩；羊水过少时可经腹羊膜腔内输液；使用子宫收缩药物剂量不当时，应立即停用。

（2）立即终止妊娠：宫口未开全且缺氧严重者，应立即剖宫产；宫口开全且骨盆正常，胎头双顶径已达坐骨棘平面以下者，尽快阴道助产。

2. 慢性胎儿窘迫　针对病因，根据妊娠周数、胎儿成熟度、胎儿窘迫程度等综合考虑，拟订治疗方案。

（1）促进胎儿肺成熟：妊娠周数少、胎儿未成熟但宫内情况良好者，应尽量保守治疗延长其胎龄，促进胎儿肺成熟，争取胎儿发育成熟后再终止妊娠。

（2）适时终止妊娠：妊娠近足月或保守治疗无效时，出现胎动减少、OCT频繁出现晚期减速或重度变异减速者，应及时终止妊娠。

二、护理诊断/合作性问题

1. 气体交换受损（胎儿）　与母儿血气交换障碍有关。
2. 有胎儿受伤的危险　与胎儿宫内气体交换受损有关。
3. 焦虑　与因胎儿缺氧担心胎儿及新生儿安危有关。

三、护理措施

（一）一般护理

嘱孕妇休息时采取左侧卧位，间断吸氧。急性胎儿窘迫时可用面罩或鼻导管吸氧，10L/分，每次吸氧30分钟，间隔5分钟；慢性胎儿窘迫时应定时吸氧，每次30分钟，2～3次/日。

（二）观察病情

考点：胎儿窘迫的主要护理措施

（1）观察胎动变化、教会孕妇监测胎动的方法：嘱孕妇早、中、晚各数胎动1小时，将3次胎动次数相加后乘以4得到12小时的胎动次数。如有胎动异常，立即给予吸氧并报告医生。

（2）严密观察产程进展，监测胎心率变化，一般每15分钟听1次胎心（每次听1分钟）或持续胎儿电子监护。

（3）破膜后注意观察羊水量、颜色及性状，判断有无羊水污染。

（三）加强妊娠期保健

（1）加强妊娠期休息、营养，促进胎儿生长发育；遵医嘱准确用药，纠正酸中毒及水、电解质紊乱，改善母亲全身情况；及时治疗妊娠期并发症及合并症；孕周较小时应促胎儿肺成熟并尽量延长孕周，以提高胎儿娩出后存活可能性。

（2）遵医嘱及时给予药物提高胎儿对缺氧的耐受力，如葡萄糖及维生素C静脉滴注。

（3）正确处理产程中异常，做到“五防一加强”，遵医嘱合理使用宫缩剂及镇静剂。

（四）做好阴道分娩及剖宫产终止妊娠的护理

近足月或有急性胎儿窘迫征象时，若宫口已开全且胎先露部已至坐骨棘平面以下3cm，应尽快阴道助产娩出胎儿；需剖宫产者按腹部手术的术前准备和术后护理常规实施护理；充分做好新生儿抢救及复苏的准备。

(五)心理护理

向孕妇及家属讲解胎儿窘迫的相关知识,告知孕妇及家属治疗护理方案、操作过程和预期结果,取得其配合,减轻他们的焦虑和紧张情绪。如果胎儿死亡,应将产妇安排在单人房间,允许、鼓励产妇说出自己的悲伤,耐心倾听,并安排家人尤其是丈夫陪伴在产妇身边,帮助她稳定情绪,顺利度过哀伤期。

四、健康教育

指导孕妇休息时应采取左侧卧位以改善胎盘血供。教会孕妇观察胎动变化,从妊娠 30 周开始进行胎动计数,异常时应及时就诊。加强产前检查,告知高危孕妇应酌情增加检查次数,必要时可提前住院待产。

目标检测

【A_1 型题】

1. 胎儿窘迫的处理原则下列哪项是错误的
   A. 急性胎儿窘迫,宫口开全尽快阴道助产
   B. 宫口未开全者给予吸氧
   C. 嘱产妇左侧卧位,密切观察产程变化
   D. 快速缩宫素引产
   E. 必要时行剖宫产
2. 胎儿急性缺氧早期胎动特点是
   A. 躁动　B. 减弱
   C. 消失　D. 不变
   E. 减少
3. 胎儿窘迫的病因是由于母体患有
   A. 高血压、慢性肾炎
   B. 妊高征、重度贫血、心脏病等
   C. 产前出血性疾病和创伤
   D. 以上都是
   E. 以上都不是
4. 下列哪项适用于诊断胎儿窘迫
   A. 宫缩时胎心率 110 次/分
   B. 臀先露羊水中混有胎粪
   C. 胎儿头皮血 pH<7.20
   D. 胎儿电子监护显示早期减速
   E. 胎动每小时 3～5 次
5. 羊水粪染与下列哪种因素有关
   A. 交感神经兴奋　B. 迷走神经兴奋
   C. 肠蠕动减弱　D. 肛门括约肌紧缩
   E. 呼吸运动减弱

【A_2 型题】

6. 某孕妇,G1P0,妊娠 39 周临产,胎膜已破,见羊水污染Ⅱ度,检查宫口全开,S^{+2},枕左前位,胎心率 168 次/分。应如何处置
   A. 行剖宫产术　B. 静脉滴注缩宫素
   C. 产钳助产　D. 等待自然分娩
   E. 头皮牵引
7. 某初孕妇,妊娠 40 周,宫口开大 4～5cm,胎心率 120 次/分,胎儿电子监护显示:晚期减速。胎儿头皮血 pH 7.16。最恰当的处理是
   A. 吸氧
   B. 产妇取卧位,观察产程,等待自然分娩
   C. 静脉滴注缩宫素,加速产程
   D. 立即行剖宫产术
   E. 待宫口开全,阴道助产,缩短第二产程
8. 某初孕妇,妊娠 40 周,头浮,试产 3 小时,宫缩好,胎心率 140 次/分,突然阴道流水量较多,胎头仍高浮,胎心率 80 次/分。应考虑是
   A. 脐带过短　B. 胎头受压
   C. 脐带脱垂　D. 脐带绕颈
   E. 胎盘功能减退
9. 某孕妇,37 岁,G3P1,妊娠 39 周,枕右前位,宫口开大 5cm,羊水Ⅲ,胎心率持续 100 次/分。应首先采取的措施是
   A. 胎儿电子监护
   B. 哌替啶肌内注射
   C. 吸氧并准备行剖宫产术
   D. 抬高臀部
   E. 待自然分娩

(高　珊)

第11章 高危妊娠

第1节 高危妊娠的监护

一、概　　述

凡在妊娠期孕产妇有某种并发症或某种致病因素，足以危害母儿健康或导致难产者，称为高危妊娠。高危妊娠的范畴广泛，包括了所有的病理产科。具有高危因素的孕妇称为高危孕妇。产科工作中应及时筛查高危孕妇，并纳入高危管理系统以促进良好的妊娠结局，确保母婴安全。

导致高危妊娠的因素包括社会经济因素、个人条件及疾病因素。

考点：导致高危妊娠的因素

其中社会经济因素、个人因素有：孕妇年龄<16 岁或≥35 岁；身高<145cm；妊娠前体重<40kg 或>80kg；孕妇未婚或独居；孕妇及其丈夫职业的稳定性差、收入低、居住条件差、接受教育<6 年；家族中有明显的遗传性疾病者；妊娠期未做或极晚做产前检查者或孕妇有大量吸烟、饮酒、吸毒等不良生活习惯。

疾病因素包括：①孕妇有不良妊娠、分娩史，如异位妊娠、自然流产、死胎、死产等；②此次妊娠有各种并发症，如前置胎盘、羊水过多、过期妊娠等；③有妊娠合并症，如心脏病、糖尿病、病毒性肝炎等；④此次分娩有胎位异常、双胎等可能导致难产的因素；⑤妊娠期接触对胎儿有害的物质，如大量放射线、化学毒物、服用对胎儿有不良影响的药物；⑥胎盘功能异常；⑦孕妇有生殖器官病变或手术史；⑧孕妇曾有婚后多年不孕史。

二、高危妊娠的监护措施

完善的高危妊娠监护包括婚前、妊娠前的保健咨询工作；妊娠早期的优生咨询及产前诊断工作；妊娠中期筛查妊娠合并症及并发症；妊娠晚期监护胎儿生长发育等。对高危孕妇加强管理和监测，是提高母儿健康水平、降低围生儿死亡率的重要措施，具体内容如下。

（一）确定孕龄

根据孕妇的末次月经、早孕反应的时间、胎动出现的时间等推算孕龄。

（二）孕妇宫高、腹围的测量妊娠

通过对孕妇的子宫底高度、腹围可估计胎龄及胎儿大小，从而了解胎儿宫内发育的情况。简单的估算方法为：胎儿体重(g)= 子宫底高度(cm)×腹围(cm)+200，（详见第 4 章）。

（三）高危妊娠评分

为早期识别高危人群，临床上多通过高危评分表对孕妇进行动态监护，于首诊时根据孕妇病史及体征进行评分（表 11-1）。评分指标的总分为 100 分，当减去各种危险因素的评分后低于 70 分者属于高危妊娠范畴。属于高危妊娠的孕妇应给予高危监护。随着妊娠进展，可再重新评分。

（四）胎动计数

胎动计数是通过孕妇自测评价胎儿宫内情况的最简单有效的方法之一。随着孕周的增加，胎动逐渐由弱变强，至妊娠足月时，胎动又因羊水量减少和空间减少而逐渐减弱。正常胎

动每小时3～5次，一般认为12小时内胎动次数累计小于10次，提示有胎儿缺氧。

表11-1 修改后的Nesbitt评分指标

项目	评分	项目	评分
1. 孕妇年龄		月经失调	-10
15～19岁	-10	不育史：少于2年	-10
20～29岁	0	多于2年	-20
30～34岁	-5	子宫颈不正常或松弛	-20
35～39岁	-10	子宫肌瘤：浆膜下	-20
40岁及以上	-20	黏膜下	-30
2. 婚姻状况		卵巢肿瘤（大于6cm）	-20
未婚或离婚	-5	子宫内膜异位症	-5
已婚	0	6. 内科疾病与营养	
3. 产次		全身性疾病：	
0产	-10	急性：中度	-5
1～3产	0	重度	-15
4～7产	-5	慢性：非消耗性	-5
8产以上	-10	消耗性	-20
4. 过去分娩史		尿路感染：急性	-5
流产：1次	-5	慢性	-25
2次	-20	慢性高血压：中度	-15
3次以上	-30	重度	-30
早产：1次	-10	合并肾炎	-30
2次以上	-20	糖尿病	-30
死胎：1次	-10	心脏病：心功能Ⅰ～Ⅱ级	-10
2次以上	-30	心功能Ⅲ～Ⅳ级	-30
新生儿死亡：1次	-10	心衰史	-30
2次以上	-30	贫血（g/L）：Hb100～110	-5
先天性畸形：1次	-10	Hb 90～99	-10
2次以上	-20	Hb小于90	-20
新生儿损伤：骨骼	-10	血型不合：ABO	-20
神经	-20	Rh	-30
骨盆狭小：临界	-10	内分泌疾病：垂体、肾上腺、甲状腺	-30
狭小	-30	营养：不适当	-10
胎先露异常史	-10	不良	-20
剖宫产史	-10	过度肥胖	-30
5. 妇科疾病			

（五）绘制妊娠图

将每次产前检查所得的血压、体重、子宫底高度、腹围、水肿、蛋白尿、胎位、胎儿心率等数值记录于妊娠图上，绘制成标准曲线，观察其动态变化。其中子宫底高度曲线是妊娠图中最主要的曲线。腹围曲线因受孕妇腹部外形、腹壁厚度及松紧度的影响，其参考价值低于宫高曲线。

妊娠图中一般会标注正常妊娠人群的第10百分位线和第90百分位线检查值，如果每次检查的数值位于上述两标准线中间，提示基本正常；如果高于上线或低于下线应引起医务人员的重视，指导孕妇积极查找原因进行妊娠期保健及干预，适当增加产检频率以保障母儿安全。

（六）胎心监测

1. 胎心听诊　是临床最常用的也是最简单的方法。即用听诊器或多普勒胎心仪监测，测胎心时不只听胎心率还要注意胎心的强弱、节律，如果有疑问应延长听诊时间。当胎心率过快（>160次/分）、过慢（<110次/分）或不规则，都表明胎儿有缺氧情况。

2. 胎儿电子监护　可以连续观察并记录胎心率的动态变化，还可以反映胎心、胎动和宫缩三者之间的关系（详见第5章第2节胎心健康评估）。

远程（家庭）胎儿监护

远程胎心监护是由医院医生通过电话，对家中的孕妇进行远距离的胎心实时监护。它由一套监护系统组成，即分布于医院的中央监护主机和数台手提式远程多普勒胎心监护仪组成。该系统可通过程控电话实现医院和家庭的相互通讯，对胎儿进行远程监护。除进行远程监护外，孕妇还可以自行在家或工作地点随时进行自我胎心监护。

链接

（七）胎儿先天畸形及遗传疾病的宫内诊断

1. B超检查　是产科常用的辅助检查，不仅能显示胎儿数目、胎位、有无胎心搏动及胎盘位置，而且能测量胎头的双顶径、胸径和腹径，还可估计胎儿体重、胎龄、预产期以检查有无胎儿体表畸形、胎盘成熟度等。通常自妊娠22周起，胎头双顶径每周增加0.22cm。如胎头双顶径达8.5cm以上，则91%的胎儿体重超过2500g。

2. 胎儿心电图　通过放置电极于母体腹壁或胎儿体表记录胎儿心脏活动的电位变化及其心脏传导过程。通过胎儿心脏活动的客观指标可以早期发现胎儿宫内缺氧及先天性心脏病。羊水过多时R波低；过期妊娠、羊水过少时R波可高达50～60mV；振幅超过40～60mV表示胎盘功能不全。

3. 羊膜镜检查　羊膜镜是在胎膜完整时插入子宫颈管观察羊膜及羊水情况的器械。在妊娠晚期或分娩期应用羊膜镜观察羊水的性状、量及颜色，可以早期发现胎儿缺氧，达到监护胎儿的目的。如羊水呈黄绿色、绿色提示胎儿窘迫，因胎儿缺氧可引起迷走神经兴奋，使肠蠕动增加，肛门括约肌松弛，致胎粪排于羊水中。胎死宫内时羊水可呈棕色、紫色或暗红色混浊状。

4. 羊膜腔胎儿造影　可诊断胎儿体表畸形、消化系统畸形及泌尿系统畸形。

5. 胎儿遗传学检查　在妊娠的早期取部分绒毛或在妊娠4～5月时抽取羊水做遗传学检查、检测染色体疾病；测定羊水中酶诊断代谢性缺陷疾病；测定羊水中甲胎蛋白也可辅助诊断，甲胎蛋白异常增高是胎儿患开放性神经管缺陷的重要指标。多胎妊娠及胎儿上消化道闭锁等也伴有甲胎蛋白值的升高。

考点：胎儿成熟度检查方法

（八）其他检查

1. 胎儿成熟度检查　妊娠晚期抽取羊水，进行各种成分测定，是判断胎儿成熟度较为可靠的指标。测定羊水中卵磷脂/鞘磷脂（L/S），可了解胎儿肺成熟度；测定肌酐值，可了解胎儿肾成熟度；测定胆红素，可了解胎儿肝成熟度；检查脂肪细胞，可了解胎儿皮脂腺的成熟度。

2. 胎盘功能检查　可以采用孕妇血雌三醇、尿雌三醇测定，血清胎盘生乳素、阴道脱落细胞检查等方法判定胎盘功能。孕妇血清胎盘生乳素足月妊娠时为4～11mg/L，若妊娠足月时该值<4mg/L，或突然降低50%，提示胎盘功能减退；孕妇血清特异性β糖蛋白测定值于妊娠足月<170mg/L，提示有胎盘功能障碍。

3. 胎儿头皮血测定　可以判断胎儿是否缺氧及缺氧的程度。子宫颈口扩张1.5cm以上时，取胎儿头皮血测定pH。正常值在7.25～7.35之间，如为7.20～7.24，提示胎儿可能有轻度酸中毒；<7.20则胎儿有严重酸中毒存在。

第2节　高危妊娠的护理

一、护理评估

（一）病史评估

评估孕妇年龄、生育史和疾病史，妊娠早期是否用过对胎儿有害的药物或接受过放射线检查、是否有过病毒性感染等。

（二）身体状况评估

1. 评估孕妇身高、体重、血压、步态　步态异常者应注意骨盆有无不对称；体重过轻或过重，妊娠的危险性也会增加。血压≥140/90mmHg或较基础血压升高30/15mmHg者为异常。评估心脏杂音及心功能。

2. 评估胎儿发育情况　判断子宫大小与孕周是否相符。过大者应排除羊水过多或多胎，过小者应警惕胎儿宫内发育迟缓。

3. 监测胎动　一般孕妇于妊娠18～20周即能自觉胎动，但很弱。妊娠28周胎动逐渐加强，直至足月又稍有减少。一般认为12小时胎动次数≤10次或低于自我监测胎动规律的50%，在排除药物影响后，要考虑胎儿宫内缺氧。如自觉胎动过频或胎动过分剧烈，表示胎儿在宫内严重缺氧，有胎死宫内的危险。

（三）心理状态评估

评估孕妇的心理状况，高危孕妇在妊娠早期常担心流产或胎儿畸形，在妊娠28周以后则担心早产、出现胎儿异常或者胎死宫内、死产等。要认真评估高危孕妇的应对机制、心理承受能力及社会支持系统。

（四）辅助检查

1. 实验室检查　血常规、尿常规检查，肝功能、肾功能测定，血糖及糖耐量测定，出凝血时间、血小板计数等。

2. 放射免疫法　测定孕妇血清游离雌三醇（E_3）、血清胎盘生乳素（HPL）及血清特异性β糖蛋白测定用于检测胎盘功能及胎儿宫内情况。

3. B超检查

4. 胎心监测　正常胎心率为110～160次/分，当胎心率<110次/分或>160次/分时，应监测胎心变化。

二、护理诊断/合作性问题

1. 焦虑、恐惧　与担心胎儿及自身疾病有关。

2. 功能障碍性悲伤　与预感到要丧失胎儿有关。

3. 知识缺乏 缺乏与疾病相关的知识。

三、护理措施

（一）一般护理

增加营养，保证胎儿生长发育所需；休息时注意要左侧卧位，以改善胎盘的血供；注意妊娠期卫生；指导孕妇自我监护。

（二）病情观察

对高危孕妇要做好观察记录。观察一般情况，注重症状、体征，及时向医生报告异常并记录处理经过。

（三）检查及治疗配合

严格执行医嘱，提供用药指导和用药观察。正确留置血、尿等标本，积极配合医生的工作，做好抢救准备。

（四）心理护理

提供有利于孕妇倾诉和休息的环境，避免不良的刺激。评估孕妇的心理状态，鼓励其诉说对疾病相关知识的疑问及心中的困惑，采取必要的手段减轻和转移孕妇的焦虑和恐惧。鼓励和指导孕妇的家属尤其是丈夫积极参与妊娠期心理疏导。

四、健康教育

按照孕妇的高危因素给予相应的健康指导。提供相应的信息，指导孕妇自我监测，及时产前检查等。

目标检测

【A_1 型题】

1. 监测胎儿安危简单有效的方法是
   A. 胎动计数
   B. 测胎盘激素的分泌
   C. 羊膜镜检查
   D. 胎儿电子监护仪
   E. 胎儿头皮血 pH 测定
2. 提示胎儿肺成熟度 L/S 是
   A. >0.5　　B. >1
   C. >1.5　　D. ≥2
   E. >4

【A_2 型题】

3. 某孕妇，妊娠 36 周性 NST，发现其 20 分钟内有 4 次胎动伴胎心率加速>15 次/分，则可称为
   A. NST 有反应型　　B. NST 有无应型
   C. CST 阳性　　D. CST 阴性
   E. OCT 阳性

【A_3 型题】

（4、5 题共用题干）

某孕妇，宫内妊娠 37 周，行胎儿电子监护时发现有胎心率的减速发生，减速与宫缩的关系不恒定，减速下降幅度为 80 次/分，持续时间长短不一，但能够很快恢复。

4. 这种胎心监护图形提示胎心为
   A. 正常变异频率　　B. 正常变异幅度
   C. 早期减速　　D. 变异减速
   E. 晚期减速
5. 分析产生上述胎心率图形的原因为
   A. 子宫收缩时胎头受压兴奋迷走神经
   B. 子宫收缩时脐带受压兴奋迷走神经
   C. 子宫胎盘功能不良
   D. 胎儿缺氧兴奋交感神经
   E. 宫缩时胎头受压，脑血流量一时性减少

（张海丽　王丽君）

第 12 章　异常分娩

案例 12-1

某女士，33 岁，宫内妊娠足月初产，规律宫缩 7 小时入院。查体：宫高 32cm，腹围 92cm，枕左前位，骨盆外测量正常，宫缩 30～40 秒/(3～4)分，胎心率 145/分，宫口开大 4cm，S^{-1}；2 小时后复查：宫缩 20～30 秒/(4～5)分，胎心率 156/分，宫口大小及胎头位置无变化。

讨论分析：

(1) 该产妇的宫缩是否正常？

(2) 为促进产程进展，首选的处理方案是什么？

分娩是复杂的生殖生理现象，是产力、产道、胎儿及产妇精神心理因素相互影响与相互适应的动态进展过程。其中任何一个或以上因素异常及四个因素间不能相互适应，都可能导致分娩过程受阻，称异常分娩(abnormal labor)，又称难产(dystocia)。难产一旦发生，必然使母婴的健康甚至生命面临危险，若在此过程中医务人员观察和处理得当，难产则可能转变为顺产。如何及时发现和正确处理难产、最大限度地保障母儿安全，是本章讲述的内容。

第 1 节　产力异常

产力包括子宫收缩力、腹肌收缩力、膈肌收缩力及肛提肌收缩力，尤以子宫收缩力为主。子宫收缩力贯穿于分娩的全过程。在分娩过程中，子宫收缩的节律性、对称性和极性异常或其强度、频率发生改变称为子宫收缩力异常(abnormal uterine action)，亦称产力异常。产力异常根据频率、强度不同分为子宫收缩乏力(uterine inertia)和子宫收缩过强(uterine overcontraction)两类；根据宫缩是否协调，又分为协调性子宫收缩和不协调性子宫收缩两类(图 12-1)。

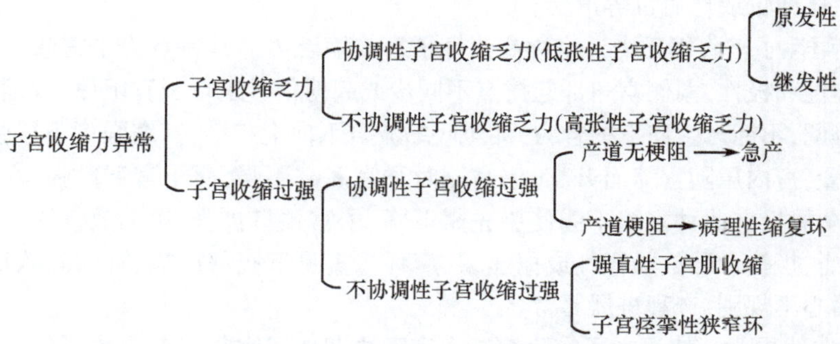

图 12-1　子宫收缩力异常的分类

子宫收缩乏力

一、护理评估

(一) 健康史

询问并仔细查看产前检查记录，了解产妇本次妊娠经过、骨盆测量值、胎儿大小、有无妊娠并发症及合并症；评估临产时间及胎心、胎动情况。

考点：继发性宫缩乏力最常见的原因

1. 评估有无头盆不称或胎位异常　胎儿的先露部分在临产后下降受阻，不能紧贴子宫下段及子宫颈内口，因而无法引发有效的反射性子宫收缩，是导致继发性宫缩乏力的常见原因。

2. 评估子宫因素　巨大儿、羊水过多、多胎妊娠等使子宫肌纤维过度伸展，导致子宫肌纤维失去正常收缩能力；而子宫畸形、子宫肌瘤及子宫发育不良等均能引起子宫收缩乏力。

3. 评估精神因素　初产妇，尤其是高龄初产妇，易产生焦虑、恐惧情绪；过度的精神紧张使大脑皮质功能紊乱；临产后孕产妇体力消耗大，进食及睡眠不足，水、电解质紊乱等原因均可导致子宫收缩乏力。

4. 评估内分泌因素　临产后产妇体内雌激素、孕激素比例失调，缩宫素与前列腺素分泌不足均可导致子宫收缩乏力。

5. 评估药物因素　在产程过程中应用大剂量的镇静剂、镇痛剂及麻醉剂，如硫酸镁、哌替啶、吗啡、氯丙嗪等可使子宫收缩受到抑制，导致子宫收缩乏力。

(二) 身心状况

评估有无产程曲线异常及胎先露下降异常；了解子宫收缩的节律性、对称性和极性，宫缩的持续时间、间歇时间和强度及有无头盆不称情况。

考点：协调性子宫收缩乏力的临床特点

1. 协调性子宫收缩乏力　也称低张性子宫收缩乏力。其特点为子宫收缩具有正常的节律性、对称性和极性，但宫缩强度弱，子宫腔内压力低于15mmHg，宫缩持续时间短，间歇时间长，子宫缩每10分钟少于2次。当宫缩高峰时，子宫体隆起不明显，若用手指按压，子宫底部肌壁仍可出现凹陷。根据宫缩乏力在产程中的出现时间分为原发性宫缩乏力和继发性宫缩乏力。

(1) 原发性宫缩乏力：指产程开始即出现子宫收缩乏力，宫口不能如期扩张，胎先露不能如期下降，多表现为潜伏期延长。

(2) 继发性宫缩乏力：指产程开始时子宫收缩力正常，当产程进展到某一阶段时(多为活跃期或第二产程)子宫收缩力转弱，产程进展缓慢，甚至停滞，常见于中骨盆与骨盆出口平面狭窄、持续性枕横位或枕后位等情况。

2. 不协调性子宫收缩乏力　也称高张性子宫收缩乏力。其特点为子宫收缩失去正常的节律性、对称性和极性，两侧宫角部起搏点不同步或起搏信号来自子宫下段，收缩波小而不规律，节律不协调，不能产生向下的合力，甚至收缩波自下向上扩散，宫缩强度下段强于上段，致宫缩极性倒置，宫内压随宫缩而升高，但宫缩时子宫底部不强，而子宫下段强，宫缩间歇期子宫肌壁不完全放松。此种宫缩不能使胎先露下降、子宫颈口扩张，属无效宫缩。产妇自觉下腹部持续疼痛、拒按、烦躁、肠胀气或尿潴留，产科检查见下腹部压痛、宫缩间歇期不明显、胎位触不清、胎心不规则、产程进展异常。

3. 产程曲线异常　协调性子宫收缩乏力和不协调性子宫收缩乏力均可使宫口扩张及胎先露下降缓慢甚至停滞，在产程图上表现为以下8种产程曲线异常，可同时出现，也可单独存在(图12-2)。

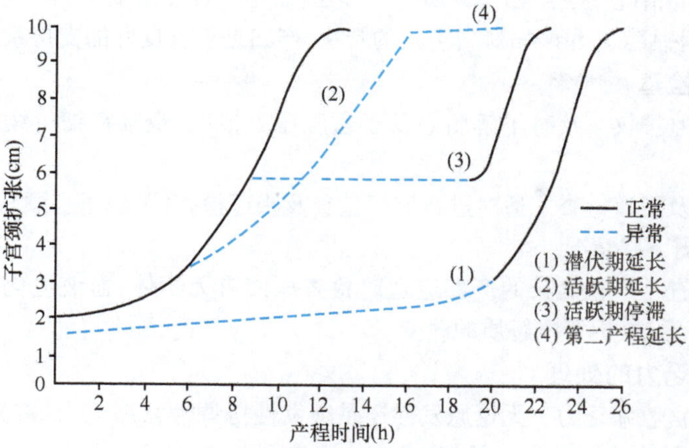

图 12-2　异常的宫颈扩张曲线

（1）潜伏期延长（prolonged latent phase）：从规律宫缩开始至宫口扩张 3cm 为潜伏期，初产妇正常潜伏期约为 8 小时，最大时限为 16 小时，超过 16 小时者称潜伏期延长。

考点：异常产程曲线的定义

（2）活跃期延长（prolonged active phase）：从宫口扩张 3cm 开始至宫口开全为活跃期，初产妇正常活跃期约为 4 小时，最大时限为 8 小时，超过 8 小时者称活跃期延长。

（3）活跃期停滞（protracted active phase）：进入活跃期后，宫口停止扩张达 2 小时者称活跃期停滞。

（4）第二产程延长（prolonged second stage）：第二产程初产妇超过 2 小时、经产妇超过 1 小时尚未分娩者称第二产程延长。

（5）第二产程停滞（protracted second stage）：第二产程胎头下降无进展达 1 小时者称第二产程停滞。

（6）胎头下降延缓（prolonged descent）：活跃期末至宫口扩张 9～10cm，胎头下降速度初产妇每小时小于 1cm、经产妇每小时小于 2cm 者，称为胎头下降延缓。

（7）胎头下降停滞（protracted descent）：活跃期晚期胎头停留在原处不再下降达 1 小时以上者，称胎头下降停滞。

（8）滞产（prolonged labor）：总产程超过 24 小时，称为滞产。

4. 对母儿的影响

（1）对产妇的影响：①体力消耗，宫缩乏力导致产程延长，此期产妇体力消耗大、休息不好、进食少，易造成疲惫、全身乏力、肠胀气，严重者引起产妇脱水、酸中毒、低钾血症的发生；②产伤，由于第二产程的延长，膀胱较长时间被压迫于胎先露（尤其是胎头）和耻骨联合之间，使局部组织缺血、水肿、坏死，产后引起排尿困难、尿潴留，严重者可形成生殖道瘘；③产后出血，宫缩乏力可影响胎盘的剥离及娩出，影响子宫壁血窦关闭导致产后出血；④产后感染，产程延长使肛门检查、阴道检查次数增多，增加了感染机会，另外产程延长，使手术产率增高，产褥感染概率增多。

（2）对胎儿及新生儿的影响：不协调性子宫收缩乏力，宫缩间歇期子宫不能完全放松，使子宫内压力持续增高，导致子宫胎盘血循环障碍，胎儿缺氧，出现胎儿窘迫，甚至胎死宫内；宫缩乏力导致产程延长，胎头及脐带受压时间过长，手术助产机会增多，使发生新生儿产伤、新生儿窒息、颅内出血等的危险性增加。

5. 心理及社会情况　孕产妇及家属因产程延长，担心母儿的安全而产生焦虑、恐惧情绪。护理人员应适时评估家人和产妇对新生儿的看法，产妇是否有良好的支持系统。

（三）辅助检查

1. 胎儿电子监护仪　及时了解胎心及子宫腔压力情况，观察宫缩持续时间及间歇时间的变化。

2. 肛门检查及阴道检查　适时进行肛门检查及阴道检查，了解子宫颈软硬度、厚薄、宫口扩张情况及胎先露下降情况。

3. 实验室检查　产程延长的产妇应适时检查尿液有无酮体；血液生化检查有无二氧化碳结合力降低，有无钠、钾等电解质的改变。

（四）宫缩乏力的处理

1. 协调性子宫收缩乏力　无论原发性还是继发性协调性宫缩乏力，首先应寻找原因，针对原因进行处理，结合产妇的一般情况、孕产史和产科检查情况给予综合分析。若有头盆不称或明显的胎位异常，估计不能经阴道分娩者，应及时行剖宫产术；若无头盆不称和胎位异常，估计可以经阴道分娩者，应加强宫缩。

考点：协调性子宫收缩乏力加强宫缩的方法

（1）第一产程：

1）可采取的一般处理有：①给予精神安慰，消除产妇紧张情绪，增强自然分娩的信心。②鼓励孕产妇多休息、多进食，注意营养与水分的补充，对于不能进食者给予静脉补充营养，可选择10%葡萄糖液500～1000ml加维生素C 2.0g静脉滴注。③纠正酸中毒和电解质紊乱，伴有酸中毒时应补充5%碳酸氢钠；低钾血症者遵医嘱给予10%氯化钾缓慢静脉滴注；补充钙剂可提高子宫平滑肌细胞球蛋白及腺苷酶的活性从而增强子宫收缩。④若产妇过度疲劳，可缓慢静脉推注地西泮10mg，间隔4～6小时可重复应用或肌内注射哌替啶100mg，经过充分休息，可使子宫收缩力转强。⑤及时排空直肠与膀胱，促进宫缩，初产妇宫口扩张不足4cm、胎膜未破、胎头已衔接者，可用温肥皂水灌肠，刺激子宫收缩，加速产程进展。⑥破膜超过12小时尚未分娩者，给予抗生素预防感染。灌肠的禁忌证：有胎膜早破、阴道流血、胎头未衔接、胎位异常、有剖宫产史、严重心脏病等的患者。

2）加强宫缩：如经上述处理，产程无明显进展，可选用下列方法加强宫缩。①人工破膜：子宫颈口扩张达3cm，无头盆不称，且胎头已衔接者，可在宫缩间歇期行人工破膜，破膜前应排除脐带先露情况；破膜时应观察羊水的量、色及性状，听胎心，了解胎儿安危情况；破膜后胎先露直接压迫子宫下段及子宫颈内口，可引起反射性子宫收缩，加速产程进展。有部分学者认为胎头虽未衔接、但无明显头盆不称者也可行人工破膜，破膜后术者应将手指停留在阴道内，经过1～2次宫缩待胎头入盆后，再将手指取出，胎头未衔接前破膜可促进胎头下降入盆。②静脉滴注缩宫素，适用于协调性宫缩乏力、宫口扩张3cm、胎位正常、胎心良好的孕妇。首先为孕产妇开放静脉通道，给予0.9%生理盐水500ml静脉滴注，调节滴速4～5滴/分，将缩宫素2.5～3U加入液体内摇匀，根据宫缩强弱进行调整，调整间隔为15～30分钟，通常不超过20mU/min（60滴/分），直至宫缩持续40～60秒，间隔2～3分钟。缩宫素静滴过程中，应有专人观察宫缩、听胎心音及测量血压，观察产程进展。若发现宫缩持续时间超过1分钟，间歇时间不足2分钟，胎心律异常，应立即停止滴注缩宫素；血压升高，应减慢滴速或停止滴注。③前列腺素的应用，该类药物有促进子宫收缩的作用，给药途径有静脉滴注和阴道后穹隆给药，但胎膜已破者禁止阴道给药。经上述处理，宫缩无明显加强、产程无进展或出现胎儿窘迫征象，应及时行剖宫产术。

考点：静脉滴注缩宫素的护理要点

Bishop 子宫颈成熟度评分

临床常利用 Bishop 评分法评估子宫颈成熟度，估计人工破膜引产的效果；该评分满分为13分，若产妇得分≤3分，人工破膜引产多失败，应选用其他方法；4～6分成功率约为50%，7～9分成功率约为80%，>9分均可成功。

Bishop 宫颈成熟度评分表，如表12-1所示。

表12-1　Bishop 宫颈成熟度评分表

指标	分数			
	0	1	2	3
宫口扩张(cm)	0	1～2	3～4	≥5
子宫颈管消退(%)(未消退为2～3cm)	0～30	40～50	60～70	80～100
胎先露部位(坐骨棘水平=0)	-3	-2	-1～0	1～2
子宫颈硬度	硬	中	软	
宫口位置	后	中	前	

链接

(2) 第二产程：在第二产程出现宫缩乏力，若头盆相称可静脉滴注缩宫素，当胎头双顶径已通过坐骨棘平面，争取经阴道分娩，可行胎头吸引术或产钳术助产；若头盆不相称或伴有胎儿窘迫征象者，应行剖宫产术。

考点：第三产程肌内注射缩宫素的时机

(3) 第三产程：预防产后出血，当胎儿前肩娩出后立即肌内注射缩宫素10U或给予缩宫素10～20U静脉滴注，也可静脉推注麦角新碱0.2mg，但高血压、心脏病产妇禁用。对产程长、破膜时间长及手术产者，应给予抗生素预防感染。

2. 不协调性子宫收缩乏力　处理原则是调整子宫收缩，恢复子宫收缩的节律性、对称性和极性。遵医嘱给予镇静剂哌替啶100mg或地西泮10mg等，经充分休息后，产妇多能恢复协调性子宫收缩，在子宫收缩恢复为协调性子宫收缩之前，禁用缩宫素。经上述处理无效者，或伴有头盆不称、胎儿窘迫，应尽早行剖宫产术。

考点：不协调性子宫收缩乏力禁用缩宫素

二、护理诊断/合作性问题

1. 疲乏　与子宫收缩乏力、产程延长有关。
2. 焦虑　与担心自身及胎儿安危有关。
3. 有体液不足的危险　与产妇消耗过大及失血有关。
4. 潜在并发症　产后出血、感染、胎儿窘迫等。

三、护理措施

(一) 一般护理

(1) 提供舒适、安静，空气流通的待产与分娩环境；指导产妇左侧卧位，充分休息；对于过度疲劳或烦躁不安的产妇，遵医嘱给予地西泮10mg静脉推注或哌替啶100mg肌内注射。

(2) 鼓励产妇进食营养丰富、易消化的半流质饮食。必要时遵医嘱静脉补充水分和营养；纠正酸中毒及电解质紊乱。

(二) 产时病情观察

(1) 定时测量产妇生命体征，观察其精神状况及大小便情况。

(2) 观察宫缩、子宫颈扩张、胎先露下降及胎心率情况，观察是否破膜及羊水的量、色、性状，发现异常及时报告医生。

(三) 医护治疗配合

1. 加强宫缩　协调性子宫收缩乏力或不协调性子宫收缩乏力已转为协调性宫缩乏力者，指导产妇及时排空大小便，必要时给予肥皂水灌肠和导尿，遵医嘱采用人工破膜、应用缩宫素等方法加强宫缩。

2. 预防产后出血　当胎儿前肩娩出后，遵医嘱立即静脉滴注或肌内注射缩宫素10U。产后留观2小时，密切观察生命体征，宫缩情况、阴道出血情况，督促产妇及时排空大小便，协助新生儿早接触、早吸吮，通过刺激乳头引发宫缩，预防产后出血。

3. 预防感染　尽量避免不必要的阴道检查及肛门检查。分娩过程中严格无菌操作。

4. 手术配合　为拟行剖宫产术及阴道助产术的产妇做好术前准备，备齐新生儿用物及新生儿抢救的物品。

(四) 预防

1. 加强产前宣教　孕妇应加强营养，保持良好的卫生习惯。当发现胎先露异常，头盆不称时，应尽早制定分娩计划。指导孕妇正确认识分娩，解除不必要的思想顾虑和恐惧心理，增强自然分娩的信心。增设康乐待产室，建立家庭化病房，有助于消除产妇的紧张情绪及恐惧心理。

2. 加强产时监护　临产后鼓励产妇少量多次进食高热量、易消化的食物，注意补充水分，必要时可以静脉补充营养。指导产妇及时排空膀胱和直肠，充分休息。避免过多使用镇静药物，认真记录产程图，观察产程进展，注意检查有无头盆不称、胎位异常，并及时处理。

(五) 心理护理

产妇过度紧张和焦虑的精神心理状态直接影响子宫收缩，护士应鼓励产妇及家属说出他们的担心与不适，及时提供产程进展情况及治疗护理程序，随时解答产妇及家属的疑问，给予产妇心理支持，使产妇树立分娩信心并鼓励家属多为产妇提供心理支持。

四、健康教育

加强产前教育，充分发挥孕妇学校作用，宣教分娩知识，让孕妇及家属了解分娩过程。临产后，指导产妇休息、饮食、排尿及排便，配合医护工作。产后嘱产妇注意宫缩、阴道流血情况，观察恶露的量、色及气味，保持外阴清洁，加强营养，指导母乳喂养。

子宫收缩过强

子宫收缩过强分为协调性子宫收缩过强和不协调性子宫收缩过强。

一、护理评估

(一) 健康史

认真查阅产前检查记录，询问健康史，了解既往有无急产史，有无胎盘早剥、缩宫素应用不当、反复子宫腔操作等可引起子宫过强收缩的因素。以下因素可导致宫缩过强，应重点评估。

(1) 产妇的精神过度紧张、产程延长及多次子宫腔内操作、粗暴的阴道操作等均可引起子宫壁局部肌肉痉挛，导致不协调性宫缩过强。

(2) 缩宫素使用不当或产妇对缩宫素敏感、产道梗阻、头盆不称可引发子宫强直性收缩。

(二)身心状况

评估有无腹痛剧烈、烦躁不安、腹部拒按,有无病理性缩复环、血尿等情况,了解胎心、宫缩及胎儿下降情况。

1. 协调性子宫收缩过强 子宫收缩具有正常的对称性和极性,但收缩力过强(宫缩时子宫腔压力大于 50mmHg)、过频(10 分钟内有 5 次或以上的宫缩且维持达 60 秒或更长称为子宫收缩过频),称为子宫收缩力过强。如产道无梗阻、无头盆不称及胎位异常,子宫颈口迅速开全,产程进展迅速,分娩在短时间内结束,总产程不足 3 小时者,称为急产(precipitate delivery),以经产妇多见,由于宫缩过频、过强,产妇常伴痛苦面容、大声喊叫,分娩时易造成软产道裂伤及新生儿外伤。若产道有梗阻,可使子宫体部肌层越来越厚,子宫下段肌层越来越薄,脐下或平脐处可见一环形凹陷,即病理性缩复环(图 12-3),不及时处理可致子宫破裂。

考点:急产的定义

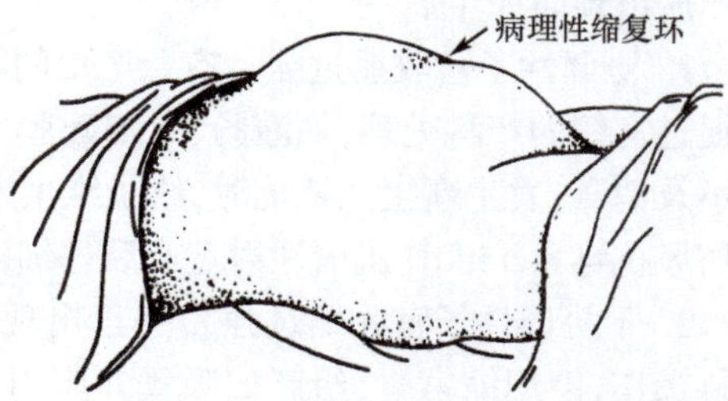

图 12-3 病理性缩复环图

2. 不协调性子宫收缩过强

(1)强直性子宫收缩(tetanic contraction of uterus):特点是子宫收缩失去节律性,子宫肌层强直性、痉挛性收缩,宫缩间歇期短,甚至无间歇。产妇因持续性腹痛常有烦躁不安、腹部拒按表现,胎位触诊不清,胎心音听不清。若产道有梗阻则可出现病理性缩复环等先兆子宫破裂征象。

(2)子宫痉挛性收缩(contraction ring of uterus):子宫壁局部肌肉呈痉挛性不协调性收缩形成的环状狭窄。特点是宫缩呈痉挛性、不协调性收缩,宫缩间歇期短,甚至无间歇。常发生于子宫上下段交界处及胎体狭窄部,如胎儿颈部、腰部(图 12-4)。产妇多有持续性腹痛,子宫颈扩张缓慢,胎先露下降停滞,胎心音不规则。阴道检查时在子宫腔内可触及狭窄环,此环与病理性缩复环的区别是不随宫缩上升。

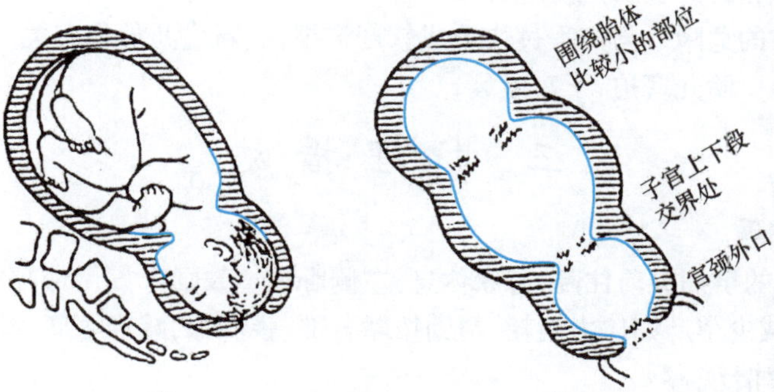

图 12-4 子宫痉挛性狭窄环图

(1)狭窄环围绕胎颈;(2)狭窄环容易发生的部位

3. 对母儿的影响

(1)对产妇的影响:子宫收缩过强、产程过快,易导致初产妇软产道的裂伤,多表现为子宫颈、阴道及会阴的撕裂伤,甚至子宫破裂。子宫局部形成痉挛性狭窄环可使产程延长、胎盘嵌顿,增加产后出血、感染及手术的机会。

(2)对胎儿、新生儿的影响:急产时,来不及消毒,易致新生儿感染;胎儿娩出过快,胎儿在产道里受到的压力骤然解除,易导致新生儿颅内出血;若新生儿坠地,可发生骨折、外伤;宫缩过强、过频使子宫胎盘血流量减少,易导致胎儿窘迫、新生儿窒息甚至死亡。

4. 心理及社会情况　产妇临产后出现强直性宫缩，疼痛难忍，尤其在周围无亲属和医务人员的情况下，常出现精神紧张、恐惧及无助感，担心胎儿及自身安危；因此，应重点评估产妇的紧张、恐惧程度，是否有良好的家庭、社会支持系统。

（三）辅助检查

1. 胎儿电子监护仪监护　及时了解胎心及子宫腔压力情况，观察宫缩持续时间与间歇时间的变化。

2. 肛门检查及阴道检查　适时进行肛门检查、阴道检查，了解宫口扩张情况及胎先露下降情况。

（四）宫缩过强的处理

应以预防为主。

1. 协调性子宫收缩过强　有急产史的孕妇，应提前住院待产。临产后慎用缩宫素及其他可促进宫缩的产科处理，如灌肠、人工破膜等操作；胎儿娩出时指导产妇避免使用腹压；急产来不及消毒，发生新生儿坠地时，给予维生素 K_1 10mg 肌内注射预防颅内出血，尽早给予精制破伤风抗毒素 1500U 肌内注射。产后仔细检查软产道，如有撕裂及时缝合。

考点：不协调性子宫收缩过强的紧急处理

2. 不协调性子宫收缩过强　一旦出现强直性子宫收缩及子宫痉挛性狭窄环，立即停止产科操作、停用缩宫素，给产妇吸氧并应用宫缩抑制剂，如哌替啶 100mg 肌内注射、25% 硫酸镁 20ml 加入 25% 葡萄糖 20ml 缓慢静脉注射或沙丁胺醇 4. 8mg 口服，一般可使宫缩恢复正常。若产道无梗阻，胎心正常，可等待自然分娩或阴道助产；若异常宫缩不缓解，出现胎儿窘迫征象、病理缩复环或产道有梗阻，尽早行剖宫产术；若胎死宫内，应先缓解宫缩，随后阴道助产处理死胎，以不损伤母体为原则。

二、护理诊断/合作性问题

1. 疼痛　与过强、过频的子宫收缩有关。
2. 焦虑　与担心自身及胎儿安危有关。
3. 有母儿受伤的危险　与产程过快造成软产道损伤、新生儿外伤有关。
4. 潜在并发症　胎儿窘迫、子宫破裂。

三、护理措施

（一）一般护理

指导有急产史的孕妇提前住院，卧床休息，左侧卧位。鼓励产妇做深呼吸、避免屏气用力以减慢分娩过程；减少孕产妇体力消耗，帮助按摩背部、腰骶部，减轻疼痛，增加舒适感。

（二）产时病情观察

注意生命体征的变化，密切观察宫缩、胎心率的变化及产程进展，及时发现先兆子宫破裂的征象，报告医生及时处理；做好接产和新生儿窒息的抢救准备。

（三）医护治疗配合

有急产史的产妇，尤其胎先露较低的经产妇，一旦出现宫缩过频、过强及宫口扩张迅速的征兆，应迅速做好接产及新生儿抢救的准备；对强直性子宫收缩的产妇，遵医嘱使用宫缩抑制剂（多选用硫酸镁），如用药后仍不缓解，应做好剖宫产术的准备；出现子宫痉挛性狭窄环应协助医生查找原因，如无胎儿窘迫，遵医嘱使用镇静剂，如需行剖宫产术，做好术前准备。

（四）预防

对有急产史的孕产妇加强监护；做好妊娠期保健工作，消除产妇紧张的情绪；进入产程后避免孕妇过度疲劳；正确使用子宫缩剂，行阴道检查及子宫腔内操作时动作轻柔，可预防子宫收缩过强的发生。

（五）心理护理

与孕妇多沟通，分散其注意力以减轻不适感；提供产妇产程进展及胎儿的情况，指导产妇缓解疼痛的方法；关心、体贴产妇，减轻产妇的精神紧张，使其积极配合分娩；如发生新生儿意外，应帮助产妇顺利度过哀伤期。

四、健康教育

嘱有急产史的产妇提前2周入院待产，避免造成损伤和意外；产后应注意观察生命体征、子宫的复旧、会阴伤口、阴道出血及产后恶露的情况；嘱产妇保持外阴清洁并提供出院后的避孕指导及之后的生育指导。

第2节　产道异常

产道异常包括骨产道异常和软产道异常，临床上以骨产道异常多见。产道异常可阻止胎先露的下降，影响产程顺利进行，导致难产。

案例 12-2

某初产妇，24岁，妊娠38周，产检示：子宫底高度35cm，腹围102cm，胎心率146次/分，枕左前位，胎头已衔接，无宫缩，预估胎儿体重3600g。骨盆测量径线为：髂棘间径26cm，髂嵴间径27cm，骶耻外径17cm，坐骨棘间径10cm，坐骨结节间径9cm，耻骨弓角度大于90°。

讨论分析：

（1）该产妇骨盆正常吗？属于哪种类型骨盆？

（2）对该产妇应选择哪种分娩方式？

（一）骨产道异常

骨产道异常是指骨盆形态异常或径线过短，使骨盆腔容积小于胎先露部可通过的限度，阻碍胎先露下降，使产程不能顺利进展，又称狭窄骨盆。狭窄骨盆是导致异常分娩的主要原因之一。狭窄骨盆可以一个或多个径线过短，也可以一个或多个平面狭窄。狭窄骨盆的分类如下。

考点：狭窄骨盆是导致分娩异常的主要原因

1. 骨盆入口平面狭窄（contracted pelvic inlet）　扁平型骨盆最为常见，以骨盆入口平面前后径狭窄为主。根据狭窄程度分三级：Ⅰ级为临界性狭窄，骶耻外径18.0cm，对角径11.5cm，入口前后径10.0cm，大多数可以阴道分娩；Ⅱ级为相对性狭窄，骶耻外径16.5～17.5cm，对角径10.0～11.0cm，入口前后径8.5～9.5cm，需经试产后才能决定是否可以经阴道生产；Ⅲ级为绝对性狭窄，骶耻外径≤16.0cm，对角径≤9.5cm，入口前后径≤8.0cm，不能经阴道分娩，需剖宫产结束分娩。在临床上以Ⅰ级和Ⅱ常见，根据形态变异将扁平骨盆分为两种。

考点：狭窄骨盆的常见类型

（1）单纯扁平骨盆（simple flat pelvis）：骨盆入口呈横扁圆形，骶岬向前下突出，使骨盆入口前后径变短而横径正常，骶凹存在，髂棘间径与髂嵴间径比例正常（图12-5）。

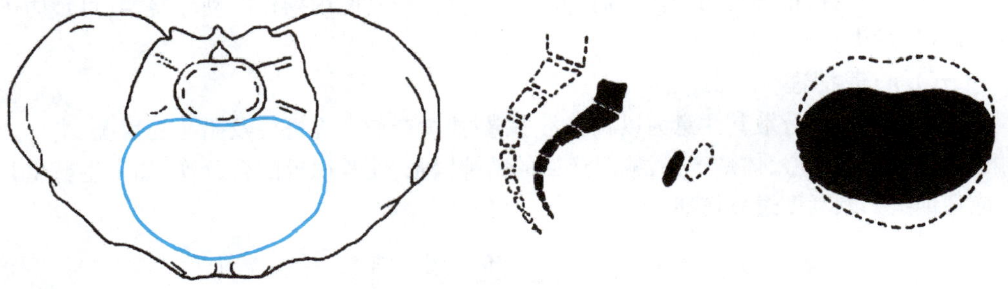

图 12-5 单纯扁平骨盆(1、2、3)

(2) 佝偻病性扁平骨盆(rachitic flat pelvis):骨盆入口呈横的肾形,骶岬向前突出,骨盆入口前后径明显缩短,骶凹消失,骶骨下段变直向后翘,尾骨前翘,髂骨外展使髂嵴间径≤髂棘间径,坐骨结节外翻,耻骨弓角度增大,出口横径变宽(图 12-6)。

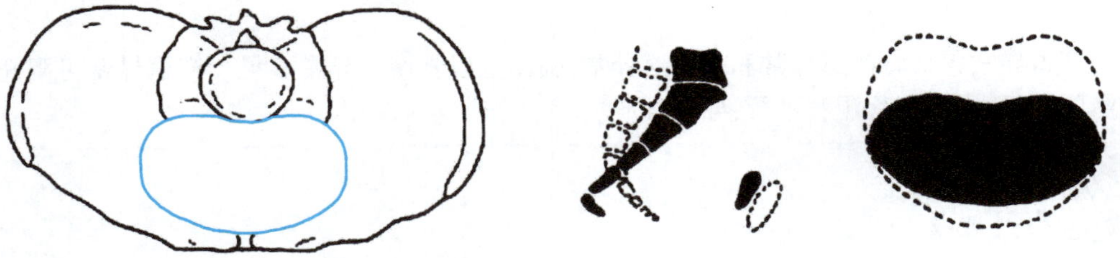

图 12-6 佝偻病性扁平骨盆(1、2、3)

2. 中骨盆平面及骨盆出口平面狭窄　以坐骨棘间径及中骨盆后矢状径狭窄为主。中骨盆平面狭窄也分为三级:Ⅰ级为临界性狭窄,坐骨棘间径 10. 0cm,坐骨结节间径 7. 5cm;Ⅱ级为相对性狭窄,坐骨棘间径 8. 5 ~ 9. 5cm,坐骨结节间径 6. 0 ~ 7. 0cm;Ⅲ级为绝对性狭窄,坐骨棘间径≤8. 0cm,坐骨结节间径≤5. 5cm。我国妇女中骨盆及骨盆出口平面狭窄常见以下两个类型。

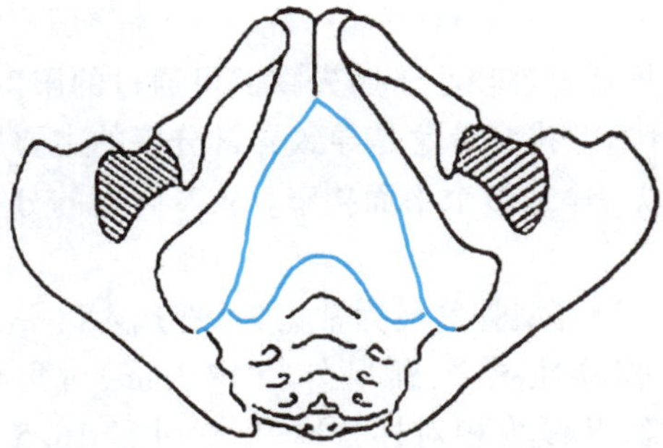

图 12-7 漏斗骨盆(1、2、3)

(1) 漏斗骨盆(funnel shaped pelvis):骨盆入口平面各径线正常,两侧骨盆壁向内倾斜,状似漏斗得名(图 12-7)。其特点是中骨盆及出口平面均明显狭窄,使坐骨棘间径、坐骨结节间径缩短,耻骨弓角度<90°,坐骨结节间径与后矢状径之和<15cm。

(2) 横径狭窄骨盆(transversely contracted pelvis):与类人猿型骨盆类似,骨盆入口平面、中骨盆平面、出口平面横径均缩短,前后径稍长,坐骨切迹宽。表现为骶耻外径正常,髂棘间径和髂嵴间径均缩短。因中骨盆及出口平面横径狭窄,影响胎头转成枕前位,常形成持续性枕横位或枕后位。

3. 入口平面、中骨盆平面、出口平面均狭窄　骨盆形态属女性骨盆,但各平面径线均较正常值小 2cm 或更多,又称均小骨盆(图 12-8),多见于身材矮小、体型匀称的妇女。

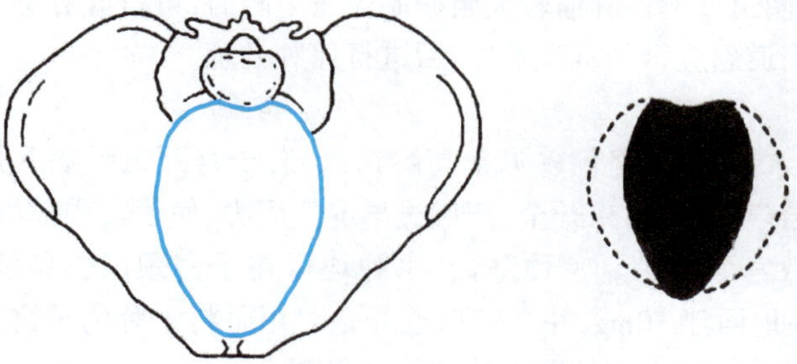

图 12-8 均小骨盆(1、2、3)

4. 畸形骨盆 骨盆失去正常形态称为畸形骨盆，如骨软化症骨盆、偏斜骨盆、骨盆骨折所致畸形骨盆。骨软化症骨盆，现已罕见，系因缺乏钙、磷、维生素 D 及紫外线照射不足使成人期骨质矿化障碍，形成骨质脱钙、疏松、软化，躯干重力使骶岬突向前，耻骨联合突向前，骨盆入口平面呈凹三角形，坐骨结节间径明显缩短，一般不能经阴道分娩；偏斜骨盆，系一侧髂骨翼与髋骨发育不良所致骶髂关节固定，及下肢与髋关节疾病所致一侧斜径缩短的骨盆(图 12-9)。

(二) 软产道异常

软产道由子宫下段、子宫颈、阴道及骨盆底软组织构成。软产道异常导致难产的情况，临床较为少见，易被忽视。应于妊娠早期常规行阴道检查，以便及早发现，及时处理，保证分娩顺利进行。

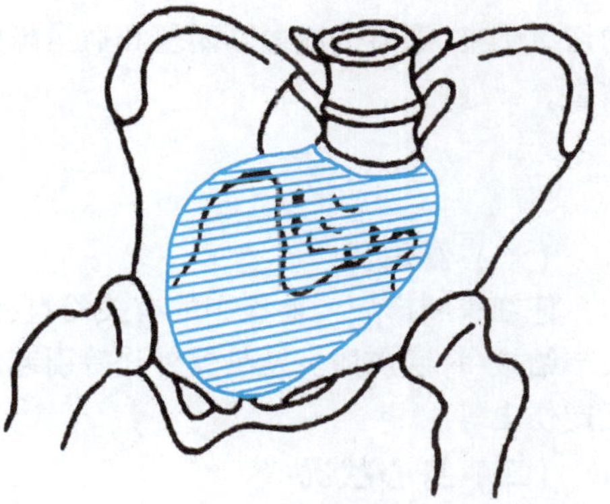

图 12-9 偏斜骨盆

1. 外阴异常

(1) 会阴坚韧：常见于高龄初产妇，由于外阴坚韧，缺乏弹性，会阴伸展性差，在第二产程阻碍胎先露下降；为预防会阴严重撕裂伤，在胎儿娩出时常需行会阴切开术。

(2) 外阴水肿：常见于妊娠期高血压疾病、心脏病、重度贫血及慢性肾炎的孕妇。严重的外阴水肿会影响组织弹性，分娩时阻碍胎儿先露下降，易致组织损伤、感染、影响伤口愈合等情况。在临产前局部可用 50% 硫酸镁溶液湿热敷以消肿；临产后仍有严重水肿者，可在严格消毒下行多点穿刺放液；分娩时行会阴切开术；产后加强局部护理，预防感染。

(3) 外阴瘢痕：多为外伤或炎症所致。外阴瘢痕导致伸展性差，影响胎先露下降。若瘢痕范围不大，分娩时可作会阴切开；若瘢痕过大，估计不能从阴道分娩者，则应行剖宫产术。

2. 阴道异常

(1) 阴道横膈：属于先天发育异常，多位于阴道上段、中段，横膈中央或一侧有一小孔；分娩时横膈使胎先露下降受阻，可在胎先露撑薄阴道横膈时，自小孔处作“×”形切开，分娩结束后再切除剩余的膈，残端用肠线缝合。若横膈高且厚，应行剖宫产术。

(2) 阴道纵隔：属于先天发育异常，若阴道纵隔在胎先露下降时自行断裂或被挤向一侧，分娩无阻碍；若纵隔厚，阻碍胎先露下降时，可在纵隔中间剪断，待胎儿娩出后，再剪除剩余的隔，残端用肠线缝合。

(3) 阴道瘢痕性狭窄：常因产伤、手术感染、药物腐蚀等引起。若阴道狭窄程度较轻、位置较低时，可行会阴侧切术后经阴道分娩；若阴道狭窄程度较重、位置较高应行剖宫产术。

(4) 阴道尖锐湿疣：可因阴道分娩感染使新生儿患喉乳头瘤，女婴可患生殖道湿疣；若湿疣体积大、面积广可阻碍分娩，易发生产道裂伤、血肿及感染，应行剖宫产术。

(5) 阴道肿瘤:阴道壁囊性肿瘤较大阻碍胎先露下降时,可行囊肿穿刺抽出囊液,待产后再处理肿瘤。若为阴道癌应行剖宫产术,产后进行癌肿处理。

3. 子宫颈异常

(1) 宫颈坚韧、水肿:宫颈坚韧多见于高龄初产妇,子宫颈组织缺乏弹性;宫颈水肿多见于持续性枕后位或滞产,如宫口未开全,产妇过早屏气用力,使子宫颈前唇长时间受压于胎头与耻骨联合之间可致宫颈水肿。宫颈坚韧、水肿均可在子宫颈两侧各注入0.5%利多卡因5~10ml或静脉推注地西泮10mg,并在宫口近开全时用手将水肿的子宫颈前唇上推,使胎头越过子宫颈经阴道分娩。如上述处理无效则行剖宫产术。

考点:宫颈水肿的处理

(2) 宫颈瘢痕:宫颈激光术、子宫颈锥形切除术、宫颈裂伤等均可出现宫颈瘢痕,宫颈瘢痕可引起分娩时宫颈扩张困难。若宫缩强,子宫颈口仍不能扩张,应行剖宫产术。

(3) 宫颈肌瘤:子宫下段及子宫颈部位的较大肌瘤,影响胎先露衔接,应行剖宫产术。若肌瘤在骨盆入口以上而胎头已入盆,不阻塞产道则可经阴道分娩,肌瘤可产后再行处理。

(4) 宫颈癌:宫颈癌时,子宫颈硬而脆,缺乏伸展性,影响宫口扩张,经阴道分娩有发生宫颈裂伤、出血及癌肿扩散的危险,应行剖宫产术。

4. 子宫下段异常　随着剖宫产率的增高,剖宫产术后并发症也呈上升趋势,如子宫下段的切口感染、瘢痕造成血管闭塞和血运障碍,下段组织坚韧,遇到梗阻性难产可发生子宫下段破裂。

一、护理评估

(一) 健康史

仔细查阅产妇产前检查的有关资料,评估骨盆情况,详细了解既往有无佝偻病、脊柱和髋关节结核、脊髓灰质炎及骨盆外伤等引起骨盆变形的病史;了解经产妇有无难产史,新生儿有无产伤史等。

(二) 身心状况

评估本次妊娠的经过及身体反应,妊娠过程是否顺利;观察孕妇的体型、身高、步态,有无跛足、有无脊柱和髋关节畸形、米氏菱形窝是否对称、有无尖腹或悬垂腹等。

1. 症状与体征

(1) 骨盆入口平面狭窄:主要表现为①胎先露及胎方位异常,初产妇腹形多呈尖腹,经产妇多呈悬垂腹;胎头衔接受阻,胎头迟迟不入盆,检查跨耻征多为阳性;臀先露、肩先露、面先露等胎位异常的发生率是正常骨盆的3倍,脐带脱垂的发生率是正常骨盆6倍。②产程进展异常,临界性狭窄,胎儿不大、胎位及产力正常,临产后胎头大多呈后不均倾位,潜伏期及活跃早期延长,活跃后期进展顺利;若胎头迟迟不入盆,常出现胎膜早破,继发性宫缩乏力,甚至脐带脱垂;骨盆绝对性狭窄,常导致梗阻性难产。

(2) 中骨盆平面狭窄:此类型骨盆入口呈前窄后宽形,胎头能正常衔接,但胎头俯屈和内旋转受阻,常导致持续性枕横位和枕后位,表现为潜伏期及活跃早期进展顺利,活跃后期及第二产程延长甚至第二产程停滞、继发性宫缩乏力。胎头在产道受压过长,容易导致颅脑损伤及胎儿窘迫;如压迫尿道与直肠易发生产时、产后排尿困难,严重者出现生殖道瘘;若中骨盆平面严重狭窄造成梗阻性难产可致先兆子宫破裂、甚至子宫破裂。

(3) 骨盆出口平面狭窄:常与中骨盆平面狭窄同时存在,若单纯出口平面狭窄,表现为第一产程进展顺利、第二产程停滞、胎头双顶径不能通过坐骨结节横径;如果强行阴道助产,可致阴道、盆底肌肉及会阴的严重损伤。

2. 对母儿的影响

(1) 对产妇的影响:①产程延长,骨盆入口平面狭窄,影响胎先露部衔接,常发生胎位异常并出现继发性宫缩乏力,使产程延长或滞产;②持续性枕横位或枕后位,中骨盆平面狭窄影响胎头内旋转,易发生持续性枕横位或枕后位;③生殖道瘘,软产道受胎头长时间挤压导致缺血、水肿、坏死、脱落,产后形成生殖道瘘;④感染,胎头异常、头盆不称易发生的胎膜早破,手术助产增加,均可导致感染的危险性增加;⑤子宫破裂,严重骨盆狭窄致梗阻性难产,若处理不当可致先兆子宫破裂,甚至子宫破裂。

考点:产道异常对母儿的影响

(2) 对胎儿及新生儿的影响:①胎儿窘迫,骨盆狭窄使胎先露高浮易发生胎膜早破、脐带脱垂,导致胎儿窘迫,甚至胎死宫内;②新生儿产伤,产程延长,胎头受压过久及手术助产,使新生儿产伤与感染机会增加。

3. 心理社会状况　由于产道异常、产程过长、分娩困难,孕产妇常表现出恐惧和紧张情绪,担心自身及胎儿安危,表现出强烈的无助感,护理人员应及时评估产妇情绪,了解孕产妇的支持系统。

(三) 相关检查

1. 一般检查　观察产妇的体型、步态,有无跛足、有无脊柱及髋关节畸形,米氏菱形窝是否对称,有无悬垂腹等。

2. 骨盆测量　是诊断骨盆狭窄的主要方法。包括骨盆外测量和骨盆内测量,骨盆外测量中骶耻外径、坐骨棘间径、坐骨结节间径、耻骨弓角度等低于正常值者,应做骨盆内测量。

扁平骨盆:如骶耻外径<18cm,应行阴道检查,了解骶岬突出程度,内测量对角径<11.5cm时,可诊断为扁平骨盆。

漏斗骨盆:若坐骨棘间径<10cm,坐骨切迹宽度<2横指,可诊断为中骨盆平面狭窄;坐骨结节间径<8cm、耻骨弓角度<90°,骶尾关节固定,坐骨结节间径与出口后矢状径之和<15cm,可诊断为骨盆出口平面狭窄。中骨盆平面狭窄与骨盆出口平面狭窄往往同时存在,形成漏斗骨盆。

均小骨盆:骨盆外测量各径线较正常值小2cm或以上,为均小骨盆。

横径狭窄骨盆:髂棘间径<23cm,髂嵴间径<25cm,坐骨棘间径<10cm,坐骨结节间径<8cm,骶耻外径正常,可诊断为横径狭窄骨盆。

偏斜骨盆:观察米氏菱形窝是否对称,测量骨盆两侧外斜径(一侧髂前上棘至对侧髂后上棘间的距离)及两侧直径(从髂前上棘至同侧髂后上棘间的距离)。若米氏菱形窝不对称,骨盆两侧外斜径相差>1cm或两侧直径相差>1cm,均可诊断为偏斜骨盆。

3. 腹部检查　估计头盆关系,如已临产,胎头仍未衔接,应行胎头跨耻征检查估计头盆关系,其具体方法是:产妇排空膀胱,取仰卧位、两腿伸直,检查者将一手放在耻骨联合上方,另一手将浮动的胎头向骨盆腔方向推压。若胎头低于耻骨联合平面,称胎头跨耻征阴性,表示胎头可以入盆,头盆相称;若胎头与耻骨联合在同一平面,称胎头跨耻征可疑阳性,表示可疑头盆不称;若胎头高于耻骨联合平面,称胎头跨耻征阳性,表示头盆不称(图12-10)。对跨耻征阳性的孕妇,应让其双腿屈曲半卧位,再次行胎头跨耻征检查,若转为阴性,提示骨盆倾斜度异常,无头盆不称。头盆不称提示骨盆相对或绝对狭窄。

考点:跨耻征的临床意义

4. 软产道检查　了解外阴、阴道、子宫颈有无异常。

5. B超检查　观察胎先露与骨盆各平面的关系,测量胎头双顶径、胸径及股骨长度,判断是否能顺产。

(四) 狭窄骨盆分娩时的处理

狭窄骨盆分娩时的处理原则是明确诊断骨盆类型和程度,了解胎儿大小、胎方位、宫缩强度、宫口扩张程度、胎先露下降程度、胎心率、是否破膜等因素,结合产妇年龄、产次和既往分

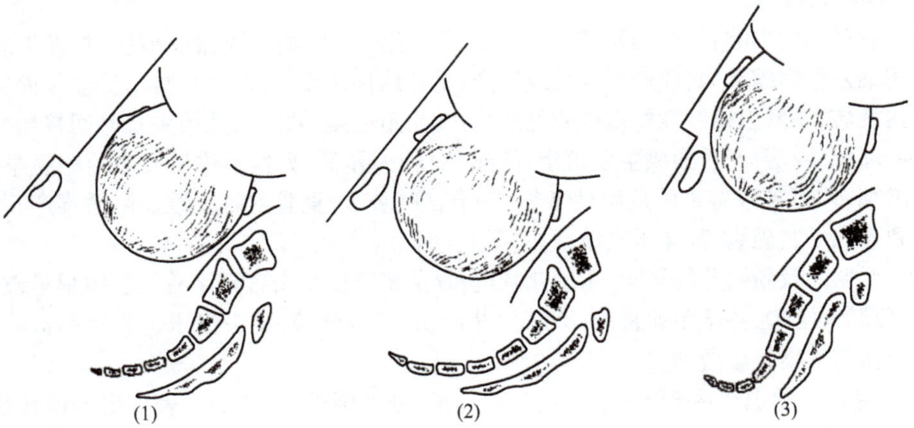

图 12-10 头盆相称程度检查

（1）头盆相称；（2）头盆可能相称；（3）头盆不称

娩史进行综合分析判断，决定分娩方式。

1. 骨盆入口平面狭窄

（1）绝对性骨盆狭窄，胎头跨耻征阳性者，足月活胎多不能经阴道分娩，应行剖宫产术结束分娩 。

考点：试产的适应证及试产的时间

（2）相对性骨盆狭窄，若胎儿体重小于3000g，胎位、胎心率正常，胎头跨耻征可疑阳性者，若产妇一般情况好、产力良好，可在严密监护下阴道试产。若胎膜未破，宫口扩张3cm时可行人工破膜，破膜后若产程进展顺利，多数能经阴道分娩；若出现宫缩乏力，可用缩宫素静脉滴注加强宫缩，在良好产力下试产，试产时间以2～4小时为宜，试产中应注意观察宫缩、胎心、宫口扩张及胎先露下降情况，若出现胎儿窘迫、先兆子宫破裂，应及时行剖宫产术结束分娩。胎膜已破者，应适当缩短试产时间以防止感染。

2. 中骨盆平面狭窄　主要影响胎头俯曲及内旋转，容易导致枕后位及枕横位。若宫口开全，胎头双顶径达坐骨棘水平或更低，可经阴道助产；若胎头双顶径在坐骨棘水平以上或出现胎儿窘迫，则应行剖宫产术结束分娩。

3. 骨盆出口平面狭窄　临床上常以出口横径与出口后矢状径之和估计出口大小。若两者之和>15cm时，胎先露可利用后三角经阴道娩出，或行阴道助产术娩出；若两者之和<15cm时，足月活胎不经阴道分娩，不应试产，多需行剖宫产术。

4. 均小骨盆　估计胎儿体重约2500g，胎位、胎心正常，头盆相称，可以试产，可通过胎头颅骨重叠变形和极度俯屈，胎头以最小径线通过骨盆腔，完成阴道分娩；若胎儿较大，有明显头盆不称，应尽早行剖宫产术结束分娩。

5. 畸形骨盆　若畸形严重、明显头盆不称者，应及时行剖宫产术。

瘢痕子宫阴道分娩率

近年来软产道异常导致的剖宫产率呈上升趋势，以子宫下段、子宫颈等产道瘢痕最明显。在我国前次剖宫产是造成瘢痕子宫的最常见原因。美国促进产时服务模式联盟（CIMS）倡议：剖宫产术后阴道分娩率超过60%，争取超过75%；瘢痕子宫再次妊娠分娩的安全性与前次技术、子宫切口修复情况、术后炎症及盆腹腔脏器粘连等因素密切相关。国内瘢痕子宫再次妊娠阴道分娩率很低，与绝大多数没有给予瘢痕子宫试产机会有关。

链接

二、护理诊断/合作性问题

1. 焦虑 与担心自身和胎儿的安危有关。
2. 有感染的危险 与胎膜早破、产程延长、手术操作有关。
3. 有胎儿窘迫、新生儿窒息的危险 与产程延长、产道异常有关。
4. 潜在并发症 子宫破裂。

三、护理措施

（一）一般护理

（1）为产妇提供舒适温馨的生产环境，待产室应保持整洁、空气流通，温度、湿度适宜。

（2）关心产妇的营养、饮食与休息，鼓励产妇进高热量、易消化饮食，休息时取左侧卧位，保持良好的产力。

（二）病情观察

（1）密切观察胎心、子宫收缩及产程进展情况，注意有无胎儿窘迫及子宫先兆破裂征象；破膜后立即听胎心，观察羊水性状，必要时行阴道检查，了解有无脐带脱垂等情况，如有异常及时报告医生，及时处理。

（2）注意子宫破裂的先兆征象，了解宫缩强度、频率、持续时间或应用胎儿电子监护仪动态监测，如出现病理性缩复环或胎儿窘迫应立即停止试产，及时处理，避免发生子宫破裂。

（三）医护治疗配合

（1）骨产道异常时，采取坐或蹲踞式纠正骨盆倾斜度，有助于胎先露衔接及下降。试产过程中及时做好人工破膜及新生儿窒息抢救准备，及时遵医嘱使用宫缩剂、抗生素，预防产后出血及感染。

（2）明显头盆不称者不建议试产，遵医嘱做好剖宫产术的术前准备及护理。备好新生儿用物及新生儿窒息抢救物品。

（3）软产道异常时做好宫颈水肿注药及外阴湿热敷；配合医生完成阴道横膈、阴道纵隔及会阴切开术。

（四）心理护理

主动与产妇沟通，让孕妇了解自己骨盆异常的情况与可能的分娩方式，对经全面评估行阴道试产者，应向产妇及家属讲解自然分娩的可能性及好处，增强产妇自然分娩的信心；及时提供产程进展情况，耐心解答产妇及家属的疑问，减轻产妇的焦虑。

四、健康教育

指导孕妇定期行产前检查，及早发现骨盆异常。对有头盆不称、胎先露高浮及跨耻征阳性的产妇应提前入院待产。指导孕妇预防胎膜早破、脐带脱垂的方法，一旦出现胎膜早破避免直立位，立即住院就诊。宣教母乳喂养及新生儿护理的知识，对产妇进行产褥期保健指导。

第3节 胎儿异常

胎儿异常包括胎位异常及胎儿发育异常。胎位异常是造成难产的常见原因之一。除枕前位为正常胎位外（约占90%），其余均为异常胎位；胎位异常临床常见持续性枕后位和枕横位，胎儿发育异常多见巨大儿和脑积水。

案例 12-3

某初产妇,27 岁,宫内妊娠 40^{+3} 周临产,活跃期产妇即出现屏气用力现象,现宫口开全近2小时胎儿仍未娩出。查体:宫高 35cm、腹围 98cm,胎心率 132 次/分,骨盆外测量各径线正常。阴道检查:宫口开全,胎膜已破,羊水清,胎头 S^{+2},胎头矢状缝与母体骨盆横径平行,大囟位于母体骨盆的左侧,小囟位于母体骨盆的右侧。

讨论分析:

1. 请判断该产妇的胎方位。
2. 如果你遇到这种情况,应做哪些处理帮助产妇尽快结束分娩?

一、胎 位 异 常

胎位异常(abnormal fetal position)是造成难产的常见原因之一,其中胎头位置异常居多,占 6%~7%,如持续性枕后位(persistent occiput posterior position)、枕横位(persistent occiput transverse position)、面先露、额先露、头高直位、前不均倾位等;臀先露占 3%~4%;肩先露、复合先露少见。

二、持续性枕后位及枕横位

正常分娩时,胎头双顶径下降至中骨盆平面进行内旋转,使胎头以最小径线通过骨盆最窄平面经阴道分娩;临产后凡以枕后位或枕横位衔接,经充分试产,胎头枕部持续不能转向前方,直至分娩后期仍位于母体骨盆后方或侧方,致使分娩发生困难,称为持续性枕后位或持续性枕横位,约占分娩总数的 5%。

(一) 护理评估

1. 健康史

(1) 病因评估:主要病因如下。

1) 骨盆异常:持续枕后位、枕横位常发生于男型骨盆和类人猿型骨盆。这两种类型骨盆入口平面前窄后宽,胎头容易以枕后位或枕横位衔接于宽敞的入口平面后半部。这两类骨盆常伴有中骨盆平面及出口平面狭窄,影响胎头在中骨盆平面向前旋转的过程,造成持续性枕后位或枕横位;扁平骨盆前后径线较短,骨盆入口横径较长,均小骨盆各径线均小,胎头易以枕横位衔接,因胎头俯屈不良,骨盆小,内旋转困难,形成持续性枕横位。

2) 胎头俯屈不良:以枕后位衔接时,胎背与母体脊柱接近,不利于胎头俯屈,俯屈不良的胎头前囟成为下降的最低部位,位于最低点的前囟常被旋转至骨盆前方或侧方,枕部则转至后方或侧方,形成持续性枕后位或枕横位。

3) 子宫收缩乏力:影响胎头下降、俯屈及内旋转,容易造成持续性枕后位或枕横位;反之,持续性枕后位或枕横位使胎头下降受阻,也易引起子宫收缩乏力,两者互为因果。

4) 其他:头盆不称、前置胎盘、膀胱充盈、子宫下段及宫颈肌瘤等,影响胎头俯屈及内旋转,均易造成持续性枕后位或枕横位。

(2) 病史评估:查阅产前检查资料,如骨盆测量值、胎儿大小、胎方位,了解产程进展及宫缩情况等,评估有无引起持续性枕后位、枕横位的因素存在。

2. 身心状况

(1) 症状与体征:

1）产程延长，临产后胎头衔接较晚及俯屈不良，以枕后位衔接使胎儿脊柱与母体脊柱贴合，影响胎头俯屈与下降；胎先露不能紧贴子宫颈，易导致协调性子宫收缩乏力，宫口扩张缓慢，产程延长，甚至产程停滞，常发生在活跃晚期或第二产程延长。

考点：持续性枕横位、枕后位的症状、体征

2）过早使用腹压和宫颈水肿，由于胎儿枕骨持续位于母体骨盆的侧后方，直接压迫直肠，产妇自觉肛门坠胀感及排便感，导致产妇宫口未开全而过早屏气使用腹压，引起产妇疲劳和子宫颈前唇水肿，影响产程进展；若在阴道口见到胎儿头发，但经多次宫缩时屏气却仍不见胎头继续下降，应考虑可能是持续性枕后位或枕横位。

3）腹部检查，子宫底处可触及胎臀，胎背位于母体腹部的后方或侧方，前腹壁容易触及胎儿的肢体，有时在母体耻骨联合上方可触及胎儿颏部。胎心音在母体脐下偏外侧或在胎儿肢体侧最清晰。

4）肛门检查及阴道检查，枕后位时盆腔后部空虚；枕左后位时，胎头矢状缝位于骨盆斜径或前后径上，大囟门在骨盆右前方，小囟门在骨盆左后方；枕横位时，矢状缝与骨盆横径一致，大、小囟门分别位于骨盆的左右侧方；持续性枕后位或枕横位时，因胎头俯屈不良，大囟门常低于小囟门（图12-11）。若宫口开全，因产瘤影响判断颅骨缝及囟门时，可借助阴道检查触诊胎儿耳郭及耳屏方向判定胎方位。耳郭朝向骨盆后方，为枕后位；耳郭朝向骨盆侧方，为枕横位。

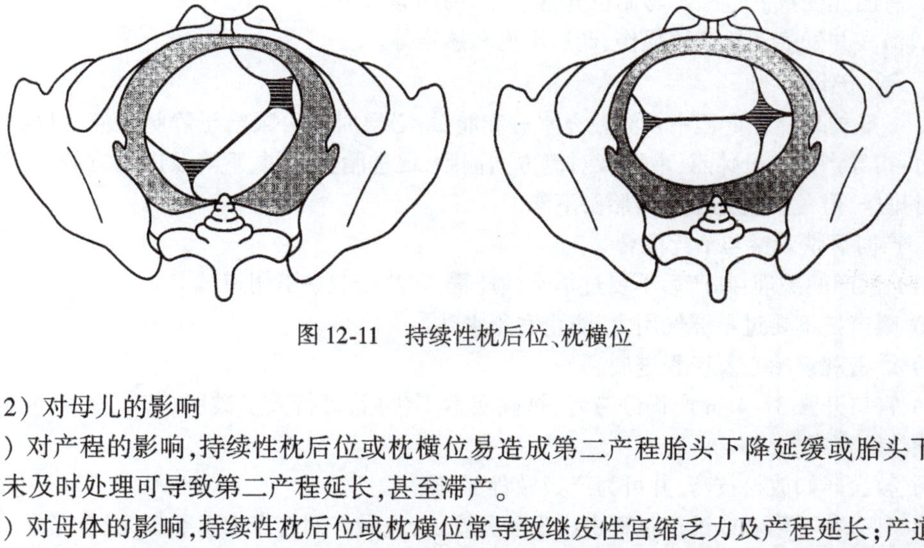

图12-11 持续性枕后位、枕横位

（2）对母儿的影响

1）对产程的影响，持续性枕后位或枕横位易造成第二产程胎头下降延缓或胎头下降停滞，如未及时处理可导致第二产程延长，甚至滞产。

2）对母体的影响，持续性枕后位或枕横位常导致继发性宫缩乏力及产程延长；产道受压过久，可导致尿潴留甚至生殖道瘘；阴道助产机会增多，易发生软产道损伤，产后出血及感染发生率增加。

3）对胎儿及新生儿的影响，由于第二产程延长及手术助产增多，易引起胎儿窘迫、新生儿窒息和产伤，使围生儿死亡率增高。

（3）心理社会状况：评估产妇精神状态及其影响因素，了解产妇是否对分娩高度恐惧和焦虑；评估产妇及家属对持续性枕后位、枕横位相关知识的了解程度，产妇有无良好的支持系统。

3. 辅助检查 B超检查探测胎儿枕部及眼眶位置即可确定胎方位。

4. 持续性枕后位与枕横位的处理 若骨盆无异常，胎儿不大，无头盆不称，可以试产（多数产妇在强有力的宫缩作用下，枕部向前转90°或135°，以枕前位自然分娩）。试产时应严密观察产程。若试产失败或有明显头盆不称，应及时行剖宫产术；同时做好新生儿抢救准备。

（1）第一产程：临产后发现胎儿以枕后位衔接时，应进一步详细检查骨盆情况，中骨盆是否狭窄。产程中应防止产妇过早屏气用力，保持体力，预防子宫颈前唇水肿。

1）潜伏期：保证产妇充分休息和营养，产妇取胎背对侧方向侧卧，促进胎头俯屈、下降及向前方旋转，给予其充分试产的机会。若产妇精神紧张、睡眠不佳可给予地西泮或哌替啶肌内注射缓解症状；若宫缩不良，应用缩宫素静脉滴注。

2）活跃期：可行人工破膜，促使胎头下降，压迫子宫颈，反射性增强宫缩，有利于胎头内旋转。若宫缩欠佳，静脉滴注缩宫素；若宫口扩张>1cm/小时，胎先露持续下降，多数能经阴道分娩；若经过上述处理，宫口扩张<1cm/小时，或出现胎儿窘迫征象，应尽快剖宫产结束分娩。

（2）第二产程：初产妇宫口开全近2小时或经产妇宫口开全近1小时，胎儿仍未娩出，应及时行阴道检查确定胎方位。如发现胎头呈枕后位或枕横位，应指导产妇配合宫缩、屈髋加腹压用力，以减小骨盆倾斜度、使胎先露充分借助肛提肌收缩转至枕前位；当胎头双顶径已达坐骨棘平面或平面以下，可徒手将胎头枕部转向前方，转成枕前位自然分娩或行阴道助产术结束分娩；若胎头双顶径在坐骨棘平面以上，疑有头盆不称，应行剖宫产术结束分娩。

（3）第三产程：做好新生儿复苏的抢救准备；因产程延长，产后易发生宫缩乏力，为预防产后出血，应于胎儿前肩娩出后及时注射宫缩剂，如软产道裂伤，及时缝合，产后给予抗生素预防感染。

（二）护理诊断/合作性问题

1. 焦虑　与缺乏产程进展知识或担心分娩结局有关。

2. 有胎儿受损的危险　与胎位异常、手术助产等有关。

3. 潜在并发症　软产道损伤、产后出血和感染等。

（三）护理措施

1. 一般护理　在产程中及时补充水分和能量，必要时遵医嘱给予静脉补液，以保持良好的产力；指导产妇充分休息，取胎背对侧方向侧卧，促进胎头俯屈、下降及向前方旋转；督促产妇定时排尿，避免膀胱充盈阻碍胎头下降。

2. 产时病情观察与治疗配合

考点：试产的护理

（1）试产的护理：临产后不要过早干预产程，在严密观察下阴道试产。

1）嘱产妇不要过早屏气用力，防止宫颈水肿。

2）严密观察胎心及产程进展。

3）宫口开张3～4cm产程停滞者，排除头盆不称后，可行人工破膜；若产力不佳，遵医嘱静脉滴注缩宫素。

4）教会产妇放松技巧，并可为产妇做背部按摩。

5）有头盆不称者或试产过程中出现胎儿窘迫，应做好剖宫产手术准备，配合完成手术。

（2）阴道助产术的护理　当胎头双顶径达坐骨棘平面或以下时，配合医生做好会阴侧切及阴道助产术的准备工作。

3. 心理护理　针对产妇及其家属的疑问、焦虑和恐惧，护士在执行医嘱及护理过程中，应主动与其沟通，耐心、细致解释病情，消除产妇紧张情绪，增强其对分娩的信心，鼓励产妇更好地配合医护处理，帮助产妇安全度过分娩期。

（四）健康教育

嘱孕妇常规进行产前检查，产程中保持心情愉快，产后注意休息，出院后注意饮食营养、均衡，保持外阴清洁；指导母乳喂养的方法，选择合适的避孕措施。

三、臀　先　露

臀先露（breech presentation）即臀位，是产前最常见且最容易诊断的异常胎位，占分娩总数的3%～4%。臀先露以骶骨为指示点，有骶左前、骶右前、骶左横、骶右横、骶左后和骶右后六种胎方位。臀先露分娩时胎臀先于胎头娩出，因胎头比胎臀大，分娩时后出胎头无明显变形，常造成娩出困难，又因臀位易发生脐带脱垂，故围生儿死亡率是枕先露的3～8倍。

根据胎儿双下肢所取的姿势，可分为以下3类。

(1) 单臀先露(frank breech presentation)：胎儿双髋关节屈曲，双膝关节伸直，胎先露为臀部，称单臀先露又称腿直臀先露，为临床最多见类型。

考点：臀先露的临床分类

(2) 完全臀先露或混合臀先露(complete breech presentation)：胎儿双髋关节及膝关节均屈曲，胎先露为臀部和双足称为完全臀先露，又称混合臀先露，临床较多见。

(3) 不完全臀先露(incomplete breech presentation)：胎儿以一足或双足、一膝或双膝、一足一膝为先露。膝先露是暂时的，产程开始后转为足先露，临床较少见。

(一) 护理评估

1. 健康史

(1) 病因评估：主要病因如下。

1) 胎儿发育因素：胎龄越小臀先露发生率越高，如早产儿高于足月儿。

2) 胎儿在子宫腔内活动范围过大：如羊水过多，胎儿易在子宫腔内自由活动形成臀先露。

3) 胎儿在子宫腔内活动范围受限：如子宫畸形、双胎、羊水过少等。

4) 胎头衔接受阻：如骨产道异常、前置胎盘、巨大胎儿等。

(2) 病史评估：认真查阅产前检查记录，如骨盆测量值、胎位、胎儿大小；了解有无双胎、羊水过多、前置胎盘等；询问既往分娩史中有无异常胎位及难产史，是否有巨大胎儿、畸形胎儿等家族史。

2. 身心状况

(1) 症状与体征：主要内容如下。

1) 症状：妊娠晚期胎动时孕妇常有季肋区顶胀痛，肋下可触及圆而硬的胎头。临产后，因胎臀或胎足难以紧贴子宫下段与子宫颈，致继发性宫缩乏力，宫口扩张缓慢，产程延长；足先露时易出现胎膜早破及脐带脱垂。

2) 腹部检查：四步触诊子宫呈纵椭圆形，在子宫底部可触及圆而硬、有浮球感的胎头，耻骨联合上方则触及软而宽、不规则的胎臀，胎心在母腹脐左上方或右上方胎背处听诊最清楚。

3) 肛门检查及阴道检查：肛门检查时，触及胎臀或胎足、胎膝的一些特征，胎臀位置较高，肛门检查不能确定时，需行阴道检查。当宫口扩张2cm以上胎膜已破时，阴道检查可直接触及胎臀、外生殖器及肛门，此时应与面先露相鉴别：臀先露时，肛门与两坐骨结节连在一条直线上，手指放入肛门括约肌收缩感，取出手指可见胎粪；面先露时，口与两颧骨呈三角形，手指放入口中可触及齿龈(图12-12)。当触及胎足时尚需与胎手相鉴别：胎足趾短，趾端可连成一直线，足跟突出；胎手指长，趾端连成一弧形线。不完全臀先露时应注意有无脐带脱出的情况。

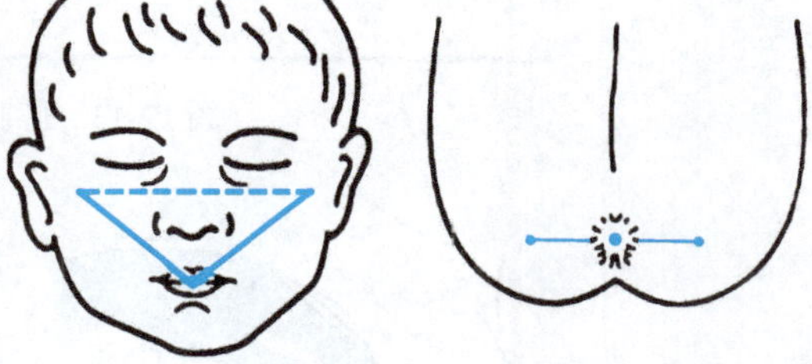

图12-12 胎儿面部与臀部触诊的区别

(2) 对母儿的影响：主要表现如下。

1) 对产程的影响：因胎臀周径小于胎头，且质地软，主要影响子宫颈扩张进程，容易发生活跃期延长及停滞。

2) 对母体的影响：臀先露时因胎臀不规则，导致前羊膜囊压力不均匀，容易发生胎膜早破，增加产褥感染的机会；胎臀不规则，难以紧贴子宫下段及子宫颈，易发生继发性宫缩乏力、产后出血；若后出胎头困难，强行牵拉，可造成子宫下段、子宫颈、阴道、会阴撕裂。

3）对胎儿及新生儿的影响：臀先露后出胎头，且需变形方可通过，此过程脐带受压于胎头与子宫颈、盆腔壁之间，易造成胎儿低氧血症及酸中毒，重者延续为新生儿窒息；胎臀不规则易引起胎膜早破，发生脐带脱垂的概率是头先露的10倍，脐带脱垂导致脐带受压，可发生胎儿窘迫，甚至胎儿死亡，胎膜早破也可导致早产；后出胎头易发生脊柱损伤、新生儿窒息、颅内出血、臂丛神经损伤及骨折，甚至死产。

(3) 心理社会状况：评估产妇精神状态及其影响因素、了解产妇是否对分娩有高度恐惧和焦虑情绪；产妇及家属对臀先露相关知识的了解程度；产妇有无良好的社会支持系统。

3. 辅助检查　B超检查可确诊臀先露，还能明确臀先露的类型；臀先露时胎儿畸形率高于头先露，应注意观察胎儿有无异常、胎儿大小、胎盘等有无异常，有助于决定分娩方式。

4. 臀先露的处理

考点：臀先露矫正胎位的时机与方法

(1) 妊娠期：妊娠30周以前，臀先露多能转为头先露，不需要纠正。若妊娠30～32周后仍为臀先露，可采用以下方法纠正。①胸膝卧位：孕妇排空膀胱、松解裤带，取胸膝卧位（图12-13），每日2次，每次15分钟，坚持1周后复查。该体位有利于胎儿借助重心的变化自然完成头先露的转位。②激光照射或艾灸至阴穴：用激光照射两侧至阴穴（足小趾外侧，趾甲旁0.1寸）或艾条灸至阴穴，每日1次，每次15～20分钟，5次为一疗程。③外转胎位术：上述方法无效时，对腹壁松弛的孕妇可利用手法经腹部外操作纠正胎方位（图12-14），宜在妊娠32～34周进行；此法有发生胎盘早剥、脐带缠绕等并发症的危险，应慎用，出现异常情况，如胎动频繁、胎心率异常，立即停止转动并退回原胎位观察半小时。

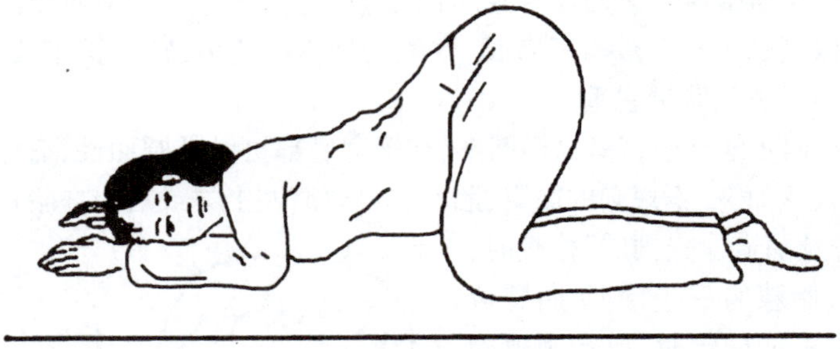

图12-13　膝胸位示意图

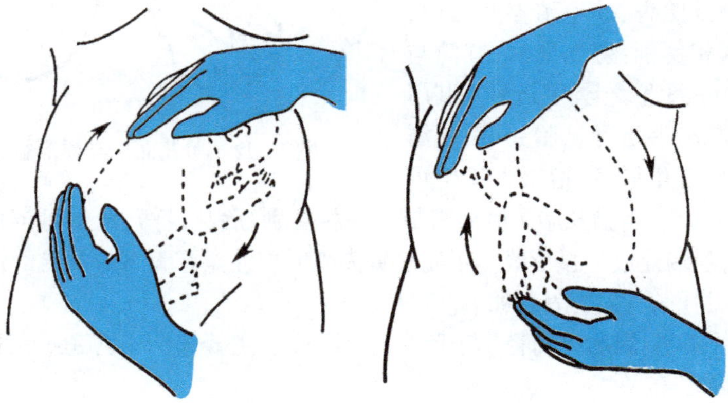

图12-14　臀先露外转胎位术

臀先露矫正胎位的其他方法

仰卧臀高位：孕妇排空膀胱、松解裤带，仰卧于床上，腰部用软垫抬高，使腰臀与床缘成30°~45°，10~15分钟后迅速将身体向胎肢侧转动，侧卧5分钟，每日2次，每次15~45分钟，3~7日为一疗程。

甩臀运动：孕妇双足分开直立，双手扶桌沿，双膝及臀部顺胎头屈曲方向做规律的连续旋转，每日早晚各1次，每次15分钟，7日为一疗程。

链接

（2）分娩期：临产初期应根据产妇年龄、胎产次、胎儿大小、骨盆大小、胎儿是否存活、臀先露的种类及有无并发症等决定分娩方式。

1）剖宫产指征：狭窄骨盆、软产道异常、预估胎儿体重大于3500g或胎头双顶径大于9.5cm且为活胎、胎儿窘迫、脐带先露、脐带脱垂、高龄初产、不完全臀先露、有难产史等，均应行剖宫产术。

考点：臀先露的剖宫产指征

2）阴道分娩的处理：一旦决定阴道分娩应做好如下处理。

第一产程：防止胎膜早破，产妇取左侧卧位，少活动，严禁灌肠，少肛门检查，不用缩宫素引产；一旦破膜立即听取胎心，若胎心率有改变，行阴道检查，了解有无脐带脱垂。如发现脐带脱垂，胎心尚好，宫口未开全，立即行剖宫产术；如无脐带脱垂继续严密观察胎心及产程进展。若宫口未全开，阴道外口见胎足，接产者应消毒外阴后，使用"堵"外阴的方法，促使子宫颈口和阴道充分扩张，便于胎头娩出（图12-15）。在"堵"的过程中，每隔10~15分钟听胎心一次，注意宫口是否开全，并观察腹部外形。宫口已开全仍"堵"外阴，可造成子宫破裂或胎儿窘迫，宫口近开全时，应做好接产和抢救新生儿窒息的准备。

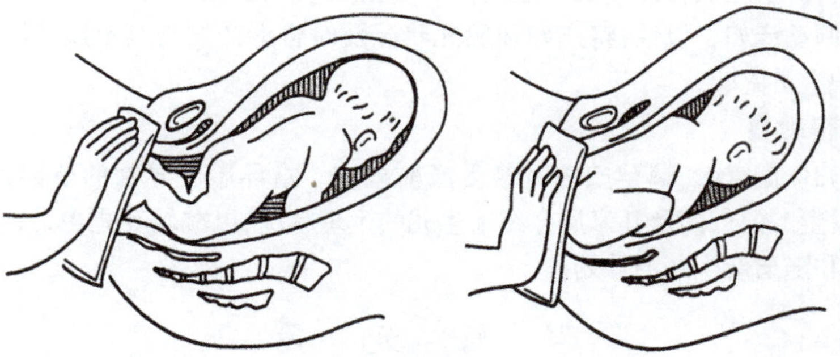

图12-15　臀位堵外阴

第二产程：接产前应导尿，初产妇应行会阴后-侧切开术，有3种分娩方式。①自然分娩：胎儿自然娩出，接产者不作任何干预，这种情况极少见，仅见于胎儿小、宫缩强的经产妇；②臀位助产：当胎臀自然娩出至脐部后，由接产者协助胎肩及胎头娩出，要求接产者在脐部娩出后，2~3分钟娩出胎头，最长不超过8分钟；③臀牵引术：胎儿全部由接产者牵拉娩出，此种手术对胎儿损伤大，除紧急情况外应禁用。

考点：臀位助产脐部娩出后娩头控制时间

第三产程：积极抢救新生儿窒息，预防产后出血，认真检查软产道，及时缝合损伤及会阴切口，遵医嘱给予抗生素预防感染。

（二）护理诊断/合作性问题

1. 恐惧　与惧怕难产、担心胎儿安危有关。
2. 焦虑　与产程进展知识缺乏有关。

3. 有感染的危险　与产程延长、胎膜早破及手术操作有关。

4. 潜在并发症　胎膜早破、软产道损伤、产后出血、胎儿窘迫等。

（三）护理措施

1. 一般护理　嘱产妇充分休息，保持良好的产力；鼓励产妇进食高热量、易消化的流食或半流食，及时补充水分，必要时遵医嘱静脉补液，维持水、电解质平衡；督促产妇及时排空大小便；对于情绪过度紧张或焦虑者可遵医嘱应用哌替啶或地西泮缓解不良情绪；提供增加舒适感的措施，如松弛身心，抚摸腹部等，使产妇安全度过分娩。

2. 产时病情观察与治疗配合

（1）严密观察宫缩情况、宫口扩张及胎先露下降情况，勤听胎心，必要时行胎儿电子监护，一旦破膜后立即听取胎心并记录；注意有无胎儿窘迫征象，发现异常及时报告医生，及时处理。

（2）指导孕妇矫正胎位：孕妇排空膀胱、松解裤袋，胸膝放松置于同一平面，双手与肩同宽上举置于床面保持身体平衡，每日 2 次，每次 15 分钟；两侧至阴穴艾灸，每日 1 次，每次 15～20 分钟。

（3）做好剖宫产术准备：骨产道异常、软产道异常、胎儿窘迫、高龄初产妇、有难产史及不完全臀位者，做好剖宫产的术前准备，配合医生完成手术。

（4）分娩时护理配合：第一产程防止脐带脱垂、充分扩张软产道；第二产程正确指导产妇用力，避免体力消耗过多，及时排空膀胱，协助行会阴侧切及臀位助产术；第三产程常规检查软产道，如有裂伤及时缝合。遵医嘱及时应用缩宫素和抗生素，预防产后出血和感染。

3. 心理护理

（1）保持产妇情绪稳定：鼓励产妇诉说担心与焦虑，耐心倾听；针对产妇及其家属的疑问、焦虑和恐惧，护士在执行医嘱及护理过程中，应给予充分的解释，消除产妇紧张情绪。

（2）充分调动产妇积极性：将产妇和胎儿状况及时告诉产妇与其家属，鼓励产妇树立信心，积极与医护人员配合。

（四）健康教育

加强孕产妇保健宣教，嘱孕妇按时接受产前检查。指导胎位异常的孕妇进行胎位的矫正，减少难产发生。向产妇及其家属介绍新生儿的生理状况，以减轻其焦虑。出院时，与产妇共同制订喂养和随访新生儿的计划。

四、肩　先　露

胎儿纵轴与母体纵轴相垂直，胎体横卧于母体骨盆入口平面之上，胎先露为肩，称为肩先露（shoulder presentation），亦称横位。此胎位约占妊娠足月分娩总数的 0.25%。肩先露以肩胛骨为指示点，有肩左前、肩左后、肩右前、肩右后 4 种胎方位。肩先露是对母儿最不利的胎方位，足月活胎不能经阴道自然娩出。

（一）护理评估

1. 健康史　认真查阅产前检查记录，如骨盆测量值、胎位、胎儿大小；了解孕妇是否为经产妇，有无骨盆狭窄、巨大儿、胎儿畸形、羊水过多或过少、前置胎盘、子宫畸形；检查产妇腹壁是否松弛；询问既往孕产史及家族史。

2. 身心状况

（1）症状与体征：主要内容如下。

1）宫缩乏力：肩先露时，胎肩不能紧贴子宫下段及子宫颈内口，缺乏直接刺激，造成宫缩乏力、产程延长。应观察产程曲线，及时了解宫缩及产程情况。

2）胎膜早破：胎肩与骨盆不能衔接，前羊膜囊压力不均易发生胎膜早破甚至脐带脱垂，造成胎儿窘迫，甚至胎儿死亡。应评估胎膜是否完整，观察阴道内有无羊水流出，有无脐带脱出。

3）忽略性肩先露（neglected shoulder presentation）：又称嵌顿性肩先露，破膜后羊水流尽，子宫紧裹胎体，随着宫缩不断增强，胎肩和部分胎胸被挤入骨盆腔内，胎儿上肢脱出阴道口外，胎头、胎臀和胎儿另一上肢被阻于骨盆入口上方，胎体折叠弯曲，胎颈被拉长，形成忽略性肩先露亦称嵌顿性肩先露（图12-16）。应及时评估宫缩强度，观察有无胎手脱出阴道口外。

考点：忽略性肩先露

4）腹部检查：子宫呈横椭圆形，子宫底高度低于孕周，子宫底部及耻骨联合上方较空虚，母体腹壁一侧可触及圆而硬的胎头，另一侧可触及软而宽的胎臀。肩前位时，母体腹壁可触及宽大平坦的胎背；肩后位时，母体腹壁则触及不规则的小肢体，胎心音在脐周听诊最清楚。

5）肛门检查、阴道检查：胎膜未破，先露部位于骨盆入口平面以上，肛门检查常不能触及胎先露。若胎膜已破、宫口已扩张，阴道检查可触及胎儿肩胛骨、锁骨、肋骨和腋窝。根据肩胛骨及腋窝指向可判断胎头、胎背方向。

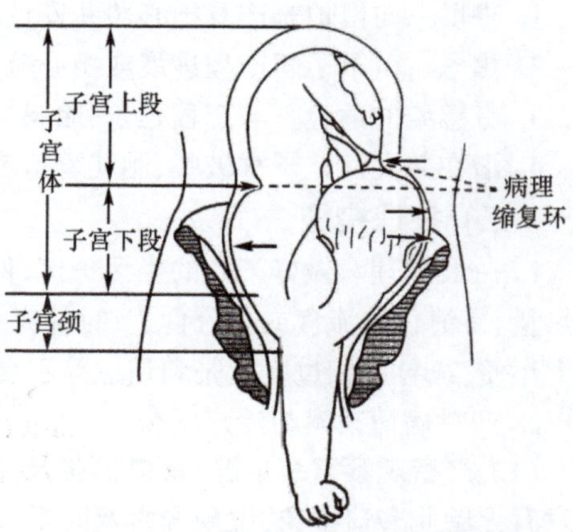

图12-16　忽略性肩先露及病理性缩复环

（2）对母儿的影响：主要表现如下。

1）对产程的影响：肩先露时胎体嵌顿于骨盆上方，易致宫口不能开全，发生活跃期停滞；若双胎妊娠第一胎儿娩出后，如未及时处理可致第二产程延长及胎先露部下降停滞。

2）对产妇的影响：肩先露不能有效扩张子宫下段及子宫颈口，易导致宫缩乏力、胎膜早破、子宫破裂、子宫腔感染及败血症。

病理缩复环（pathologic retraction ring）：若宫缩继续加强，由于子宫收缩的缩复作用，子宫上段肌肉过度收缩越来越厚，子宫下段被动扩张越来越薄，使上、下段之间形成环状凹陷，此环状凹陷可随宫缩不断上升，甚至可升高达脐以上，成为病理性缩复环，它是先兆子宫破裂的征象。要特别注意观察子宫缩复环情况，若发现缩复环随宫缩上升，并出现下腹部压痛或血尿，应立即通知医生。如不及时处理，可发生子宫破裂。

3）对胎儿、新生儿的影响：肩先露不能有效衔接，易造成脐带脱垂、胎儿窘迫、胎死宫内、新生儿窒息或死亡、新生儿产伤等，因而妊娠足月活胎均需手术助产。

（3）心理社会状况：评估产妇精神状态及其影响因素，了解产妇是否担心自身及胎儿的安危而表现出异常焦虑和恐惧；产妇及家属对肩先露分娩危险性的了解程度，如认识不足，任其自然，易耽误抢救时间，致母儿发生危险；评估产妇有无良好的社会支持系统。

3. 辅助检查　B超检查能准确探清肩胛骨的位置并确定胎方位。

4. 肩先露的处理

（1）妊娠期：定期产前检查，妊娠30周后发生肩先露，可采用胸膝卧位、艾灸至阴穴、外转胎位术等方法纠正胎方位，若矫正无效应提前住院待产。

（2）分娩期：应根据胎产次、胎儿大小、胎儿是否存活、宫口扩张程度、有无并发症等因素综合判断，决定分娩方式。

1）初产妇足月活胎：无论宫口扩张程度、有无并发症均应剖宫产。

2）经产妇足月活胎：首选剖宫产；若胎膜已破、羊水仍较多，宫口扩张5cm以上，胎儿不大、胎心正常，无先兆子宫破裂，也可在全麻下行内转胎位术。

3）双胎妊娠足月活胎：第二胎儿为肩先露，可行内转胎位术，以臀位娩出。

4）有先兆子宫破裂或子宫破裂征象：无论胎儿是否存活，均应立即行剖宫产术，根据具体情况修补或切除子宫。

5）胎儿已死、无子宫破裂征象：行毁胎术。术后常规检查软产道，及时缝合裂伤，注意预防产后出血及产褥感染；如有血尿，应留置导尿管1周以上，防止发生尿瘘。

（二）护理诊断/合作性问题

1. 恐惧　与惧怕难产及担心胎儿安危有关。

2. 焦虑　与不了解产程进展或担心分娩有关。

3. 有感染的危险　与产程延长、胎膜早破及手术操作有关。

4. 潜在并发症　子宫破裂、胎儿窘迫或死亡。

（三）护理措施

1. 一般护理　做好产妇的生活护理，保证产妇充分休息，保持良好的产力；鼓励产妇进食高热量、易消化的流食或半流食，及时补充水分以保持产妇良好的营养状况；督促产妇及时排空大小便；疏导产妇过度紧张和焦虑等不良情绪。

2. 产时病情观察与治疗配合

(1) 严密观察宫缩情况、宫口扩张及胎先露下降情况，行胎儿电子监护，观察有无破膜；注意有无胎儿窘迫征象，发现异常及时报告医生，及时处理。

(2) 治疗配合：

1）协助产妇矫正胎位，妊娠30周后协助纠正胎位，方法同臀先露。

2）协助产妇选择合适的分娩方式，①剖宫产术，初产妇足月活胎或伴有产科指征、出现先兆子宫破裂或子宫破裂征象者；②内转胎位术，经产妇足月活胎，破膜不久，宫口开大5cm以上者，在乙醚麻醉下行内转胎位术，待宫口开全后以臀先露娩出（图12-17）；③毁胎术，胎儿已死，无先兆子宫破裂征象者。

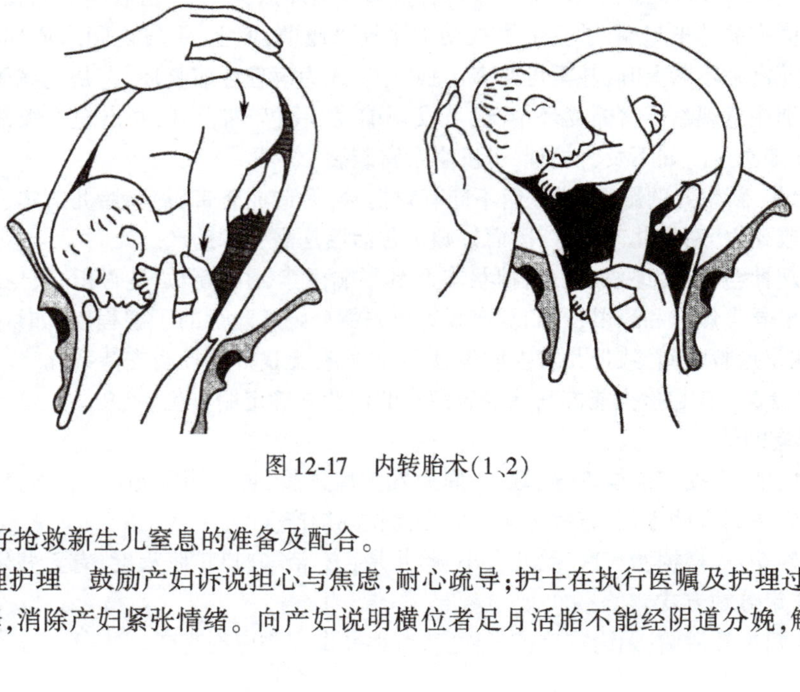

图12-17　内转胎术（1、2）

3）做好抢救新生儿窒息的准备及配合。

3. 心理护理　鼓励产妇诉说担心与焦虑，耐心疏导；护士在执行医嘱及护理过程中，给予充分的解释，消除产妇紧张情绪。向产妇说明横位者足月活胎不能经阴道分娩，解释行剖宫产术的必要性及术前、术后注意事项,使产妇乐意接受手术。

(四)健康教育

加强孕产妇保健宣教,保证孕妇按时接受产前检查,及时发现胎位异常;指导胎位异常的孕妇进行胎位的矫正,减少难产发生;指导产妇出院后休息、饮食、活动、康复、避孕及指导母乳喂养。

【附:其他几种胎位异常及其护理】

一、胎头高直位

胎头以不屈不仰姿势衔接于骨盆入口,其矢状缝与骨盆入口前后径相一致者,称为胎头高直位(sincipital presentation),约占分娩总数的1.08%。包括高直前位,即胎头枕骨向前靠近耻骨联合,又称枕耻位;高直后位,胎头枕骨向后靠近骶岬,又称枕骶位。胎头高直位对母儿均有较大的危害,应妥善处理。

1. 病因 具体病因不清,临床上发生胎头高直位最常见原因是头盆不称,此外还可能与胎膜早破、孕妇腹壁松弛及腹直肌分离等有关。

2. 临床表现与诊断

(1) 临床表现:由于临产后胎头俯屈,进入骨盆入口的胎头径线大,胎头下降受阻,影响胎头衔接,产妇感耻骨联合部位疼痛。当胎头高直前位时,胎头衔接困难,表现为活跃早期宫口扩张延缓或停滞;高直后位时,胎头不能通过骨盆入口,胎先露高浮,表现为活跃期宫口扩张延缓或停滞,即使宫口能开全,由于胎头高浮,易发生滞产、先兆子宫破裂或子宫破裂。

考点:胎头高直位的辨认

(2) 腹部检查:胎头高直前位时,胎背靠近孕妇腹前壁,触及不到胎儿肢体,胎心位置稍高,在近腹中线处听得响亮;高直后位时,胎儿肢体靠近孕妇腹前壁,有时能在耻骨联合上方触及胎儿下颏。

(3) 阴道检查:胎头矢状缝与骨盆入口前后径一致,其偏斜度<15°。胎头高直前位后囟在耻骨联合后方,前囟在骶骨前方(后囟在前、前囟在后);反之则为胎头高直后位(图12-18),因胎头嵌顿,宫口很难开全。

(4) B超检查:胎头矢状缝与骨盆入口前后径一致,胎头双顶径与骨盆入口横径一致。高直后位可在耻骨联合上方探及眼眶反射;高直前位可在母体腹壁正中探及胎儿脊柱反射。

3. 处理原则 胎头高直前位时,若测得骨盆大小正常、胎儿不大、子宫收缩力好,应给予试产机会,加强产力、指导产妇侧卧或半卧位,协助胎头俯屈促其转为枕前位,若能使胎头入盆、下降,则可经阴道分娩。若试产失败应行剖宫产术结束分娩。胎头高直后位时,胎头难以入盆,一经确诊应行剖宫产术。

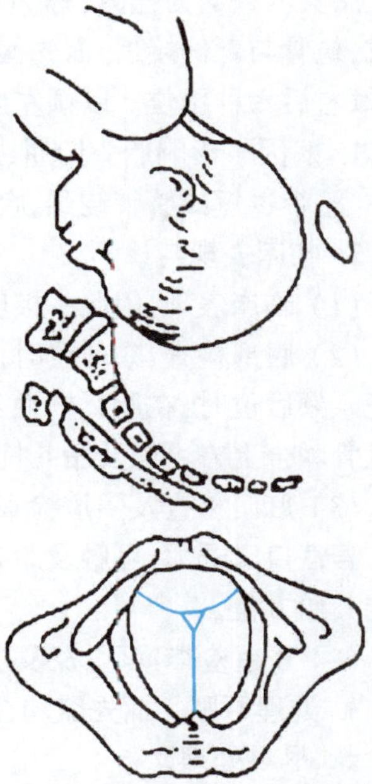
图12-18 胎头高直后位(枕骶位)

二、前不均倾位

枕横位的胎头侧屈以前顶骨先入盆,矢状缝靠近骶骨,称为前不均倾位,其发生率为0.50%~0.81%。

1. 病因 常发生在骨盆倾斜度过大、扁平骨盆、腹壁松弛及悬垂腹时。

2. 临床表现与诊断

(1) 临床表现：临产后，后顶骨不能入盆，影响胎头衔接，使胎头下降停滞，产程延长。因前顶骨紧嵌于耻骨联合后方压迫尿道及子宫颈前唇，导致排尿困难、尿潴留及子宫颈前唇水肿；由于胎头下降受阻、可出现胎膜早破、胎头水肿、胎儿窘迫，甚至先兆子宫破裂。

(2) 腹部检查：临产初期，于耻骨联合上方可触及胎头前顶部。随着前顶骨入盆，胎头侧屈使胎头与胎肩折叠于骨盆入口处，在耻骨联合上方难触及胎头，易造成胎头衔接入盆的假象。

(3) 阴道检查：胎头矢状缝与骨盆入口横径一致，并向后移靠近骶岬。后顶骨大部分在骶岬之上，盆腔后半部空虚；前顶骨紧嵌于耻骨联合后方(图12-19)，子宫颈前唇受压易水肿。

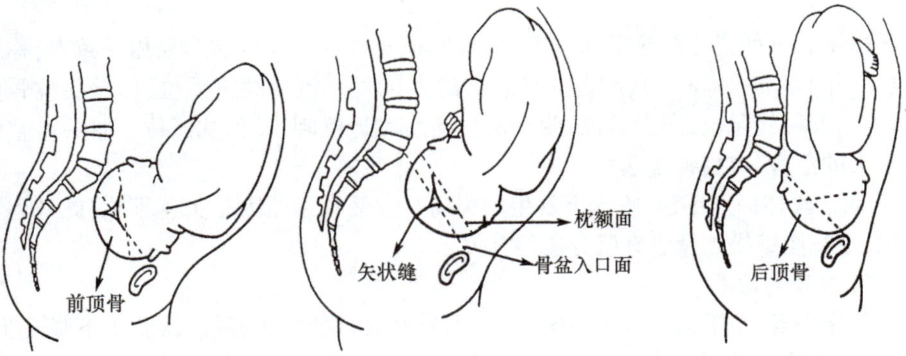

图12-19　胎头前不均倾位入盆(1、2、3)

3. 处理原则　产程早期，产妇宜取坐位或半卧位，减小骨盆倾斜度避免前不均倾位衔接；前不均倾位除个别骨盆宽大、胎儿小、产力好的给予短时间试产外，其余一旦确诊，应尽快行剖宫产术结束分娩。

三、面　先　露

胎头以颜面为先露，称为面先露(face presentation)，又称颜面位。常由额先露极度仰伸形成，枕骨与背部接近，面先露以颏骨为指示点，形成颏左前、颏左横、颏左后、颏右前、颏右横、颏右后六种胎位。以颏左前和颏右后较多见。发生率为0.08%~0.27%　。

1. 病因　影响胎头俯屈、胎体伸直的因素均可造成面先露，如胎儿畸形、骨盆狭窄、头盆不称、脐带过短或脐带绕颈、腹壁松弛、前置胎盘等。

2. 临床表现与诊断

(1) 临床表现：因胎头极度仰伸，衔接受阻，可导致潜伏期延长、活跃期延长或停滞。

(2) 腹部检查：颏前位时，因胎体伸直使胎儿胸部更贴近母体腹前壁，胎心在下腹部听诊清楚。颏后位时，在胎背侧触及极度仰伸的枕骨粗隆是面先露的特征；由于胎体的过多仰伸于耻骨联合上方可触及胎儿枕骨隆突与胎背之间有明显凹陷，胎心听诊遥远而弱。

(3) 肛门检查及阴道检查：触及不到圆而硬的颅骨，可触到高低不平、软硬不均的胎儿颜面。若宫口已开大，可触及胎儿口、鼻、颧骨及眼眶，此时应与臀先露鉴别。根据颏骨位置可确定其胎方位。

(4) B超检查：可以探及颏部位置，明确诊断胎方位。

3. 处理原则　面先露均在临产后发生，如出现产程延长或产程停滞，应及时阴道检查、尽早诊断、尽早处理。

(1) 颏前位：若无头盆不称，产力好，胎心正常，可给予阴道试产，若试产失败或头盆不称、胎儿窘迫，应行剖宫产术。

（2）颏后位：不能经阴道分娩，应行剖宫产术。若胎儿畸形或已死亡，应在宫口开全后行毁胎术。

四、复合先露

胎头或胎臀伴有上肢或下肢作为先露部位同时进入骨盆入口，称为复合先露（compound presentation）。临床上以胎头与一手或一前臂的复合先露最多见（图12-20），常发生于早产者。其发生率为0.08%～0.1%。

1. 病因　胎先露部不能完全充填骨盆入口，均可使小肢体滑入骨盆形成复合先露。常见原因有：经产妇腹壁松弛、骨盆狭窄、早产，临产后胎头高浮、胎膜早破、双胎妊娠及羊水过多等。

2. 临床经过及对母儿的影响　常因产程进展缓慢，阴道检查时发现。胎手露于胎头旁，多能顺利经阴道分娩；若在破膜后，上臂完全脱去则可能阻碍分娩。胎足露于胎臀旁者，一般不影响阴道分娩。若下肢和胎头同时入盆，伸直的下肢会阻碍胎头的下降，引起梗阻性难产，危及母儿生命。

3. 处理　发现复合先露时应首先排除头盆不称。若无头盆不称，指导产妇向脱出肢体的对侧侧卧，肢体常可自然缩回。如脱出肢体与胎头已入盆，可待宫口近开全或开全后，上推还纳肢体，后经腹壁下压胎头，促使胎头下降，经阴道助娩胎儿。若有头盆不称或伴有胎儿窘迫，应尽早行剖宫产术。

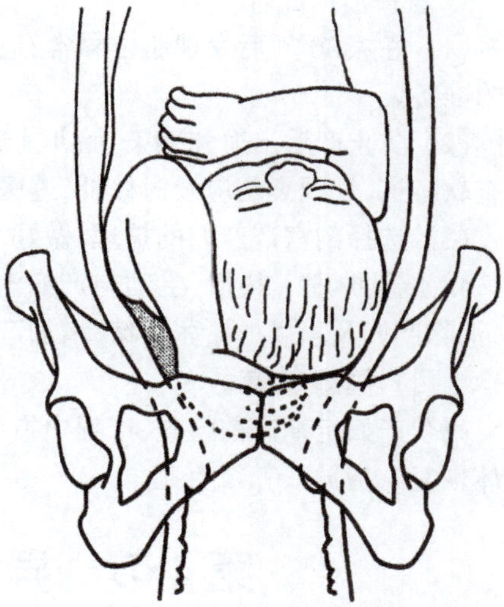

图12-20　头手复合先露

五、几种胎位异常的护理

（一）护理评估

1. 健康史　详细查阅产前检查资料，了解骨盆测量值、胎方位，预估胎儿体重，判断有无羊水异常、前置胎盘、盆腔肿瘤等；询问既往分娩情况、有无糖尿病史、畸形儿史。常见病因评估：

（1）胎儿在子宫腔内活动范围过大：多见于经产妇腹壁松弛或羊水过多等。

（2）胎儿在子宫腔内活动范围受限：可见于羊水过少、子宫畸形、双胎妊娠、脐带过短、胎儿畸形等。

（3）胎头衔接受阻：可见于狭窄骨盆、前置胎盘、盆腔肿瘤等。

2. 身心状况

（1）评估身体状况：根据四步触诊法的结果初步评估判断胎先露部位、胎心听诊位置，阴道检查可辅助判断；评估产妇有无宫口未开全而过早屏气用力现象。

（2）评估心理状况：产程延长、极度疲乏使产妇烦躁不安，因担心自身及胎儿的安全而焦虑。

（二）护理诊断/合作性问题

1. 恐惧和焦虑　与产程过长，惧怕难产有关。

2. 有感染的危险　与产程延长、胎膜早破及手术操作有关。

3. 潜在并发症　子宫破裂、软产道裂伤、胎儿窘迫或死亡。

（三）护理措施

1. 一般护理　鼓励产妇进高热量、易消化食物，必要时遵医嘱给予静脉补液，让产妇充分休息，精神紧张者遵医嘱给予地西泮缓慢静脉推注或哌替啶肌内注射，使产妇保持良好的体力；持续性枕后位、枕横位者，指导产妇朝向胎背的对侧方向侧卧，有利于胎头枕部转向前方，指导产妇勿过早屏气用力，防止宫颈水肿及体力消耗。

2. 产时病情监护　为防止胎膜早破及脐带脱垂，胎位异常产妇待产过程减少活动，应尽可能减少肛门检查和阴道检查，禁止灌肠。一旦破膜，抬高臀部，立即听胎心。有脐带脱落情况及时报告医生并作相应处理。

3. 医护治疗配合

（1）妊娠30周后发现胎位异常，应及时纠正。协助医生作好阴道助产与新生儿抢救物品的准备。

（2）防止产后出血和感染：胎儿前肩娩出后应按医嘱立即注射缩宫素；胎盘娩出后，仔细检查软产道，发现裂伤应及时修补，遵医嘱给予抗生素预防感染。

（3）选择剖宫产产妇的护理：做好术前准备，准备新生儿抢救的用品及药物。

4. 心理护理　热情、主动与产妇沟通，及时解答产妇及家属疑问，提供产妇及胎儿的情况，消除产妇及家属的紧张情绪，增加产妇的舒适感，使产妇顺利度过分娩期。

（四）健康教育

嘱孕产妇定期产前检查，产程中指导产妇，保持心情愉快，产后注意休息，加强营养，促进身体恢复。指导喂养新生儿。

第4节　异常分娩的诊治及护理

导致异常分娩的因素有产力、产道、胎儿及精神心理因素的异常，这四个因素任何一个或一个以上因素发生异常或四个因素不能相互适应，均可影响产程进展而发生异常分娩。但分娩是一个动态的过程，正常分娩和异常分娩之间可因是否处理得当而相互转化。

（一）病因

分娩过程中阻力增加是异常分娩的主要原因，而引起分娩过程中阻力增加的主要原因为胎儿异常和产道异常。胎儿异常包括胎产式异常、胎方位异常、胎儿大小异常和胎儿有畸形。产道异常包括骨产道及软产道异常。这些因素可使胎先露与骨盆的大小和形态不相适应，发生头盆不称。头盆不称可导致继发性宫缩乏力，最终无法克服分娩阻力形成难产。

（二）诊断要点

明显的胎位异常、胎儿发育异常或产道异常，通过产前检查容易诊断。而多数的异常分娩，尤其是头位难产，发生在分娩过程中，助产士必须通过询问健康史，严密观察产程，认真绘制产程图，结合病史及辅助检查综合分析，才能及时发现异常情况。

1. 产前诊断　对于有异常分娩史的产妇应了解难产原因，分娩经过、处理方法及母儿的健康情况。妊娠早期常规阴道检查，以排除软产道异常；妊娠中、晚期及时发现并纠正异常胎位，通过骨盆测量了解骨盆大小及形状；临产前通过测量宫高、腹围及B超，测量胎儿双顶径、胸径等，估算胎儿体重，判断有无头盆不称。

2. 产时诊断　异常分娩的主要表现是胎先露下降受阻及产程延长。因此，在产程中要及时发现下列异常情况。

（1）胎头迟迟不能衔接：若已临产，胎头尚未衔接，考虑有头盆不称的可能，应做胎头跨耻征检查。

(2) 胎头下降延缓或停滞：进入活跃晚期及第二产程后，胎头下降速度初产妇<1cm/小时，经产妇<2cm/小时，或停留原处不下降持续1小时，应考虑有骨盆狭窄、胎位异常、胎头过大、胎儿畸形、子宫收缩乏力、子宫痉挛狭窄环等的可能。胎头下降延缓或停滞最常见于中骨盆狭窄及持续性枕后位或枕横位。

考点：胎头下降延缓或停滞的定义

(3) 子宫颈口扩张延缓或停滞：临产后，初产妇宫口扩张有规律性。若进入活跃期，初产妇宫口扩张速度<1.2cm/小时或经产妇宫口扩张速度<1.5cm/小时，甚至子宫颈口停止扩张达2小时以上，提示存在子宫收缩乏力、中骨盆或骨盆出口平面狭窄、头盆不称、胎位异常、宫颈水肿、宫颈坚韧或宫颈瘢痕等可能。

(4) 胎膜早破：头盆不称或胎位异常时，因前羊水囊压力不均匀，宫缩时部分胎膜承受过大压力而破裂。胎膜早破往往是异常分娩的征兆，常发生于胎位异常、头盆不称、羊水过多、双胎妊娠、重度宫颈裂伤者。一旦破膜应立即听胎心音，排除脐带脱垂，产科检查判断有无头盆不称或胎位异常。

(5) 胎儿窘迫：由于产程延长，胎头在产道受压时间过长易导致胎儿缺氧，胎儿代偿能力下降或失代偿可出现胎儿窘迫征象(胎心率>160次/分或<110次/分、胎心率不规则、羊水粪染等)，应查清窘迫原因并及时对因处理。

(6) 子宫收缩力异常：根据手触或监护仪监测情况，首先区别子宫收缩力异常的类型(协调性子宫收缩乏力或收缩过强、不协调性子宫收缩乏力或收缩过强)，并进一步查找原因。临床上多见继发性子宫收缩乏力，当骨盆狭窄、胎位异常或头盆不称时，随着产程进展常发生胎头下降受阻，使胎头不能压迫子宫下段及子宫颈内口，造成继发性子宫收缩乏力；产妇精神过度紧张或缩宫素使用不当，可出现不协调子宫收缩乏力；如双胎妊娠及羊水过多时，因子宫壁过度伸展可致子宫收缩乏力。梗阻性难产可致子宫收缩过强，若未及时发现可发生先兆子宫破裂甚至子宫破裂。

(7) 产妇全身衰竭：难产产程多数延长，产妇体力过度消耗，甚至衰竭，严重者出现脱水、肠胀气和尿潴留、代谢性酸中毒及电解质紊乱。产程中应及时补充水分和营养，必要时遵医嘱静脉补液。

(三) 异常分娩的处理

1. 一般处理　做好解释安慰工作，解除产妇恐惧与精神紧张；鼓励产妇进食，补充营养和水分；督促产妇及时排空膀胱，给予温肥皂灌肠清除粪便，有利于胎先露下降。

2. 产科处理　明显骨盆狭窄或畸形、肩先露、颏后位、前不均倾位、高直后位、初产妇混合臀先露或足位、连体儿等，均应考虑剖宫产；子宫收缩乏力或不协调性子宫收缩过强，经积极处理无效，或在试产过程中出现先兆子宫破裂、胎儿窘迫者，亦应考虑剖宫产术。轻度头盆不称，特别是骨盆入口平面临界性狭窄，要结合产力、胎儿大小及胎位等条件，可在严密监护下阴道试产；中骨盆平面狭窄试产应慎重；骨盆出口平面狭窄禁止试产(图12-21)。

3. 阴道试产的产程监护

(1) 潜伏期延长：主要原因是子宫收缩乏力，无头盆不称者可用地西泮10mg静脉推注或哌替啶100mg肌内注射，产妇经过一段时间休息，多数宫缩可恢复正常，进入活跃期；若休息后仍存在协调性子宫收缩乏力，可应用缩宫素；宫口扩张3～5cm时，可人工破膜，若胎头下降顺利，可经阴道分娩，如有明显头盆不称或胎位异常需行剖宫产术。

(2) 活跃期延长或停滞：应及时查找原因、估计胎儿大小、评估头盆关系。若无明显头盆不称，可给予人工破膜，并应用缩宫素加强宫缩，在有效宫缩下试产2～4小时；若发现胎头位置异常，可指导产妇取胎背对侧卧位或徒手旋转胎头。经以上处理若产程进展顺利可经阴道分娩，若产程进展不明显或出现胎儿窘迫，应及时行剖宫产术结束分娩。

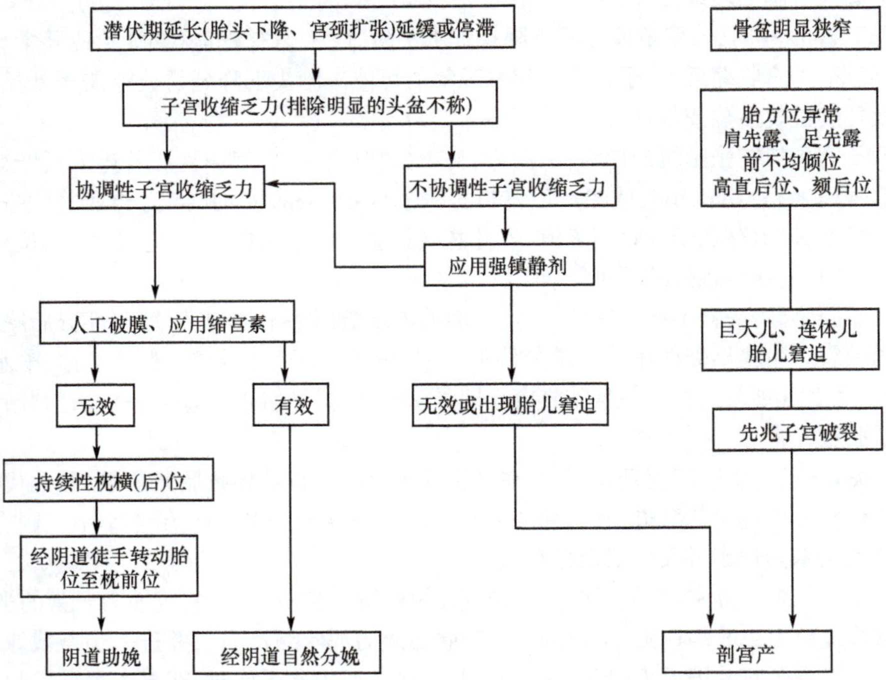

图 12-21 异常分娩处理流程示意图

(3) 第二产程延长或胎头下降停滞：此时应首先进行阴道检查，了解中骨盆及出口平面情况，并检查胎先露位置及颅骨重叠程度；若排除明显头盆不称及明显的胎头位置异常，可给予缩宫素加强宫缩，并指导产妇正确使用腹压。当胎先露位置已达坐骨棘下 3cm 时，可自然分娩或行阴道助产分娩；若胎先露仍在坐骨棘下 2cm 更高位置时，则应行剖宫产术。

4. 剖宫产 凡有明显骨盆狭窄或畸形、肩先露、颏后位、前不均倾位、高直后位、初产妇混合臀先露或足位、连体儿等，均应行剖宫产术。子宫收缩乏力或不协调性子宫收缩过强，经积极处理无效，或在试产过程中出现先兆子宫破裂、胎儿窘迫者，亦应行剖宫产术。

一、护理评估

(一) 健康史

(1) 询问孕妇年龄，评估有无引起狭窄骨盆的既往病史；查阅产前骨盆测量资料，判断是否有骨盆狭窄的情况；评估有无影响胎先露下降受阻或易引起脐带脱垂的因素；评估有无影响子宫收缩的因素；了解既往妊娠和分娩的情况。

(2) 分析引起异常分娩的病因，对因处理。

(二) 身心状况

1. 症状与体征 通过严密观察产程，评估有无产程曲线异常及胎先露下降异常，子宫收缩的节律性、对称性和极性，宫缩的持续时间、间歇时间和强度。了解有无头盆不称情况；通过胎心听诊或胎儿监护仪监测评估宫内胎儿是否安全。

2. 社会心理状况 得知难产，多数孕妇及家属表现为紧张、无助和恐惧情绪，担心母儿的安全，对产科工作者产生强烈的依赖感。

(三) 辅助检查

1. 实验室检查 尿液检查酮体，血液生化检查钾、钠、电解质等。

2. B超检查　预测胎儿大小，评估胎先露与骨盆的关系。

3. 胎儿电子监护　动态监测胎心、胎动情况。

二、护理诊断/合作性问题

1. 疲乏　与子宫收缩乏力、产程延长有关。

2. 疼痛　与子宫收缩异常有关。

3. 有感染的危险　与产程延长、母体组织损伤、检查次数多有关。

4. 潜在并发症　产后出血、子宫破裂及胎儿宫内窘迫。

三、护理措施

（一）一般护理

提供舒适的待产环境，适度活动、充分休息；给予高热量、易消化饮食，及时补水分；督促孕妇及时排空大小便；妊娠期发现胎位不正，应在妊娠30周后指导膝胸卧位进行纠正；骨盆狭窄、头盆不称者，应提前住院待产。

（二）分娩疼痛护理

指导产妇腹式呼吸技巧、放松技巧，用意志控制呼吸，腹部画线按摩法等均可减轻产妇分娩时的疼痛感，或应用分娩镇痛技术。

（三）产程监护

（1）密切观察宫缩、胎心率情况，及时发现宫缩及胎心音有无异常。

（2）观察宫口扩张与胎先露下降情况是否与产程进度吻合。

（3）通过画产程图，及时发现宫口扩张曲线与胎头下降曲线是否异常。

（4）观察产妇的精神状态，监测生命体征。

（四）医护治疗配合护理

阴道试产者，做好用物准备及分娩过程的配合；做好抢救新生儿窒息的准备；遵医嘱给予缩宫素及抗生素预防产后出血和感染；需行剖宫产术者，遵医嘱做好术前准备。

（五）心理护理

提供整洁温馨的分娩环境，尽可能为产妇提供导乐陪伴分娩，以减轻产妇的负面情绪；鼓励产妇及家属说出心中的感受和要求，随时解答他们的疑问；提供产程进展信息，让产妇和家属心中有数，树立自然分娩的信心，顺利分娩。

四、健康教育

有难产可能者，指导产妇提前住院待产；产程中鼓励产妇进水、进食增强产力；及时排尿、排便；提供产前、产时及产后相关保健知识。

第5节　臀位助娩术

臀位胎儿分娩的方式有3种：臀位自然分娩，胎儿不需要任何牵拉自然娩出，较少见；臀位助产术，即胎臀自然娩出，但胎儿躯干、四肢及胎头的娩出需助产者的协助，最常见；臀位牵引术即胎儿娩出过程完全由助产者牵拉助娩完成，此法因对胎儿损伤大，现已基本不用，被剖宫产所代替。

一、臀位助娩术的适应证

(1) 臀位,胎儿体重在3500g以下者。

(2) 臀位,宫口已开全、胎儿存活者。

(3) 横位行内倒转术后继而以牵引胎足娩出胎儿者。

二、臀位助娩术的禁忌证

(1) 骨盆异常者,如扁平骨盆、畸形骨盆患者。

(2) 胎儿过大者,估计胎儿体重超过3500g以上者。

(3) 宫口未开全者。

三、臀位分娩机制

胎儿的身体各部分中,胎头最大,胎肩次之,胎臀最小。臀位分娩时胎臀、胎肩和胎头需要按一定机制适应产道才能相继娩出,现以骶右前位为例说明臀先露的分娩机制。

(一) 胎臀娩出

临产后,胎臀以粗隆间径衔接于骨盆入口右斜径上,骶骨位于母体骨盆的右前方,随着产程进展,胎臀逐渐下降;当前髋降至骨盆底遇阻力后向母体右侧方逆时针内旋转45°,使前髋达耻骨联合后方,粗隆间径与骨盆前后径一致;胎臀继续下降,胎体为适应产道侧屈,后髋由会阴前缘娩出,随即胎体稍伸直,前髋由耻骨弓下娩出,继而胎儿双下肢、双足相继娩出。

(二) 胎肩娩出

在胎臀及双下肢娩出后胎体顺时针外旋转,胎儿双肩径衔接于骨盆右斜径上,当降至盆底时,前肩逆时针旋转45°,转至耻骨弓下,使双肩径与骨盆出口前后径一致,胎体侧屈使后肩及后上肢由会阴前缘娩出,随后前肩及前上肢从耻骨弓下娩出。

(三) 胎头娩出

胎肩娩出时,胎头矢状缝衔接于骨盆左斜径或横径上继续下降,当降至骨盆底时,胎头枕部顺时针旋转45°或90°,使矢状缝与骨盆前后径一致,枕骨位于耻骨联合下方,并以此为支点俯屈,使颏部、面部及额部相继从会阴前缘娩出,随后枕部自耻骨弓下娩出。

四、术前准备

(一) 产妇准备

告知产妇及家属臀位助产术的目的及方法,解答产妇提出的疑问,使其积极配合并在手术告知书上签字;排空膀胱,取截石位,常规消毒铺巾。

(二) 用物准备

1. 无菌产包　内含中单和臀单各1块、裤腿2个、治疗巾4块、无菌隔离衣2件(也可应用一次性产包)、脐带处理包。

2. 无菌器械包　内含弯盘2个、巾钳4把、血管钳2把、持针器和齿镊各1把、三角针与圆针若干、手术线若干、侧切剪1把。

3. 新生儿抢救用物　吸引器、一次性吸痰管、吸氧面罩、新生儿包被、抢救药品,必要时备气管插管用物及呼吸机。

(三) 操作者准备

穿产房衣裤、拖鞋,戴口罩、帽子,剪指甲,洗手。

五、操作步骤

（一）臀位牵引术

1. 胎儿下肢及胎臀的娩出　完全臀位者当臀部外露时，如确认为骶后位，施术者以无菌巾包住胎臀，双手拇指放于胎儿骶部，其余四指握住髋部使胎儿背转向母体前方，继续向下牵引使胎肩通过骨盆入口的横径或斜径，继而显露胎儿肩胛。握髋时注意避免挤压胎腹，以免损伤胎儿的腹腔器官。腿直臀位时，施术者可用双手示指钩住胎儿腹股沟向下牵引，使胎臀粗隆间径从骨盆出口平面的前后径娩出。

2. 胎肩及胎儿上肢的娩出　当胎儿肩胛显露时，施术者继续向下牵引的同时将胎背转向胎方位的同侧方，使胎肩与骨盆出口的前后径一致，选择下列方法之一娩出胎肩及上肢。

（1）滑脱法：施术者右手握住胎儿双足，向前上方提起；左手中指、示指伸入阴道，按压后上肢肘部，使之自胎儿前胸滑出，然后将胎体放低，前肩及上肢从耻骨弓下方娩出，后肩同法娩出。也可以用旋转胎体法协助娩出胎肩。

（2）旋转胎体法：以右骶前为例，施术者双手握住髋部，逆时针方向旋转胎体，同时略向下牵引，使前肩及前臂从耻骨弓下娩出；再顺时针方向旋转胎体，娩出另一胎肩及上肢。胎手上举者，也适用此法。

3. 胎头的娩出　当胎肩及上肢全部娩出后，及时将胎背转向前方，使胎头的矢状缝与骨盆出口前后径一致，胎体骑跨在术者的左前臂上；同时施术者左手中指伸入胎儿口中，示指和无名指扶于胎儿颌骨上；右手中指压胎儿枕骨，使胎头俯屈，示指和无名指置于胎儿两侧锁骨上；双手协作向下牵引；此时助手可在产妇耻骨联合上方经腹壁向下均匀施压，帮助胎儿俯屈；当胎儿枕骨粗隆到耻骨弓下方时，以此为支点，逐渐抬高胎体，使胎儿下颌口鼻眼和额部相继娩出。

（二）臀位助娩术

1. 完全臀位　胎臀拨露时，每次宫缩时应右手垫无菌治疗巾堵住阴道口，向骨盆轴方向用力，利用胎臀充分扩张阴道与会阴；当产妇屏气用力，助产者感到力量较大时，在宫缩间歇期检查宫口是否开全，若宫口已开全，初产妇可行会阴侧切术，胎儿脐部以下自然娩出；施术者按照臀牵引法依次协助娩出胎肩、上肢与胎头。

2. 腿直臀位　分娩过程中一般无需堵阴道口，随宫缩加强，胎臀及下肢扩张软产道，施术者扶持外露的胎臀、躯干及下肢，随胎体下降，握持部位逐渐上移，使胎儿下肢保持伸直，避免下肢脱出阴道外。

六、臀位助娩术的注意事项

（1）臀位助娩过程中必须按照臀位分娩机制进行，牵引时要均匀用力，以防止胎儿损伤。

（2）脐带娩出后，宜在2～3分钟内娩出胎儿，不能超过8分钟，以免脐带受压时间过长导致胎儿缺氧。

七、臀位助娩术的护理要点

（1）严密观察宫缩及胎心情况；护士陪伴在产妇身旁，给产妇心理上的安慰，同时提供产程进展信息，减轻其紧张情绪；鼓励产妇在宫缩时向下用力，配合手术。

（2）提供高能量、高蛋白、高维生素的易消化饮食，多进食营养丰富的汤。

（3）新生儿出生后常规检查有无锁骨或肱骨骨折、臂丛神经损伤、髋关节脱位、颅内出血、胸锁乳突肌损伤及血肿等并发症。

(4) 注意检查是否有软产道损伤并处理,其余同会阴侧切缝合术。

(王丽君)

情境

某初产妇,妊娠38^{+5}周,临产10小时,入院后查宫高29cm,腹围89cm,胎心率144次/分,宫缩持续50秒/(1~2)分。现肛门检查宫口开大9cm,胎先露部为胎臀,骶骨已达坐骨棘连线下2cm;经评估产妇骨盆条件好,产力良好,预估胎儿体重3000g左右,拟行臀位助娩。

实训十八 臀位助娩术

【实训目的】

(1) 掌握臀位助娩术的术前准备及健康教育。

(2) 学会全面评估拟行臀位助娩术的产妇。

(3) 训练学生实施臀位助娩术操作的能力。

【实训准备】

1. 环境准备 医院或模拟产房。
2. 护士准备 着装规范、仪表端庄、洗手、戴口罩。
3. 物品准备 智能产妇模型、智能产妇模型的病历、产包、会阴切开包、新生儿辐射台。

【操作程序】

素质要求 → 护士规范着装,仪表端庄、态度认真

↓

环境准备 → 预热红外线辐射台,调节室温

↓

术前评估 → 核对产妇姓名、床号及一般资料;全面评估产妇身体情况及产科情况;产前宣教取得产妇配合

↓

术前准备 → 熟悉臀先露的分娩机制(实训图18-1);产妇摆好体位,阴道检查确定宫口开全、无脐带脱垂,消毒铺巾、准备接产

↓

下肢与胎臀的娩出 → 骶后位完全臀位者臀部外露时,施术者以无菌巾包住胎臀,双手拇指放于胎儿骶部,其余四指握住髋部使胎背转向母体前方,继续向下牵引使胎肩通过骨盆入口的横径或斜径,显露胎儿肩胛;腿直臀位时,施术者可用双手示指钩住胎儿腹股沟向下牵引,使胎臀粗隆间径从骨盆出口平面的前后径娩出

↓

肩部及上肢的娩出 → 滑脱法:术者右手握住胎足向前上方提起,用左手中指、示指伸入阴道,协助前肩及肘关节按洗脸样动作滑出阴道,然后将胎体放低,前肩自然娩出,后肩同法娩出;
旋转胎体法:施术者双手握住髋部,逆时针方向旋转胎体,同时略向下牵引,使前肩及前臂从耻骨弓下娩出;再顺时针方向旋转胎体,娩出另一胎肩及上肢(实训图18-2)

↓

胎头的娩出 → 将胎背转向前方,使胎头的矢状缝与骨盆出口前后径一致,胎体骑跨在术者的左前臂上,左手中指深入胎儿口中、示指及无名指扶于胎儿两侧上颌骨,右手中指压胎儿枕骨,使头俯屈牵拉,当枕部到达耻骨联合下方时以此为支点,上提胎头,逐渐娩出胎儿下颌口鼻眼和额部(实训图18-3)

↓

胎盘娩出 → 待胎盘剥离征象出现,助娩胎盘,检查胎盘、胎膜是否完整;测量胎盘重量、脐带长度

↓

↓

术后护理 → 检查会阴、阴道、子宫颈等处有无撕裂，侧切伤口有无上延；观察宫缩、阴道出血及排尿情况；指导产妇保持会阴部干燥、清洁；观察新生儿有无头皮血肿、擦伤，有无异常

↓

操作后处理→ 洗手，整理用物；做好手术过程记录，完善病历；产妇应在产房内留观2小时，如无异常，送回病房；进行全面产后宣教

【实训评价】

1. 自我评价　通过本次实训活动，是否初步掌握臀位助娩术的操作步骤及方法。能否独立完成操作前准备工作。

2. 同学互评　所实施的操作是否正确？是否存在可能导致损伤或失败的错误操作？

3. 教师评价　学生实施的操作优缺点有哪些？操作的注意事项有哪些？

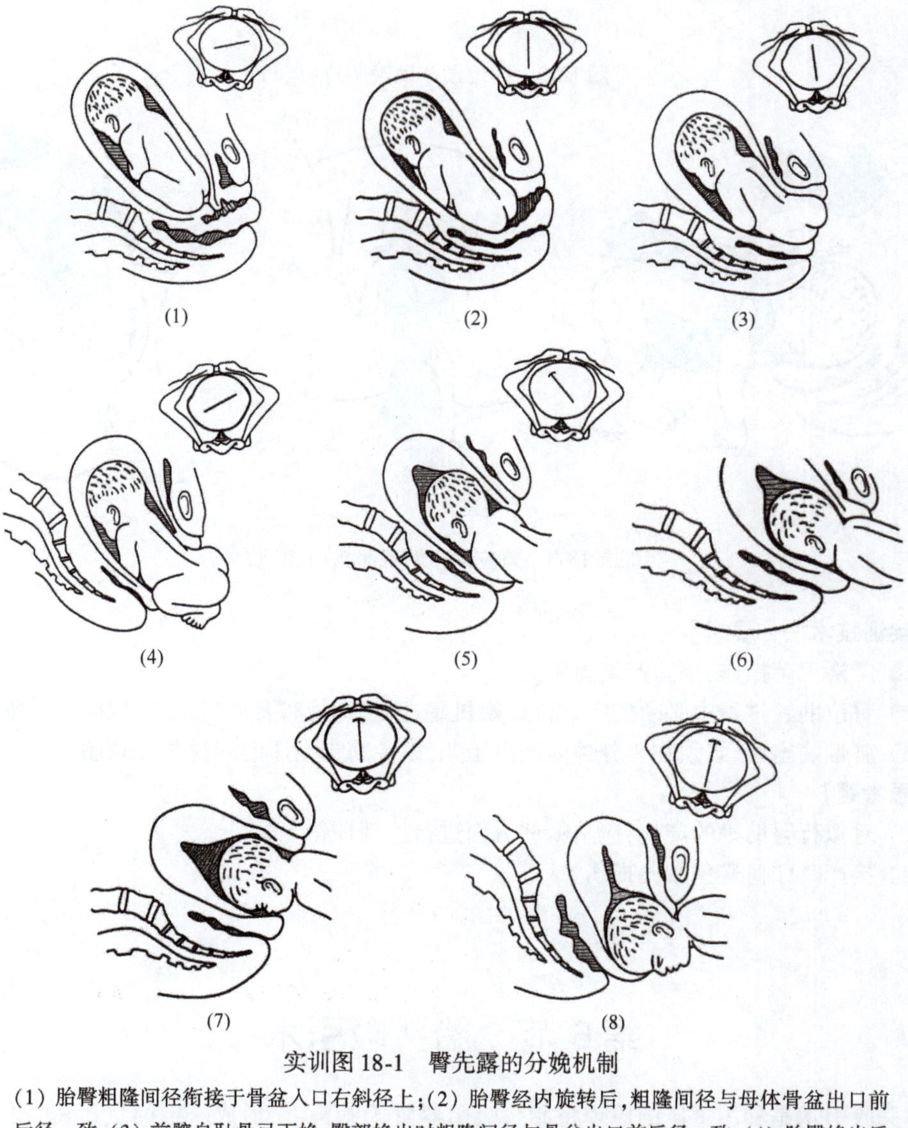

实训图18-1　臀先露的分娩机制

(1) 胎臀粗隆间径衔接于骨盆入口右斜径上；(2) 胎臀经内旋转后，粗隆间径与母体骨盆出口前后径一致；(3) 前髋自耻骨弓下娩，臀部娩出时粗隆间径与骨盆出口前后径一致；(4) 胎臀娩出后顺时针方向旋转胎臀转向前方；(5) 胎头矢状缝衔接于骨盆入口的左斜径上；(6) 胎头入盆后矢状缝沿骨盆左斜径下降；(7) 枕骨径内旋转达耻骨联合下方时，矢状缝与骨盆出口前后径一致；(8) 枕骨下凹达耻骨弓下时，胎头俯屈娩出，此时胎头矢状缝仍与骨盆出口前后径一致

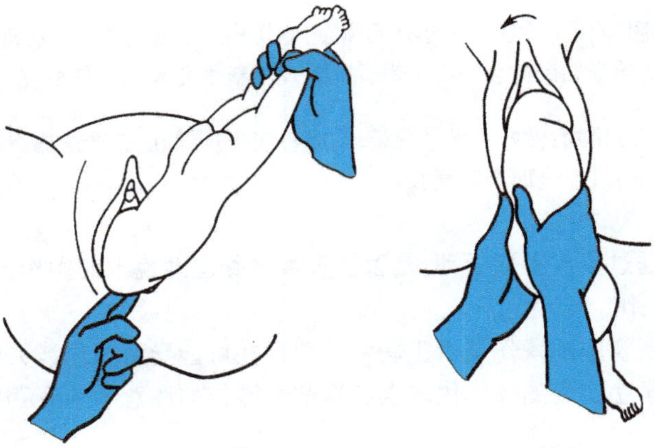

实训图 18-2　臀位助产助娩胎肩(1、2)

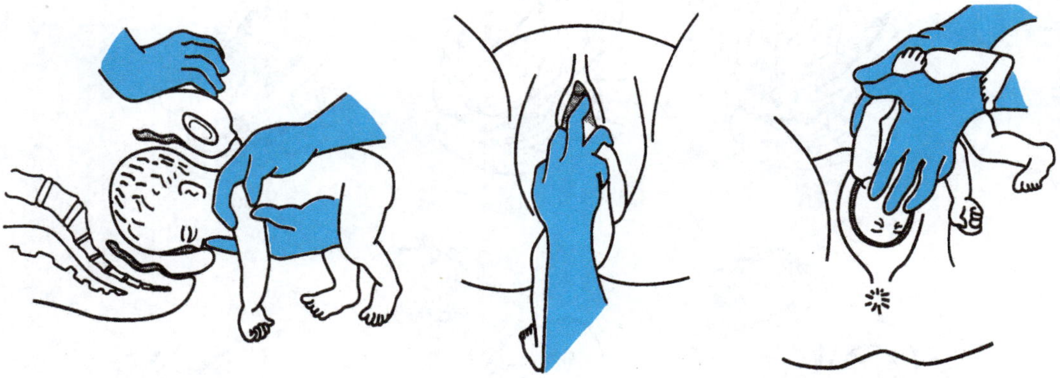

实训图 18-3　臀位助产助娩胎头(1、2、3)

【实训技术操作要求】

(1) 严格无菌操作,预防产道感染。

(2) 臀位助娩过程中必须按照臀位分娩机制进行,助娩时要均匀用力,以防胎儿损伤。

(3) 脐带娩出后,必须在 8 分钟内娩出胎儿,以免脐带受压时间过长导致胎儿窒息。

【思考题】

(1) 对拟行臀助娩的产妇,应从哪些方面进行护理评估 ?

(2) 接产时如何避免胎儿损伤?

(王丽君)

第 6 节　胎头吸引术

胎头吸引术是利用负压的原理将胎头吸引器置于胎头上,形成一定的负压后,按胎头娩出机制牵引协助胎头娩出的方法。临床常用的有金属牛角形胎头吸引器和扁圆形胎头吸引器两种。

一、胎头吸引术的适应证

(1) 缩短第二产程，常用于妊娠期高血压综合征、妊娠合并心脏病或胎儿宫内窘迫的产妇。

(2) 宫缩乏力、第二产程延长者。

(3) 曾有剖宫产史或子宫壁有瘢痕者。

(4) 持续性枕后(横)位需协助胎头旋转并牵引胎头助产者。

二、胎头吸引术的禁忌证

(1) 胎儿不能或不宜经阴道分娩者，如骨盆异常、头盆不称、阴道畸形或尿瘘修补术后。

(2) 宫口未开全、胎膜未破，胎头先露部未达阴道口者。

(3) 胎位不正，额先露及面先露者；胎儿较小或畸形难以成活者。

三、术前准备

(一) 产妇准备

产妇取膀胱截石位，排空膀胱、必要时导尿，常规消毒铺巾。

(二) 用物准备

胎头吸引器1个，50ml注射器1支，止血钳1把，治疗巾2块，无菌纱布数块，新生儿吸引器1台，一次性吸引管1根，氧气、吸氧面罩1个，抢救药品，会阴切开手术包。

(三) 操作者准备

穿产房衣裤、拖鞋，戴口罩、帽子，剪指甲，洗手。

四、胎头吸引术的操作步骤

(一) 放置胎头吸引器

吸引器胎头端涂润滑油，左手示指、中指撑开阴道后壁，右手持吸引器沿阴道后壁送入；然后以左手示指、中指掌面往外拨开右侧阴道壁，使开口端侧缘滑入阴道内，示指向上撑起阴道前壁，使胎头吸引器从前壁进入；最后以右手示指、中指撑起左侧阴道壁，整个胎头吸引器滑入阴道内，将边缘与胎头贴紧。

(二) 检查吸引器与胎头的衔接

以右手示指沿吸引器检查一周(了解吸引器是否紧贴胎儿头皮，有无阴道壁及子宫颈组织夹于吸引器及胎头之间)。检查无误后，调整吸引器横柄，与胎头矢状缝方向一致，作为旋转胎头的标志。

(三) 抽吸空气形成负压

考点： 抽吸空气形成负压的要点

术者将吸引器顶住胎头，助手用注射器抽出吸引器内空气150～180ml，使吸引器内形成相当于27～40kPa的负压；用血管钳夹住橡皮连接管，等候2～3分钟，使吸引器牢固地吸附在胎头上。

(四) 牵引吸引器

检查胎心无异常即可在宫缩时缓慢牵引。枕前位者，待宫缩屏气时，顺骨盆轴方向，先向下牵引保持胎头俯屈，会阴膨隆时改为平牵，当胎头枕部达耻骨联合下缘时，逐渐向上牵引，使胎头仰伸娩出；枕后(横)位时应先旋转成枕前位后如上操作。

(五)取下吸引器

待双顶径娩出时,松开止血钳解除负压,取下吸引器。按照正常分娩机制助娩胎儿;在胎头娩出过程中应注意保护会阴。

五、胎头吸引术助产分娩的注意事项

考点:实施胎头吸引术的注意事项

(1)吸引器放置正确,避开囟门。放置一般不超过2次,牵引时间不宜超过10分钟,最长不超过20分钟,否则应改行剖宫产术。

(2)抽吸达所需负压后,宜稍等2~3分钟,待胎头形成产瘤后,再牵引,防滑脱。

(3)牵引时如有漏气或脱落,应查找原因。如系牵引方向错误、负压不够,可重新放置;如因胎位不正,可先转至枕前位再放置。

(4)牵引时用力要均匀,切勿过猛或过大,切忌左右摇晃。

六、胎头吸引术的护理要点

(1)知情同意。护士应向产妇介绍胎头吸引器助产的目的、方法,使产妇知情同意并主动配合。

(2)产妇在分娩中体力消耗过大,产后应提供高能量、高蛋白、高维生素的易消化饮食,多进食营养丰富的汤。

(3)产后鼓励产妇卧床休息,消除疲劳,恢复体力。

(4)术后仔细检查子宫颈、阴道有无裂伤。有裂伤应及时缝合。

(5)新生儿如有头皮损伤、血肿或颅内出血,应及时给予处理。

(王丽君)

情境

某初产妇,妊娠39周,临产8小时入院,经产科检查,无头盆不称,胎心率正常,胎儿无明显畸形;产妇协调性子宫收缩乏力,应用缩宫素后,第二产程超过2小时仍未分娩,遂行胎头吸引术。

实训十九 胎头吸引术

【实训目的】

(1)掌握胎头吸引术的术前准备及健康教育。

(2)能对行胎头吸引术的产妇进行护理评估。

(3)训练配合实施胎头吸引术操作的能力。

【实训准备】

1. 环境准备 医院或模拟产房;空气流通、各种设施齐全。
2. 护士准备 着装规范、仪表端庄、洗手、戴口罩。
3. 物品准备 胎头吸引器1个,50ml注射器1支,止血钳1把,治疗巾2块,无菌纱布数块,产包、会阴切开包、新生儿急救器械及药物。

【操作程序】

素质要求 → 护士规范着装,仪表端庄、态度良好

↓

环境准备 → 预热红外线辐射台,调节室温、手术照明

↓

↓

术前评估 → 核对产妇姓名、床号及一般资料；全面评估产妇身体情况及产科情况；产前宣教取得产妇配合

↓

术前准备 → 备好胎头吸引器及其他助产所需物品（实训图19-1）；产妇截石位消毒铺巾、行阴道检查；明确胎位、子宫颈口开大及胎头下降情况；根据需要行会阴切开术

↓

放置吸引器→ 吸引器胎头端涂润滑油，施术者左手撑开阴道后壁，右手持吸引器沿阴道后壁送入；然后左手拨开右侧阴道壁，使开口端侧缘滑入阴道内，撑起阴道前壁，使胎头吸引器从前壁进入；最后以右手撑起左侧阴道壁，整个胎头吸引器滑入阴道内，将边缘与胎头贴紧（实训图19-2）

↓

检查吸引器→ 施术者以右手示指沿吸引器检查一周，了解吸引器是否紧贴胎儿头皮；排除阴道壁及子宫颈组织夹于吸引器及胎头之间；检查无误后，调整吸引器横柄，与胎头矢状缝方向一致，作为旋转胎头的标志

↓

抽吸空气形成负压 → 施术者将吸引器顶住胎头，助手用注射器抽出吸引器内空气150～180ml，使吸引器内形成相当于27～40kPa的负压（实训图19-3）；用血管钳夹住橡皮连接管，等候2～3分钟，使吸引器牢固地吸附在胎头上

↓

牵引吸引器→ 检查胎心无异常即可在宫缩时缓慢牵引；枕前位者，待宫缩屏气时，顺骨盆轴方向，先向下牵引保持胎头俯屈，会阴膨隆时改为平牵，当胎头枕部达耻骨联合下缘时，逐渐向上牵引，使胎头仰伸娩出（实训图19-4）；枕后（横）位时应先旋转成枕前位后如上操作

↓

取下吸引器→ 待双顶径娩出时，松开止血钳解除负压，取下吸引器。按照正常分娩机制助娩胎儿；在胎头娩出过程中应注意保护会阴

↓

术后护理 → 检查会阴、阴道、子宫颈等处有无撕裂，侧切伤口有无上延；观察宫缩情况、阴道出血情况及排尿情况；指导产妇保持会阴部干燥、清洁；观察新生儿有无头皮血肿、擦伤，有无异常

↓

操作后处理→ 洗手，整理用物；清洁使用物品，浸泡消毒，所用器械清洗后送供应室灭菌；做好手术过程记录，完善病历；产妇应在产房内留观2小时，如无异常，送回病房；全面的产后宣教

【实训评价】

1. 自我评价　通过本次实践活动，是否初步掌握胎头吸引术的操作步骤及方法。能否独立完成操作前准备工作。

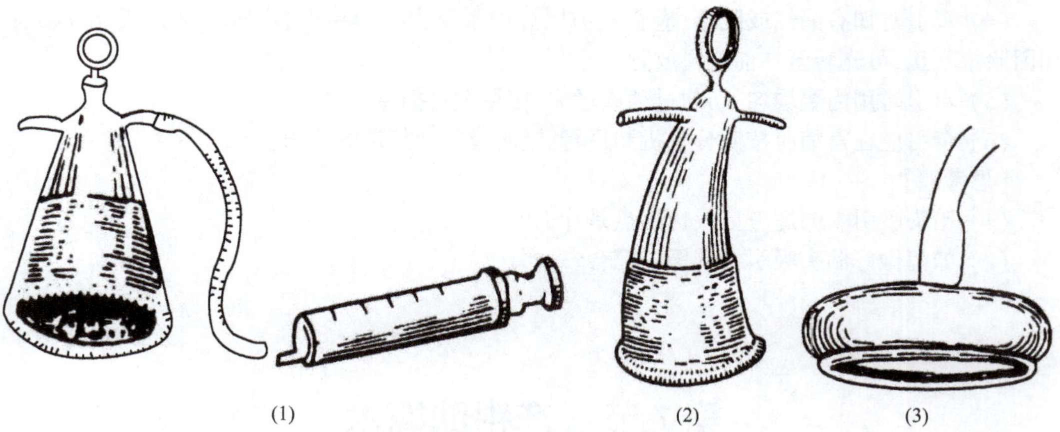

实训图19-1　胎头吸引器类型(1、2、3)

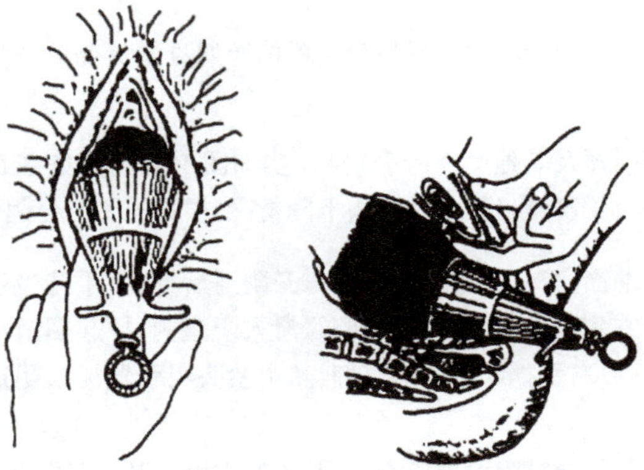

实训图 19-2 放置胎头吸引器

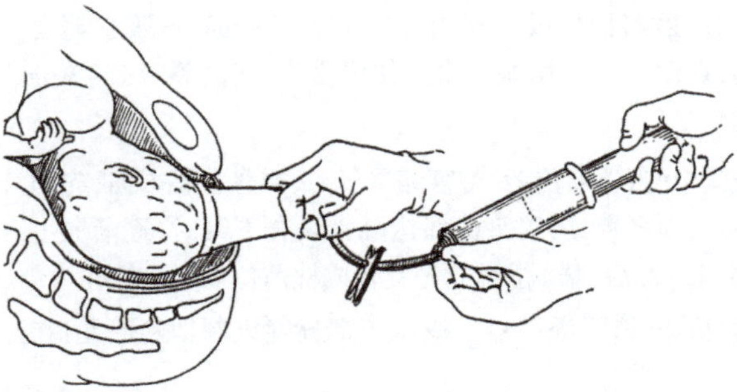

实训图 19-3 抽吸形成负压

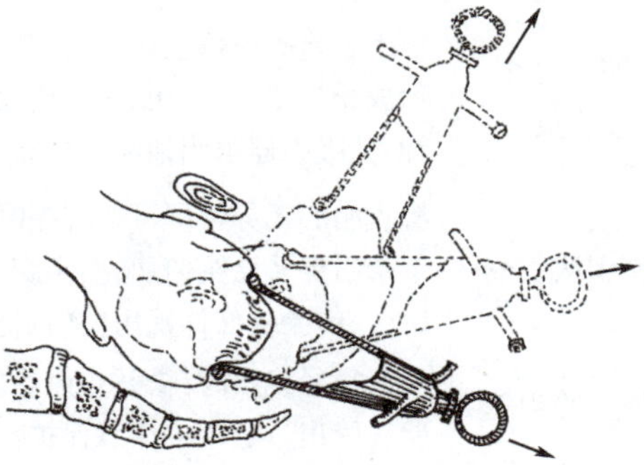

实训图 19-4 牵引胎头吸引器

2. 同学互评 所实施的操作是否正确？是否存在可能导致损伤或失败的错误操作？

3. 教师评价 学生实施的操作优缺点有哪些？操作的注意事项有哪些？

【实训技术操作要求】

(1) 严格无菌操作，预防产道感染。

(2) 吸引器放置正确，避开囟门。放置一般不超过 2 次，牵引时间以不超过 10 分钟为佳，最长不超过 20 分钟，否则应改行剖宫产术。

(3) 抽吸达所需负压后，宜稍等 2 ~ 3 分钟，待胎头形成产瘤后，再牵引，防滑脱。

(4) 牵引时如有漏气或脱落，应查找原因。如系牵引方向错误、负压不够，可重新放置；如因胎位不正，可先转至枕前位再放置。

(5) 牵引时用力要均匀，切勿过猛或过大，切忌左右摇晃。

(6) 牵引应在宫缩时按照分娩机制进行，同时指导产妇屏气用力。

【思考题】

(1) 胎头吸引术的适应证及优缺点是什么？

(2) 如何做好胎头吸引术的医护配合？

（王丽君）

第 7 节 产钳助娩术

产钳助娩术即用产钳牵引胎头、协助胎儿娩出的手术。按手术时胎头所在位置分为出口、低位、中位和高位产钳助娩术四种。目前临床仅行出口产钳助娩术和低位产钳助娩术；常用的产钳为短弯型，分为左下叶和右上叶，每叶由钳匙、钳胫、钳锁和钳柄四部分组成。

一、产钳助娩术的适应证

(1) 用于顶先露、宫口开全、胎头双顶径坐骨棘水平以下者。

(2) 头位难产导致宫缩乏力、第二产程延长或停滞者。

(3) 需要缩短第二产程或胎儿窘迫需要尽快结束分娩者。

(4) 胎头吸引失败时经检查可用低位产钳助娩者。

(5) 臀位分娩时胎头娩出困难者和剖宫产娩头困难者。

二、产钳助娩术的禁忌证

(1) 胎儿不能或不宜经阴道分娩者，如骨盆异常、头盆不称、阴道畸形或尿瘘修补术后。

(2) 宫口未开全，胎头先露部未达阴道口者。

(3) 胎位不正，额先露及面先露者。

三、术前准备

(一) 产妇准备

产妇取截石位，导尿排空膀胱，常规消毒铺巾。做阴道检查，了解宫颈扩张程度、双顶径位置，未破膜者，先行破膜。如为初产妇，宜先行会阴侧切术。

(二) 用物准备

会阴切开手术包1个、无菌产钳1副、吸氧面罩、麻醉药物、产妇及新生儿抢救器械与药品、手术部位的照明，为术者准备坐凳。

(三) 操作者准备

穿产房衣裤、拖鞋，戴口罩、帽子，剪指甲，洗手。

四、产钳助娩术的操作步骤

(一) 放置产钳左叶

施术者右手掌面四指伸入阴道后壁和胎头之间；左手持左叶钳柄，使钳叶垂直，凹面朝前，沿手掌面伸入胎头与阴道之间。右手引导钳叶缓缓向胎头左侧及深部推进，钳柄向下并稍向逆时针方向旋转，将钳叶置于胎头左侧颞部(钳叶与钳柄处于同一水平面上)，由助手将钳叶固定。

(二) 放置产钳右叶

施术者左手四指伸入阴道后壁与胎头之间，右手持右叶钳柄，沿左手掌面伸入胎头与阴道之间；左手引导产钳右叶至胎头右侧，达产钳左叶对应位置。

(三) 扣合产钳

产钳左叶在下、右叶在上，两钳叶柄平行交叉，扣合锁扣，钳柄对合。如扣合有困难，应取出产钳，再次检查胎方位后另行放置。

(四) 检查产钳放置情况

产钳扣合后行阴道检查，了解钳叶与胎头之间有无产道软组织或脐带夹入。两钳叶应分别置于胎儿两耳上，胎头矢状缝应在两钳叶正中。

(五) 试牵

术者右手握钳柄，左手掌固定在右手背上，左手示指抵住胎先露，向下轻轻试牵。

（六）牵拉

宫缩时术者握住钳柄略向下向外缓慢牵拉；当胎头枕骨结节越过耻骨弓下方时，逐渐将钳柄上提，使胎头仰伸娩出。注意保护会阴。

（七）取下产钳

当胎头双顶径被牵出后，以右手握住钳柄，松解产钳，顺胎头缓缓滑出，按放置产钳的相反顺序依次取出产钳右叶、产钳左叶。检查会阴、阴道、子宫颈等处有无撕裂，侧切伤口有无上延。

五、产钳助娩术的注意事项

考点：产钳助娩术的注意事项

（1）操作应准确、谨慎。产钳使用不当可能引起胎儿颅内出血、面神经麻痹、眼球压伤和母体软产道损伤，因此，切忌在胎位检查不清、头盆不称、产钳位置不正确等情况下放置产钳。

（2）正确判断胎头入盆情况。认真区别胎头严重变形和水肿所造成的假象，应注意胎头骨质部最低点位置，如胎头双顶径在坐骨棘上水平，不应行产钳助娩。

（3）牵引产钳时用力要均匀，不可用力过大、过猛，勿将钳柄左右摇晃，牵拉有困难时应及时检查原因。

（4）当胎头即将牵出时应立即停止用力，与助手配合，注意保护会阴，再缓慢牵出，避免暴力牵拉造成严重的会阴裂伤。

六、产钳助娩术的护理要点

（1）知情同意。护士应向产妇介绍产钳助娩的目的、方法，使产妇知情同意并主动配合。

（2）产妇在分娩中体力消耗过大，产后应提供高能量、高蛋白、高维生素的易消化饮食，多进食营养丰富的汤。

（3）产后鼓励产妇卧床休息，消除疲劳，恢复体力。

（4）预防感染，由于阴道操作次数多，术后常规应用抗生素。

（5）保持外阴清洁，观察切口愈合情况。

（6）观察胎儿有无产伤，检查胎儿头皮有无血肿、头皮损伤及颅内出血征象。

（7）若新生儿窒息，应采取相应的抢救措施。

目标检测

【A_1型题】

1. 下列哪项不是协调性子宫收缩乏力的特点
   A. 收缩力弱　B. 极性倒置
   C. 持续时间短　D. 间歇时间长
   E. 有节律性、对称性
2. 关于缩宫素的应用以下哪种做法正确
   A. 专人守护，严密观察宫缩及胎心
   B. 用药后宫缩愈强效果愈好
   C. 可用于不协调子宫收缩
   D. 缩宫素的滴速不应超过50滴/分
   E. 如出现胎儿窘迫，只要调整缩宫素的滴速即可
3. 不协调性子宫收缩乏力的正确处理原则是
   A. 观察生命体征
   B. 做好剖宫产手术准备
   C. 吸氧、静脉补液
   D. 镇静、休息、恢复子宫收缩的节律性
   E. 不需要特殊处理，等待自然恢复
4. 关于痉挛性狭窄环的描述正确的是
   A. 此环随着宫缩上升
   B. 狭窄环常围绕在胎儿最大部分
   C. 宫缩时不影响胎先露下降
   D. 狭窄环常围绕在胎体的狭窄部位
   E. 破膜后狭窄环可自行消失
5. 关于臀位的叙述正确的是
   A. 胎体纵轴与母体纵轴垂直
   B. 胎先露部的指示点是足
   C. 胎心音在脐下左右听诊最响亮
   D. 妊娠30周后不必矫正胎位

E. 胎儿脐部娩出至胎头娩出最长不能超过8分钟

6. 初产妇活跃期延长是指活跃期超过
   A. 4小时　B. 6小时
   C. 8小时　D. 10小时
   E. 12小时
7. 巨大儿是指出生体重超过
   A. 3500g　B. 4000g
   C. 4500g　D. 4800g
   E. 5000g
8. 下列哪项不属于神经发育畸形
   A. 无脑儿　B. 脑积水
   C. 脊柱裂　D. 连体儿
   E. 脑脊膜膨出

【A_2 型题】

9. 某初产妇，妊娠足月，从规律性宫缩开始至宫口扩张3cm，时间超过16小时，属于下列哪种产程曲线异常
   A. 第一产程延长　B. 第二产程延长
   C. 潜伏期延长　D. 活跃期延长
   E. 滞产
10. 某孕妇，27岁，妊娠40周初产，临产后8小时，宫缩30秒/(4～6)分钟，强度较弱，胎心好，宫口开大4cm，先露头 S^{+1}。产妇自诉宫缩时有排便感，想屏气用力。估计胎儿的胎方位为
   A. 枕左前　B. 枕右前
   C. 颏右前　D. 肩左前
   E. 持续性枕后位
11. 某经产妇，妊娠39周，在田间做农活时突发腹痛，临产不足3小时即娩一男婴，评估下列选项哪项发生的可能性最小
   A. 会阴、阴道裂伤　B. 新生儿窒息
   C. 子宫颈裂伤　D. 新生儿颅内出血
   E. 宫缩乏力
12. 某孕妇，36岁，妊娠40周初产，规律宫缩18小时，胎心率106次/分，宫口开大3cm，先露头 S^{-1}，大囟门位于母体骨盆的右前方，下列诊断错误的是
   A. 胎儿窘迫　B. 潜伏期延长
   C. 高龄初产妇　D. 枕后位
   E. 胎头下降停滞

【A_3 型题】

(13～15题共用题干)

某孕妇，28岁，妊娠40周初产，腹痛6小时入院。身高150cm，产前骨盆外测量各平面径线值均小于正常值2cm。查生命体征正常，心肺无异常，宫缩规律，40秒/(3～4)分钟，头先露，胎心率148次/分。肛门检查：宫口开大4cm，羊膜囊膨出，先露头，S^0。

13. 根据题中条件分析，该产妇的骨盆属于
   A. 骨盆入口平面狭窄　B. 中骨盆平面狭窄
   C. 出口平面狭窄　D. 均小骨盆
   E. 中骨盆及出口平面狭窄
14. 按照B超检查提供的数据，结合宫高、腹围，估计胎儿体重2500g。此时最适宜的处理方式是
   A. 立即剖宫产
   B. 全身支持治疗后剖宫产
   C. 试产
   D. 安慰产妇
   E. 将病情告知家属，让其选择分娩方式
15. 目前采取什么方法加强宫缩对这位产妇比较合适
   A. 针刺合谷穴　B. 静脉滴注缩宫素
   C. 人工破膜　D. 按摩刺激乳头
   E. 肌内注射哌替啶

(16～18题共用题干)

某初产妇，30岁，妊娠40周，规律宫缩15小时，宫缩40秒/(3～4)分钟，枕左后位，胎心率142次/分。查宫口开大5cm，坐骨棘间径8cm，S^0。2小时后，查宫口开大仍然5cm，宫缩减弱为30秒/(5～6)分钟，胎心率122次/分。

16. 分析本例产程曲线异常属于
   A. 活跃期延长　B. 活跃期停滞
   C. 潜伏期延长　D. 第二产程停滞
   E. 胎头下降延缓
17. 你认为导致现状的可能原因是
   A. 子宫肌瘤　B. 宫颈水肿
   C. 均小骨盆　D. 高龄初产妇
   E. 中骨盆异常
18. 该案例适宜的处理方式是
   A. 人工破膜
   B. 肌内注射盐酸哌替啶100mg
   C. 加强营养
   D. 继续等待
   E. 准备剖宫产

(19、20题共用题干)

某孕妇，妊娠足月初产，入院检查：枕右前位，胎心率142次/分，结合B超数据预估胎儿体重3000g。骨盆测量的径线为：髂棘间径24cm、髂嵴间径27cm，骶耻外径19cm，坐骨棘间径9.5cm，出口横径8cm，耻骨弓角度不足90°。

19. 该孕妇骨盆初步判断为
A. 扁平骨盆　B. 漏斗骨盆
C. 中骨盆狭窄　D. 畸形骨盆
E. 均小骨盆

20. 进一步测量骨盆的哪条径线,对胎儿分娩方式有决定意义
A. 坐骨切迹的宽度　B. 出口后矢状径
C. 出口前矢状径　D. 骶耻内径
E. 坐骨结节间径

(21、22 题共用题干)

某孕妇,25 岁,妊娠 40^{+5} 周,自觉胎动减少 1 日入院。查体:不规律宫缩,宫口未开,胎头高浮,胎心率 166 次/分。骨盆测量各径线值均在正常范围,预测胎儿体重 3200g。

21. 该产妇适宜的处理方式为
A. 促进子宫颈成熟　B. 左侧卧位、吸氧
C. 人工破膜促宫缩　D. 剖宫产结束分娩
E. 严密观察,等待自然分娩

22. 该产妇胎儿监护显示 NST 无反应型,产程进展中胎膜破裂,羊水粪染,应采取的处理方式为
A. 促进子宫颈成熟　B. 左侧卧位、吸氧
C. 静脉滴注缩宫素引产　D. 剖宫产结束分娩
E. 严密观察,等待自然分娩

(23、24 题共用题干)

某孕妇,29 岁,G2P1,现妊娠 41^{+2} 周,临产 25 小时,产科检查可见:阴道口脱出一上肢,恰好与助产者右手相握,腹部呈葫芦形状,子宫下段压痛,胎心音不清,胎头在母体右侧,宫口已开全,血尿。

23. 此时,该产妇应采取的措施是
A. 麻醉下行内倒转术　B. 断头术或毁胎
C. 外倒转术　D. 剖宫产结束分娩
E. 肢体还纳术

24. 采取上述措施的依据是
A. 宫口开全,可行内倒转术
B. 出现先兆子宫破裂的症状
C. 因胎手已脱出阴道,而且胎儿已死
D. 死胎应争取阴道分娩
E. 经产妇枕横位不应行剖宫产术

(王丽君)

情境

某孕妇,28 岁,G1P0,孕 38^{+4} 周临产入院。胎方位骶右前。临产 8 小时后,胎臀及胎肩娩出,胎头娩出困难;胎心监护示胎心良好,宫缩好,拟行产钳助娩。

实训二十　产钳助娩术

【实训目的】

(1) 掌握产钳助娩术的术前准备及健康教育。
(2) 学会全面评估拟行产钳助娩术的产妇。
(3) 训练配合实施产钳助娩术操作的能力。

【实训准备】

1. 环境准备　医院或模拟产房、手术部位的照明,备坐凳。
2. 助产士准备　着装规范、仪表端庄、洗手、戴口罩。
3. 物品准备　产包、会阴切开包、产钳、急救器械及药物。

【操作程序】

素质要求 → 助产士规范着装,仪表端庄、态度良好
↓
环境准备 → 预热红外线辐射台,调节室温、手术部位的照明
↓
术前评估 → 核对产妇姓名、床号及一般资料;全面评估产妇身体情况及产科情况;产前宣教取得产妇配合
↓

↓

术前准备 → 备好产钳(实训图 20-1)及助产所需其他物品;产妇截石位消毒铺巾、会阴切开;明确胎位,检查产钳是否完好

↓

放置产钳左叶 → 施术者右手掌面四指伸入阴道后壁和胎头之间;左手持左叶钳柄,沿右手掌面伸入胎头与阴道之间。右手引导钳叶向胎头左侧推进,钳柄向下并逆时针方向略旋转,将钳叶置于胎头左侧颞部,由助手将钳叶固定(实训图 20-2)

↓

放置产钳右叶 → 施术者左手四指伸入阴道后壁与胎头之间,右手持右叶钳柄,沿左手掌面伸入胎头与阴道之间;左手引导产钳右叶至胎头右侧,达产钳左叶对应位置(实训图 20-3)

↓

扣合产钳 → 产钳左叶在下、右叶在上,两钳叶柄平行交叉,扣合锁扣,钳柄对合

↓

检查产钳放置情况 → 产钳扣合后行阴道检查,了解钳叶与胎头之间有无产道软组织或脐带夹入。两钳叶应分别置于胎儿两耳上,胎头矢状缝应在两钳叶正中(实训图 20-4)

↓

试牵 →术者右手握钳柄,左手掌固定在右手背上,左手示指抵住胎先露,向下轻轻试牵

↓

牵拉 → 宫缩时握住钳柄略向下向外缓慢牵拉;当胎头枕骨结节越过耻骨弓下方时,逐渐将钳柄上提,使胎头仰伸娩出。注意保护会阴(实训图 20-5)

↓

取下产钳 → 当胎头双顶径被牵出后,以右手握住钳柄,松解产钳,顺胎头缓缓滑出,按放置产钳的相反顺序依次取出产钳右叶、左叶

↓

术后护理 → 检查会阴、阴道、子宫颈等处有无撕裂,侧切伤口有无上延;观察宫缩、阴道出血及排尿情况;指导产妇保持会阴部干燥、清洁;观察新生儿有无头皮血肿、擦伤,有无异常

↓

操作后处理→ 洗手,整理用物;清洁使用物品,浸泡消毒,所用器械清洗后送供应室灭菌;做好手术过程记录,完善病历;产妇应在产房内留观 2 小时,如无异常,送回病房;全面的产后宣教

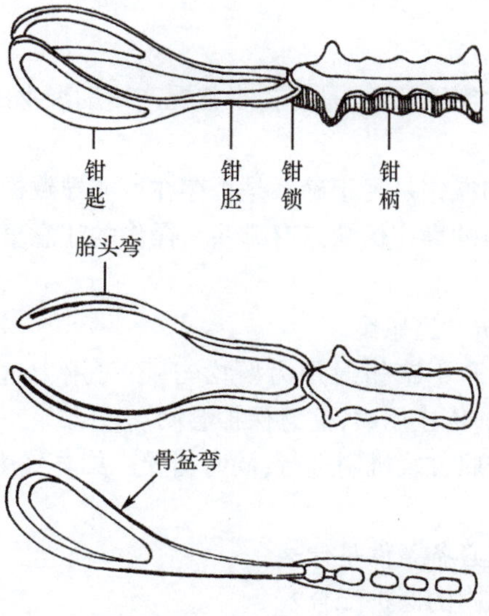

实训图 20-1 产钳类型

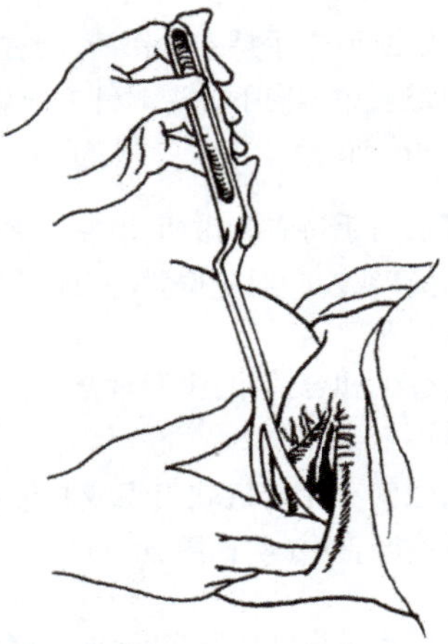

实训图 20-2　放置产钳左叶

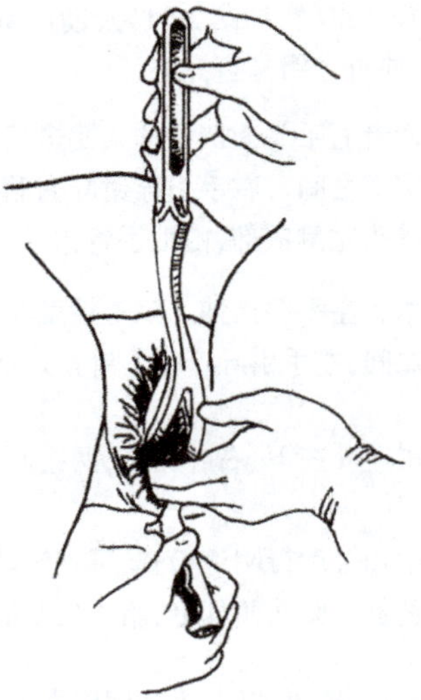

实训图 20-3　放置产钳右叶

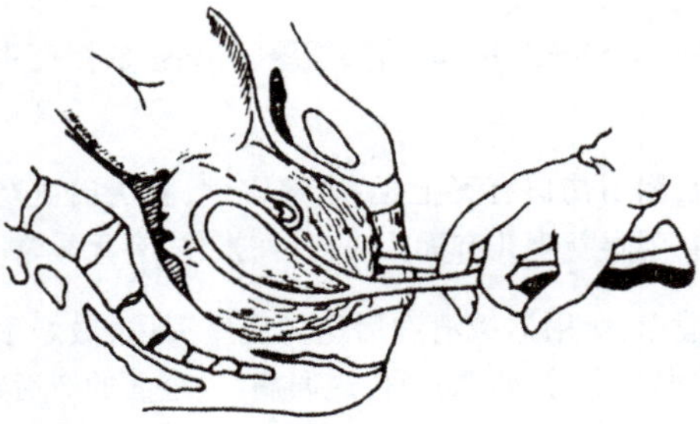

实训图 20-4　检查产钳放置情况

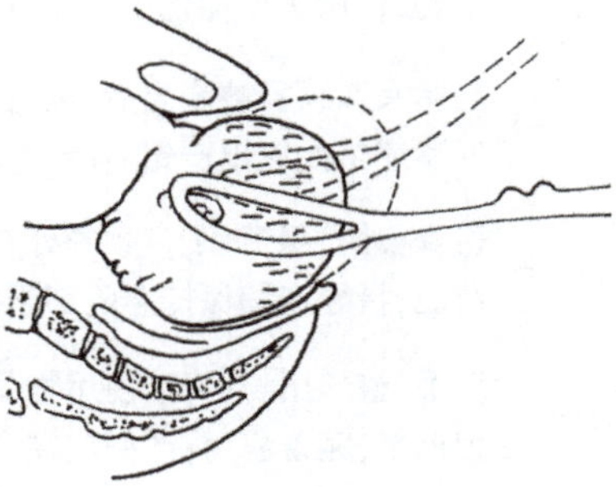

实训图 20-5　产钳的牵引方向

【实训评价】

1. 自我评价　通过本次实践活动，是否初步掌握产钳助娩术的操作步骤及方法。能否独立完成操作前准备工作。

2. 同学互评　所实施的操作是否正确？是否存在可能导致损伤或失败的错误操作？

3. 教师评价　学生实施的操作优缺点有哪些？操作的注意事项有哪些？

【实训技术操作要求】

(1) 严格无菌操作，预防产道感染。

(2) 操作应准确、谨慎；牵引产钳时用力要均匀，不可用力过大、过猛，勿将钳柄左右摇晃；当胎头即将牵出时应立即停止用力，注意保护会阴。

(3) 牵引应在宫缩时按照分娩机制进行，同时指导产妇屏气用力。

【思考题】

(1) 产钳术的适应证与必备条件是什么？

(2) 如何做好产钳手术中的医护配合？

第 13 章　分娩期并发症

案例 13-1

某产妇，26 岁，G2P1，宫内妊娠 39 周，自然分娩一男婴，体重 4300g，胎盘、胎膜娩出完整，自胎儿娩出后，阴道出血共约 600ml。产妇出现头晕，口渴。查体：血压 65/40mmHg，脉搏 116 次/分，脉搏细弱，面色苍白、四肢冰冷，腹软，子宫轮廓清，子宫底硬。

讨论分析：

(1) 此产妇产后出血的原因可能是什么？

(2) 应首选的处理措施是什么？

(3) 请提出主要护理诊断和制订护理措施。

第 1 节　产后出血

产后出血（postpartum hemorrhage）是指胎儿娩出后 24 小时内出血量超过 500ml，是分娩期的严重并发症，其发病率占分娩总数的 2%～3%，在我国居产妇死亡原因的首位，其中 80% 以上发生在产后 2 小时内。产后出血的预后因失血量、失血速度及产妇体质的不同而不同。产后失血过多，休克时间过长，可致脑垂体缺血坏死而继发垂体功能减退，发生希恩综合征（Sheehan syndrome）。

考点：产后出血的定义

一、护理评估

（一）健康史

1. 病因评估

（1）子宫收缩乏力：是产后出血最主要的原因。胎儿娩出后，子宫收缩和缩复可以有效压迫子宫壁血窦，起到止血作用。其影响因素如下。

考点：产后出血的原因

1）全身因素：产妇过度紧张；产程时间过长或难产造成产妇体力衰竭；临产后过多使用宫缩抑制剂、镇静剂或麻醉剂；产妇合并急、慢性全身性疾病等。

2）局部因素：多胎妊娠、羊水过多、巨大胎儿使子宫肌纤维过度伸展失去弹性；子宫肌纤维发育不良如子宫肌瘤或子宫畸形，影响子宫正常收缩；剖宫产史、产次过多过频、子宫肌瘤剔除术后、急产等可造成子宫肌纤维损伤等；产科并发症如妊娠期高血压疾病、宫腔感染等可引起子宫肌纤维水肿或渗血。前置胎盘、胎盘早剥等亦可导致产后出血。

（2）胎盘因素

1）胎盘滞留：胎儿娩出后 30 分钟胎盘仍未娩出者，称为胎盘滞留。其常见原因有：膀胱充盈、腹肌松弛、宫缩乏力等使剥离的胎盘滞留在子宫腔；不恰当使用子宫收缩药物或粗暴按摩子宫可引起子宫颈内口附近平滑肌痉挛性收缩，使胎盘嵌顿于子宫腔内；第三产程过早挤压子宫或牵拉脐带，引起胎盘剥离不全而未娩出，使血窦不能关闭导致出血。

2）胎盘植入：指胎盘绒毛侵入子宫肌层。完全植入时因胎盘未剥离可无出血；部分植入时已剥离面血窦开放，致子宫收缩不良，可发生大出血，甚至危及生命。

3）胎盘粘连：指胎盘绒毛与底蜕膜紧密相连，完全或部分不能自行剥离，可因多次人工流产或子宫内膜炎引起，部分粘连时由于血窦开放可造成产后出血。

4）胎盘部分残留：指部分胎盘小叶、胎膜或副胎盘残留于子宫腔，影响子宫收缩导致产后出血。

（3）软产道裂伤：产时软产道因阴道助产、巨大胎儿、急产、软产道组织弹性差、阴道助产手术操作不当等因素导致撕裂伤，可引起产后出血。

（4）凝血功能障碍：原发性凝血功能障碍如再生障碍性贫血、原发性血小板减少、白血病等可致切口及子宫血窦大量出血。继发性凝血功能障碍如重型胎盘早剥、严重的妊娠期高血压疾病、死胎滞留过久、羊水栓塞、重症肝炎等可引起弥漫性血管内凝血（DIC），发生产后子宫大量出血。

产后出血的原因和高危因素

中华医学会妇产科分会产科学组制定的《产后出血预防与处理指南（草案）》，提出了产后出血的原因和高危因素（表13-1）。

表13-1 产后出血的原因和高危因素

	病因	高危因素
子宫收缩异常（tone）	子宫过度伸展	羊水过多，多胎，巨大胎儿
	子宫收缩乏力	急产，产程延长，多产次
	羊膜内感染	发热，破膜时间延长
	子宫功能异常或解剖畸形	子宫平滑肌瘤，前置胎盘，子宫畸形
妊娠相关物残留（tissue）	妊娠相关物残留	分娩时部分胎盘残留
	胎盘异常	前次子宫手术史
	绒毛叶或副胎盘残留	产次多
	凝血块滞留	超声下胎盘异常
		子宫收缩乏力
生殖道创伤（trauma）	子宫颈、阴道或会阴撕裂	急产，手术产
	子宫切口延伸或撕裂	胎位不正，深入衔接
	子宫破裂	前次子宫手术史
	子宫内翻	产次多，子宫底部胎盘
凝血功能障碍（thrombin）	既往病史：血友病A，温韦伯病	遗传性凝血病史，肝病史
	妊娠期特有疾病	
	IPT	瘀斑
	子痫前期性血小板减少症	血压升高
	DIC	胎儿死亡
	子痫前期	发热、白细胞升高
	死胎	产前出血
	严重感染	突发性休克
	胎盘早剥	
	羊水栓塞	
	有治疗性抗凝治疗	凝血块史

链接

2. 病史评估 评估产妇与诱发产后出血有关的病史，注意了解妊娠前有无原发性凝血功能障碍性疾病、重症肝炎、子宫肌瘤及多次人工流产等。本次妊娠产妇有无妊娠期高血压疾病、前置胎盘、胎盘早剥、多胎妊娠、羊水过多等，分娩过程是否过长或过短，是否过于疲惫、精神过度紧张；产妇是否使用镇静剂、麻醉剂；助产手术操作是否正确、软产道是否有裂伤等。

（二）身心状况

考点：不同原因产后出血的临床表现

1. 症状 阴道流血过多及因流血过多导致的失血性休克等是产后出血的主要临床表现。产妇可出现面色苍白、头晕、出冷汗等急性失血症状。

（1）子宫收缩乏力：表现为产程延长，胎盘娩出后阴道间歇性流血，血色暗红，有血凝块，宫缩乏力时阴道流血增多，促进宫缩后出血量减少。

（2）胎盘因素：胎儿娩出后胎盘娩出前，阴道大量出血，多为胎盘滞留等所致；胎盘娩出后，阴道大量出血，多为胎盘、胎膜残留所致。

（3）软产道裂伤：胎儿娩出后，立即发生阴道流血，色鲜红。出血程度和裂伤程度与是否伤及大血管有关。若失血表现明显并伴阴道疼痛、肛门坠胀等症状，而阴道流血不多，应考虑形成阴道血肿等隐匿性软产道损伤。

（4）凝血功能障碍：妊娠前或妊娠期已有全身性出血倾向，阴道流血不凝固，血中无凝血块。

2. 体征 不同原因引起的产后出血较多，或出血不多但出血时间较长时，产妇可出现脉搏细弱、血压下降、四肢冰冷等失血性休克征象。

（1）子宫收缩乏力：腹部触诊时子宫轮廓不清楚，子宫底升高，质地较软，阴道出血多。按摩子宫及使用宫缩剂后子宫变硬，阴道出血可减少。

（2）胎盘因素：胎儿娩出后 10 分钟内胎盘未及时娩出，阴道大量出血，应考虑胎盘因素。胎盘娩出后应仔细检查胎盘、胎膜是否完整，注意观察胎儿面有无血管断裂，以确定有无副胎盘残留。

（3）软产道裂伤：检查软产道可见会阴、阴道或子宫颈口有裂伤及明显活动性出血，严重时裂伤可达阴道穹隆、子宫下段甚至盆腔。宫颈裂伤多在两侧，也可呈花瓣样；阴道裂伤多在阴道侧壁、后壁和会阴部，多呈不规则裂伤。会阴裂伤按其轻重程度可分为 3 度，会阴皮肤及阴道入口黏膜撕裂，未达肌层为Ⅰ度，一般出血不多；裂伤已达会阴体肌层，累及阴道后壁黏膜，甚至阴道后壁两侧沟向上撕裂为Ⅱ度，裂伤可不规则，出血较多；肛门外括约肌已断裂，甚至阴道直肠隔及部分直肠前壁有裂伤为Ⅲ度，出血量不一定很多。

（4）凝血功能障碍：有凝血功能障碍的产妇，胎盘剥离或产道有损伤时，阴道流出的血液不凝，此外可出现全身瘀斑、瘀点等。

产后出血量的测定及估计方法

①称重法：分娩后敷料的湿重减去分娩前敷料的干重，除以 1.05（血液比重为 1.05g/ml）；②容积法：用专门的产后接血容器收集血液后用量杯准确记录出血的毫升数；③根据失血性休克程度估计失血量：休克指数=脉率/收缩压，指数越大，失血量越多。

链接

3. 心理、社会状况 发生产后出血时，尤其是产后出血引起失血性休克时，产妇及家属会感到紧张、害怕和恐惧，担心产妇生命安危。

（三）辅助检查

1. 血常规、血型检查 了解产妇的红细胞数量及血红蛋白含量，检测血型，做好交叉配血。

2. 凝血功能检查 产后出血过多者应检测出凝血时间、凝血酶原时间、纤维蛋白原、血小板计数等，了解凝血功能是否正常。

(四)处理原则

针对产后出血的原因,迅速止血;及时补充血容量,纠正失血性休克;防止感染。应在寻找原因的同时进行一般处理,如向有经验的助产士、产科上级医师、麻醉医师和血液科医师求助,通知血库和检验科做好准备;建立静脉双通道维持循环,积极补充血容量;进行呼吸管理,保持气道通畅,给氧;监测出血量和生命体征,留置尿管,记录尿量;交叉配血;行实验室检查(血常规、凝血功能检查、肝功能、肾功能等)并动态监测。

考点:产后出血的处理原则

1. 子宫收缩乏力　采取应用宫缩剂、按摩子宫、子宫腔内填塞纱条、结扎血管或切除子宫等方法达到止血的目的。

2. 胎盘因素　及时取出胎盘,并做好必要的刮宫及子宫次全切除术的准备。

3. 软产道裂伤　及时准确地缝合修补裂伤伤口;发现血肿可行血肿切开,引流积血或清除血块,再缝合止血。

4. 凝血功能障碍　针对不同病因、疾病种类进行治疗。如血小板减少症、再生障碍性贫血等患者应输入新鲜血液或成分输血;如发生 PIC 应进行抗凝与抗纤溶治疗。

产后出血药物治疗

表 13-2　产后出血药物治疗

药物	剂量	不良反应	禁忌证
缩宫素	10Uim/imm	常无	对此药物过敏者
	5Uiv	子宫收缩痛	
	10～20U/L 静脉滴注	恶心、呕吐(水中毒)	
马来酸甲麦角新碱	0.25 mg im/0.125mg iv	外周血管痉挛	高血压、心脏病
	需要时可每 5 分钟重复使用,最多重复 5 次	高血压　恶心、呕吐	对此药物过敏者
卡前列腺素	0.25 im/imm 需要时可每 15 分钟	潮红、腹泻、恶心、呕吐、支气管痉挛	活动性心脏疾病、肺脏或肝脏疾病
	重复应用,最多重复 8 次	躁动、氧饱和度降低	对此药物过敏者
血管加压素	20U 加入到生理盐水 100ml 中	急性高血压、支气管痉挛	冠心病
	稀释(0.2U/ml),出血部位注射 1ml,避免血管内直接注射	恶心、呕吐、腹部绞痛、头痛、眩晕	对此药物过敏者

缩写:im,肌内注射;imm,子宫肌层注射;iv,静脉推注。

链接

二、护理诊断

1. 组织灌注量改变　与阴道大量出血致体内灌注不足有关。
2. 有感染的危险　与出血、侵入性操作、全身抵抗力下降有关。
3. 恐惧　与阴道大出血致威胁生命有关。

三、护理措施

(一)预防产后出血

1. 做好产前预防　对多胎、羊水过多、子宫畸形、妊娠并发症等具有高危因素的孕妇,加强妊娠期保健,提前入院治疗;有凝血功能障碍疾病的妇女应积极治疗后再妊娠,及时终止不宜继续的妊娠。

2. 做好产时预防 第一产程应密切观察产妇的身体和心理状况,保证产妇充分休息和饮食,保证产力,防止产程延长;第二产程重视产程处理,做好会阴保护,指导产妇正确运用腹压;第三产程是预防产后出血的关键,正确助娩胎盘,不过早牵拉脐带或挤压子宫,阴道流血多要查明原因及时处理,仔细检查胎盘、胎膜情况及软产道有无裂伤和血肿。

考点:产后出血的预防

3. 做好产后预防 产妇产后应在产房观察 2 小时,加强产后观察,密切注意生命体征、子宫收缩、阴道流血及伤口情况,注意保暖;指导产妇早期哺乳,新生儿的吸吮行为可反射性刺激子宫收缩,减少产后出血,督促产妇及时排空膀胱,以免影响宫缩。

(二)一般护理

(1)给产妇提供清洁、安静、舒适的休息环境,保证足够的睡眠;病情稳定后鼓励其下床活动。

(2)加强营养,给予高热量、高蛋白、高维生素、富含铁质的食物,宜少食多餐;及时指导和协助产妇进行母乳喂养。

(3)保持会阴清洁干燥,每日用 0.5% 聚维酮碘擦洗会阴 2 次,指导其及时更换会阴垫。

(三)病情观察

产妇在产后 2 小时内留产房严密观察。监测生命体征,观察皮肤黏膜颜色、四肢皮肤温度、尿量及神志等。准确评估阴道出血量,及时监测宫缩、阴道出血及会阴伤口情况、膀胱有无充盈等。监测产妇体温、血常规变化,观察恶露及腹部或会阴部伤口情况。发现异常应及时报告医生,协助积极处理。

(四)治疗配合

1. 子宫收缩乏力 加强子宫收缩,是迅速有效的止血方法。

(1)按摩子宫:胎盘娩出后可采用以下方法。①经腹壁单手按摩子宫法,一手的拇指在前、其余四指在后,在下腹部按摩并压迫子宫底,均匀而有节律按摩子宫,促使子宫收缩,排出子宫腔内积血;②经腹壁双手按摩子宫法,一手于产妇耻骨联合上缘按压下腹部,向上托起子宫,使子宫高出盆腔,另一手握住子宫体,有节律地按摩子宫底部(图 13-1);③腹部-阴道双手压迫子宫法,一手戴无菌手套握拳置于阴道前穹隆,顶住子宫前壁,另一只手在腹部按压子宫后壁,使子宫体前屈,两手相对紧压并均匀有节律地按摩子宫,直至宫缩恢复正常(图 13-1)。

考点:产后出血的止血措施

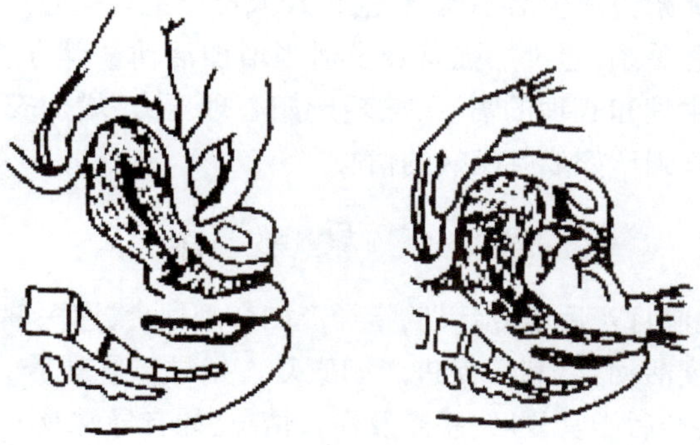

(1) (2)

图 13-1 经腹壁按摩子宫

(1)经腹壁双手按摩子宫法;(2)腹壁-阴道双手压迫子宫法

(2)遵医嘱合理应用宫缩剂:缩宫素 10U 直接行子宫体注射,或加入 0.9% 氯化钠注射液 500ml 中静脉滴注。麦角新碱 0.2mg 肌内注射或子宫肌壁注射。

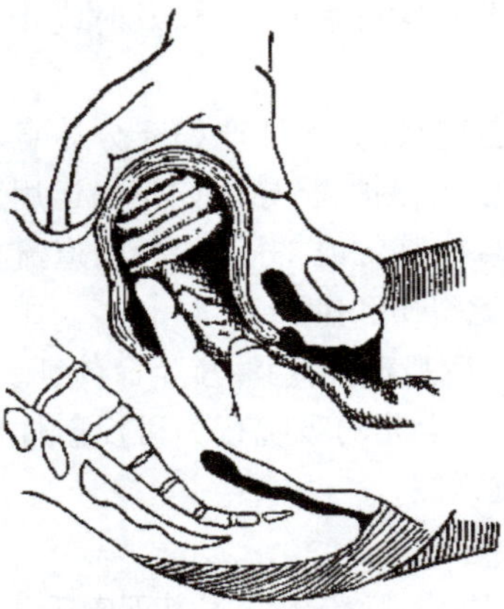
图 13-2 子宫腔内填塞纱布条

(3) 子宫腔纱条填塞：适用于子宫全部松弛无力，经按摩及宫缩剂等治疗仍无效者。方法为：术者一手在腹部固定子宫底，另一手持卵圆钳将无菌纱条自子宫底由内向外填紧子宫腔，局部压迫止血。密切观察生命体征，24 小时后取出纱条。取出前应先静脉滴注缩宫素 10U，使用抗生素，预防感染(图 13-2)。此法可增加感染机会，故只在缺乏输血条件、病情危急时急救用。

(4) 髂内动脉或子宫动脉栓塞：对于严重持久的产后出血(子宫收缩乏力、前置胎盘及 DIC 等)，可采取结扎盆腔血管，栓塞髂内动脉或子宫动脉的方法止血。

(5) 出血难以控制、危及产妇生命时，可行子宫切除术。

2. 胎盘因素　若胎盘残留，可行刮宫术或钳刮术；胎盘粘连可行徒手人工剥离胎盘；胎盘嵌顿，应配合医生使用麻醉剂，待环松解后协助胎盘娩出；胎盘植入，应行手术切除子宫，做好术前准备；胎盘已完全剥离则应立即取出胎盘；如因膀胱过度充盈影响胎盘排出，应行导尿排空膀胱。

3. 软产道裂伤　彻底止血，按解剖层次逐层缝合裂伤，如有血肿形成应切开血肿、清除积血、缝合止血，必要时可置引流条引流。

4. 凝血功能障碍　积极止血，治疗原发病，纠正凝血功能。根据病因不同，输入新鲜血、血小板、凝血酶原复合物、凝血因子、新鲜血浆等。

(五) 失血性休克的护理

密切观察病情变化，监测生命体征，产妇取中凹卧位，保暖，吸氧，及时建立静脉通道，遵医嘱补充血容量，应用宫缩剂，配合医生进行抢救。

(六) 防治感染

严格遵守无菌操作规程，遵医嘱应用抗生素，加强会阴护理，积极纠正贫血，注意增加营养，增强机体抵抗力。

(七) 心理护理

产妇体质差、活动无耐力或生活不能自理，护理人员应主动关心产妇，鼓励产妇说出自己的感受，建立良好的护患关系，通过加强营养及适当增加活动量等方法帮助产妇恢复身体健康，满足产妇及其家属生理和心理的需要，减轻产妇心理压力，增加安全感。同时，指导家属给予产妇关心和支持，增强产妇战胜疾病的信心。

四、健康教育

与产妇和家属一起制订产后康复计划，指导产妇合理饮食，遵医嘱服用治疗贫血的药物。指导产妇注意休息，适度活动，以利于促进产妇康复。指导母乳喂养，促进子宫缩复，减少产后出血。指导产妇观察产后子宫复旧、恶露及伤口情况，如有异常及时就诊。

目标检测

【A_1 型题】

1. 产后出血最常见的原因是
   A. 产后子宫收缩乏力　B. 胎盘残留
   C. 产后子宫收缩过强　D. 凝血功能障碍
   E. 胎盘嵌顿
2. 子宫收缩乏力性产后出血，可采取的护理措施除外哪项
   A. 按摩子宫

B. 注射缩宫素
C. 双手压迫按摩子宫
D. 做好阴道手术准备
E. 双手刺激耻骨联合上方,诱发宫缩

3. 预防产后出血的措施,哪项正确
A. 胎儿娩出后,常规静脉注射缩宫素
B. 胎肩娩出后,常规静脉注射缩宫素
C. 胎儿娩出后,立即徒手取出胎盘
D. 注意保护会阴
E. 胎头娩出后,立即注射缩宫素,加强宫缩

【A_2 型题】

4. 某产妇,25 岁,足月顺产,当胎儿娩出后立即发生阴道持续性出血,量约 500ml,呈鲜红色,很快凝成血块,查宫缩良好,此出血原因为
A. 胎盘残留　　B. 胎盘剥离不全
C. 子宫收缩乏力　　D. 软产道裂伤
E. 凝血功能障碍

5. 胎儿娩出后,立即大量阴道出血,下列哪项是恰当的
A. 立即设法使胎盘娩出,并注射宫缩剂
B. 立即检查阴道有无软产道损伤
C. 抽血交叉备血
D. 检查凝血功能
E. 立即静脉输入葡萄糖水

6. 胎盘娩出后,持续阴道出血,检查胎盘完整,子宫软,轮廓不清。首选措施为
A. 按摩子宫,止住出血
B. 按摩子宫,同时肌内注射缩宫素
C. 监测生命体征,注意观察尿量
D. 子宫腔检查
E. 阴道内填塞纱条止血

【A_3 型题】

(7、8 题共用题干)

某初产妇,26 岁。妊娠足月出现规律宫缩,1 小时后来院,由于宫缩过强,立即将产妇放在产床上,未来得及消毒及保护会阴,胎儿急速娩出,正处理新生儿时,见阴道有较多血流出,腹部检查:子宫收缩良好。

7. 本病例出血原因可能是
A. 会阴、阴道裂伤　　B. 尿道、膀胱损伤
C. 子宫收缩乏力　　D. 子宫破裂
E. 凝血功能障碍

8. 此产妇于胎盘娩出后,持续阴道出血,检查发现胎盘不完整,那么首选措施是
A. 按摩子宫,止住出血
B. 按摩子宫,同时肌内注射缩宫素
C. 监测生命体征,注意观察尿量
D. 子宫腔探查
E. 阴道内填塞纱布止血

第 2 节　胎膜早破

案例 13-2

某初产妇,28 岁,妊娠 35^{+5} 周,因活动后阴道流水 3 小时,伴不规律下腹阵痛 1 小时急诊入院。查体:血压 110/65mmHg,宫缩不规律,胎心率 136 次/分。阴道检查见少量液体流出,色清,可见乳白色胎脂。肛门检查:子宫颈管消失约 50%,长约 1cm,软,居中,先露头,S^{-2}。

讨论分析:

(1) 如何对该孕妇进行评估?应如何处理?

(2) 应如何进行护理?

胎膜早破(premature rupture of membrane,PROM)是指胎膜在临产前自然破裂。其发生率国外报道为 5%~15%,国内为 2.7%~7%。妊娠满 37 周后的胎膜早破称为足月胎膜早破,发生率 10%;妊娠 20 周以后、未满 37 周在临产前发生的胎膜破裂,为未足月胎膜早破(preterm premature rupture of membrane,PPROM),发生率 2.0%~3.5%,易引起早产、胎盘早剥、羊水过少、脐带脱垂、胎儿窘迫和新生儿呼吸窘迫综合征。孕周越小,围产儿预后越差。破膜时间越

考点:胎膜早破的定义

长，孕产妇及胎儿感染率和围生儿病死率越高。

一、护理评估

（一）健康史

考点：胎膜早破的常见原因

1. 病因评估　一般认为胎膜早破是多种因素综合作用所致。临床常见的病因如下。

（1）生殖道病原微生物上行性感染：细菌、病毒等上行感染引起胎膜炎，使胎膜局部张力下降而导致破裂。子宫颈过短（<25mm）或子宫颈功能不全，子宫颈锥形切除，胎膜接近阴道，缺乏子宫颈黏液栓保护，易受病原微生物感染，导致胎膜早破。

（2）羊膜腔内压力增高：常见于双胎及多胎妊娠、羊水过多等。

（3）胎膜受力不均：头盆不称、胎位异常等使胎先露高浮、胎先露与骨盆入口衔接不好。因手术创伤或先天性子宫颈组织结构薄弱，子宫颈内口松弛，前羊膜囊楔入，受力不均匀。

（4）营养因素：维生素C、锌及铜缺乏可降低胶原酶及其活性、抑制胶原纤维的成熟，使胎膜抗张能力下降而破裂。

（5）其他：细胞因子IL-6、IL-1、IL-8和TNF-α升高，可激活溶酶体酶，破坏羊膜组织导致胎膜早破；胎膜发育不良、机械性刺激如外伤、妊娠晚期性生活频繁等也可导致胎膜早破。

2. 病史评估　确定妊娠周数、胎膜破裂时间，了解有无诱发胎膜早破的原因，如双胎或多胎、羊水过多、胎位异常、创伤、妊娠前后生殖道感染及子宫颈内口松弛等，了解有无发热、腹痛等病史。

（二）身心状况

1. 症状　孕妇突然自觉有较多液体从阴道流出，不能自控，有时可见混有胎粪及胎脂，无腹痛；咳嗽、打喷嚏、负重等腹压增加时，阴道流液增多；伴发绒毛膜羊膜炎时，可出现发热、心动过速、白细胞增高、子宫紧张压痛、阴道分泌物异常（异常气味和颜色）或胎儿心率增快。

2. 体征　嘱孕妇用腹压或肛门检查时将胎先露部向上推，见阴道流液量增加。阴道窥器检查可见阴道后穹隆有液体积聚，或见液体从子宫颈口流出。伴发感染时孕妇及胎儿心率加快，子宫压痛。

3. 心理、社会状况　胎膜早破可使孕妇及家属感到惊慌失措，出现紧张、焦虑、恐惧等心理反应，担心母儿健康。

（三）辅助检查

考点：胎膜早破的诊断

1. 阴道液pH测定　正常阴道液呈弱酸性，pH为4.5～5.5；羊水呈弱碱性，pH为7.0～7.5，若pH≥6.5则为阳性，提示为胎膜已破。

2. 阴道液涂片检查　阴道液置于载玻片上，干燥后镜检见羊齿植物叶状结晶为羊水，或用0.5%硫酸尼罗蓝染色后，镜下见毳毛及橘黄色胎儿上皮细胞，可确定为羊水。

3. 胎儿纤维结合蛋白检测（fFN）　子宫颈及阴道分泌物内fFN含量>0.05mg/L，提示胎膜抗张能力下降。

4. 羊膜腔感染检测　查血常规白细胞计数，行羊水细菌培养，羊水涂片革兰染色检查细菌，测定羊水白细胞IL-6≥7.9、血C-反应蛋白>8mg/l，均提示羊膜腔感染。

5. B超显像　羊水量减少可协助诊断。

6. 羊膜镜检查　可直视胎先露部，看不到前羊膜囊。

（四）处理原则

根据胎龄、母儿状况、破膜的时间及有无临产先兆等，做出相应处理。

1. 终止妊娠

（1）孕周>35周胎膜早破者，可等待自然临产，多在破膜后12小时内自然临产；破膜超过

12小时未临产应预防性使用抗生素。破膜发生在35周以后、胎儿肺已经成熟、出现明显羊膜腔感染、胎儿窘迫等应立即终止妊娠，并做好新生儿复苏准备。

（2）孕周<24周者，应终止妊娠。

（3）孕周在28～35周发生胎膜早破，如胎儿肺成熟或有明显感染时，立即终止妊娠。

2. 期待疗法　孕周在28～35周发生胎膜早破、无感染及胎儿窘迫等并发症者，羊水池深度≥3cm者，可积极行期待疗法治疗，即住院待产、绝对卧床休息、避免不必要的肛门检查及阴道检查；密切观察产妇的生命体征，宫缩，胎心，阴道流液的量、色、性状，及血白细胞计数；一般先给予静脉应用抗生素2～3日，然后继续给予抗生素口服维持。期待治疗期间，禁止阴道检查，除非有立即分娩的迹象；如出现先兆早产的征象，有可能在7日内发生早产者，应给予皮质激素促胎儿肺成熟，倍他米松12mg肌内注射，24小时内应用2次；不主张常规应用宫缩抑制剂。

宫缩抑制剂的使用

循证医学证据不提倡常规应用宫缩抑制剂。未足月胎膜早破后应用宫缩抑制剂的好处和风险仍有待确定，但它能在短期内延长妊娠周数，为应用皮质类固醇促胎儿肺成熟和使用抗生素防止隐性蜕膜感染赢得时间。

链接

二、护理诊断/合作性问题

1. 有胎儿受伤的危险　与可能诱发脐带脱垂、早产、胎儿及新生儿感染等有关。

2. 有感染的危险　与胎膜破裂后病原体上行感染有关。

3. 焦虑　与担心母儿安危有关。

三、护理措施

（一）一般护理

（1）指导孕妇住院待产，未足月胎膜早破、臀先露或头先露高浮、行期待治疗者，绝对卧床休息，取左侧卧位，抬高臀部。

（2）足月胎膜早破、头先露已经衔接者，可自由活动，产程中鼓励多取上身直立体位如站、坐、行走、蹲、趴等，有利于预防难产，增进产妇舒适感，并可减少羊水的漏出量。

（二）病情观察

1. 严密观察胎儿宫内情况　监测胎心音、胎心率变化，并嘱孕妇正确计数胎动，观察阴道流液的量、色、气味等，及时发现异常情况，如为混有胎粪的羊水流出，提示胎儿窘迫，应迅速予以吸氧等处理，必要时终止妊娠。有研究证明未足月胎膜早破后32%病例发生变异减速。NST与围生期感染有关，且能识别隐匿的脐带受压，应定期行NST，行生物物理评分。观察羊水情况，监测胎心音，注意观察有无脐带脱垂。

2. 观察宫缩情况　胎膜早破后易引发子宫收缩，应注意观察宫缩情况。

（三）治疗配合

（1）若已足月，胎膜早破12小时后无宫缩者，可遵医嘱给予缩宫素诱发宫缩引产。

（2）对于未足月胎膜早破者，遵医嘱给予期待治疗。

1）遵医嘱给予宫缩抑制剂（常用沙丁胺醇、利托君及硫酸镁等）。

2）胎膜早破时如妊娠不足35周，胎儿肺发育不成熟，应遵医嘱给予皮质激素促胎儿肺成熟。

考点：胎膜早破期待疗法孕妇的护理措施

3）预防感染。保持会阴部清洁，及时更换会阴垫，每日用消毒液擦洗外阴两次；破膜12小时以上者应遵医嘱预防性应用抗生素。胎膜早破特别是早产胎膜早破（尤其是小于33孕周），禁止阴道检查。若发生绒毛膜羊膜炎，协助医生立即终止妊娠，并遵医嘱予抗生素控制感染。

（四）心理护理

引导胎膜早破的孕妇说出其担忧的问题和心理感受，向孕妇及家属讲解胎膜早破发生的原因、注意事项及治疗护理要点，协助其生活需要，并给予安慰，减轻其紧张、恐惧心理，取得孕妇及家属的理解和支持并积极配合治疗。

四、健康教育

做好孕妇妊娠期健康教育，使孕妇重视妊娠期保健，积极预防和治疗下生殖道感染，避免腹压突然增加，胎位不正者及时纠正，妊娠晚期禁止性生活，防止劳累，避免腹部外伤等，预防胎膜早破发生。指导孕妇保证妊娠期营养平衡，注意补充足量的维生素及钙、锌、铜等微量元素。告知孕妇一旦破膜应立即卧位休息，并抬高臀部，禁止直立行走，并尽快送往医院。子宫颈内口松弛者，应嘱其卧床休息，并于妊娠14～16周行子宫颈内口环扎术。

目标检测

【A_1 型题】

1. 确诊破膜后下述哪项措施不是立即要完成的
   A. 记录胎心率　B. 记录破膜时间
   C. 观察羊水量和颜色　D. 垫上消毒会阴垫
   E. 阴道检查

【A_2 型题】

2. 某孕妇，25岁，妊娠37周，诉阴道流水，腰痛。查：胎心率140次/分，头浮，无宫缩。肛诊时见阴道流水增多，pH为7，应诊断
   A. 尿失禁　B. 胎膜早破
   C. 泌尿系统感染　D. 尿潴留
   E. 阴道炎
3. 某孕妇，24岁，G1P0，妊娠35周，胎膜早破5小时。查：孕妇体温36.8℃，胎心率140次/分，头浮，无宫缩。B超示羊水深度4cm；化验血常规正常。应如何处理
   A. 静脉滴注催产素引产　B. 行剖宫产术
   C. 期待疗法　D. 回家待产
   E. 可自由活动
4. 某孕妇，妊娠35周，胎膜早破入院，检查胎先露入盆，护理措施错误的是
   A. 嘱绝对卧床休息
   B. 加强监测宫缩及胎心率
   C. 一旦破膜紧急抢救
   D. 提供心理支持
   E. 必要时灌肠

【A_3 型题】

（5、6题共用题干）

某初产妇，妊娠36周，2日来阴道持续流液，阴道检查触不到前羊水囊，液体不断从阴道流出，临床诊断为胎膜早破。

5. 此孕妇不可能出现的并发症是
   A. 胎儿窘迫　B. 早产
   C. 流产　D. 子宫腔感染
   E. 脐带脱垂
6. 下列哪一项不能预防该孕妇胎膜早破的发生
   A. 妊娠最后2个月禁止性生活
   B. 加强产前检查
   C. 妊娠期活动适度
   D. 及时纠正异常胎位
   E. 胎位异常应休息，不予灌肠

第3节　脐带脱垂

案例 13-3

某孕妇，25 岁，G1P0，宫内妊娠 40 周，阴道见红 4 小时，伴下腹阵痛 1 小时入院。产科检查：子宫底剑下两横指，宫缩规律，枕右前位，胎心率 140 次/分；阴道检查宫口未开，估计胎儿体重 3200g，给予试产。试产 5 小时后，宫缩较强，胎先露仍未入盆，胎心正常，随即胎膜自行破裂，羊水外流，立即听胎心为胎心率 160 次/分，迅速阴道检查，宫口开大 3cm，宫口处触及一条索状物，并触及有搏动感。

讨论分析：

(1) 该产妇为何突然出现胎心异常？

(2) 如何预防本症的发生？

(3) 目前该产妇应如何处理？

胎膜破裂时，脐带脱出于胎先露部的下方，经子宫颈进入阴道内，甚至显露于外阴部，称脐带脱垂(prolapse of the umbilical cord)。脐带先露(presentation of the umbilical cord)也称脐带隐性脱垂(concealed prolapse of the umbilical cord)，是指胎膜未破，脐带位于胎先露部前方或一侧(图 13-3)。脐带脱垂发生率国内报道为 0.4%~1.0%，是对胎儿生命威胁极大的并发症。

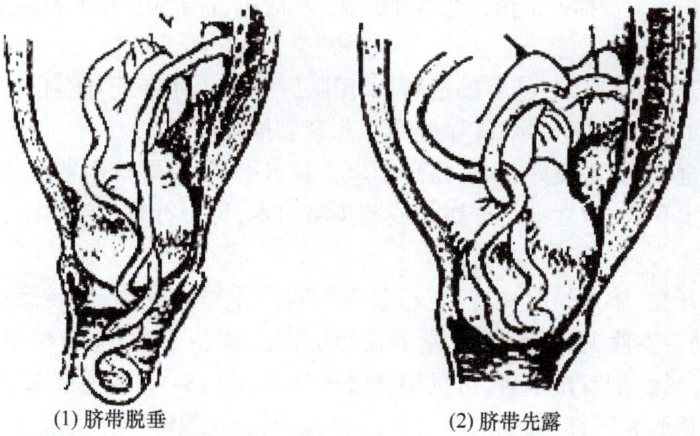

(1) 脐带脱垂　　(2) 脐带先露

图 13-3　脐带脱垂

一、护理评估

(一) 健康史

1. 病因评估　凡引起胎先露与骨盆入口不能严密衔接的因素，都可造成脐带脱垂。

(1) 胎先露异常：肩先露、臀先露、头位复合先露等为最常见的病因。

考点：脐带脱垂的原因

(2) 胎头浮动：骨盆狭窄、头盆不称，或其他因素造成胎头下降受阻(如盆腔肿物等)，胎位异常使胎头浮动或部分入盆，于头盆间留有空隙者均可造成脐带脱垂。

(3) 其他原因：脐带过长、羊水过多、双胎、前置胎盘、胎儿过小、胎儿发育畸形、破膜后羊水流出过快等均可引起脐带脱垂。

2. 病史评估　重点评估有无骨盆狭窄、胎位异常(横位或足先露)、头盆不称等。

（二）身心状况

1. 身体状况

（1）脐带先露，如脐带受压轻微，临床上无明显异常；若脐带明显受压，可出现胎心率改变，过快、过慢或不规则，此时让产妇变换体位、抬高臀部，胎心音可好转、恢复正常。脐带位于耻骨联合上方时，听诊可听到脐带杂音，阴道检查羊膜囊内有搏动的条索状物。一旦破膜，脐带先露可转为脐带脱垂，危险性增大。

（2）脐带脱垂者，胎膜破裂后突然出现胎心率变化，立即行阴道检查，在阴道内或宫口内可看到或触到有搏动的条索状物。如触到脱垂的脐带搏动良好时，提示胎儿存活。如脐带无搏动，上托胎先露部脐带恢复搏动，提示胎儿尚存活；如上托胎先露部后脐带仍无搏动，提示胎儿已死亡。头先露者，脐带受压程度多比较严重，可造成严重的胎儿窘迫，胎动突然频繁，胎心先加快后减慢，甚至完全消失，羊水胎粪污染。脐带脱垂于阴道口者，脐带可因温度变化，脱出部分盘曲，加重脐血管的收缩和痉挛，胎儿更易死亡。

2. 心理、社会状况　脐带先露或脐带脱垂对胎儿危害较大，产妇及家属因担心胎儿安危而出现焦虑不安、紧张等表现。

（三）辅助检查

1. 阴道检查或肛门检查　可在胎先露部两侧、前方触及有搏动的条索状物。

2. 胎儿生物物理监测　可判断胎儿有无急、慢性缺氧，确定脐带的位置，有助于明确诊断。

（四）处理原则

脐带脱垂处理原则一是减少脐带受压时间，尽快娩出胎儿，争取新生儿存活及减少因缺氧而产生的后遗症；二是防止对母体的损伤。处理方法因产程时机、脐带脱垂情况及胎儿状态决定。

1. 脐带先露

（1）宫口未开全：①吸氧；②臀部抬高，采用膝胸卧位；③脐带不能自行还纳，胎心改变不能恢复正常者应尽快行剖宫产术；④做好新生儿窒息抢救准备。

（2）宫口开全：①胎心良好，胎先露高于坐骨棘水平者，立即行剖宫产术；②胎心良好，胎先露低于坐骨棘水平者，应立即行产钳术或胎头吸引术，臀位行臀位牵引术，迅速娩出胎儿。

考点：脐带脱垂的紧急处理

2. 脐带脱垂

（1）宫口未开全：胎儿情况良好，应行紧急剖宫产术结束分娩；在转运过程中，产妇取臀高手膝俯卧位，助手在腹部上推胎头，或手在阴道内上推胎头，避免脐带受压。胎儿情况不好，又没有条件行紧急剖宫产术者，可试用脐带还纳术（图13-4）；首先吸氧、取臀高位，脐带还纳术及经阴道上托胎先露部，减少对脐带的压迫，根据胎儿缓解情况决定分娩方式。

脐带还纳术虽易失败，但不失为急救良法，其方法为用还纳器（图13-4）进行还纳。如无还纳器可用肛管加大其顶端之旁孔，内放一子宫探针，消毒后备用；用时将纱布条系于脱出脐

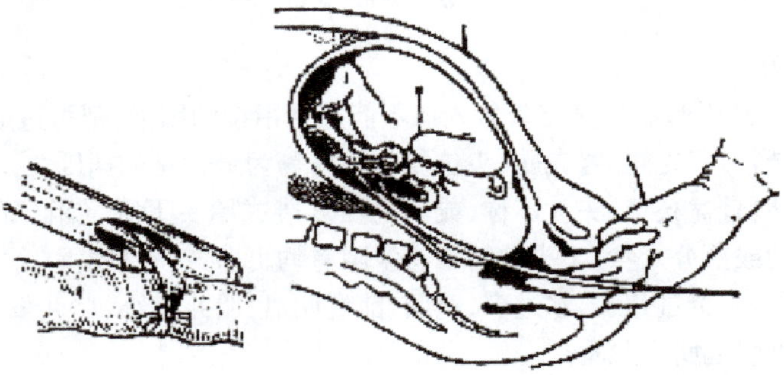

(1)　　(2)

图13-4　脐带还纳

带最下部，再将纱布穿入肛管旁口探针内，然后将肛管沿胎儿腹侧空隙送入子宫腔底部，脐带随之而进入，抽出探针后再抽出肛管使脐带与所系纱布条留于胎先露之上，下压子宫底使胎头衔接。密切观察胎心变化及脐带是否再次脱垂。还纳成功后胎心恢复良好者应尽快行剖宫产术结束分娩。无剖宫产术条件时应加强宫缩促进分娩。

(2) 宫口开全：胎心良好者，应根据胎方位及胎先露的位置尽快决定分娩方式结束分娩，如臀位行臀牵引术，头位行会阴侧切术与胎头吸引术或产钳术助产，肩先露行内倒转术后再行臀牵引术助产。如条件允许亦可行剖宫产术。

(3) 胎心消失：如脐带脱垂胎心音刚刚消失，宫口已开全应尽快阴道助产分娩，产后急救有希望获得活婴；如胎心音消失时间长，或宫口未开全经急救胎心音仍未恢复，确诊胎儿已死，可等待自然娩出；如有难产或胎位异常且为初产妇，可行毁胎术，避免产道损伤。

二、护理诊断/合作性问题

1. 有胎儿受伤的危险　与脐带脱垂胎儿血循环受阻有关。
2. 焦虑、恐惧　与担心胎儿的生命安危有关。
3. 有感染的危险　与增加阴道检查的次数有关。

三、护理措施

(一) 急救护理

脐带脱垂可导致胎儿缺血缺氧，甚至死亡。当发现脐带脱垂时应立即给予吸氧，协助产妇取膀胱截石位，垫高臀部20cm，或取头低臀高位，或取脐带脱出的对侧卧位以减轻脐带受压。

考点：脐带脱垂的急救护理

(二) 病情观察

胎膜破裂后，应立即听取胎心音。观察阴道流出液体的颜色、气味，有无胎粪污染。观察宫缩、宫口扩张、胎先露下降情况。每4～6小时测体温一次，观察有无感染征象，发现异常及时报告医生。

(三) 治疗配合

1. 减轻脐带受压　阴道检查触及脐带，胎儿存活、宫口未开全者，立即上推胎先露部，减少对脐带的压迫，同时可抬高床尾，并行剖宫产术前准备，至胎儿自腹部娩出，方可抽出阴道内的手。

2. 协助分娩　当宫缩良好，宫口开全，可行阴道助产。若宫口未开全，胎先露高浮，应做好剖宫产及抢救新生儿的准备。若胎心消失超过10分钟，脐带搏动停止，确定胎儿已死亡，应告知家属，等待自然分娩。

3. 防治感染　保持外阴清洁，每日用0.1%苯扎溴铵擦洗外阴2次。遵医嘱使用抗生素防治感染。

(四) 心理护理

耐心听取产妇及家属对胎儿宫内情况的想法和意见。向孕妇及家属讲解脐带脱垂的处理方法、有可能对胎儿造成的危害，并根据病情采取相应的抢救措施，使胎儿脱离危险境地。但因脐带血循环障碍会造成胎儿损伤，甚至死亡，让家属及孕妇做好心理准备。

考点：脐带脱垂的主要护理措施

四、健康教育

(1) 加强产前保健，及时发现并纠正异常胎位。临产时头盆不称、胎头浮动及胎位异常者，应卧床休息，不灌肠，减少肛诊。

(2) 指导孕妇定时监测胎心，发现胎心有异常变化及时就诊，查找原因，早期发现脐带先露和脐带脱垂,及时采取措施。加强产前、产时监护,尤其破膜后应严密观察胎心变化,发现异常及时行阴道检查,早期发现脐带先露与脐带脱垂,争取抢救时间。

(3) 防止脐带脱垂。对临近预产期胎头仍高浮未入盆时,应避免胎膜早破,一旦胎膜破裂,应立即平卧垫高臀部,急送产科病房及时处理,防止脐带脱垂。

(4) 严格掌握人工破膜引产适应证,对需行人工破膜之产妇应采用高位针头刺破,使羊水缓慢流出,如胎头浮动,先将产妇臀部垫高,排除脐带先露后再破膜,破膜后将胎头推入骨盆入口,包扎腹部预防脐带脱出,操作前后均应严密观察胎心的变化。

目标检测

【A_1 型题】

1. 预防脐带脱垂,下列哪项是错的

A. 加强妊娠期保健,纠正异常胎位

B. 胎先露尚未入盆者,应防止胎膜早破

C. 胎头高浮者人工破膜时,应使羊水快速流出

D. 胎位异常者临产后应少肛门检查

E. 臀位临产后,宫口扩张小于3cm,可以灌肠

2. 容易发生脐带脱垂的胎位是

A. 混合臀先露　B. 左枕横

C. 左枕后　D. 左枕前

E. 足先露

第4节　子宫破裂

案例 13-4

某产妇,34岁,G3P1,妊娠39^{+5}周,有剖宫产分娩史。现临产已10小时,宫口开大8cm,宫缩较强。待产中产妇突然烦躁不安,自觉胎动频繁,大叫腹部疼痛难忍。查体:痛苦面容,呼吸急促,脉搏110次/分,细速,胎心率85次/分,脐上两横指可见病理性缩复环,导尿见肉眼血尿。

讨论分析:

(1) 请提出初步诊断。

(2) 目前应如何积极处理?处理不及时会出现什么后果?

子宫破裂(rupture of uterus)指子宫体部或子宫下段在妊娠期或分娩期发生的破裂,是直接威胁胎儿及产妇生命安全的严重并发症。按破裂原因不同分为自然破裂和损伤性破裂。按发生时间不同分为妊娠期破裂和分娩期破裂。按破裂程度不同分为完全性破裂和不完全性破裂。按破裂部位不同分为子宫体破裂及子宫下段破裂。子宫破裂多发生于经产妇,尤其是多产妇。预防子宫破裂的关键是加强妊娠期保健,注意分娩过程中的观察和处理。

一、护理评估

(一) 健康史

1. 病因评估

(1) 梗阻性难产:多由于骨盆狭窄、头盆不称、胎儿发育异常、胎位异常、软产道阻塞等原因,分娩过程中使胎先露下降受阻,引起子宫强烈收缩,使子宫下段过度拉伸变薄超过极限而致子宫破裂。

(2) 子宫手术史(瘢痕子宫):既往因子宫肌瘤剔除术、剖宫产术等在子宫壁上形成瘢痕,

在妊娠晚期或分娩期，因子宫腔内压力增高或子宫收缩牵引，肌纤维发生断裂，可致子宫破裂。子宫下段瘢痕常在临产后发生不完全破裂，子宫体部瘢痕多在妊娠晚期发生完全性破裂。

（3）产科手术损伤：多发生于因阴道施术不当或过于粗暴，如宫口未开全时即行胎头吸引术、强行剥离植入胎盘、毁胎术（胎儿骨片、手术器械等损伤）、臀位牵引术或产钳术等，造成子宫破裂；强烈外力撞击（如车祸等）妊娠晚期孕妇腹部，也可引起子宫破裂。

（4）宫缩剂使用不当：子宫收缩药物适应证掌握不当、剂量过大、速度过快、子宫对宫缩剂过于敏感、缺乏监护等，均可引起子宫强烈收缩，引起子宫破裂。

2. 病史评估　询问产次，了解既往子宫手术史、骨盆测量情况、此次妊娠胎儿发育情况等；分娩过程中有无使用缩宫素引产、是否阴道助产；妊娠晚期腹部是否受到外力撞击等。评估宫缩的强度、持续时间、间歇时间，是否有病理性缩复环出现；了解腹痛的部位、程度、性质，是否伴有休克症状，是否有排尿困难及血尿，是否存在胎儿窘迫征象。

（二）身心状况

1. 身体状况　子宫破裂多发生于分娩过程中，是一个渐进发展的过程，可分为先兆子宫破裂和子宫破裂两个阶段。其表现与子宫收缩程度，子宫破裂的时间、范围、部位、出血量，胎儿胎盘情况等因素有关。

（1）先兆子宫破裂：常见于胎先露下降受阻、产程延长的产妇，主要表现为子宫病理性缩复环、胎心率改变、血尿和下腹压痛。

1）症状：产妇常有梗阻性难产因素存在。分娩过程中，产妇表情极其痛苦，烦躁不安，下腹剧痛难忍、拒按，呼吸急促、脉搏加快，胎先露压迫膀胱，使膀胱充血，可出现排尿困难、血尿。

考点：先兆子宫破裂和子宫破裂的身体状况

2）体征：子宫强直性或痉挛性收缩，子宫体部肌肉增厚变短，子宫下段肌肉变薄拉长，在两者之间形成明显环状凹陷，逐渐上升达脐部或脐上，此为病理性缩复环。子宫下段压痛明显，胎心率可先加快后变慢，胎动频繁。如不及时处理，易使子宫从病理缩复环处及其下方破裂。

（2）子宫破裂：不完全性子宫破裂是指子宫肌层部分或全部断裂，浆膜层未穿破，子宫腔与腹腔未相通，胎儿及附属物还在子宫腔里；完全性子宫破裂是指子宫肌壁全层破裂，子宫腔与腹腔相通。

1）完全性子宫破裂：继先兆子宫破裂症状之后，产妇突然感觉下腹撕裂样剧痛后腹痛暂缓解，子宫收缩骤然停止，随即出现全腹持续性疼痛、面色苍白、出冷汗、呼吸急促、脉搏细弱、血压下降等休克症状。腹部检查可有全腹压痛、反跳痛，腹壁下可清楚地扪及胎体，胎体一侧可触及缩小的子宫，胎心及胎动消失，阴道可有鲜血流出。阴道及肛门检查：原已开大的子宫颈口缩小，已下降的胎先露上移、不能扪及，有时能触及子宫破口。子宫前壁破裂时裂口可向前延伸致膀胱破裂。子宫体部瘢痕破裂多为完全性子宫破裂，但多无先兆子宫破裂征象。

2）不完全性子宫破裂：多为子宫下段切口瘢痕破裂，先兆破裂征象不明显，仅在破裂处出现疼痛和压痛，若累及子宫两侧的血管可致腹腔内大出血或形成阔韧带血肿，于子宫一侧可扪及逐渐增大的包块伴压痛，胎心率多异常。

2. 心理、社会状况　主要评估产妇及其家属的情绪变化。产妇出现先兆子宫破裂时，因害怕自身及胎儿的生命受到严重威胁而感到焦虑、恐惧；如子宫破裂或胎儿死亡，产妇及家属震惊，产妇知道胎儿已死亡，而自己又不能再妊娠时，会感到悲哀、负罪感、甚至出现愤怒；家属及亲友通常不能接受现实，多会表现为惊恐、愤怒并责怪他人等，产妇及其家属需要更多的关心和支持。

（三）辅助检查

1. 尿常规　可见肉眼血尿或尿中红细胞。

2. 血常规　白细胞计数增加，血红蛋白值下降等。

3. B超检查　确定子宫破口的位置，子宫破裂的部位，胎儿与子宫的关系。

（四）治疗要点

考点： 先兆子宫破裂和子宫破裂的处理要点

1. 先兆子宫破裂　应立即采取措施抑制宫缩，如肌内注射哌替啶100mg或乙醚全身麻醉等，给予产妇吸氧，立即行剖宫产术终止妊娠。

2. 子宫破裂　一旦确诊，无论胎儿是否存活，都应在吸氧、输液、输血、抗休克的同时尽快手术治疗。手术方式可根据产妇状态、子宫破裂时间、部位、程度、破口情况及有无感染等进行选择。若破裂边缘整齐，无明显感染征象，可行破裂口修补术。若破裂口大且边缘不整齐或感染明显者，多行子宫次全切除术。若破裂口累及子宫颈，应行子宫全切除术。伴有严重出血、感染时，应在术前、术中、术后给予抗生素控制感染。

二、护理诊断/合作性问题

1. 疼痛　与先兆子宫破裂时子宫强直性收缩、子宫破裂后血液、羊水刺激腹膜有关。
2. 组织灌注量不足　与子宫破裂后大出血有关。
3. 恐惧　与担心自身及胎儿的生命安危有关。
4. 有感染的危险　与子宫破裂伤口及大出血有关。

三、护理措施

（一）预防子宫破裂

（1）健全并管理妊娠期3级保健网，宣传围生期保健知识，加强产前检查。

（2）有胎位异常、头盆不称、剖宫产史或子宫手术史等子宫破裂高危因素的孕妇，应提前住院待产。

（3）提高分娩质量，严格掌握缩宫素、前列腺素等子宫收缩剂的使用指征和方法；避免不恰当助产、强行剥离植入性胎盘等。

（4）避免多次人流，减少多产、高龄分娩等，宣传计划生育和优生优育。

（二）一般护理

（1）指导产妇按时休息，因胎儿死亡而失眠者，遵医嘱给予镇静剂；指导产妇采取有效的退乳方法。

（2）产后饮食多样化，以增强营养。

（3）指导定时排尿，防止膀胱充盈影响伤口愈合。

（4）保持外阴清洁，每日用0.1%的苯扎溴铵溶液擦洗外阴2次。

（三）病情观察

1. 产程观察　严密观察产程进展、腹部形态、宫缩和胎心音，并绘制产程图记录产程进展情况，对子宫收缩过强、异常腹痛的产妇应高度警惕、密切观察，一旦发现先兆子宫破裂的征象，立即停用缩宫素，同时报告医生。

2. 疾病观察　严密观察子宫破裂产妇的生命体征、面色、神志、阴道流血量等，及时发现失血征象，评估失血量，并记录液体出入量等情况。

（四）医护治疗配合

1. 先兆子宫破裂的护理

（1）遵医嘱给予哌替啶或全身使用麻醉剂缓解宫缩。

（2）观察产妇生命体征，注意子宫收缩及腹痛情况，给予吸氧，迅速做好剖宫产术的术前准备，并做好新生儿抢救准备。

2. 子宫破裂的护理

(1) 积极抗休克治疗，给予吸氧，取中凹卧位，注意保暖，迅速建立静脉通路，遵医嘱输液、输血，抢救休克的同时，迅速做好术前准备。

(2) 遵医嘱使用广谱抗生素预防感染。

（五）心理护理

向产妇解释所采取的治疗护理计划及目的，对其疼痛表示理解。与产妇及家属及时沟通，给予产妇心理支持，缓解其焦虑、恐惧心理，使其配合治疗。提供舒适的环境和产褥期指导，在生活上给予产妇更多关照，促进产妇身心康复。如胎儿死亡，应鼓励产妇及家属表达悲伤情绪，并表示理解、同情和安慰，帮助其尽快从悲伤中解脱出来，树立生活的信心。对子宫全切的产妇，做好患者及家属的心理调整，帮助产妇接受现实，度过哀伤期。

四、健康教育

宣传计划生育，减少流产、分娩次数。指导孕妇妊娠期加强产前检查，及时发现骨盆狭窄、胎位异常、子宫瘢痕等异常情况。指导行子宫修补术的产妇避孕2年后方可妊娠；产褥期产妇应注意休息，加强营养，多进食富含铁与蛋白质的食物，及时纠正贫血。告知产妇再次妊娠时的注意事项，如再孕应定期到产科高危妊娠门诊检查。

目标检测

【A_1 型题】

1. 下列哪种情况是子宫破裂的先兆
   A. 生理缩复环　B. 病理缩复环
   C. 子宫狭窄环　D. 宫缩强且频繁
   E. 膀胱充盈明显
2. 缩宫素引产过程中，产妇突觉下腹撕裂样疼痛，检查脐下两指呈环状凹陷，有压痛，导尿呈血性，下列处理哪项是错误的
   A. 立即停止催产素引产　B. 给予镇静止痛剂
   C. 准备手术　D. 抢救休克
   E. 待宫口开全行阴道助产
3. 导致子宫破裂的原因，错误的是
   A. 胎先露下降受阻
   B. 不适当的阴道助产术
   C. 急性羊水过多
   D. 子宫壁瘢痕破裂
   E. 宫缩剂使用不当
4. 先兆子宫破裂与重型胎盘早剥共有的表现是
   A. 伴头盆不称　B. 剧烈腹痛
   C. 子宫板状硬、不放松　D. 外伤史
   E. 伴阴道出血
5. 关于子宫破裂，下列哪项不正确
   A. 前次剖宫产史或子宫肌瘤剜除史的产妇可适当放宽剖宫产指征
   B. 进行催产素引产时，应有专人监护，注意宫缩的间歇及强度，及时进行调整
   C. 宫口未开全，胎心率80～100次/分，应立即产钳助娩，以抢救胎儿
   D. 产前检查发现横位，已足月，应住院，准备手术终止妊娠
   E. 胎膜已破4小时，宫缩40秒(/2～3)分，强度(+)，产程无进展，应剖宫产终止妊娠

【A_2 型题】

6. 某初产妇，妊娠40周，产程进展24小时，宫口开大4cm，静脉滴注缩宫素10U，宫缩持续不缓解，胎心率160次/分。耻上有压痛，腹部一环状凹陷，应考虑为
   A. 胎盘早剥　B. 先兆子宫破裂
   C. 高张性宫缩乏力　D. 子宫破裂
   E. 胎盘早剥
7. 分娩期产妇一旦发生子宫先兆破裂，首选的措施是
   A. 抗休克、静脉输血输液
   B. 停止一切操作，抑制宫缩
   C. 阴道助产尽快结束分娩
   D. 大量抗生素预防感染
   E. 以上全正确

第5节 羊水栓塞

案例 13-5

某经产妇，34岁，G2P1，妊娠40^{+3}周。入院引产，人工破膜后静脉滴注缩宫素，随即产妇出现呛咳，全身发绀，心率125次/分，血压60/35mmHg，呼吸40次/分，立即静脉注射氨茶碱250mg，阿托品0.5mg，5%碳酸氢钠100ml，维生素K_1 20mg；5小时经阴道娩出一女婴，苍白窒息，抢救无效新生儿死亡。产妇出现吐咖啡色液体，阴道出血不止，未见凝血块。

讨论分析：

(1) 该患者的医疗诊断是什么？诊断依据有哪些？

(2) 目前首选处理措施是什么？

(3) 提出主要护理诊断和制订护理措施。

考点：羊水栓塞的定义

羊水栓塞(amniotic fluid embolism)是指在分娩过程中，羊水中的有形物质(毳毛、胎粪、胎脂、角化上皮等)通过开放的静脉和血窦突然进入母体血液循环，引起急性肺栓塞、过敏性休克、肾衰竭、DIC等一系列病理改变的严重分娩期并发症，是孕产妇死亡的主要原因之一。其多数发生于足月分娩时，死亡率可高达60%以上；患者中有约1/3于发病半小时内猝死，1/3死亡于以后的1小时内，1/3的幸存者可发生DIC及肾衰竭。发生在中期引产或钳刮术中时病情较缓和，死亡率较低。

羊水进入母体血循环，其有形成分如胎脂、毳毛、上皮细胞等直接形成栓子，阻塞肺小动脉，引起肺血管及支气管痉挛，引起肺动脉高压；羊水中的促凝物质可激活凝血系统而诱发DIC，在DIC消耗大量凝血物质的同时可激活纤溶系统，使血液由高凝状态转变为纤溶亢进，出现血液不凝而发生严重出血和失血性休克。肺动脉高压可以引起急性右心力衰竭，继而呼吸衰竭。羊水的有形成分作为致敏原可引起母体发生Ⅰ型变态反应，导致过敏性休克，可表现为血压骤降甚至消失，继之出现心肺衰竭。休克和DIC可使重要脏器微血栓形成，血液灌注量减少，引起肾脏急性缺血，继而发生肾衰竭。

一、护理评估

(一) 健康史

1. 病因评估

考点：羊水栓塞的病因

(1) 胎膜破裂时羊水流出。

(2) 子宫静脉或血窦开放，如剖宫产术、引产或钳刮术、急产、子宫破裂、前置胎盘、胎膜早破、胎盘早剥等。

(3) 强烈的子宫收缩，致羊膜腔压力过高使羊水进入开放的子宫血管而造成栓塞。

2. 病史评估　了解有无诱发因素，如子宫收缩和缩宫素使用情况；是否存在妊娠期高血压疾病、胎盘早剥、前置胎盘等并发症；是否有胎膜早破及人工破膜、子宫破裂及手术产等；钳刮术、羊膜腔穿刺术、妊娠中期引产等病史。

(二) 身心状况

1. 身体状况　评估产妇分娩过程中是否有呛咳、气促、发绀、心率加快、呼吸困难、血压下降、四肢厥冷等突发性循环衰竭表现；是否有DIC表现；是否有少尿、无尿等肾衰竭表现。羊水栓塞典型的临床表现包括休克期、DIC期及急性肾衰竭期三个阶段。

(1) 症状：多发生在分娩中宫缩较强时，尤其破膜不久胎儿娩出前后的短时间内。产妇突然出现烦躁不安、寒战、呛咳、气急、恶心、呕吐等症状，继而出现发绀、呼吸困难等，迅速出现呼吸、循环衰竭进入休克状态，严重时发病急骤，产妇仅惊叫一声或打哈欠后即进入昏迷状态，血压快速下降，数分钟内死亡。短时间内未死亡者，进入 DIC 阶段，之后表现为阴道大量流血不止、切口渗血、手术针眼渗血，有时可出现呕血、便血、血尿等，继而出现少尿、无尿等肾衰竭的表现，严重者可死于休克。

考点：羊水栓塞的身体状况

(2) 体征：产妇休克阶段表现为心率加快、血压下降、肺部湿啰音、面色发绀、四肢厥冷；DIC 阶段表现为全身皮肤黏膜出现瘀斑、瘀点，各处出血点血液不凝固；肾衰竭时可出现水肿等。

2. 心理、社会状况　羊水栓塞发病急，病情凶险，常危及产妇生命，产妇及家属没有思想准备，当产妇和胎儿的生命受到威胁时表现出极大的恐惧、担忧和愤怒，难以接受。一旦抢救无效，家属易对医务人员产生抱怨和不满，甚至愤怒。

(三) 辅助检查

1. 实验室检查　采集下腔静脉血，血涂片镜检见羊水中的有形成分。DIC 各项血液检查指标阳性。痰涂片镜检查到羊水内容物。

2. 床边胸部 X 线摄片　双侧肺部可见弥散性点片状浸润影，沿肺门周围分布，伴有右心房、右心室扩大及轻度肺不张。

3. 床边心电图或心脏彩色多普勒超声检查　提示 ST 段下降，右心房、右心室扩大等。

4. 神经氨酸-N-乙酰氨基半乳糖(Sialyl Tn)抗原检测　血清及肺组织中的神经氨酸-N-乙酰氨基半乳糖抗原检测，可用于羊水栓塞的早期诊断。

(四) 处理原则

一旦发生羊水栓塞，应立即予以紧急处理。重点是解除肺动脉高压，改善低氧血症，纠正呼吸循环功能衰竭，积极抗过敏、抗休克；控制 DIC、肾衰竭，抗感染等治疗，尽早终止妊娠，必要时切除子宫以止血。

考点：羊水栓塞的处理原则

二、护理诊断/合作性问题

1. 组织灌注量不足　与过敏反应、失血及凝血功能障碍有关。
2. 气体交换受损　与肺栓塞致肺动脉高压有关。
3. 恐惧　与发病急、病情重、有濒死感等有关。
4. 潜在并发症　休克、肾衰竭、DIC、胎儿窘迫

三、护理措施

(一) 预防措施

1. 定期产前检查　产妇应定期进行产前检查，能及时发现并处理前置胎盘、胎盘早剥等并发症。

考点：羊水栓塞的预防措施

2. 正确使用缩宫素　严格掌握使用缩宫素的指征，依据宫缩强度调整缩宫素的浓度及滴速，并专人严密观察，避免宫缩过强。

3. 掌握剖宫产手术指征　严格掌握剖宫产术的指征，尽量避免手术。

4. 正确实施阴道助产术　人工破膜应在宫缩间歇期进行，应选择低位置小破口，并控制羊水流出的速度；钳刮术时，应先破膜，待羊水流尽后钳刮；行羊膜腔穿刺引产术时，应在穿刺针刺入与拔出时放好针芯，防止将羊水带入破裂血管，穿刺不应超过 3 次。

（二）一般护理

（1）严密监测产妇的体温、脉搏、呼吸和血压的变化。定时测量并记录；计算液体的出入量，保持体液平衡。

（2）保持外阴清洁，每日会阴擦洗2次；对皮下瘀斑可予热敷以促进吸收。

（3）增强营养，以高蛋白、高热量、高维生素的饮食为主，多食富含铁剂的食物。

（三）观察病情及产程处理

1. 病情观察　监测生命体征变化，严密观察皮肤黏膜有无出血点及瘀斑；阴道出血量、血液凝固情况，如子宫出血不止，应做好子宫切除术的术前准备。

观察尿量，少尿或无尿时遵医嘱及时应用利尿剂，预防和治疗肾衰竭。监测肺部有无湿啰音。

2. 产程处理　严密监测宫缩强度与胎儿情况。应积极抢救产妇的生命，待产妇呼吸循环功能改善、凝血功能障碍得到纠正后再进行产科处理，如第一产程发病应立即剖宫产，第二产程发病应在抢救产妇的同时，阴道助产结束分娩。

（四）治疗配合

1. 保持呼吸道通畅，改善低氧血症　出现呼吸困难、发绀者，立即取半卧位面罩给氧。必要时行气管插管正压给氧，如症状严重，应协助医生行气管切开。密切监测血氧饱和度，记录缺氧改善情况。保证氧气的有效供给，是改善肺泡毛细血管缺氧、预防肺水肿的关键，同时也可改善心、脑、肾等重要脏器的缺氧情况。

2. 解除肺动脉高压　应用解痉药物，缓解肺动脉高压及改善肺血流灌注是预防右心衰竭、呼吸衰竭及末梢循环衰竭的有效措施。遵医嘱用药：①盐酸罂粟碱，为首选药物，盐酸罂粟碱30～90mg加入10%～25%葡萄糖液20ml中缓慢静脉推注，缓解平滑肌张力；②阿托品，罂粟碱与阿托品合用，扩张肺小动脉效果更好，阿托品1mg加入25%的葡萄糖液10ml中，每15～30分钟静脉推注一次，直至产妇症状缓解，面色潮红为止，心率超过120次/分时慎用；③氨茶碱，氨茶碱250mg加入25%葡萄糖液20ml中缓慢静脉推注，必要时重复应用，能扩张冠状动脉和松弛支气管平滑肌，解除肺血管痉挛；④酚妥拉明，可解除肺血管痉挛，降低肺动脉阻力，改善肺动脉高压，同时具有抗休克作用；酚妥拉明5～10mg加入10%葡萄糖液100ml中静脉滴注，以0.3mg/分滴速为宜。

3. 抗过敏　羊水中的有形成分作为抗原物质，可引起母体发生过敏反应，应遵医嘱应用糖皮质激素抗过敏。在改善缺氧的同时，迅速抗过敏。首选氢化可的松，剂量500～1000mg，先以200mg静脉缓注，随后300～800mg加入5%葡萄糖液500ml静脉滴注。也可用地塞米松20mg加入25%葡萄糖液中静脉推注后，再将20mg加入5%～10%葡萄糖液中静脉滴注。

4. 抗休克　栓塞早期多因过敏反应致左心排出量骤减而发生休克，后期因DIC导致失血性休克。应迅速建立静脉通道，维持有效循环血量及水、电解质的平衡，合理扩容，必要时输入血液和血浆以补充血容量；扩容可选用右旋糖酐加入葡萄糖液中静脉滴注，在抢救过程中应测定中心静脉压，既可了解心脏负荷情况，又可抽取血液寻找羊水有形成分。并作相关DIC实验室检查。适当使用升压药，多巴胺或间羟胺静脉滴注。

5. 纠正心力衰竭　遵医嘱使用毛花苷C 0.4mg或毒毛花苷K 0.25mg加入25%葡萄糖液20ml中静脉推注，加强心肌收缩。必要时4～6小时可重复使用一次，同时可用营养心肌细胞药物，如辅酶A、三磷酸腺苷和细胞色素C等。

6. 防治DIC　配合医生做必要的实验室检查，注意有无出血不凝或穿刺部位渗血；遵医嘱在DIC高凝阶段应尽早使用抗凝剂如肝素钠，尤其在发病后10分钟内使用效果更佳。后期纤溶亢进时，应及时进行抗纤溶治疗（氨基已酸）并补充凝血因子，防止大出血；用药过程中需观察产妇出血情况。

7. 预防肾衰竭 密切观察尿量，正确记录液体出入量，遵医嘱给予利尿剂（如甘露醇或呋塞米等），消除肺水肿，防治急性肾衰竭。

8. 预防感染 在抢救羊水栓塞过程中，应选用对肾脏毒性小的广谱抗生素预防感染。

（五）心理护理

产妇发生羊水栓塞时，医护人员要沉着、冷静处理。如果产妇神志清醒，应与产妇及家属多沟通，对产妇及家属的恐惧、担忧、紧张情绪甚至愤怒表示理解，给予安慰。向家属介绍病情的严重性，适当的时候允许家属陪伴产妇，取得家属理解及配合。如果产妇因发病急，病情重，抢救无效死亡时会导致家属的否认和愤怒的情绪反应，尽量给予解释并陪伴在旁，帮助其度过哀伤阶段。

四、健康教育

对治愈出院的患者讲解羊水栓塞的保健知识，指导患者及其家属遵医嘱用药治疗。向产妇介绍产后护理方法，指导其做好会阴部护理，学会观察子宫复旧、恶露的情况。产后 42 日检查时应做尿常规及凝血功能的检查，判断肾功能恢复情况，防止并发症的发生。进行饮食指导，加强营养，以高热量、高蛋白、高维生素、富含铁的饮食为主。注意休息，适当活动，以助身体康复。对保留子宫、仍有生育愿望者，应指导采用合适的避孕方法，再次妊娠需间隔一年为宜，以利于身体及各器官的恢复；对无生育能力者帮助选择其他方法（如收养、领养、过继等），实现做母亲的愿望。

目标检测

【A_1 型题】

1. 羊水栓塞与下列哪种情况无关
   A. 胎盘早剥　B. 前置胎盘
   C. 胎膜早破　D. 胎儿宫内窘迫
   E. 羊膜腔穿刺
2. 羊水栓塞的紧急处理是
   A. 剖宫产　B. 输血、输液
   C. 改善呼吸循环功能　D. 呋塞米和甘露醇
   E. 大量抗生素
3. 关于羊水栓塞的治疗，错误的是
   A. 抗休克
   B. 抗过敏
   C. DIC 阶段抗凝和抗纤溶同时进行
   D. 预防肾衰竭
   E. 吸氧

【A_2 型题】

4. 某孕妇，27 岁，急产，胎儿娩出后产妇突然发生呼吸困难、紧张，迅速出现循环衰竭、休克及昏迷，该产妇最大可能是
   A. 休克　B. 子痫
   C. 虚脱　D. 羊水栓塞
   E. 心力衰竭

第 6 节 人工剥离胎盘术

案例 13-6

某经产妇，35 岁，G4P2，此为第 3 次分娩，足月临产，产程进展顺利，临产 8 小时后阴道娩出一男活婴，新生儿 Apgar 评分 10 分。胎儿娩出后 30 分钟仍未见胎盘娩出，阴道出血约 400ml。查：产妇血压 90/60mmHg，脉搏 120 次/分。

讨论分析：

（1）该产妇出现了何种异常？应如何处理？

（2）如何实施人工剥离胎盘术？

人工剥离胎盘术(manual removal of placenta)是用人工的手法将胎盘从子宫壁剥离并取出的手术。

一、适 应 证

考点：人工剥离胎盘术的适应证

(1) 胎儿娩出后,胎盘部分剥离引起子宫大量出血,经按摩子宫底或用宫缩剂等处理,胎盘不能完全排出者。

(2) 胎儿娩出后30分钟,胎盘仍未剥离排出者。

(3) 既往有胎盘粘连史,或此次为全麻下阴道手术分娩者,可在胎儿娩出后即行徒手剥离术。

二、禁 忌 证

植入性胎盘。

三、术前准备

(一) 一般性准备

术前评估产妇生命体征,产妇对手术的耐受力,阴道出血及宫缩情况。建立静脉通道。

(二) 物品准备

备血。

(三) 心理护理

向产妇及家属说明手术的必要性、重要性,介绍手术过程,取得产妇和家属的理解与配合,签手术知情同意书。

四、麻 醉

一般不需要麻醉,可适量给予镇静剂。子宫颈内口较紧时,可肌内注射哌替啶100mg及阿托品0.5mg,也可用全身麻醉。

五、手术步骤

(1) 产妇取膀胱截石位。

(2) 重新消毒外阴及外露脐带,撤换无菌巾、单,术者换无菌手套及手术衣,或在原手术衣外戴无菌袖套。

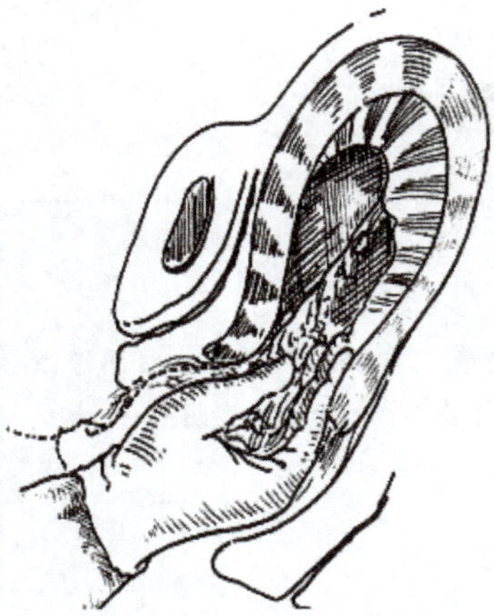

图13-5 触清胎盘位置

(3) 导尿。

(4) 输液,缩宫素10U缓慢静脉滴注、肌内注射或经腹壁注入子宫底肌肉。

(5) 方法

1) 术者一手牵脐带,另一手涂滑润剂,五指合拢成圆锥状,沿脐带进入阴道及子宫腔,摸清胎盘附着位置(图13-5)。

2) 一手经腹壁下推压子宫底,子宫腔内的手掌展开,四指并拢,手背紧贴子宫壁,以手掌尺侧缘作“裁纸式”缓慢将胎盘自子宫壁剥离(图13-6)。遇少许索状粘连带时可用手指断开。粘连面广而紧,不能用手剥离者,可能为胎盘粘连或植入,应立即停止手术。加强宫缩,可用麦角新碱 0.2mg 肌内注射或静脉滴注,若出血不多,可暂观察,给予缩宫素;若出血多,立即予开腹处理。

3）若胎盘附着前壁,则手掌朝前壁贴子宫壁剥离胎盘(图 13-7)。

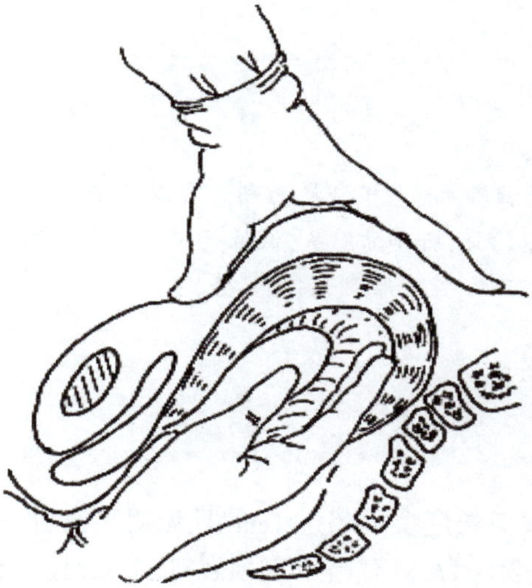

图 13-6　徒手剥离胎盘

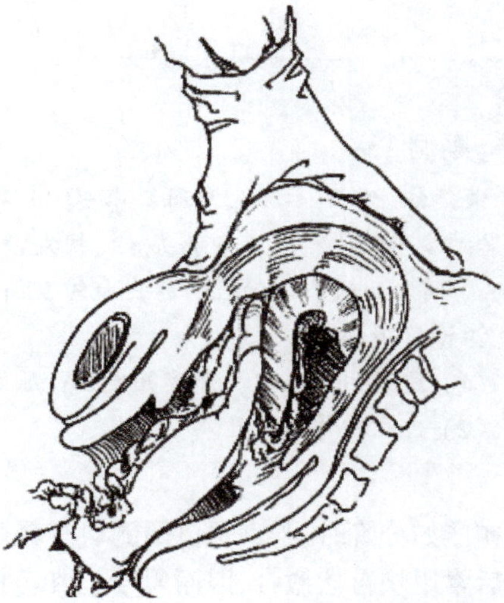

图 13-7　剥离附着于子宫前壁的胎盘

4）估计大部分已剥离,可一手再牵拉脐带,帮助查明并分离剩余部分,然后将胎盘握于手中,边旋转边向下牵引而出。注意勿用强力牵引以免胎盘或胎膜部分残留。

5）检查胎盘和胎膜有无缺损,并伸手进入子宫腔检查,清除残留组织,亦可用卵圆钳在手指引导下夹取,或用大钝刮匙刮除。注意检查子宫有无破损。

六、注 意 事 项

考点:人工剥离胎盘的注意事项

(1) 注意产妇一般情况,术前出血较多者,应在输血、输液情况下进行。

(2) 重新消毒外阴,更换手套、铺巾。

(3) 操作要轻柔,切忌强行剥离或用手抓挖子宫腔,以免损伤子宫;剥离时发现胎盘与子宫壁之间界限不清,找不到疏松的剥离面不能分离者,应疑为植入性胎盘,不可强行剥离。

(4) 术中严格无菌操作,应尽量减少子宫腔内操作次数,避免增加感染机会。

(5) 分离困难时不可强取,若牵拉脐带时发现绒毛植入较深,考虑为胎盘植入时,应停止行人工剥离术,而改行子宫切除术。

(6) 术后及时使用子宫收缩剂,麦角新碱 0.2mg 静脉滴注或肌内注射,必要时持续静脉滴注缩宫素 12 小时,以后口服宫缩剂。常规使用抗生素预防感染。

七、并 发 症

1. 子宫出血　主要发生于胎盘剥离困难或剥离不全时,影响子宫收缩而致大出血。应请有经验者迅速完成手术,清除子宫内容物,同时加强宫缩,控制出血。不能有效控制时应急症开腹处理。

2. 子宫损伤或穿孔　多发生于手术操作不当,或胎盘植入病例。曾见个别接产员将子宫颈当作胎盘连同阴道前壁成片撕下造成严重尿瘘等。子宫穿孔小,出血不多时可静脉滴注宫缩剂和抗生素严密观察。子宫损伤重或出血不止者应开腹探查并予修复或切除。

3. 产后感染　徒手剥离胎盘后应常规使用抗生素，并严密观察感染征象的出现。

第7节　宫颈裂伤缝合术

案例 13-7

某产妇，25岁，G1P0，宫内妊娠40周临产。产程顺利，产程进展顺利。宫口开全1小时后，胎心率100次/分，检查胎头 S^{+2}，枕左横位，羊水污染，行手转胎头，低位产钳助产娩出胎儿4000g。随即阴道有活动性新鲜出血约500ml，胎盘自娩，检查胎盘、胎膜完整。

讨论分析：

(1) 该产妇出现何种严重并发症？原因是什么？

(2) 应立即作何处理？

初产妇分娩时，子宫颈口两侧均有轻度撕裂，但长度多不超过1cm，且无明显出血，一般在产后常很快自然愈合，因而属于正常范围。一般认为，只有当子宫颈裂口>1cm，且伴有不同程度的出血，才称为宫颈裂伤(cervical laceration)较深的宫颈裂伤，可向上延及阴道穹隆部、阴道上1/3段或子宫下段。

一、适　应　证

在第三产程或第三产程以后，子宫收缩良好，阴道和外阴部没有伤口，但阴道有持续性鲜血流出时，检查确定颈管有撕裂。

二、术前准备

(一) 一般性准备

术前评估产妇生命体征，产妇对手术的耐受力，阴道出血及宫缩情况。建立静脉通道。

(二) 物品准备

备血。

(三) 心理护理

向产妇及家属说明手术的必要性、重要性，介绍手术过程，取得产妇和家属的理解与配合，签手术知情同意书。

三、手术步骤

考点：宫颈裂伤缝合术的要点

(1) 外阴必须重新消毒，术者亦应更换手术衣及手套。

(2) 在良好照明下，以两个单叶阴道拉钩暴露子宫颈(图13-8)。用两把卵圆钳分别钳夹在裂口两边止血，并行外牵拉子宫颈，便于缝合(图13-9)。

(3) 用1号肠线从裂口的顶端上0.5cm处开始间断或连续缝合子宫颈全层至距外口0.5cm。如裂口顶端部位过高，缝合达不到顶点，可先间断缝扎一针，作为牵引后再补缝上面的裂口。注意组织对合良好。

(4) 术后用抗生素预防感染。

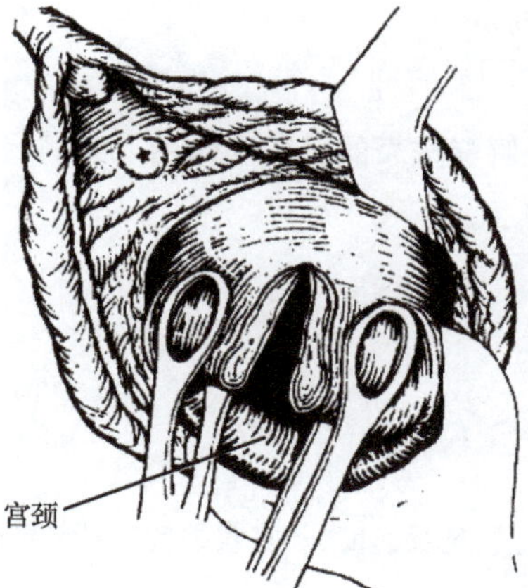

图 13-8　暴露及检查子宫颈

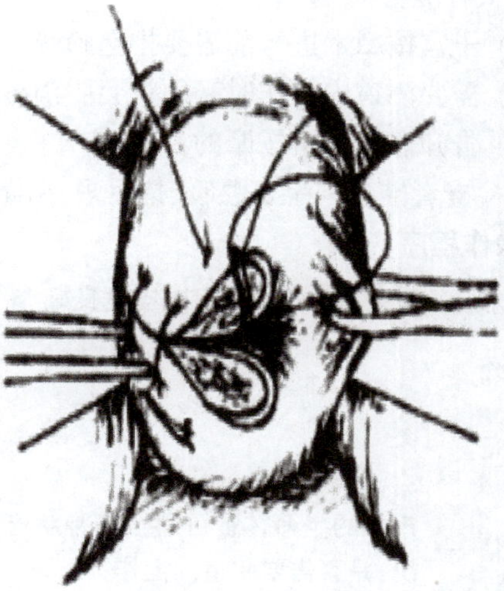

图 13-9　缝合宫颈裂伤

四、预　　防

分娩前及分娩时应做到以下方面。

(1) 向孕妇作产前宣教时,要强调在子宫颈口开全之前避免用力向下屏气。

(2) 严格掌握阴道助产手术的适应证与禁忌证,于子宫颈口未开全之前,不宜作阴道助产手术。

(3) 作任何阴道内或子宫腔内操作,如内倒转术、断头术、穿颅术及人工剥离胎盘术等,均应轻巧正确,避免暴力。

（高　珊）

情境

某产妇,30 岁,足月临产,产程进展顺利,胎盘自娩后 1 小时,阴道流血约 400ml,有血块。检查:血压 90/50mmHg,腹软,子宫轮廓不清,按压子宫底排出暗红色血液约 200ml。诊断为产后出血。请你配合医生进行止血和救护。

实训二十一　产后出血的止血方法和救护配合

【实训目的】

(1) 学会实施产后出血的止血方法。

(2) 能配合医生进行产后出血产妇的救护。

(3) 能有条不紊、熟练、规范的进行救护工作,手法正确、动作轻柔,执行无菌技术,防止感染。

(4) 教会产妇家属自腹部按摩子宫的方法,进行康复指导和健康教育。

【实训准备】

1. 物品准备　导尿包、无菌巾、无菌单、无菌手套、无菌袖套、注射器、缩宫素。
2. 环境准备　医院或妇产科实训室。

3. 患者准备

(1) 子宫按摩术进行前需要排空膀胱。

(2) 需要阴道内操作时必须行会阴消毒。

(3) 告知患者子宫按摩的目的。

4. 检查者准备　手要温暖、指甲短;向孕妇及家人解释按摩的目的和作用。

【操作程序】

素质要求 → 着装整洁、仪表端庄,态度良好

↓

准备用物

↓

环境准备

↓

护理评估 → 产妇的生命体征、面色、精神状态;阴道出血量、色及速度;子宫收缩情况;膀胱充盈情况;是否需要阴道内操作

↓

防治休克 → 安置体位:头抬高 20°~30°,足抬高 15°~20°;吸氧、建立两组静脉通路,遵医嘱输液、输血,维持循环血量

↓

操作前准备→ 外阴消毒;导尿;更换手套

↓

按摩子宫 →

手法1　经腹壁单手按摩子宫法:一手在产妇耻骨联合上缘按压下腹中部,将子宫上升,另一手触摸子宫底部,拇指在子宫前壁,其余四指在子宫后壁,使子宫体在两手掌之间,两手相对进行有均匀、有力且有节律地按摩子宫,促进子宫收缩

手法2　经腹壁双手按摩子宫法:一手于产妇耻骨联合上缘按压下腹部,向上托起子宫,使子宫高出盆腔,另一手握住子宫体,有节律的按摩子宫底部(实训图 21-1)

手法3　腹部-阴道双手压迫子宫法:一手戴无菌手套握拳置于阴道前穹隆部,顶住子宫前壁,另一只手在腹部按压子宫后壁,使子宫体前屈,两手相对紧压并均匀有节律地按摩子宫,直至宫缩恢复正常(实训图 21-2)

↓

应用缩宫素→ 缩宫素 10U 肌内注射、子宫肌层或子宫颈注射或 5U 静脉小壶内注入

↓

监测宫缩 → 子宫底高度、硬度

↓

监护产妇 → 生命体征、阴道出血量、面色、神志等

↓

操作后处理→整理用物

【实训评价】

1. 自我评价　是否按抢救流程正确实施操作。

2. 同学互评　所实施的操作是否正确?是否存在手法不当、动作不规范等错误操作?

3. 教师评价　学生实施的操作优缺点有哪些?正确的按摩子宫手法有哪些?

【注意事项】

(1) 严密观察产妇情况,及时做好输液、输血准备。

(2) 产妇旁边最好有专人守护,及时给予安慰和支持,配合施术者尽快按摩子宫。

(3) 严格执行无菌操作,操作应轻柔,切忌粗暴、力度不当。

(4) 术后严密监护产妇,有无发热、阴道分泌物异常等感染征象,必要时按医嘱给予抗生素。

(5) 大出血的救护强调多学科协作:产科医师、血库工作人员、血液科医师、麻醉科医师。

(6) 大通道输液或中心静脉压检测，先快速输入晶体液，后输入胶体液；为阻止出血尽早外科手术或产科干预。

(7) 实验室检查反复检测：FBC、PT、APTT、凝血酶、纤维蛋白原及相应生化指标、血气分析等。

【思考题】

(1) 宫缩乏力性产后出血的原因有哪些？

(2) 宫缩乏力性产后出血的按摩止血方法有哪些？

(3) 产后出血的护理评估要点有哪些？

（高　珊）

情境

某经产妇，35 岁，G4P2，此为第 3 次分娩，足月临产，产程进展顺利，临产 8 小时后阴道娩出一男活婴，新生儿 Apgar 评分 10 分。胎儿娩出后 30 分钟仍未见胎盘娩出，阴道出血约 400ml。查：产妇血压 90/60mmHg，脉搏 120 次/分。请你做好子宫腔探查准备及人工剥离胎盘术准备。

实训二十二　人工剥离胎盘术

【实训目的】

(1) 学会实施人工剥离胎盘术，手法协助胎盘娩出。

(2) 实施人工剥离胎盘术操作规范、动作轻柔，执行无菌技术，防止感染。

【实训准备】

1. 物品准备　导尿包、无菌巾、无菌单、无菌手套、手术衣、无菌袖套、卵圆钳、大号刮匙、注射器、阿托品 0.5mg/支。

2. 环境准备　医院或妇产科实训室。

【操作程序】

素质要求 → 着装整洁，仪表端庄，态度良好
↓
准备用物
↓
环境准备
↓
术前准备 → 安置产妇体位：膀胱截石位；必要时导尿；外阴消毒；更换手套
↓
手入宫腔 → 一手于腹壁上握子宫底，另一手呈圆锥形沿脐带进入子宫腔，找到胎盘边缘
↓
剥离胎盘 → 手背紧贴子宫壁，插入胎盘与子宫壁间，以手掌尺侧缘用“裁纸式”手法慢慢将胎盘自子宫壁分离，另一手按压子宫底
↓
娩出胎盘 → 以正确手法娩出胎盘及胎膜
↓
检查胎盘 → 仔细检查胎盘母体面及胎儿面
↓
检查软产道 → 检查会阴、阴道及子宫颈有无裂伤
↓
监测宫缩 → 必要时按摩子宫及注射宫缩剂

↓
监测产妇 → 生命体征、阴道出血量、面色、神志等
↓
操作后处理→ 整理用物

【实训评价】

1. 自我评价　是否按程序正确实施操作。
2. 同学互评　所实施的操作是否正确？是否存在可能胎盘撕裂或剥离不全的错误操作？
3. 教师评价　学生实施的操作优缺点有哪些？正确剥离胎盘的要点有哪些？

【注意事项】

(1) 严密观察产妇情况，及时做好输液、输血准备。

(2) 产妇旁边最好有专人守护，及时给予安慰和支持，配合接产者尽快娩出胎盘。

(3) 严格执行无菌操作，操作应轻柔，切忌粗暴、强行剥离。

(4) 剥离后密切观察宫缩情况，如宫缩不佳，以及时给予按摩子宫并注射缩宫素。

(5) 检查胎盘胎膜是否完整，如有缺损，应根据情况确定是否需要清宫，尽量减少子宫腔操作次数和时间。

(6) 术后严密监护产妇，有无发热、阴道分泌物异常等感染征象，必要时按医嘱给予抗生素。

【思考题】

(1) 人工剥离胎盘术术前应做好哪些评估和准备？

(2) 剥离胎盘的手法和要点是什么？

(3) 术后应注意监护产妇哪些情况？

（高　珊）

第 14 章　新生儿窒息

案例 14-1

某孕妇，29 岁，因宫内妊娠 41 周，阵发性腹痛 1 小时入院。查体：体温 37℃，脉搏 92 次/分，呼吸 20 次/分，血压 130/70mmHg，宫高 34cm，腹围 94cm，枕左前位，胎心率 130 次/分，宫缩 30 秒/(5～6)分钟，先露头，已入盆，宫口指尖，S^{-2}，胎膜未破。待产 12 小时，宫口开全，胎心率 118 次/分，2 小时后行胎头吸引术助娩，娩出一男婴，全身苍白，哭声微弱，四肢屈曲，吸羊水时咽部有点反应，心率 90 次/分。

讨论分析：

(1) 该新生儿 1 分钟 Apgar 评分为多少？

(2) 应怎样进行抢救？

(3) 如经施行胸外按压和有效的正压人工呼吸 30 秒，但检测心率仍为 40 次/分，下一步应该做什么？

新生儿窒息

新生儿窒息是指胎儿娩出后 1 分钟，仅有心跳而无呼吸或未建立规律呼吸的缺氧状态，是新生儿死亡、脑瘫和智力障碍的重要原因之一。医护人员应及时、有效地进行新生儿窒息复苏的抢救，以降低围生儿死亡率和减少后遗症(如脑瘫、智力障碍等)的发生。

一、护理评估

(一) 健康史

1. 病因评估

(1) 胎儿窘迫：孕妇患有慢性或严重疾病，如心脏病、妊娠期高血压疾病、前置胎盘、脐带脱垂等而造成胎儿窘迫，在胎儿娩出前未得到纠正，胎儿娩出后即表现为新生儿窒息。

考点：新生儿窒息的常见原因

(2) 呼吸中枢受到抑制或损害：胎儿颅内出血、脑部长时间缺氧致呼吸中枢受到损害。在分娩过程中母体不恰当使用麻醉剂、镇静剂，如乙醚、吗啡等，抑制了呼吸中枢。

(3) 呼吸道阻塞：胎儿吸入胎粪、黏液、羊水等，致使呼吸道阻塞，影响气体交换。

(4) 先天发育异常：肺发育不良、心脏发育畸形等导致新生儿不能正常进行气体交换。

2. 病史评估　询问孕周，有无胎儿窘迫、滞产史，是否使用阴道助产，产程中有无使用镇静剂、麻醉剂等药物，胎盘、脐带情况等。

(二) 身心状况

1. 身体状况　重点评估窒息的严重程度，出生 5 分钟后再次评估，有助于判断新生儿预后。根据窒息程度可分为轻度(青紫)窒息和重度(苍白)窒息，两者可互相转化。详见表 14-1。

表 14-1 轻度窒息和重度窒息的临床表现

	轻度窒息	重度窒息
Apgar 评分	4～7 分	0～3 分
呼吸	浅表或不规则	无或仅有喘息样呼吸
心率	心跳规则，强而有力，心率慢，80～120 次/分	心跳不规则，心率<80 次/分、且弱
喉反射	存在	消失
肌张力	好	松弛
皮肤颜色	面部和全身皮肤青紫色	皮肤苍白，口唇青紫
对刺激的反应	有	无

考点：新生儿窒息的分度

分别于出生后 1 分钟、5 分钟进行 Apgar 评分，8～10 分为正常，4～7 分为轻度窒息，0～3 分为重度窒息。1 分钟评分有助于判断是否需要复苏；出生后 5 分钟评分，有助于判断新生儿恢复程度和预后，若出生后 5 分钟评分≤3 分，则新生儿的死亡率及日后发生脑部后遗症的机会明显增加。

新生儿窒息的诊断标准

美国儿科学会（AAP）和美国妇产科学会（ACOG）明确指出，低 Apgar 评分并不等同于窒息，并在 1996 年共同制定了新生儿窒息的诊断标准：①脐动脉血显示严重代谢性或混合性酸中毒，pH<7；②Apgar 评分 0～3 分，并且持续时间>5 分钟；③有神经系统表现，如惊厥、昏迷或肌张力低；④多脏器受损。

链接

2. 心理、社会状况　产妇因担心新生儿预后而产生焦虑、内疚、悲伤、恐惧等心理。

（三）处理原则

考点：新生儿窒息的抢救方案

处理原则以预防为主，一旦发生新生儿窒息，立即迅速、有效地实施 A（airway）、B（breathing）、C（circulation）、D（drugs）和 E（evaluation）方案进行抢救。产前有胎儿窘迫或估计胎儿娩出后可能发生新生儿窒息者，应于分娩前充分做好复苏抢救准备，包括人员、物品、仪器等，避免遗留后遗症甚至死亡。

二、护理诊断/合作性问题

1. 气体交换受损　与呼吸道受阻、肺透明膜受损有关。
2. 有受伤的危险　与脑缺氧有关。
3. 恐惧　与新生儿的生命受到威胁有关。

三、护理措施

（一）预防措施

护士应指导孕妇加强产前检查，积极预防和治疗妊娠期并发症和合并症，自测胎动，及时发现和处理胎儿窘迫。正确处理分娩，避免新生儿产伤。胎儿娩出前 4 小时内避免不恰当地使用麻醉剂、镇静剂。胎头娩出后应及时清除口鼻内黏液和羊水，新生儿娩出后立即清理呼吸道。

（二）急救护理

分娩前充分做好抢救新生儿的准备工作，包括人员、氧气、保暖物品、远红外辐射抢救台、急救药品及器械（气管插管、新生儿喉镜、吸氧管、面罩等）。抢救必须及时、迅速、动作轻巧，避免发生损伤，同时注意保暖。

(三) 病情观察及护理

严密观察新生儿的皮肤颜色、呼吸、心率、喉反射和肌张力。根据需要随时进行 Apgar 评分。

(四) 治疗配合及护理

考点：新生儿窒息的抢救措施

立即配合医生进行复苏，按照 A→B→C→D 步骤，遵循评估→决策→实施程序，循环往复，直至复苏完成。复苏步骤与程序如下。

1. 最初评估　新生儿出生后复苏人员立即评估以下 4 项指标：①是否足月；②羊水是否清亮；③肌张力是否正常；④是否有呼吸声或哭声。如上述 4 项均正常，应给予清理呼吸道，擦干新生儿全身，保暖，防止体热丧失、保持体温等常规护理。如有 1 项不正常，立即进行初步复苏。

2. 初步复苏

(1) 保暖：新生儿娩出后立即置于远红外辐射抢救台上，用温热毛巾迅速擦干新生儿体表的羊水及血迹，减少散热，维持新生儿肛温 36.5～37℃，有利于新生儿复苏。

(2) 摆放体位：置新生儿颈轻度仰伸呈“鼻吸气位”。可用毛巾将新生儿肩背部垫高 2～3cm。

(3) 清理呼吸道：是新生儿窒息抢救的首要措施。新生儿娩出后立即用吸引球或吸管吸净口、咽及鼻腔内的黏液与羊水，有利于气道通畅，先吸口、咽，后吸鼻腔，动作轻柔以免损伤咽部黏膜。对于羊水清亮或有胎粪污染但新生儿有活力(新生儿有活力的定义为：哭声响亮或呼吸好，肌张力好，心率>100 次/分。其中任何一项为“否”时称为无活力)者，则不需特殊处理，继续观察。如羊水有胎粪污染，新生儿无活力则应在新生儿呼吸前行气管插管，尽量吸净气管内胎粪，以防止发生新生儿胎粪吸入性肺炎，操作时动作轻柔，避免损伤气道黏膜。

(4) 刺激：用手拍打或手指轻弹患儿的足底或摩擦胎儿背部 2 次以诱发自主呼吸。以上步骤应在 30 秒之内完成。

3. 气囊面罩正压人工呼吸　如新生儿仍呼吸暂停或喘息，心率<100 次/分，或持续性中心性青紫，应立即用 100% 的氧进行正压通气(图 14-1)。开始压力需要 30～40cmH_2O，以后维持在 15～20 cmH_2O；频率 40～60 次/分。经 30 秒充分正压人工呼吸后，如有自主呼吸，心率>100 次/分，可逐步减少并停止正压人工呼吸；如没有自主呼吸或心率<100 次/分，须继续行正压通气。

4. 胸外心脏按压　如无心率或经 30 秒有效的正压通气后心率持续<60 次/分，应同时行胸外心脏按压。方法：新生儿仰卧，采用双指法(右手食指、中指两个手指尖放在胸骨上，左手支撑背部)或拇指法(双手拇指重叠或并列，其余四指环抱胸廓支撑背部)有节奏地按压胸骨体下 1/3 处(图 14-1)，胸外按压和人工呼吸之比应为 3∶1，即按压 90 次/分和人工呼吸 30 次/分，按压深度为胸廓前后径的 1/3，按压有效者可触到动脉搏动。

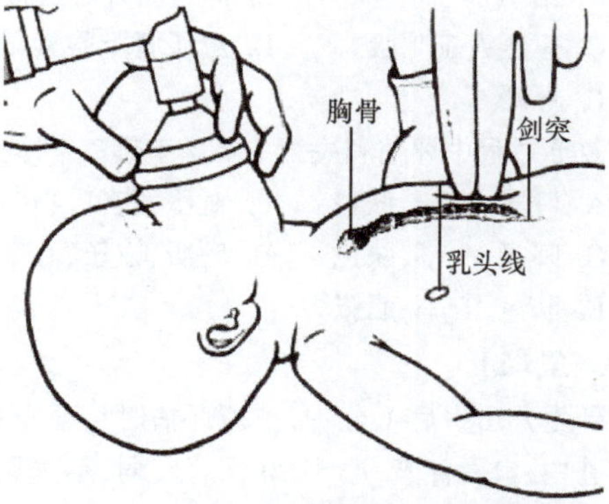

图 14-1　复苏气囊面罩正压通气，示指胸外心脏按压

5. 药物治疗

(1) 肾上腺素：经 30 秒有效的正压人工呼吸和胸外心脏按压后，心率<60 次/分，立即行脐静脉穿刺或插管，遵医嘱用浓度 1∶10000 的肾上腺素 0.1～0.3ml/kg 经脐静脉注入或气管导管内注入。

(2) 扩容剂：给药 30 秒后，如心率<100 次/分，并有血容量不足表现时，给予生理盐水，剂量为每次 10ml/kg，于 10 分钟以上静脉缓慢输注。大量失血时需输入与新生儿交叉配血阴性的同型血。

(3) 碳酸氢钠：在复苏过程中一般不鼓励使用碳酸氢钠，如经上述处理无效，且确定有严重代谢性酸中毒，可遵医嘱给予 5% 碳酸氢钠 3～5ml/kg，加等量 5% 葡萄糖液，缓慢静脉推注。

(4) 纳洛酮:仅用于正压人工呼吸使心率和皮肤颜色恢复正常后仍出现严重的呼吸抑制,并且其母产前4~6小时曾注射麻醉药的新生儿,每次0.1mg/kg,静脉或气管内注入,间隔0.5~1小时可重复1~2次,如其母疑有吸毒或持续使用美沙酮者不可用纳洛酮,否则会导致新生儿严重惊厥。

考点:新生儿窒息初步复苏后的护理

(五) 复苏后的护理

初步复苏成功后,仍应加强新生儿护理。

1. 密切观察并记录病情　注意新生儿面部及皮肤颜色、呼吸频率和节律、心率、对刺激的反应、体温、出入量等,发现异常,及时报告医生。

2. 维持呼吸道通畅　予侧卧位或平卧位头偏一侧,及时清除呼吸道分泌物及呕吐物,防止再次窒息和发生吸入性肺炎。

3. 继续给氧　间断性、低浓度氧疗,氧浓度<40%,给氧至皮肤红润、呼吸平稳为止。

4. 遵医嘱用药　遵医嘱给予纠正酸中毒、预防颅内出血和防治感染的药物。注意给药速度及用药反应。

5. 一般护理　注意给新生儿保暖,保持安静,护理操作轻柔,延迟哺乳和沐浴,可暂给予静脉补液维持营养。

四、健康教育

指导产妇进行母乳喂养,加强育儿知识的宣教。指导重度新生儿窒息的产妇及家属注意观察新生儿的精神情况及远期表现,做好长期追踪。

目标检测

【A_1 型题】

1. 新生儿复苏过程中,以下哪一项是最重要和最有效的措施?
   A. 给氧　B. 施行胸外心脏按压
   C. 正压人工呼吸　D. 给予肾上腺素
   E. 保暖
2. 复苏过程中评估和决策主要基于哪三个体征
   A. 呼吸,血压,肤色　B. 血压,肤色,心率
   C. 呼吸,心率,肤色　D. 呼吸,血压,心率
   E. 肤色,心率,肌张力

【A_2 型题】

3. 新生儿出生后1分钟,护理评估时见全身皮肤苍白、口唇青紫,心率70次/分、弱、不规则,哭声微弱,肌张力松弛,喉反射消失。该新生儿Apgar评分判断为
   A. 轻度窒息　B. 缺氧
   C. 重度窒息　D. 呼吸衰竭
   E. 死亡
4. 某产妇,今日行产钳术助娩一男婴,1分钟Apgar评分3分,在抢救该新生儿时,下列哪种药物不合适
   A. 25%葡萄糖和维生素C
   B. 1∶10000肾上腺素
   C. 扩容药物
   D. 4%碳酸氢钠
   E. 阿托品
5. 某孕妇,妊娠41周临产,因第二产程延长行胎头吸引术结束分娩。新生儿1分钟Apgar评分2分,经复苏后继续监护。对该新生儿复苏后的护理措施,错误的是
   A. 取侧卧位　B. 继续给氧
   C. 及时哺乳　D. 静脉输液
   E. 重点观察呼吸、心率、面色

【A_3 型题】

(6~8题共用题干)

某孕妇,宫内妊娠36周,前置胎盘,伴慢性胎儿窘迫入院,胎心率128次/分,胎方位为枕右前位。

6. 护士向孕妇强调最佳的卧位是
   A. 平卧位　B. 左侧卧位
   C. 右侧卧位　D. 坐位
   E. 仰卧屈膝位
7. 教会其自我监护胎儿的方法是
   A. 分析胎儿监护图形　B. 家属听胎心
   C. 胎动计数　D. 观察尿量

E. 记录出入量

8. 经治疗一周，病情无改善，剖宫产终止妊娠，新生儿出生 1 分钟评分见皮肤青紫、心率 90 次/分、呼吸浅而不规则、四肢屈曲、喉反射存在，该新生儿 Apgar 评分为

A. 0～2 分　　B. 0～3 分

C. 3～5 分　　D. 4～7 分

E. 8～10 分

（李耀军）

情境

某孕妇，33 岁，因宫内妊娠 39 周，下腹阵痛 4 小时入院。入院后待产 11 小时经阴道助产娩出一男婴，出生后 1 分钟新生儿全身苍白，四肢松弛，哭声极微弱，心率 50 次/分，清理呼吸道时患儿咽喉部稍有反应。请你立即实施新生儿复苏。

实训二十三　新生儿复苏

【实训目的】

（1）学会实施新生儿复苏。

（2）实施新生儿复苏迅速而紧张有序，合作良好。

【实训准备】

1. 物品准备　吸引球、一次性不同型号大小的羊水吸管、胎粪吸引管、纱布、毛巾、氧气（带流量表和导管）、新生儿喉镜、不同型号大小的气管内导管、听诊器、胶布、剪刀、注射器、脐静脉导管和插管包、脐带夹、急救药品、新生儿复苏气囊（实训图 23-1）、新生儿辐射台：抢救前开启远红外辐射抢救台，使辐射台的温度保持在 30～32℃。

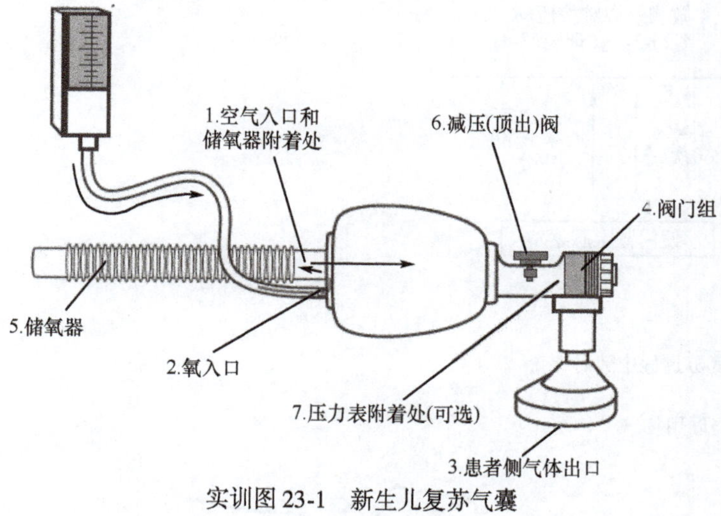

实训图 23-1　新生儿复苏气囊

2. 环境准备　医院或妇产科实训室。

【操作程序】

素质要求　　着装整洁，仪表端庄，态度良好

↓

准备用物

↓

环境准备　　预热红外线辐射台，调节室温

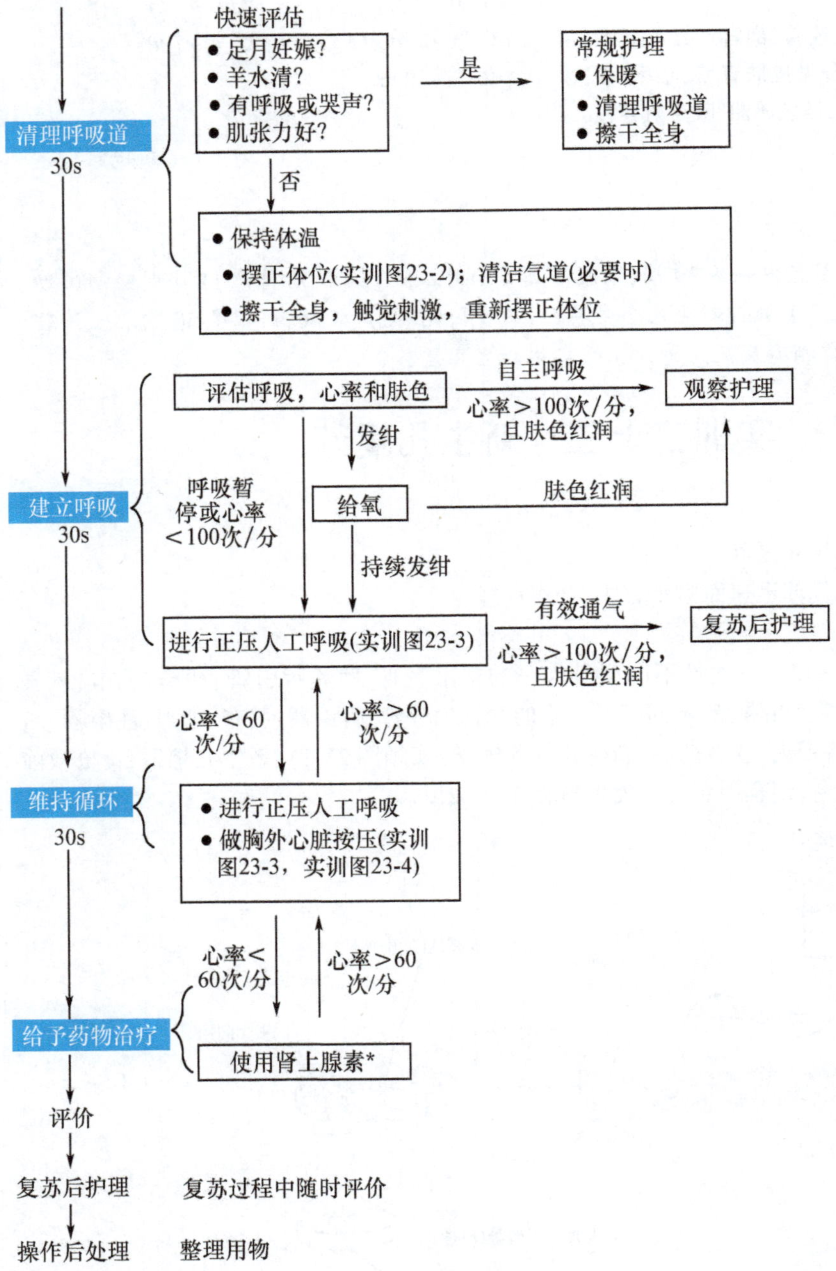

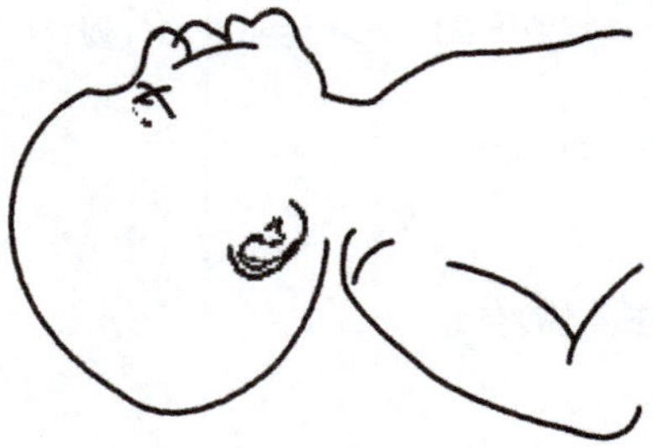

正确

实训图 23-2 新生儿复苏体位

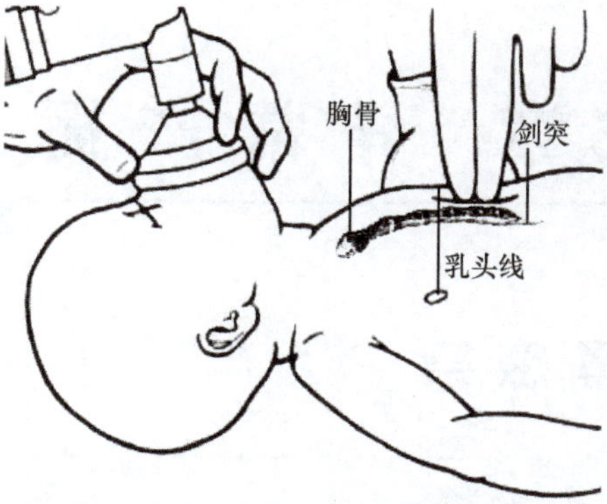

实训图 23-3　复苏气囊面罩正压通气，示指法胸外心脏按压

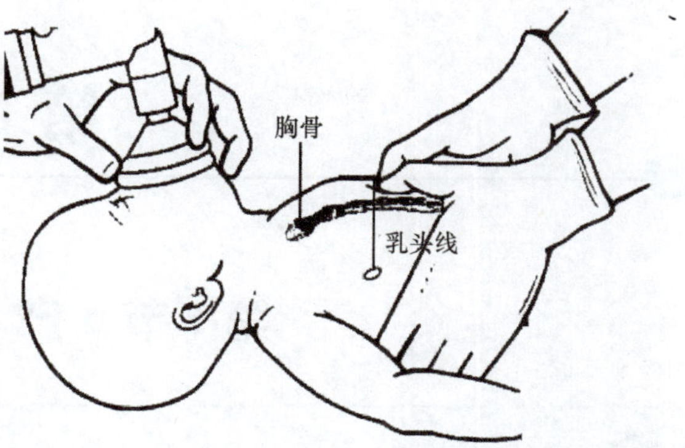

实训图 23-4　复苏气囊面罩正压通气，拇指法胸外心脏按压

【实训评价】

1. 自我评价　是否按程序正确实施操作，新生儿复苏是否成功？

2. 同学互评　所实施的操作是否正确？是否复苏成功？是否存在可能导致复苏失败的错误操作？

3. 教师评价　学生实施的操作优缺点有哪些？复苏成功的要点有哪些？

【注意事项】

（1）在新生儿复苏过程中注意保暖。

（2）操作应稳、准、轻、快，严格按抢救程序进行。

（3）抢救过程中随时评价抢救效果，并迅速决定下一步抢救措施。

【思考题】

（1）复苏前为什么要摆正新生儿的体位？如何判断新生儿的体位已经摆正？

（2）胸外心脏按压配合正压人工呼吸时，每分钟“动作”频率为多少个动作？

（李耀军）

第15章 异常产褥

第1节 产褥感染

案例15-1

某孕妇,28岁,足月产后4日。产程中因持续性枕横位行胎头吸引术助产,产后检查无异常。今早患者自觉发热,下腹隐痛。查体:体温38.5℃,双乳稍胀,子宫底脐下两横指、较软、轻压痛,恶露多,有臭味,余无异常。血常规检查:白细胞计数20×10^9/L,中性粒细胞85%。

讨论分析:

(1)该患者的医疗诊断是什么?诊断依据有哪些?

(2)对该患者首选的处理措施是什么?

(3)提出主要护理诊断和护理措施?

考点:产褥感染与产褥病率的区别与联系

产褥感染(puerperal infection)是指分娩时及产褥期生殖道受病原体侵袭引起局部或全身的炎症变化。发病率约为6%,是常见的产妇死亡原因之一。产褥病率(puerperal morbidity)是指分娩24小时以后的10日内,用口表每日测量体温4次,每次间隔4小时以上,有2次达到或超过38℃。产褥病率通常是由产褥感染引起,也可由泌尿系统感染、乳腺感染、上呼吸道感染、血栓性静脉炎等所致。

由于产褥期产妇机体解剖生理的变化、身体虚弱、抵抗力降低等因素,容易并发一系列的感染。分娩致产道创伤,创面被病原体感染,感染来源有2个,一是内源性感染,正常孕妇生殖道或其他部位寄生的病原体,多数并不致病,当抵抗力降低等感染诱因出现时可致病;二是外源性感染,被污染的衣物、用具、各种手术器械、物品等均可造成感染。近年研究表明,内源性感染更重要,因孕妇生殖道病原体不仅可以导致产褥感染,而且还能通过胎盘、胎膜和羊水间接感染胎儿,导致流产、早产、胎儿发育不良、胎膜早破、死胎等。

一、护理评估

(一)健康史

1. 病因评估 了解有无产褥感染的诱因;分娩降低或破坏了女性生殖道的防御功能和自净作用,增加病原体侵入生殖道的机会,若产妇体质虚弱、营养不良、妊娠期贫血、妊娠晚期性生活、胎膜早破、羊膜腔感染、慢性疾病、产科手术操作、产程延长、产前产后出血过多等,机体抵抗力下降,均可成为产褥感染的诱因。

妊娠期及产褥期生殖道内有大量需氧菌、厌氧菌、真菌、衣原体及支原体等寄生,以厌氧菌为主,许多非致病菌在特定环境下可以致病。常见的病原体有:需氧性链球菌、厌氧性链球菌、杆菌属、葡萄球菌、类杆菌属等。此外,梭状芽孢杆菌、淋病奈瑟菌均可导致产褥感染,但较少见。支原体和衣原体引起的感染近年明显增多。

2. 病史评估　评估产妇是否有贫血、营养不良或生殖道感染病史，本次分娩经过有无异常，如胎膜早破、产程延长、手术助产、产道损伤、产后出血等；了解伤口愈合及子宫复旧、恶露情况等；了解起病时间，症状持续时间，诊治经过等。

（二）身心状况

1. 身体状况

（1）急性外阴炎、阴道炎、子宫颈炎：外阴伤口感染时，局部有灼热、红肿、压痛、硬结，伤口缝线处可见脓点或脓性分泌物，严重时可出现低热。阴道与子宫颈感染时，表现为黏膜充血、水肿、溃疡，炎症向周围组织扩散，可导致盆腔结缔组织炎。

考点：临床较常见的急性外阴炎、阴道炎、子宫颈炎和急性子宫内膜炎、子宫肌炎的临床特点

（2）急性子宫内膜炎、子宫肌炎：最常见，多在产后3～4日发病。病原体经胎盘剥离面侵入到蜕膜层，蜕膜充血、坏死，称子宫内膜炎；侵入到子宫肌层，称子宫肌炎。子宫内膜炎表现为低热，下腹部疼痛，恶露量多、混浊有臭味。子宫肌炎表现为高热、寒战、头痛、心率快、白细胞明显升高，下腹部疼痛、子宫底高度异常，子宫压痛明显，恶露量多、混浊有臭味等全身感染征象。

（3）急性盆腔结缔组织炎及输卵管炎：表现为寒战、高热，下腹疼痛，肛门坠胀，脉速、头痛等症状，下腹压痛，宫旁结缔组织片状增厚、压痛，输卵管增粗、可触及形状不规则的包块，严重者整个盆腔形成“冰冻骨盆”。

（4）急性盆腔腹膜炎与弥漫性腹膜炎：表现为高热、寒战、恶心、呕吐、腹胀，持续性下腹剧痛，有明显压痛、反跳痛、因产后腹壁松弛、腹肌紧张多不明显，有时可形成盆腔脓肿，如炎症波及膀胱与肠管可出现排尿困难、腹泻、里急后重。

（5）盆腔及下肢血栓性静脉炎：盆腔血栓性静脉炎多在产后1～2周发病，表现为寒战、高热，可持续数周，局部表现与盆腔结缔组织炎相似。下肢血栓性静脉炎多继发于盆腔血栓性静脉炎，表现为弛张热、下肢持续性疼痛，髂总静脉或股静脉血栓栓塞时下肢静脉回流受阻，引起下肢水肿、皮肤发白和疼痛，称“股白肿”。

（6）脓毒血症及败血症：感染性血栓脱落进入血液循环可引起脓毒血症，出现肺脓肿、脑脓肿、肾脓肿或肺栓塞。侵入血液循环的细菌大量繁殖形成败血症，出现持续性高热、寒战及感染性休克，可危及生命。

2. 心理、社会状况　了解产妇的心理反应；产后感染导致母乳喂养中断，身体持续高热、寒战、局部疼痛使产妇产生焦虑情绪，因不能自己照顾新生儿而感到内疚。丈夫及家庭其他成员对产妇的态度、经济状况等均对产妇的情绪有较大影响。

（三）辅助检查

1. 血液检查　白细胞计数常超过20×10^9/L，中性粒细胞明显升高；红细胞沉降率加快；血液细菌培养可查出致病菌；子宫颈与子宫腔分泌物细菌培养有助于诊断子宫内膜炎。

2. CT、B超检查　可显示炎性包块、脓肿，对静脉血栓作出定位及定性诊断。

3. 后穹隆穿刺　抽取积液，可用于细菌培养，协助诊断盆腔炎、腹膜炎。

（四）治疗原则

（1）支持疗法，纠正贫血和水、电解质紊乱。

（2）正确使用抗生素，根据细菌培养结果和药敏试验选用抗生素，感染严重者用广谱高效抗生素联合治疗，必要时短期加用肾上腺皮质激素。

（3）局部病灶处理，清除子宫腔残留物，外阴化脓伤口扩创引流，盆腔脓肿切开排脓或穿刺引流。

（4）血栓性静脉炎者，应用大量抗生素同时加用肝素、双香豆素、双嘧达莫等，用药期间监测凝血功能。

(5) 严重病例有感染性休克或肾衰竭者应积极进行抢救。

二、护理诊断/合作性问题

1. 体温过高　与生殖道创面及全身感染有关。
2. 疼痛　与盆腔炎及伤口炎症刺激有关。
3. 焦虑　与母子分离及护理新生儿受影响有关。
4. 知识缺乏　缺乏疾病知识、保健康复知识等。

三、护理措施

(一) 预防措施

(1) 正确处理产程,严格无菌操作。

(2) 严格控制不必要的阴道检查。胎膜早破和早产的孕妇禁止阴道检查。

(3) 避免不必要的会阴侧切,减少会阴损伤。

(4) 严格掌握人工破膜、阴道助产的手术指征;禁止人为扩张子宫颈、阴道、会阴组织等操作,避免增加感染机会。

(5) 加强生活护理,鼓励产妇及时排空大小便,协助保持产妇身体清洁等。

(二) 一般护理

(1) 保持病室安静、清洁、空气流通。

考点:产褥感染的护理措施

(2) 鼓励产妇进高蛋白、高热量、高维生素、易消化的食物,提高机体抵抗力。多饮水,必要时静脉补充液体,体温超过39℃者给予物理降温,如温水擦浴或酒精擦浴。

(3) 会阴侧切者应取健侧卧位,及时更换卫生垫,保持切口干燥、清洁。每日擦洗或冲洗外阴2次,每次大便后擦洗外阴,保持外阴清洁。会阴水肿者,局部用50%硫酸镁湿热敷或用红外线照射。

(4) 指导、协助产妇采取半卧位或抬高床头,促进恶露引流、炎症局限,防止感染扩散。下肢血栓性静脉炎者,嘱其绝对卧床休息2周,抬高患肢,局部保暖并给予热敷,以促进血液循环、减轻肿胀。

(三) 病情观察

(1) 严密观察体温、脉搏、呼吸、血压、意识,观察腹痛、子宫复旧、伤口愈合情况,观察恶露的量、色、性状与气味,若有异常及时报告医生并协助处理。

(2) 观察"股白肿"产妇下肢皮肤颜色、肿胀情况,疼痛是否缓解。

(四) 治疗配合

(1) 遵医嘱给予支持治疗。高热者,可予以物理降温,必要时遵医嘱使用降温药物。

(2) 遵医嘱正确应用抗生素,做好脓肿切开引流、后穹隆穿刺、清宫术等护理配合。

(五) 心理护理

向产妇及家属解释病情、治疗及预后情况。向产妇解释疼痛的原因,进行心理安慰;对暂停哺乳的产妇,应向产妇及家属解释原因,并告知感染控制后可继续哺乳,消除产妇顾虑。鼓励家属及亲友为婴儿提供良好的照顾,为产妇提供良好的社会支持,以消除其焦虑情绪。

四、健康教育

指导产妇注意休息,增加营养和适度活动。讲解产褥感染的原因及预防措施。保持会阴清洁,勤换会阴垫,注意用物消毒。指导产妇自我观察、识别产褥感染征象,如恶露异常、腹痛、发热等要及时就诊。加强乳房护理,指导母乳喂养方法,协助暂停哺乳的产妇定时吸奶,吸奶前先热敷乳房，疏通乳腺管，防止乳汁淤积，避免乳腺感染。治疗期间维持正常乳汁分泌，痊愈后能继续母乳喂养。

目标检测

【A_1 型题】

1. 产褥感染处理原则，错误的是
   A. 选用有效抗生素
   B. 纠正全身情况
   C. 半卧位以利引流
   D. 禁用宫缩剂，避免感染扩散
   E. 胎盘残留者应控制感染后清宫

2. 下列哪项不属于产褥感染
   A. 急性阴道炎　B. 急性子宫内膜炎
   C. 急性盆腔炎　D. 急性输卵管炎
   E. 急性乳腺炎

【A_2 型题】

3. 某初产妇，从分娩后第 2 日起，持续 3 日体温在 37.5℃左右，子宫收缩好，无压痛，会阴伤口红肿、疼痛，恶露淡红色、无臭味，双乳软、无硬结。发热的原因最可能是
   A. 会阴伤口感染　B. 乳腺炎
   C. 产褥感染　D. 上呼吸道感染
   E. 泌尿系统感染

4. 某产妇，产后第 1 日，会阴切口处疼痛剧烈并有肛门坠胀感，体温 37℃，其护理问题为
   A. 舒适的改变　B. 体温过高
   C. 疼痛　D. 母乳喂养中断
   E. 焦虑

【A_3 型题】

（5～7 题共用题干）

某孕妇，G1P0，妊娠 40 周，胎膜早破入院，因胎儿宫内窘迫行产钳助娩，分娩过程中阴道出血约 600ml，产后 3 日开始发热，体温达 39℃。查体：下腹轻压痛，子宫收缩欠佳，阴道恶露多无异味。血常规示白细胞 19.5×10^9/L，中性粒细胞占 90%。

5. 下列处理哪项正确
   A. 立即刮宫　B. 开腹探查
   C. 输血、输液　D. 广谱抗生素
   E. 次全子宫切除术

6. 其诊断最大的可能是
   A. 阴道炎　B. 子宫颈炎
   C. 子宫肌炎　D. 盆腔结缔组织炎
   E. 腹膜炎

7. 下列哪项不是其发热的诱因
   A. 胎膜早破　B. 产钳助娩
   C. 胎儿宫内窘迫　D. 产后出血多
   E. 产后未及时给予抗生素预防感染

（8、9 题共用题干）

剖宫产术后 10 日，阴道出血不断，查体：体温 38℃，血压 110/70mmHg，脉搏 90 次/分，双乳不胀，子宫底脐下 3 横指，有轻压痛，阴道恶露为血性无异味，血红蛋白 90g/L，白细胞 14.0×10^9/L，中性粒细胞占 85%。

8. 下列处理中应首先
   A. 广谱抗生素　B. 纠正贫血
   C. 给予宫缩剂　D. 立即刮宫
   E. B 超检查了解切口愈合情况

9. 产后如会阴切口处疼痛剧烈或有肛门坠感应怀疑
   A. 会阴部伤口血肿　B. 会阴部伤口水肿
   C. 产后出血　D. 胎盘残留
   E. 体位不妥

（10～12 题共用题干）

某产妇，产后 4 日，体温 38℃，双乳稍胀，无明显压痛，子宫脐下两指，轻压痛，恶露多而混浊、有臭味。余无异常发现。

10. 首先考虑的疾病为
    A. 子宫内膜炎　B. 产后宫缩痛
    C. 乳房炎　D. 急性盆腔结缔组织炎
    E. 慢性盆腔炎

11. 在护理中，告知产妇取哪种卧位最为恰当
    A. 俯卧位　B. 平卧位
    C. 半卧位　D. 头低足高位
    E. 侧卧位

12. 在护理中，应采取哪种隔离
    A. 保护　B. 床边
    C. 呼吸道　D. 严密
    E. 消化道

第2节　晚期产后出血

案例 15-2

某产妇,35岁,剖宫产术后。因无诱因反复阴道出血30日来院就诊。自诉产后一直断续有少量出血,伴头晕、心慌、乏力,在当地卫生院给予注射用止血药后阴道流血停止。术后34日再次大量出血,约300ml。查体:明显贫血貌,血压100/60mmHg,腹部未扪及子宫底,阴道内少量血液。急查血常规:血红蛋白65g/L。B超提示:子宫9.5cm×5.0cm×8.5cm,肌层回声实性,内膜回声不清。

讨论分析:

(1) 该患者目前出现了何种异常情况?其原因是什么?

(2) 目前应如何处理?

(3) 请提出主要护理诊断和护理措施。

分娩24小时后,在产褥期内发生的子宫大量出血,称晚期产后出血。以产后1~2周发病最常见,也有迟至产后6周发病者,又称为产褥期出血。晚期产后出血的发生率与各地产前保健及产科质量水平密切相关。近年来随着各地剖宫产率的升高,晚期产后出血的发生率也有上升趋势。

(一) 健康史

1. 病因评估

考点:晚期产后出血的原因

(1) 胎盘或胎膜残留:多发生于产后10日左右,残留的胎盘组织发生变性、坏死、机化,形成胎盘息肉,当坏死组织脱落时,暴露基底部血管,引起大量出血。

(2) 蜕膜残留:正常蜕膜多在产后1周内脱落,并随恶露排出。若蜕膜剥离不全,长时间残留,也可影响子宫复旧,继发子宫内膜炎,引起晚期产后出血。

(3) 子宫胎盘附着面感染或复旧不全:子宫胎盘附着面血管在分娩后即有血栓形成,继而血栓机化,出现玻璃样变、血管上皮增厚、管腔变窄及堵塞。胎盘附着部边缘有内膜向内生长,底蜕膜深层的残留腺体和内膜亦重新生长,使子宫内膜得以修复,此过程需6~8周。如胎盘附着面感染,不能如期复原,血栓溶解脱落,血窦开放,致晚期产后出血。

(4) 剖宫产术后子宫伤口裂开:多见于子宫下段剖宫产横切口两侧端。引起切口愈合不良,造成出血的原因主要有:子宫下段横切口两端切断子宫动脉向下斜行分支,造成局部供血不足,形成局部水肿;横切口选择过低,子宫颈侧以结缔组织为主,血供较差,组织愈合能力差,且靠近阴道,增加感染机会;缝合技术不当,组织对位不佳、手术操作粗暴、出血血管缝扎不紧、切口两侧角部未将回缩血管缝扎形成血肿、缝扎组织过多过密,切口血循环供应不足等,均影响切口愈合。以上各种因素均可致缝线溶解脱落后,血窦重新开放,引起晚期产后出血。近年来随着子宫下段横切口剖宫产的广泛开展,有关横切口裂开引起大出血的报道屡见不鲜,应引起重视。

(5) 其他:产后子宫滋养细胞肿瘤、子宫黏膜下肌瘤等均可引起晚期产后出血。

2. 病史评估　评估患者分娩方式,分娩过程有无异常,剖宫产术后切口愈合情况;注意询问、观察患者产后子宫复旧及恶露情况;注意评估生命体征、精神状态、面色、阴道出血量及腹痛情况,有无诱发感染和出血的原因及其他身体疾病。

(二) 身心状况

1. 身体状况

(1) 症状:胎盘、胎膜残留引起的阴道出血,多发生于产后10日左右,血性恶露持续时间延长,之后可发生反复出血或突然大量流血。蜕膜残留临床表现与胎盘残留不易鉴别。若胎盘附着面感染、复旧不全引起的出血,多发生在产后 2 周左右,可为多次反复阴道出血,也可表现为突然大量阴道流血。剖宫产术后子宫伤口裂开多发生在术后 2~3 周,通常是子宫突然大量流血,甚至引起失血性休克,常合并感染,出现发热、下腹痛、产后恶露不净且有臭味。

(2) 体征:妇科检查发现子宫复旧不全、大而软,宫口松弛,有时宫口处可触及血块或残留组织。伴发感染者,子宫有压痛。

2. 心理、社会状况　发生大出血时患者及其家属往往因为担心生命安危而表现为惊慌、恐惧。

(三) 辅助检查

1. 血常规、尿常规　了解感染与贫血情况;子宫腔分泌物培养或涂片检查,可指导抗生素的应用;B 超检查能了解子宫腔内有无残留物、子宫切口愈合状况等。

2. 子宫腔刮出物病理检查　可了解有无胎盘残留、胎膜残留、蜕膜残留及绒毛膜癌等。

(四) 治疗原则

控制出血,积极抗休克,加强子宫收缩,防治感染。少量阴道出血可行保守疗法,给予宫缩剂、抗生素和止血药物;如为胎盘残留、胎膜残留应行刮宫术;如为子宫伤口裂开,阴道流血量少,给予抗炎治疗及支持疗法,必要时行子宫切除术。

子宫伤口裂开者,如有少量或中等量阴道流血应住院,给予抗生素并严密观察。阴道大量流血需积极抢救,此时刮宫术应慎重,因剖宫产组织残留机会甚少,刮宫可造成原切口再损伤导致出血更多。近年来,经皮股动脉插管行子宫动脉栓塞及髂内动脉栓塞治疗晚期产后出血效果较好。必要时应行剖腹探查术,若组织坏死范围小,炎性反应轻,患者又无子女,可选择清创缝合及髂内动脉、子宫动脉结扎法止血而保留子宫。否则,宜切除子宫,由于病灶在子宫下段,切除子宫必须包括子宫体及部分子宫颈,故宜行低位子宫次全切除术,或行子宫全切术。

二、护理诊断/合作性问题

1. 焦虑　与担心疾病的预后有关。
2. 有感染的危险　与反复出血及子宫腔组织残留有关。
3. 潜在并发症　失血性休克。

三、护理措施

(一) 预防措施

(1) 晚期产后出血的产妇往往可以追溯到第三产程和产后 2 小时阴道流血较多或可疑胎盘残留、胎膜残留的病史。因此,产后应仔细检查胎盘残留、胎膜,如果有胎盘残留、胎膜残留,应及时行清宫术,并给予抗生素预防感染。

(2) 剖宫产时做到合理选择切口,避免子宫下段横切口两侧端撕裂,合理缝合。

(3) 严格无菌操作,预防感染。

(二) 治疗配合及护理

1. 止血护理

(1) 少量或中等量阴道流血,应遵医嘱给予足量有效广谱抗生素、子宫收缩剂及中药治疗。

(2) 疑有胎盘残留、胎膜残留、蜕膜残留或胎盘附着部位复旧不全者,刮宫多能奏效,操作力求轻柔,备血并做好开腹手术的术前准备。刮出物应送病理检查,以明确诊断。术后继续给予抗生素及子宫收缩剂。

考点: 晚期产后出血的护理

(3) 剖宫产术后阴道流血,少量或中等量应住院,遵医嘱给予抗生素并严密观察。阴道大量流血需积极抢救,同时做好手术准备。

(4) 若系肿瘤所致晚期产后出血,应做相应处理。

2. 失血性休克患者的护理　产妇取头低平卧位或中凹卧位,保暖,吸氧;严密观察生命体征及出血征象;观察子宫复旧情况,下腹部有无压痛等。

(三) 心理护理

耐心倾听患者诉说,向其讲解疾病相关知识和治疗计划,给予关心、安慰,解除其恐惧心理,避免患者劳累和精神紧张。指导产褥期护理及新生儿护理,促进母婴情感交流。

四、健 康 教 育

加强营养,增强机体的抵抗力,避免感染。指导产妇做好产褥期保健,教会产妇自我监护和识别晚期产后出血,及时就医。

目 标 检 测

【A_1 型题】

1. 下列哪项不是晚期产后出血的原因
   A. 蜕膜残留　B. 凝血功能障碍
   C. 胎盘息肉　D. 子宫胎盘附着面感染
   E. 产后绒毛膜上皮细胞癌

【A_3 型题】

(2~6 题共用题干)

某初产妇,分娩顺利,第一、第二产程正常,第三产程延长,胎膜娩出不完整。此后有大量阴道出血,当立即行止血、抗休克及清宫术。产后 5 日,患者恶露仍较多,但产妇自动要求出院,出院后 15 日,该患者因阴道大出血急诊入院。B 超提示:子宫腔内 4cm×3cm 强回声光团。

2. 造成该产妇出血的原因初步考虑是
   A. 宫缩乏力　B. 胎膜残留
   C. 软产道损伤　D. 凝血机制障碍
   E. 感染
3. 首要的处理措施
   A. 及时清理残留组织　B. 应用子宫收缩剂
   C. 应用肝素　D. 按摩子宫
   E. 切除子宫
4. 止血后的注意事项不妥的是
   A. 抗生素预防感染　B. 保持外阴清洁
   C. 加强营养　D. 注意补充铁剂
   E. 高钙饮食
5. 下列哪种护理诊断不成立
   A. 体温过高　B. 焦虑
   C. 失血　D. 自我形象紊乱
   E. 活动无耐力
6. 护士不应采取的护理措施为
   A. 遵医嘱给予抗生素
   B. 指导产妇保持个人卫生
   C. 配合医生手术
   D. 纠正水、电解质紊乱
   E. 指导产妇平卧位休息

第3节　产后抑郁症

案例 15-3

某产妇,29 岁。剖宫产后 10 日。睡眠欠佳,进食少,常常独自落泪,很少照顾孩子。乳汁分泌不足,婴儿混合喂养。查体:体温正常,精神欠佳,乳房无硬结及压痛,腹软、无压痛,恶露不多,淡红色。既往无精神病史,家庭关系一般。

讨论分析:

(1) 该产妇目前出现了什么情况? 为什么?

(2) 请提出护理诊断,制订护理计划。

产褥期抑郁症，又称产后抑郁症，是指产妇在产褥期出现抑郁症状，是产褥期非精神病性精神综合征最常见的一种类型。发生率国外报道约30%，国内为3.8%~16.7%，近年来发病率有上升趋势。一般发生在分娩后2周，产后4~6周明显，症状可持续数月，少数持续1年以上。

一、护理评估

（一）健康史

1. 病因评估

（1）内分泌因素：分娩前后体内各激素水平发生改变，可能为重要的促发因素。

（2）分娩影响：产时及产后并发症、难产、手术产均可给产妇带来紧张、恐惧情绪，导致生理和心理上的应激增强，造成心理失衡。

（3）个性特征：敏感、情绪不稳定、社交能力不良、内向性格等人群易发生。

（4）社会心理因素：妊娠期或产褥期发生的不良生活事件是产后抑郁症发生的危险因素，如亲人病丧、家庭不睦、夫妻分离、缺少丈夫与家庭长辈的关心帮助、经济条件差等。另外，产妇对母亲角色不适应、新生儿性别不是自己所期待、对各种生活难题心理准备不充分，均可导致情绪紊乱，产生心理障碍。

（5）遗传因素：是产后抑郁症的潜在因素。

2. 病史评估　注意了解有无抑郁症、精神病的个人史和家族史，有无经前期紧张综合征病史，有无重大精神创伤史，对本次妊娠的态度，本次妊娠及分娩期的心理状态，新生儿性别与健康状况，婚姻家庭关系，社会支持因素等。

（二）身心状况

1. 身体状况　产妇日常活动和行为发生改变，主要表现为心情沮丧、情绪低落、对事物缺乏兴趣、注意力不集中、易激惹、感觉恐惧或孤独、不愿见人、伤心流泪等。主动性降低，对自身及新生儿健康过度担忧，失去生活自理及照料新生儿的能力。对生活缺乏信心，出现嗜睡、厌食、睡眠障碍、思维障碍、迫害妄想，甚至伤婴或自杀行为。其他表现如心率、呼吸增快，体重减轻或增加。

考点：产后抑郁症的身心状况

产褥期抑郁症的诊断标准

产褥期抑郁症至今尚无统一的诊断标准。美国精神病学会在《精神疾病的诊断与统计手册》一书中，制定了如下标准。

1. 在产后2周内出现下列5条或5条以上的症状，还必须具备①②两条者

①情绪抑郁

②对全部或多数活动明显缺乏兴趣或愉悦

③体重显著下降或增加

④失眠或睡眠过度

⑤精神运动性兴奋或阻滞

⑥疲劳或乏力

⑦遇事皆感毫无意义或自罪感

⑧思维力减退或注意力溃散

⑨反复出现死亡想法

2. 在产后4周内发病

链接

2. 心理、社会状况　评估产妇的情绪变化和心理状态，是否有孤独、焦虑、自责、自罪感；了解产妇对分娩过程的体验与感受及对婴儿的态度，对婴儿有无混乱、失望或愤怒的情绪；观察产妇的日常活动或行为，如自我照顾能力与照顾婴儿的能力等；了解产妇的夫妻关系及与家庭其他成员的关系；评估产妇的人际交往能力与社会支持系统。

（三）辅助检查

采用行为监测、产后抑郁量表对产妇的心理状态进行评估。

（四）治疗原则

1. 心理治疗　为重要的治疗手段，包括心理支持、咨询与社会干预等。通过心理咨询，解除致病的心理因素，对产妇多关心、照顾，尽量调整好家庭关系，指导产妇自我调节情绪，养成良好的睡眠习惯。

2. 药物治疗　中重症产后抑郁者需药物治疗，应用抗抑郁药如帕罗西汀、氟西汀等。

二、护理诊断/合作性问题

1. 个人应对无效　与产妇的抑郁行为有关。

2. 有施行暴力的危险　与产后严重的心理障碍有关。

三、护理措施

考点：产后抑郁症的护理要点

1. 心理疏导　倾听产妇诉说心理问题，对存在抑郁高危因素的产妇给予足够的重视，提供必要的帮助。帮助产妇适应母亲角色，指导产妇与新生儿进行交流，为新生儿提供照顾，培养产妇的自信心。发挥社会支持系统的作用，改善家庭生活环境及家庭关系。

2. 缓解压力，避免刺激　对于产后抑郁的产妇尽量避免精神刺激，减轻生活中的压力。重症患者要高度警惕伤害性行为，注意安全保护，请心理医师或精神科医师协助诊治。

3. 基础护理　做好基础护理工作，使产妇感到舒适，缓解躯体症状，并指导产妇养成良好的睡眠习惯。对存在抑郁症高危因素、有焦虑症状及手术结束妊娠的产妇应高度重视，给予更多的关心与照护。

4. 指导用药　对口服抗抑郁药物患者，督促患者服药，并确认患者按时、按量服下药物。

5. 预防措施

（1）保证充足的睡眠和休息，过度的劳累会直接影响产妇的情绪。尽量给产妇创造安静、舒适的环境，减少不必要的探视。避免敏感的话题，如产妇的身材恢复、新生儿的性别及经济问题等。应加强护理工作效率，治疗和护理时间要尽量集中，减少不必要的打扰。

（2）创造良好的家庭氛围，一个良好的家庭氛围使产妇不感到孤独，使产妇处于一个温暖的家庭中。指导家庭成员除在生活上关心体贴产妇外，还要倾听产妇的倾诉，帮助产妇树立信心，及时调整孕妇的不良心态，消除心里的烦闷。

（3）帮助产妇认同母亲角色，做好母乳喂养指导。主动与产妇交流，关心她们，倾听她们的想法和感受。介绍有关母乳喂养及育婴的常识，教会她们护理孩子的一般知识和技能，协助照料新生儿，指导产妇尽快适应母亲的角色，顺利进行角色转换。指导产妇的饮食和营养搭配，保证产妇营养和能量供给。鼓励产妇多与家人、朋友沟通，减轻其焦虑情绪；鼓励产妇积极有效地锻炼身体，保持充足的睡眠，做一些自己喜欢的事情。

（4）提高临床护士、助产士的素质及整体护理水平。积极开展人性化的护理服务。加强护理人员的业务水平。医务人员在与产妇的接触过程中要亲切、温和、友善，视患者为亲人，表达出自己的关心，使产妇对医务人员产生信任，积极配合医务人员顺利完成分娩。鼓励家庭支持和社会支持，使产妇处于一个良好的身心适应状态，减少产后并发症给产妇带来的心理负担。

四、健康教育

加强围生期保健，做好出院指导与家访工作，为产妇提供心理咨询，指导抗抑郁药物的使用。积极发动产妇的家庭成员，使他们理解、关心产妇，改善家庭关系、生活环境等，形成良好的家庭氛围，鼓励产妇及家属应用应激管理技巧如放松技术、加强营养、休息和睡眠、锻炼等，以应对各种压力。并定期随访，提供心理咨询，解决产妇的心理问题。

考点：产后抑郁症的健康教育

【附：爱丁堡产后抑郁量表（EPDS）】

您在过去的7天内，对下列10项问题的反应是？请选择符合你情况的选项。

内容	同以前一样	没有以前那么多	肯定比以前少	完全不能
1. 我能看到事物有趣的方面，并能笑得开心（生产过程很顺利，宝宝很好，我很开心）	0	1	2	3
2. 我欣然期待未来的一切（希望宝宝健康成长）	0	1	2	3
内容	没有这样	很少这样	有时这样	经常这样
3. 当事情出错时，我会不必要地责备自己	0	1	2	3
4. 我无缘无故感到焦虑及担心	0	1	2	3
5. 我无缘无故感到害怕或恐慌	0	1	2	3
6. 我很不愉快，难以入睡	0	1	2	3
7. 我感到悲伤和痛苦	0	1	2	3
内容	我应付得与过去一样好	大多数时间我应付得比较好	有时我不能像平时那样应付	大多数情况下我全然不能应付
8. 很多事情冲着我而来，使我透不过气（我照顾不了孩子，事情乱成一团）	0	1	2	3
内容	从不	极少有	有时	经常
9. 我很不愉快，想哭泣	0	1	2	3
10. 我想过要伤害自己（自杀）	0	1	2	3

注：把选择的选项分数相加得出总分，总分≥13分者可诊断为产后抑郁。

实训二十四　异常产褥产妇的护理

【实训目的】

（1）学会产褥感染、晚期产后出血和产后抑郁症产妇的护理评估内容，学会进行资料收集。

（2）能配合医生做妇科阴道分泌物检查、阴道后穹隆穿刺、清宫术等。

（3）为产褥感染、晚期产后出血、产后抑郁症产妇各制订一份护理计划。

（4）能对产褥感染、晚期产后出血的产妇进行健康教育，对产后抑郁症产妇开展康复指导和心理护理。

（5）培养学生沟通交流能力，学会团队协作，具有关心和体恤患者的作风。

【实训准备】

1. 案例资源　选择典型患者的病例分析资料，或在病房直接面对患者收集病例资料。相关临床案例包括产褥感染、晚期产后出血、产后抑郁症。案例如下。

2. 环境准备　医院或妇产科实训室。

【实训案例】

1. 某产妇，28 岁，自然分娩，产后 3 日突然畏寒，高热达 40℃，恶心、呕吐、下腹剧痛，有压痛及反跳痛、腹肌紧张感。

问题：(1)请列出最可能的医疗诊断。

(2)可能的护理诊断及主要护理措施有哪些？

2. 王太太，25 岁初产妇，妊娠 38 周因早破水 1 日入院，入院后已临产，产程顺利，产后 24 小时要求出院。出院时嘱咐患者继续用抗生素。于产后 7 日出现下腹痛，发热，恶露多、臭味明显，再次入院，医生诊断为急性子宫内膜炎。

问题：(1)说出该病可能的原因，并为该病例拟订护理计划。

(2)患者应吸取哪些教训？

(3)出院后你将给予哪些指导？

3. 丁某，女，33 岁，剖宫产术后。术后 24 日无诱因阴道出血约 200ml，来院就诊，主诉出院后每日有少量鲜血、头晕、心慌、乏力，给予注射止血针后好转。术后 31 日再次大量出血，约 600mL，即去医院，产妇明显贫血貌，血压 100/60mmHg，腹部未扪及子宫底，阴道有少量鲜血，急查血红蛋白 65g/L。B 超检查：子宫 9.3cm×5.2cm×8.0cm，肌层回声实性，内膜回声不清，符合产后子宫所见。经卧床、消炎、宫缩剂等保守治疗，阴道出血渐少，住院治疗 11 日后，本人要求出院。出院第 5 日突然阴道再次流血，出血量约 300mL 再次入院，产妇心慌、乏力、出冷汗，血压 90/60mmHg，脉搏 120 次/分，血色素 6.4g/L。立即输血、输液治疗，急查 B 超：子宫 6.5cm×7.2cm×4.5cm，子宫前壁不平，下段肌壁间可见强回声团，直径 1.7cm，其内可见直径 0.5cm 暗区。

问题：(1) 列出可能的医疗诊断，并说明其原因。

(2) 列出护理诊断并拟订相应的护理目标及护理措施。

4. 何某，26 岁，教师，既往无精神病史，家庭关系和睦，此次妊娠期平顺，无并发症。妊娠 40^{+1} 周自然临产入院，宫口开大 6cm 后产程图表现为活跃期停滞；内诊检查宫颈水肿明显，枕右后位，先露 S^{-1}，羊水清，给予安定 10mg 静脉滴注休息，2 小时后检查无进展，考虑胎位异常，相对头盆不称决定行剖宫产术。产妇一时难以接受，和家属商量，最后同意行剖宫产术。术中见胎儿枕右后位，娩出胎儿 3900g，宫缩乏力致出血 400ml，新生儿 Apgar 评分 10 分。产后 5 日腹部伤口愈合好出院。出院后乳汁分泌不够，混合喂养，自感身体虚弱。产后 2 周开始睡眠不佳，心情焦虑、抑郁，感到无力照顾新生儿。产后一个月症状有所加重，几乎不能入睡，新生儿完全由他人照顾，情绪低落，对自己能否恢复正常工作、生活失去信心，甚至感觉生活没有意义。

问题：(1) 估计患者发生了什么情况？为什么？

(2) 需要做何种检查进一步确诊？

(3) 如何加强病情观察？

(4) 病情稳定后应做哪些保健指导工作？

【实训组织】

(1) 见习前将学生分组，由教师带领同学复习异常产褥患者的护理评估内容和护理措施。使学生对产褥感染、晚期产后出血和产后抑郁症患者的疾病特点能熟悉、理解。

(2) 教师展示病例，并提出问题，请同学们带着问题见习、实践，见习后讨论解决问题。

（3）阅读案例，整理资料，请各组同学根据资料进行小组讨论，找出患者现存和潜在的护理问题，提出合理、可行的护理措施，制订一份护理计划和健康教育计划。

（4）各组同学分别发言，提出各自案例讨论意见。

（5）教师总结反馈，补充和完善案例结论。

【操作程序】

在医院实训的学生可依据下述步骤进行。如在实训室病例讨论，则可分组讨论思考题中的案例。

素质要求 → 衣帽整洁、举止端庄、语言恰当、态度和蔼
↓
准备用物 → 体格检查用物
↓
环境准备 → 整洁，安静，室温和光线适宜，屏风遮挡，注意保护孕妇隐私
↓
产妇准备 → 携用物至孕妇床前，核对孕妇床号及姓名，检查者站于孕妇右侧
↓
护理评估 → 病史评估；身体状况评估；心理状况评估；辅助检查
↓
提出护理问题 → 根据护理评估内容，找出护理问题：焦虑、恐惧；知识缺乏；其他具体护理问题
↓
制订护理目标 → 孕妇情绪平稳，配合治疗和护理；孕妇了解疾病相关知识，了解自我监护、护理的方法；孕妇能正确面对自身及胎儿的现状；其他护理问题得到解决
↓
制订护理措施 → 一般护理；心理护理；病情观察；治疗配合；健康教育
↓
护理评价（课堂内因课时所限，这一步暂不能完成）→ 孕妇是否情绪平稳，主动配合治疗和护理；孕妇能否说出疾病相关知识，是否了解自我监护、护理的方法；孕妇是否能与医护人员讨论自身及胎儿的现状、安危；其他护理问题是否得到解决

【实训评价】

1\. 自我评价　是否能合理收集护理评估资料、与患者进行良好沟通。能否发现和提出合理的护理诊断，护理计划制订是否切实可行？

2\. 同学互评　护理评估资料收集是否完善？护理计划是否存在欠缺和不足之处？健康教育实施是否全面？

3\. 教师评价　学生案例讨论的优缺点有哪些？制订护理计划的针对性和合理性应如何把握？

【思考题】

（1）产褥感染常见的护理诊断及合作性问题有哪些？（列举3～4个）

（2）产褥感染、晚期产后出血的主要护理评估内容有哪些？

（3）对产后抑郁症患者应如何作好康复指导和健康教育？

（高　珊）

参考文献

曹泽毅．2010．中华妇产科学．第2版．北京：人民卫生出版社．
陈改婷，张宏玉．2011．产程进展手册．西安：世界图书出版西安公司．
丰有吉，沈铿．2010．妇产科学．第2版．北京：人民卫生出版社．
金庆跃．2011．妇婴护理技术．杭州：浙江大学出版社．
乐杰．2008．妇产科学．第7版．北京：人民卫生出版社．
刘文娜．2008．妇产科护理．第2版．北京：人民卫生出版社．
罗琼．2010．妇产科护理技术．武汉：华中科技大学出版社．
罗琼．2013．妇产科护理学．第2版．北京：科学出版社．
魏碧蓉．2009．高级助产学．第2版．北京：人民卫生出版社．
夏海鸥．2008．妇产科护理学．第2版．北京：人民卫生出版社．
谢幸，苟文丽．2013．妇产科学．第8版．北京：人民卫生出版社．
薛花，程瑞峰．2008．产科学及护理．第2版．北京：人民卫生出版社．
颜丽青，李耀军．2012．产科学及护理．北京：科学出版社．
尹毅，贺国强．2012．妇产科护理学．湖南：湖南科学技术出版社．
张振荣．2010．妇产科护理学．北京：北京大学医学出版社．
郑修霞．2013．妇产科护理学．第5版．北京：人民卫生出版社．
周昌菊，丁娟．2010．现代妇产科护理模式．北京：人民卫生出版社．
周慧珍．2013．妇产科护理学．第2版．北京：科学出版社．
朱梦照．2012．妇产科护理．北京：科学出版社．

附　录

附录一　《孕产期保健工作管理办法》

《孕产期保健工作管理办法》由卫生部于2011年6月23日卫妇社发〔2011〕56号印发，自2011年6月23日起实施。

孕产期保健工作管理办法

第一章　总　则

第一条　为加强孕产期保健工作，保障母婴安全，根据《中华人民共和国母婴保健法》及其实施办法、《中国妇女发展纲要》和《中国儿童发展纲要》，制定本办法。

第二条　孕产期保健是指各级各类医疗保健机构为准备妊娠至产后42日的妇女及胎婴儿提供全程系列的医疗保健服务。

孕产期保健应当以保障母婴安全为目的，遵循保健与临床相结合的工作方针。

第三条　卫生部负责全国孕产期保健工作的监督管理。

县级以上地方人民政府卫生行政部门负责本辖区孕产期保健工作的监督管理。

第四条　提供孕产期保健服务的各级各类医疗保健机构及人员应当依据法律法规及本办法的相关规定开展孕产期保健服务工作。

第二章　组织与职责

第五条　卫生部负责制定相关的工作规范和技术指南，建立孕产期保健工作信息系统，对孕产期保健工作进行监督管理。

第六条　县级以上地方人民政府卫生行政部门负责本辖区的孕产期保健工作管理：

（一）落实孕产期保健工作的相关法律法规，定期对辖区的孕产期保健工作进行督导、考核；

（二）完善妇幼卫生服务网络和孕产妇危重症急救网络，确定承担孕产妇危重症抢救工作的医疗保健机构，确保辖区内至少有一所承担抢救任务的医疗保健机构；

（三）组建孕产期保健技术指导组，负责孕产期保健的技术管理工作。组织开展孕产妇死亡、围生儿死亡评审工作。

第七条　各级妇幼保健机构受辖区卫生行政部门委托，负责孕产期保健技术管理的具体组织和信息处理工作，包括以下内容：

（一）定期组织孕产期保健技术指导组对各级各类医疗保健机构的孕产期保健工作进行技术指导及质量控制评价；

（二）组织孕产期保健技术指导组开展专业人员技术培训；

（三）具体实施孕产妇死亡、围生儿死亡评审工作，有条件的可开展孕产妇危重症评审工作；

（四）负责信息资料的收集、分析和上报。

第八条　各级各类医疗保健机构应当按照卫生行政部门登记的诊疗科目范围，按照《孕产期保健工作规范》及相关诊疗指南、技术规范，提供孕产期保健技术服务，按要求配合做好孕产妇死亡、围生儿死亡评审工作。定期收集孕产期保健信息，并报送辖区妇幼保健机构。

县级以上医疗保健机构应当根据本机构的服务能力和范围，开展危重症孕产妇的抢救工作。

乡镇(街道)及以下医疗卫生机构还应当承担宣传、动员孕产妇接受产前检查和住院分娩，进行产后访视等孕产期保健服务工作。

第三章　孕产期保健

第九条　孕产期保健包括妊娠前、妊娠期、分娩期及产褥期各阶段的系统保健。

第十条　医疗保健机构为准备妊娠的夫妇提供妊娠前保健，包括健康教育与咨询、妊娠前医学检查、健康状况评估和健康指导等。妊娠前保健一般在计划妊娠前6个月进行。

第十一条　医疗保健机构为妊娠的妇女提供妊娠期保健，包括建立孕产期保健册(卡)、提供产前检查、筛查危险因素、诊治妊娠合并症和并发症、提供心理、营养和卫生指导等。

在整个妊娠期间至少提供5次产前检查，发现异常者应当酌情增加检查次数。根据不同妊娠时期确定各期保健重点。

对高危孕妇进行专案管理，密切观察并及时处理危险因素。

第十二条　医疗保健机构为妇女提供分娩期保健，包括对产妇和胎儿进行全产程监护、安全助产及对新生儿进行评估及处理。

医疗保健机构应当提供以下服务：

(一) 对产妇的健康情况及产科情况进行全面了解和动态评估；

(二) 严密观察产程进展，正确绘制产程图，尽早发现产程异常，及时诊治或转诊；

(三) 鼓励阴道分娩，在具备医学指征的情况下实施剖宫产；

(四) 规范应用助产技术，正确使用缩宫素；

(五) 加强分娩室的规范管理，严格无菌操作，预防和控制医源性感染；

(六) 分娩后产妇需在分娩室内观察2小时，预防产后出血；

(七) 预防新生儿窒息，对窒息新生儿及时进行复苏；

(八) 对新生儿进行全面体检和评估，做好出生缺陷诊断与报告；

(九) 按照规定对新生儿进行预防接种。

第十三条　提倡住院分娩。对因地理环境等因素不能住院分娩的，有条件的地区应当由医疗保健机构派出具有执业资质的医务人员进行家庭接产；无条件的地区，应当由依法取得家庭接产员技术合格证书的接产员实施家庭接产；发现异常情况的应当及时与当地医疗保健机构联系并进行转诊。

第十四条　医疗保健机构应当对产妇及新生儿提供产褥期保健。包括为产妇及新生儿进行健康评估，开展母乳喂养、产后营养、心理、卫生及避孕指导，为新生儿进行预防接种和新生儿疾病筛查等。行正常分娩的产妇及新生儿至少住院观察24小时，产后3~7日及28日进行家庭访视，产后42日进行母婴健康检查。高危产妇及新生儿应当酌情增加访视次数。

第四章　监督管理

第十五条　县级以上地方人民政府卫生行政部门负责制定辖区孕产期保健工作质量控制方案、评价指标。

第十六条　妇幼保健机构受卫生行政部门委托，应当定期组织专家对辖区孕产期保健工作进行质量检查，提出改进建议。

第十七条　各级各类医疗保健机构应当建立保障孕产期保健服务质量的自查制度，定期接受同级卫生行政部门的质量检查。

第十八条　县级以上地方人民政府卫生行政部门应对开展孕产期保健工作的各级各类医疗保健机构和人员进行监督。

第十九条　对医疗保健机构及其人员违反本办法的行为，由县级以上地方人民政府卫生行政部门依据有关的法律法规进行处罚；对直接负责的主管人员和其他直接责任人员给予相应的行政处分。

第五章　附　则

第二十条　本办法由卫生部负责解释。

第二十一条　本办法自公布之日起施行。

附录二《孕产期保健工作规范》

孕产期保健工作规范

《孕产期保健工作规范》由卫生部于2011年6月23日卫妇社发〔2011〕56号印发。

为规范孕产期保健工作，保障母婴安全，根据《中华人民共和国母婴保健法》、《中华人民共和国母婴保健法实施办法》和《孕产期保健工作管理办法》等相关法律法规和规范性文件，制定本规范。

孕产期保健是指各级各类医疗保健机构为准备妊娠至产后42日的妇女及胎婴儿提供全程系列的医疗保健服务。

第一部分　工作职责

一、各级卫生行政部门

（一）制定辖区内孕产期保健工作规范实施细则，并负责组织实施。

（二）建立健全辖区内孕产期保健工作管理体系和高危孕产妇转诊、会诊网络，明确各级职责，实行统一管理。

（三）组织建立由妇幼保健、妇产科、儿科等相关学科专家组成的孕产期保健技术指导组。负责对孕产期保健专业人员的培训。

（四）建立健全辖区孕产期保健信息系统，监督管理孕产期保健信息的收集、上报工作。

（五）组织管理孕产妇死亡、围生儿死亡评审工作。

（六）组织制定孕产期保健工作质量评价标准及相关制度，定期进行质量检查与评价。

（七）协调同级卫生监督机构，依法对医疗保健机构提供的孕产期保健服务进行监督，处罚违法行为。

二、各级妇幼保健机构

（一）受卫生行政部门委托组织孕产期保健技术指导组对辖区各级医疗保健机构的孕产期保健工作进行技术指导与评价。同时，接受卫生行政部门的监督和上级妇幼保健机构的指导。

（二）协助卫生行政部门制定本辖区孕产期保健工作相关规章制度。

（三）负责对本辖区孕产妇死亡、围生儿死亡及出生缺陷进行监测、报告、分析，对监测数据进行质量控制；开展孕产妇死亡、围生儿死亡评审；有条件的可开展孕产妇危重症评审工作。

（四）组织开展辖区内孕产期保健业务培训，推广适宜技术，组织对专业人员的考核。

（五）负责指导和开展本辖区孕产期健康教育工作，制订健康教育计划，开发适宜健康教育材料。

（六）做好辖区内孕产期保健相关信息的收集、核实、质控、统计、分析、上报等工作。定期总结本辖区孕产期保健工作情况，上报同级卫生行政部门及上级妇幼保健机构，并向辖区内医疗保健机构进行反馈。

（七）提供与本级职责和能力相适应的孕产期保健服务。

三、各级各类医疗保健机构

（一）遵照孕产期保健相关的法律法规、规章、诊疗指南、技术规范，为辖区内的孕产妇提供系统保健服务。包括：建立孕产期保健手册，提供妊娠前保健、产前检查、助产服务、产后访视、产后42日健康检查和相关健康教育，进行高危孕产妇的专案管理。

（二）按照规定向辖区妇幼保健机构报告孕产期保健服务、孕产妇死亡和围产儿死亡、出生缺陷等情况，按照要求填报有关报表。

（三）严格执行孕产妇死亡和围生儿死亡评审制度，按照规定提供死亡孕产妇和围生儿的相关资料。

（四）接受卫生行政部门管理、指导和监督。

（五）县级以上医疗保健机构成立由妇产科、儿科、内科、外科、辅助科室等相关科室业务骨干组成的产科急救小组，承担辖区危重孕产妇的抢救工作。

（六）乡镇卫生院、社区卫生服务中心定期召开辖区村、社区卫生服务站妇幼保健工作例会和举行专业培训，并指导工作。负责对依法取得家庭接产员技术合格证书进行接产员的接产技术指导。

（七）村卫生室（所）、社区卫生服务站。

（1）负责辖区内孕产妇的健康教育，动员督促妊娠妇女于妊娠12周前到医疗保健机构建立孕产期保健册（卡）、定期接受产前检查、住院分娩及产后42日健康检查。协助上级医疗保健机构进行高危孕产妇管理，做好产后访视。

（2）负责收集辖区内妇女妊娠、新生儿出生、孕产妇死亡、围生儿死亡、新生儿死亡及出生缺陷的有关数据，定期向乡（镇）卫生院、社区卫生服务中心报告。

（3）按时参加妇幼保健工作例会和专业培训，汇报孕产妇管理工作情况，学习业务知识，提高专业技术水平。

第二部分　孕产期保健服务

孕产期保健服务包括妊娠前、妊娠期、分娩期、产褥期的全程系列保健服务。

一、妊娠前保健

妊娠前保健是指为准备妊娠的夫妇提供以健康教育与咨询、妊娠前医学检查、健康状况评估和健康指导为主要内容的系列保健服务。

二、妊娠期保健

妊娠期保健是指从确定妊娠之日开始至临产前，为孕妇及胎儿提供的系列保健服务。对妊娠应当做到早诊断、早检查、早保健。尽早发现妊娠合并症及并发症，及早干预。开展出生缺陷产前筛查和产前诊断。

（一）妊娠期保健内容　妊娠期保健内容包括：健康教育与咨询指导、全身体格检查、产科检查及辅助检查。其中辅助检查包括基本检查项目和建议检查项目。基本检查项目为保证母婴安全基本的、必要的检查项目，建议检查项目根据当地疾病流行状况及医疗保健服务水平等实际情况确定。根据各妊娠期保健要点提供其他特殊辅助检查项目。

（二）妊娠期检查次数　妊娠期应当至少检查5次。其中妊娠早期至少进行1次，妊娠中期至少2次（建议分别在妊娠16～20周、妊娠21～24周各进行1次），妊娠晚期至少2次（其中至少在妊娠36周后进行1次），发现异常者应当酌情增加检查次数。

（三）初诊和复诊内容　依据孕妇到医疗保健机构接受妊娠期检查的时机，妊娠期保健分为初诊和复诊。

1. 初诊

（1）确定妊娠和孕周，为每位孕妇建立孕产期保健卡（册），将孕妇纳入孕产期保健系统管理。

（2）详细询问孕妇基本情况、现病史、既往史、月经史、生育史、避孕史、个人史、夫妇双方家族史和遗传病史等。

（3）测量身高、体重及血压，进行全身体格检查。

（4）妊娠早期进行盆腔检查。妊娠中期或妊娠晚期初诊者，应当进行阴道检查，同时进行产科检查。

（5）辅助检查。

基本检查项目：血常规、血型、尿常规、阴道分泌物、肝功能、肾功能、乙肝表面抗原、梅毒血清学检测、艾滋病病毒抗体检测。

建议检查项目：血糖测定、子宫颈脱落细胞学检查、沙眼衣原体及淋球菌检测、心电图等。根据病情需要适当增加辅助检查项目。

2. 复诊

（1）询问妊娠期健康状况，查阅妊娠期检查记录及辅助检查结果。

（2）进行体格检查、产科检查（体重、血压、宫高、胎心、胎位等）。

（3）每次复诊要进行血常规、尿常规检查，根据病情需要适当增加辅助检查项目。

（4）进行相应时期的妊娠期保健。

（四）确定保健重点　根据妊娠不同时期可能发生的危险因素、合并症、并发症及胎儿发育等情况，确定妊娠期各阶段保健重点。

【妊娠早期】（妊娠12^{+6}周前）

（1）按照初诊要求进行问诊和检查。

（2）进行保健指导，包括讲解妊娠期检查的内容和意义，给予营养、心理、卫生（包括口腔卫生等）和避免致畸因素的指导，提供疾病预防知识，告知出生缺陷产前筛查及产前诊断的意义和最佳时间等。

（3）筛查妊娠期危险因素，发现高危孕妇，并进行专案管理。对有合并症、并发症的孕妇及时诊治或转诊，必要时请专科医生会诊，评估是否适于继续妊娠。

【妊娠中期】（妊娠13～27^{+6}周）

（1）按照初诊或复诊要求进行相应检查。

（2）了解胎动出现时间，绘制妊娠图。

（3）筛查胎儿畸形，对需要做产前诊断的孕妇应当及时转到具有产前诊断资质的医疗保健机构进行检查。

(4) 特殊辅助检查。

1) 基本检查项目:妊娠16~24周超声筛查胎儿畸形。

2) 建议检查项目:妊娠16~20周知情选择进行唐氏综合征筛查;妊娠24~28周进行妊娠期糖尿病筛查。

(5) 进行保健指导,包括提供营养、心理及卫生指导,告知产前筛查及产前诊断的重要性等。提倡适量运动,预防及纠正贫血。有口腔疾病的孕妇,建议到口腔科治疗。

(6) 筛查危险因素,对发现的高危孕妇及高危胎儿应当专案管理,进行监测、治疗妊娠合并症及并发症,必要时转诊。

【妊娠晚期】(妊娠28周及以后)

(1) 按照初诊或复诊要求进行相应检查。

(2) 继续绘制妊娠图。妊娠36周前后估计胎儿体重,进行骨盆测量,预测分娩方式,指导其选择分娩医疗保健机构。

(3) 特殊辅助检查。

1) 基本检查项目:进行一次肝功能、肾功能复查。

2) 建议检查项目:妊娠36周后进行胎心电子监护及超声检查等。

(4) 进行保健指导,包括孕妇自我监测胎动,纠正贫血,提供营养、分娩前心理准备、临产先兆症状、提倡住院分娩和自然分娩、婴儿喂养及新生儿护理等方面的指导。

(5) 筛查危险因素,发现高危孕妇应当专案管理,进行监测、治疗妊娠合并症及并发症,必要时转诊。

三、分娩期保健

分娩期应当对孕产妇的健康情况进行全面了解和动态评估,加强对孕产妇与胎儿的全产程监护,积极预防和处理分娩期并发症,及时诊治妊娠合并症。

(一) 全面了解孕产妇情况

(1) 接诊时详细询问妊娠期情况、既往史和生育史,进行全面体格检查。

(2) 进行胎位、胎先露、胎心率、骨盆检查,了解宫缩、宫口开大及胎先露下降情况。

(3) 辅助检查。

1) 全面了解妊娠期各项辅助检查结果。

2) 基本检查项目:血常规、尿常规、凝血功能。妊娠期未进行血型、肝功能、肾功能、乙肝表面抗原、梅毒血清学检测者,应进行相应检查。

3) 建议检查项目:妊娠期未进行艾滋病病毒检测者,入院后应进行检测,并根据病情需要适当增加其他检查项目。

(4) 快速评估孕妇健康、胎儿生长发育及宫内安危情况;筛查有无妊娠合并症与并发症,以及胎儿有无宫内窘迫;综合判断是否存在影响阴道分娩的因素;接诊的医疗保健机构根据职责及服务能力,判断能否承担相应处理与抢救,及时决定是否转诊。

(5) 及早识别和诊治妊娠合并症及并发症,加强对高危产妇的监护,密切监护产妇生命体征,及时诊治妊娠合并症,必要时转诊或会诊。

(二) 进行保健指导

(1) 产程中应当以产妇及胎儿为中心,提供全程生理及心理支持、陪伴分娩等人性化服务。

(2) 鼓励阴道分娩,减少不必要的人为干预。

(三) 对孕产妇和胎婴儿进行全产程监护

(1) 及时识别和处理难产。

1) 严密观察产程进展,正确绘制和应用产程图,尽早发现产程异常并及时处理。无处理难产条件的医疗保健机构应当及时予以转诊。

2) 在胎儿娩出前严格掌握缩宫素应用指征,并正确使用。

3) 正确掌握剖宫产医学指征,严格限制非医学指征的剖宫产术。

(2) 积极预防产后出血。

1) 对有产后出血危险因素的孕产妇,应当做好防治产后出血的准备,必要时及早转诊。

2) 胎儿娩出后应当立即使用缩宫素,并准确测量出血量。

3) 正确、积极处理胎盘娩出,仔细检查胎盘、胎膜、产道,严密观察子宫收缩情况。

4) 产妇需在分娩室内观察2小时,由专人监测生命体征、宫缩及阴道出血情况。

5) 发生产后出血时,应当及时查找原因并进行处理,严格执行产后出血的抢救常规及流程。若无处理能力,应当及时会诊或转诊。

(3) 积极预防产褥感染。

1) 助产过程中须严格无菌操作。进行产包、产妇外阴、接产者手和手臂、新生儿脐带的消毒。

2) 对有可能发生产褥感染的产妇要合理应用抗生素,做好产褥期卫生指导。

(4) 积极预防新生儿窒息。

1) 产程中密切监护胎儿,及时发现胎儿窘迫,并及时处理。

2) 胎头娩出后及时清理呼吸道。

3) 及早发现新生儿窒息,并及时复苏。

4) 所有助产人员及新生儿科医生,均应当熟练掌握新生儿窒息复苏技术,每次助产均须有1名经过新生儿窒息复苏培训的人员在场。

5) 新生儿窒息复苏器械应当完备,并处于功能状态。

(5) 积极预防产道裂伤和新生儿产伤。

1) 正确掌握手术助产的指征,规范实施助产技术。

2) 认真检查软产道,及早发现损伤,及时修补。

3) 对新生儿认真查体,及早发现产伤,及时处理。

(6) 在不具备住院分娩条件的地区,家庭接产应当由医疗保健机构派出具有执业资质的医务人员或依法取得家庭接产员技术合格证书的接产员实施。家庭接产人员应当严格执行助产技术规范,实施消毒接产,对分娩后的产妇应当观察2~4小时,发现异常情况及时与当地医疗保健机构联系并进行转诊。

四、产褥期保健

(一) 住院期间保健

1. 产妇保健

(1) 正常分娩的产妇至少住院观察24小时,及时发现产后出血。

(2) 加强对孕产期合并症和并发症的产后病情监测。

(3) 创造良好的休养环境,加强营养、心理及卫生指导,注意产妇心理健康。

(4) 做好婴儿喂养及营养指导,提供母乳喂养的条件,进行母乳喂养知识和技能、产褥期保健、新生儿保健及产后避孕指导。

(5) 产妇出院时,进行全面健康评估,对有合并症及并发症者,应当转交产妇住地的医疗保健机构继续实施高危管理。

2. 新生儿保健

(1) 新生儿出生后1小时内,实行早接触、早吸吮、早开奶。

(2) 对新生儿进行全面体检和胎龄、生长发育评估,及时发现异常,及时处理。做好出生缺陷的诊断与报告。

(3) 加强对高危新生儿的监护,必要时应当转入有条件的医疗保健机构进行监护及治疗。

(4) 进行新生儿疾病筛查及预防接种。

(5) 出院时对新生儿进行全面健康评估。对有高危因素者,应当转交当地医疗保健机构实施高危新生儿管理。

(二) 产后访视

产后3~7日、28日分别进行家庭访视1次,出现母婴异常情况应当适当增加访视次数或指导及时就医。

1. 产妇访视

(1) 了解产妇分娩情况、孕产期有无异常及诊治过程。

(2) 询问一般情况,观察精神状态、面色和恶露情况。

(3) 监测体温、血压、脉搏,检查子宫复旧、伤口愈合及乳房有无异常。

(4) 提供喂养、营养、心理、卫生及避孕方法等指导。关注产后抑郁等心理问题。督促产后42日进行母婴健康检查。

2. 新生儿访视

(1) 了解新生儿出生、喂养等情况。

(2) 观察精神状态、吸吮、哭声、肤色、脐部、臀部及四肢活动等。

(3) 听心肺,测量体温、体重和身长。

(4) 提供新生儿喂养、护理及预防接种等保健指导。

(三) 产后42日健康检查

1. 产妇

(1) 了解产褥期基本情况。

(2) 测量体重、血压,进行盆腔检查,了解子宫复旧及伤口愈合情况。

(3) 对孕产期有合并症和并发症者,应当进行相关检查,提出诊疗意见。

(4) 提供喂养、营养、心理、卫生及避孕方法等指导。

2. 婴儿

(1) 了解婴儿基本情况。

(2) 测量体重和身长,进行全面体格检查,如发现出生缺陷,应当做好登记、报告与管理。

(3) 对有高危因素的婴儿,进行相应的检查和处理。

(4) 提供婴儿喂养和儿童早期发展及口腔保健等方面的指导。

五、高危妊娠管理

(一) 在妊娠各期均应当对孕产妇进行危险因素筛查,发现高危孕产妇及时纳入高危孕产妇管理系统。

(二) 对每一例高危孕产妇均要进行专册登记和管理、随访。

(三) 对本级不能处理的高危孕产妇,应当转至上级医疗保健机构作进一步检查、确诊。对转回的孕产妇应当按照上级医疗保健机构的处理意见进行观察、治疗与随访。

(四) 危重孕产妇转诊前,转诊医疗机构应当与接诊医疗保健机构联系,同时进行转诊前的初步处理，指派具备急救能力的医师护送孕产妇，并携带相关的病情资料。

（五）县（市、区）级以上医疗保健机构应当开设高危门诊，指派具有较丰富临床经验的医生承担会诊、转诊，并做好记录。及时将转诊评价及治疗结果反馈至转诊单位。成立多学科专家组成的抢救组，承担危重孕产妇的抢救工作。

（六）各级妇幼保健机构应当全面掌握辖区内高危孕产妇诊治及抢救情况，对高危孕产妇的追踪、转诊工作进行监督管理，按照要求逐级上报。

第三部分 质量控制

一、卫生部负责全国孕产期保健工作管理和质量控制，定期组织专家进行检查、督导和评价。

二、省级卫生行政部门应当按照本规范，结合当地工作实际，参照《孕产期保健工作评价指标》（附件2），制定孕产期保健工作质量控制方案和本地区质量评价标准。

三、省级卫生行政部门、妇幼保健机构每年至少进行1次孕产期保健工作质量抽查；市（地）、县级卫生行政部门、妇幼保健机构每半年对辖区的孕产期保健工作质量进行1次全面检查。

四、各级妇幼保健机构具体落实孕产期保健质量控制工作。

（一）定期深入医疗保健机构进行现场考察、查阅登记、组织对医务人员进行适宜技术考核，对孕产期保健工作的管理、技术服务、信息收集等进行全面质量控制。

（二）协助卫生行政部门制定辖区孕产期保健服务相关管理制度，保障孕产期保健工作质量。相关制度包括孕产期保健工作制度、高危孕产妇管理制度、危重症抢救制度、孕产妇死亡评审和围生儿死亡评审制度、产后访视制度、信息统计上报制度等。

五、各级各类医疗保健机构应当严格执行孕产期保健工作规范、技术指南及各项规章制度。建立孕产期保健工作自查制度，按月、季进行自查。定期接受卫生行政部门及妇幼保健机构的质量检查。从事孕产期保健的工作人员应当定期参加技术培训与考核。

六、卫生行政部门组织开展孕产妇死亡和围产儿死亡评审工作；妇幼保健机构负责具体实施；医疗保健机构应当按要求配合做好评审。

第四部分 信息管理

一、卫生部负责全国孕产期保健工作的信息管理。

二、各级卫生行政部门应当不断完善辖区孕产期保健工作信息系统，改善信息收集方法，提高信息收集质量。充分利用信息资料进行分析，掌握地区孕产妇的健康情况，确定孕产期保健工作重点。

三、各级妇幼保健机构应当根据管辖区域的需求，建立信息科（室）或指定专人负责辖区内信息的汇总、整理、上报工作。对收集的信息进行统计分析，向卫生行政部门提出建议。定期对各级医疗保健机构信息工作进行质量检查。组织召开信息管理例会，对信息相关人员进行培训。

四、各级各类医疗保健机构应当建立健全孕产期保健手册、产前检查登记、高危孕产妇登记、随访登记、分娩登记、转会诊登记、危重症抢救登记、死亡登记、统计报表等孕产期保健工作相关的原始登记。各种登记要规范、准确、齐全。发生孕产妇死亡及围生儿死亡应及时上报。

五、各级各类医疗保健机构应当指定专人负责机构内的信息收集，对信息进行审核，按照要求填报相应表卡，按照规定及时、准确报送同级妇幼保健机构。

目标检测参考答案

第 1 章　女性生殖系统解剖

1. C　2. B　3. B　4. D　5. B　6. D　7. B
8. A　9. D　10. A　11. C　12. C　13. A
14. B　15. C

第 2 章　女性生殖系统生理

1. B　2. B　3. B　4. D　5. B　6. C　7. D
8. D　9. D　10. A　11. C　12. B　13. C
14. D　15. C

第 3 章　妊 娠 生 理

1. E　2. C　3. B　4. C　5. A　6. A　7. D
8. C　9. E　10. D　11. A　12. A　13. B
14. E　15. B

第 4 章　妊 娠 诊 断

1. A　2. E　3. C　4. B　5. C

第 5 章　妊娠期监护与保健

1. D　2. D　3. C　4. C　5. D　6. C　7. A
8. A　9. B　10. D　11. B　12. C

第 6 章　正 常 分 娩

1. A　2. E　3. C　4. E　5. C　6. E　7. B
8. D　9. C　10. A　11. A　12. D　13. D
14. A　15. B　16. D　17. B　18. C　19. A
20. E　21. A

第 7 章　正常产褥期

1. B　2. E　3. E　4. D　5. D　6. B　7. B
8. C　9. E　10. D　11. C　12. A　13. D
14. B

第 8 章　妊娠期并发症妇女的护理

第 1 节　妊娠剧吐

第 2 节　流产

1. D　2. E　3. A　4. B　5. B　6. E　7. D
8. D

第 3 节　早产

1. B　2. E　3. E　4. E　5. B

第 4 节　过期妊娠

1. D　2. D

第 5 节　异位妊娠

1. B　2. E　3. C　4. B　5. B　6. C　7. E
8. E

第 6 节　前置胎盘

1. A　2. A　3. E　4. D　5. D　6. C　7. A
8. E

第 7 节　胎盘早期剥离

1. D　2. C　3. C　4. A　5. D　6. D　7. B
8. C　9. C

第 8 节　妊娠期高血压疾病

1. B　2. A　3. B　4. D　5. E　6. E　7. D
8. D　9. C　10. B

第 9 节　双胎妊娠

1. C　2. A

第 10 节　羊水过多

1. D　2. B　3. E　4. C　5. E　6. E　8. B
10. B

第 11 节　羊水过少

1. C　2. A

第 12 节　死胎

1. D

第 9 章　妊娠合并症

第 1 节　心脏病

1. C　2. B　3. D　4. C　5. A　6. E　7. A

第 2 节　病毒性肝炎

1. A　2. E　3. E　4. E　5. C　6. E

第 3 节　糖尿病

1. D　2. C

第 4 节　贫血

1. A　2. B

第 5 节　急性阑尾炎

第 10 章　常见胎儿异常

第 1 节　巨大胎儿

1. A　2. D　3. E　4. E　5. E　6. B　7. A
8. C

第2节　胎儿生长受限

1. D　2. A　3. C　4. A　5. D

第3节　胎儿窘迫

1. D　2. A　3. D　4. C　5. B　6. C　7. D
8. C　9. C

第11章　高危妊娠

1. A　2. D　3. A　4. E　5. B

第12章　异常分娩

1. B　2. A　3. D　4. D　5. E　6. C　7. B
8. D　9. C　10. E　11. E　12. E　13. D
14. C　15. C　16. B　17. E　18. E　19. B
20. B　21. B　22. D　23. D　24. B

第13章　分娩期并发症

第1节　产后出血

1. A　2. D　3. D　4. D　5. B　6. B　7. A
8. D

第2节　胎膜早破

1. A　2. B　3. C　4. E　5. C　6. C

第3节　脐带脱垂

1. E　2. E

第4节　子宫破裂

1. B　2. E　3. C　4. B　5. C　6. B　7. B

第5节　羊水栓塞

1. D　2. C　3. C　4. D

第14章　新生儿窒息

1. C　2. C　3. C　4. E　5. C　6. B　7. C　8. D

第15章　异常产褥

第1节　产褥感染

1. D　2. E　3. A　4. C　5. D　6. C　7. C
8. C　9. A　10. A　11. C　12. B

第2节　晚期产后出血

1. B　2. B　3. A　4. E　5. D　6. E